Werner J. Meinhold

SPEKTRUM DER HYPNOSE

Werner J. Meinhold

SPEKTRUM DER HYPNOSE

Das große Handbuch
für Theorie und Praxis

ARISTON VERLAG · GENF

Andere Werke aus unserem Verlagsprogramm
finden Sie am Schluß dieses Buches verzeichnet.

Schutzumschlag von Hanno Rink
Graphische Darstellungen von W. J. Meinhold

Printed in Germany 1980
ISBN 3 7205 1207 X

Inhaltsverzeichnis

Unserer Mutter
zugeeignet

Das Innen gleichet dem Außen,
und Außen spiegelt das Innen.
Gleich heilig gilt mir der Geist
und das Leben von Seele und Sinnen.
Aus *Merlin's Lied*
von Frederic Mellinger

Vorwort

Die Verwendung von Suggestion und Hypnose und das Interesse an diesen Phänomenen lassen sich bis in die Vorgeschichte der Menschheit nachweisen. Von dem jungsteinzeitlichen Magier als Vorläufer des Schamanen, der archaischen Ekstase in den ethnischen Gruppen bis zu den Yogins in Indien, den buddhistischen Mönchen Chinas, den Zen-Mönchen Japans, den theistischen Mystikern verschiedener Schattierungen, überall finden sich Suggestionsmethoden, die mit psychischen Veränderungen verbunden sind. Weniger bekannt ist aber, daß, abgesehen von solchen offensichtlich hypnoseähnlichen Praktiken, in allen Bereichen des täglichen Lebens, auch und besonders in unserem »aufgeklärten Zeitalter«, Einwirkungen unterschoben werden (subgerere), deren Suggestionscharakter dem Empfänger unbewußt bleibt.

Deshalb geht das vorliegende Buch jeden an, zumal es dem Autor gelungen ist, diese Zusammenhänge verständlich und deutlich darzulegen und anschaulich das weite Feld hypnoseähnlicher Einflüsse aufzuzeigen.

Anknüpfend an diese Erkenntnis, daß nämlich Suggestionen, die entweder aus dem sozialen Umfeld (heterogen) oder aus der eigenen Persönlichkeit (autogen) herrühren, oft Auslöser krankmachender Störungen sind, weist der Autor nach, daß derartige Störungen auch nur durch Suggestionen wieder aufgehoben werden können. Die richtig angewandte Suggestionstherapie wird deshalb von ihm nicht zu Unrecht als »Desuggestionstherapie« bezeichnet, dies nicht zuletzt auch, weil sich jede Fremdsuggestion ohnehin nur über eine Eigensuggestion verwirklicht.

Dabei wird sehr deutlich, daß diese Therapie in der gesamten Heilkunde ein bedauerlicherweise viel zu wenig eingesetztes Verfahren darstellt. Statt dessen ergeht man sich in wissenschaftlichen Kreisen in einer fruchtlosen Auseinandersetzung über die unglücklichen, wenn nicht sogar falschen Gegensatzpaare »zudeckend–aufdeckend« bzw. »pragmatisch–analytisch« und beachtet zu wenig, daß die Zweigleisigkeit zwingende Voraussetzung einer effektiven Behandlung sein muß.

Sehr schön hebt der Autor auch hervor, daß der Heilung Suchende aus seiner passiven Rolle als »Patient« heraustreten soll, indem ihm als erster Schritt ein Einblick in die seelischen Ursachen und Zusammenhänge seiner Erkrankung ermöglicht wird. So kann er aktiv an seiner Gesundung mitarbeiten, da er in die Lage versetzt wird, negative Einflüsse, ob heterogenen oder autogenen Ursprungs, und falsche Grundhaltungen zu erkennen, und indem ihm geholfen wird, Wege zu finden, diese zu überwinden. Auf diese Weise wird auch verständlich, daß die einer Hypnosetherapie oft im Wege stehende Angst vor einer »Ich-Veränderung« nicht nur unbegründet ist, sondern geradezu absurd, weil im Gegenteil sogar eine »Ich-Stärkung« erfolgt.

Um die Phänomene von Hypnose und Suggestion in allen Einsatzgebieten möglichst vollständig darzustellen, was in dieser Form und Ausführlichkeit unseres Erachtens erstmals geschieht, beschreibt der Autor auch Gebiete, die uns in ihrer Existenz, ihrem Wesen, ihrer Entstehung und ihrem Ausmaß in vielen Teilen auch heute noch nicht erklärbar sind.

Eindeutig liegt jedoch die Betonung des Buches auf der – überzeugt und überzeugend vertretenen – Darstellung der Wichtigkeit suggestiver Einflüsse für die Entwicklung jeder Persönlichkeit, so daß naturgemäß Theorie und Praxis der Hypnoseanwendung in der Heilkunde den ihr gebührenden breiten Raum einnehmen.

Es ist dem Autor zweifellos geglückt, dieses faszinierende *Spektrum der Hypnose* verständlich und umfassend zu veranschaulichen und damit dessen viel zu wenig erkannte und nur unzureichend anerkannte Bedeutung für jeden Menschen hoffentlich vielen Lesern zur Erkenntnis werden zu lassen.

Mainz, im Mai 1980

Peter Kemmer

für Professor Dr. med. Dietrich Langen †,
Direktor der Klinik und Poliklinik für Psychotherapie der Johannes-Gutenberg-Universität in Mainz

Professor Dr. med. Dietrich Langen, der nach Lektüre des Manuskriptes das Vorwort zu diesem Buch geplant und begonnen hatte, verstarb völlig unerwartet im März 1980. Sein langjähriger Schüler und ärztlicher Mitarbeiter Peter Kemmer, mit dem er dieses Vorhaben besprochen hatte, hat es freundlicherweise unternommen, die Redaktion dieses Vorwortes im Sinne der mit Professor Dietrich Langen geführten Gespräche zu Ende zu führen.

Dem Menschen Dietrich Langen und dem großen Wegbereiter der Hypnose- und Suggestionstherapie gedenkt der Autor in dankbarer Erinnerung.

Einführung

»Im Anfang war das Wort«, lautet der Beginn der biblischen Schöpfungsgeschichte, und es drückt dieser Satz in einzigartig klarer und umfassender Weise symbolhaft die Allmacht des wortgewordenen Gedankens aus. Das Wort ist Brücke zwischen Denken und Tun und als Ausdruck der Gedanken vorweggenommene Tat, Keim körperlicher Schöpfung.

Hypnose und Suggestion, die Themen dieses Buches, sind ihrem Wesen nach letztlich noch nicht völlig erklärbare Phänomene. Die Macht des Gedankens und seiner wörtlichen Umsetzung ist als vordergründige, unserer Einsicht zugängliche Ursache der suggestiven Beeinflußbarkeit anzunehmen. Doch steht uns nichts besser an als Bescheidenheit und Offenheit in unserer Urteilsbildung, wie sich uns das angesichts der riesigen weißen Flächen auf der Landkarte menschlichen Wissens aufdrängt, deren sich immer neue hinter jedem erklommenen Berg eines der Natur abgelauschten Geheimnisses auftun.

Von Paracelsischen Gedankengängen beeinflußt, postulierte F. A. MESMER: »Der natürliche Magnetismus ist also jenes allumfassende Gesetz, wonach alles, was da ist, sich im Verhältnis gegenseitigen und allgemeinen Einflusses befindet.«

Und A. SCHOPENHAUER fügt hinzu: »Der animalische Magnetismus ist ... vom philosophischen Standpunkt aus betrachtet, die inhaltsschwerste aller jemals gemachten Entdeckungen; wenn er auch einstweilen mehr Rätsel aufgibt als löst. Er ist wirklich die praktische Metaphysik, wie schon Bako von VERULAM die Magie definiert: er ist gewissermaßen eine Experimentalmetaphysik, denn die ersten und allgemeinsten Gesetze der Natur werden von ihm beseitigt; daher er das sogar a priori für unmöglich Erachtete möglich macht.« Was könnte man dem Gesagten heute hinzufügen, was davon streichen?

Alle Ergebnisse moderner Wissenschaft weisen darauf hin, daß sämtliche Bereiche organischen Seins ohne Beeinflußbarkeit nicht denkbar wären. Die Beeinflußbarkeit und damit die Suggestibilität des Menschen ist eine der grundlegenden Voraussetzungen der Evolution einerseits und der Möglichkeit des Neben- und Miteinander der verschiedenen Seinsformen, also auch des sozialen Zusammenlebens innerhalb der menschlichen Gesellschaft, andererseits. Nach meiner Ansicht unabhängig von der monistischen oder dualistischen Weltanschauung kann aufgrund dieser Gegebenheiten davon ausgegangen werden, daß wir alle in unseren Lebensäußerungen in einem sehr erheblichen Maße diesen Einflüssen unterliegen müssen, um überhaupt existieren zu können und unserem Lebensziel gerecht zu werden.

Nicht zu Unrecht sagte deshalb schon I. P. Pawlow: »Im Laufe des Lebens gibt es weder einen absoluten Wach- noch einen absoluten Schlafzustand. Unser Leben besteht bloß aus den Variationen partiell, bzw. stufenweise wogender Schlaf- und hypnotischer Zustände.«

Tatsächlich sind auch überall, nicht nur in der Weltgeschichte überhaupt, sondern in der uns hier besonders interessierenden menschlichen Geschichte, die tiefen Spuren gegenseitigen Beeinflussens und Beeinflußtwerdens auf Schritt und Tritt zu erkennen. Daß einige dieser Beeinflussungen in Über- oder Unterschätzung des Entwicklungsstandes und der Möglichkeiten menschlichen Geistes sowie unter grober Fehleinschätzung der eigenen Erkenntnis des Suggestors stattfanden und immer noch stattfinden und die entsprechenden chaotischen Ergebnisse hervorbrachten, hat F. Hölderlin am besten ausgedrückt, indem er sagte: »Nichts läßt die Erde mit größerer Sicherheit zur Hölle werden, als der Versuch des Menschen, sie zu seinem Himmel zu machen.«

Das Wissen um die Allgegenwärtigkeit der Suggestion sollte Anlaß genug sein, daß wir uns weitestgehend mit ihr auseinandersetzen. Wer die Hypnose unter dem Vorwand der damit eventuell gegebenen Beeinflussung des sogenannten freien Willens ablehnt, zeigt damit, daß er nichts vom Wesen der Suggestion versteht und sich nicht bewußt ist, daß er ihr ohnehin dauernd unterliegt.

Schon bei dieser oberflächlichen Betrachtung haben wir gesehen, daß die Suggestion einschneidend in alle unsere Lebensgebiete eingreift. Es ist daher selbstverständlich, daß bei der Schilderung ihrer Phänomene und Auswirkungen auch weltanschauliche Gesichtspunkte zur Sprache kommen werden.

Da in diesem Buch der heilkundliche Sektor nicht ohne Grund einen besonders breiten Raum einnimmt – äußern sich doch in den seelischen und körperlichen krankhaften Symptomen als Ursachen negative Beeinflussungen –, wird besonderer Wert darauf gelegt werden, die hypnotische Umschaltung und ihre Möglichkeiten zur Selbsterkenntnis als Grundlage gesunder und positiver Selbstverwirklichung des Menschen darzustellen. Hierbei geht es in erster Linie um die Erkenntnis und Weiterentwicklung des Individuums, als Basis für eine ethische Entwicklung der Menschheit.

Rudolf Steiner drückte diesen Gedanken ganz richtig aus, indem er darauf hinwies, daß Gruppenreligionen aufgrund des Drangs nach Individualität heute nicht mehr befriedigen und nicht mehr zur einzelnen Seele durchdringen, und prognostizierte: »Praktische Psychologie, praktische Seelenkunde, aber auch praktische Lebenskunde werden getrieben werden, und durch dieses wird sich ein wirklich soziales Verständnis der Menschheitsentwicklung im Zeitraum der Bewußtseinsseele entwickeln.«

Für ein tiefes Verständnis der hypnotischen Phänomene ist es unerläßlich, sich mit dem geschichtlichen und theoretischen Hintergrund auseinanderzusetzen, da ein gesunder Aufbau ohne Kenntnis der vorhandenen Basis undenkbar ist und es einem ernsthaften Behandler daher schlecht anstehen würde, diese Aspekte zu vernachlässigen. Es nimmt deshalb die Besprechung der Geschichte und Theorie den ihr gebührenden Platz in diesem Buch ein.

Erstaunlicherweise wurde die Suggestion in ihrer stärksten Wirkungsform, der Hypnose, noch nie zusammenfassend in allen Gebieten dargestellt. Die meisten mir bekannt gewordenen Werke behandeln Spezialgebiete oder deren Untergebiete. Andere sind überholt oder zu oberflächlich oder zu einseitig geschrieben, oder sie weisen gar alle drei der erwähnten Mängel auf. In dem vorliegenden Buch nun wird versucht, zum erstenmal eine objektive Gesamtdarstellung der suggestiven und hypnotischen Phänomene, ihrer Geschichte, Theorien, Techniken und ihrer Wirkungen in allen Lebensbereichen zu geben; sie wurde für alle heilkundlich und pädagogisch Tätigen gleichwie für den interessierten Laien geschrieben.

Der Aufgabe entsprach es, auch die Phänomene einzubeziehen, welche die heutige Wissenschaft noch nicht erklären kann und die es deshalb »nicht gibt«. Der mündige Leser mag selbst entscheiden, wie er sich solchen grundsätzlichen Fragen gegenüber verhalten will.

Obwohl eine inhaltlich klare Gliederung vorgenommen wurde, muß zum Verständnis der einzelnen Kapitel das gesamte Buch gelesen werden. Dies entspricht durchaus einer Hauptzielsetzung meiner Arbeit: zur Anwendung von Suggestion und Hypnose nur zu ermuntern, wenn ein fundiertes Wissen um die bekannten Grundlagen und Möglichkeiten eine gesunde Basis hierfür bildet.

1. Begriffsbestimmung

Was ist Hypnose?

Zustand

Der Ausdruck Hypnose leitet sich aus dem griechischen *hypnos* (ὕπνος) = Schlaf ab und wurde erstmals von dem Schotten James BRAID eingeführt. Dieser Begriff hat schon zu vielen Mißverständnissen geführt, da es sich nicht wirklich um einen Schlafzustand handelt. Nach D. LANGEN »ist Hypnose ein durch Suggestion herbeigeführter Zustand, mit einer auf die Stimme des Hypnotisators eingeengten und unterschiedlich gesenkten Bewußtseinslage und trophotropen vegetativen Umschaltungen. Suggestion (von lat. *subgerere* = unterschieben) ist ein ichfremder Einfluß, der bei positiver emotioneller Wechselbeziehung angenommen und autosuggestiv verarbeitet wird«. O. VOGT bezeichnet die Hypnose als »partiellen Schlaf«. Im Zustand der tiefen Hypnose ist der Hypnotisierte nur durch den Hypnotisator mit der Umwelt verbunden. Alle Funktionen der Sinnesorgane sind deutlich herabgesetzt. Nur das Gehör ist partiell auf die Stimme des Hypnotisators eingestellt. Die Versorgung der Muskeln, die sonst dem willkürlichen Nervensystem unterstehen, erfolgt vom Sympathikus. Dadurch sind ermüdungsfreie, kataleptische Muskelstarren möglich. Es kommt hierbei zu einer Hypotonie der Muskulatur und Verdoppelung der Reaktionszeit. Außerdem stellt sich eine periphere Gefäßdilatation und, damit verbunden, ein Temperaturabfall ein.

Hieraus ergibt sich der grundlegende Unterschied zum Schlaf: Gegenüber der psychischen Reaktionsarmut im Schlaf besteht in der Hypnose eine erhöhte Aufmerksamkeitsspannung in Richtung der Suggestion. Man kann die Hypnose also als Beziehung zwischen zwei Menschen bezeichnen, in der der Hypnotisierte einen vom Hypnotisator ausgehenden Reiz annimmt und sich diesem so stark hingibt, daß andere Reize ihre Einwirkung in unterschiedlichem Grade verlieren, wodurch der vom Hypnotisator ausgehende Reiz in demselben Grade an Wirksamkeit gewinnt. Die veränderte Reizaufnahmesituation bewirkt beim Hypnotisierten eine Bewußtseinsumschaltung. Die Annahme des Reizes hängt dabei sowohl von eingeprägten oder ererbten Zwischenhirnverhaltensmustern als auch vom Ansprechen vorhandener Erinnerungskomplexe im Großhirn ab.

In der Terminologie werden vor allem folgende Ausdrücke gebraucht:

Der Hypnotiseur: die Person, welche zu nichtmedizinischen Zwecken hypnotisiert.

Der Hypnotisator: die Person, welche zu medizinischen Zwecken hypnotisiert. (Zur Vereinfachung wird im Folgenden, wenn sowohl medizinischer Hypnotisator als auch nichtmedizinischer Hypnotiseur gemeint sind, nur von »Hypnotisator« gesprochen.)

Der Suggestor: allgemein die Person, welche eine Suggestion gibt.

Der Hypnotisand: die Person, welche hypnotisiert werden soll.

Der Hypnotisierte: die Person, welche hypnotisiert ist.

Der Suggerendus: die Person, welche eine Suggestion empfängt.

Der hypnotische Rapport oder kurz nur *»Rapport«:* die Beziehung zwischen Hypnotisator und Hypnotisiertem.

Ablauf

Man unterscheidet die Stadien der Hypnoseeinleitung, des Hypnosezustandes und der Rückführung aus der Hypnose. Die im Hypnosezustand gegebenen Suggestionen nehmen dabei in der Möglichkeit ihrer Wirkungsgewalt mit lawinenartigem Charakter zu (A. Forel).

Ziel

Das Ziel der Hypnose ist das Erreichen des hypnotischen Umschaltungszustandes, der die Basis bildet für die Suggestion von Inhalten, die alle Lebensgebiete und Möglichkeiten der Lebensäußerung umfassen können. Es kann dabei sowohl eine bewußte Hetero- als auch eine unbewußte Autosuggestion oder eine Mischung dieser Formen stattfinden.

Autohypnose und Heterohypnose

Autohypnose bzw. Selbsthypnose (*auto* = griech. selbst) ist von Heterohypnose bzw. Fremdhypnose (*hetero* = griech. anders) zu unterscheiden. Jede Heterohypnose, also die Herstellung eines hypnotischen Rapports zwischen Hypnotisator und Hypnotisiertem, ist jedoch gleichzeitig eine Autohypnose, da jede Suggestion autohypnotisch umgeschaltet werden muß, um angenommen zu werden. Eine Suggestion wird nur dann verwirklicht, wenn sie wie ein Schlüssel zum Schloß der Psyche des Hypnotisierten paßt und, wie auf Seite 22 dargelegt, vorhandene Persönlichkeitsinhalte anspricht.

Die Autohypnose ist ein selbstinduzierter (selbst herbeigeführter) hypnoider Zustand, in dem die Aufmerksamkeit bei eingeengter und gleichzeitig gesenkter Bewußtseinslage auf eine bestimmte Vorstellung fixiert werden soll (D. LANGEN).

2. Die Geschichte und Hypothesen zur Psychologie und Physiologie der Hypnose

Suggestion im täglichen Leben

In unserem Leben sind wir ständig Suggestionen aller Art ausgesetzt, und der hypnotische Zustand stellt nur einen graduellen Unterschied zum Wachbewußtsein dar. Die Urheber dieser Suggestionen können uns bewußt sein oder unbewußt bleiben. Bezeichnet man als Suggestion jeden Einfluß, wie es richtigerweise getan werden muß, so kommen als Urheber von Suggestionen alle außer uns und in uns liegenden Gedanken, Wesen oder Dinge in Betracht.

Wie bereits dargelegt wurde, ist die Suggestibilität eine unabdingbare Voraussetzung menschlichen Lebens und Zusammenlebens und daher jedem geistig Gesunden eigen. Kinder sind, da die Vorstellungswelt noch nicht voll ausgebildet ist, in erhöhtem Maße suggestibel. Sie verhalten sich nahezu ständig wie ein Erwachsener in Hypnose, indem sie Märchen, Fernsehfilme usw. als Realität auffassen. Diese Tatsache wird bei der Kindererziehung aus Unkenntnis oft nicht berücksichtigt oder in Kenntnis der Sachlage zur Anerziehung von gewollten, oft primitiven und einseitigen Verhaltensschemata mißbräuchlich ausgenutzt. Ebenso ist jeder Erwachsene auf Gebieten, die außerhalb seiner Vorstellungswelt liegen, äußerst suggestibel. So glaubt man z. B. nur auf Grund der Autorität der jeweiligen Berichterstatter (Fernsehen, Lehrbücher usw.) Dinge, die man selbst nie gesehen hat.

Man unterscheidet vier Formen der Suggestion.

Unabsichtliche, unbewußt angenommene Suggestionen

Das sind Suggestionen, deren suggestiver Charakter weder dem Sender noch dem Empfänger bekannt ist. Hierher gehören alle Suggestionen, die ihren Ursprung in uns selbst haben, ohne daß sie uns als Autosuggestionen bewußt sind. Beispiele dafür kennt jeder von uns. Wer erinnert sich nicht daran, zunächst vergeblich nach einem Gegenstand gesucht zu haben, der sich dann doch dort fand, wo man ihn suchte? Die Vorstellung, daß er nicht da wäre, erzeugte eine »negative Halluzination«, die es unmöglich machte, ihn zu sehen. Umgekehrt bringt allein der Wunsch, etwas zu sehen, wenn er stark genug ist, eine »positive Halluzination« hervor. Als klassisches Beispiel dafür können wir uns die Figur des Don Quichotte de la Mancha vor Augen führen. Aber auch der Pilzsammler, der sehnsüchtig nach dem ersten Steinpilz Ausschau hält und ihn in jedem Blatt zu sehen glaubt, erliegt einer positiven Halluzination. Ebenso ist ein Rechenfehler, der bei jedem Nachrechnen wiederholt wird, ein Produkt der Autosuggestion. Erst wenn man die Rechnung von einer anderen Seite her neu beginnt, wird der eingeprägte Fehler nicht mehr durch den üblichen Ablauf automatisch ausgelöst, und die Rechnung geht auf. Auch starke Reize aus dem Zwischenhirnbereich, wie z. B. Angst, Hunger oder Sexualtrieb, bringen angeborene oder erworbene Zwischenhirnprogramme dominant zur Auslösung und haben ein autosuggestiv selektives Handeln zur Folge, bei dem im Hinblick auf die Reizbefriedigung andere Reize mehr oder weniger ausgeschaltet werden. Ebenso gehört die sogenannte Autobahnhypnose hierher. Durch den monotonen Dauerreiz des konzentrierten In-die-Ferne-Sehens kommt es zu einer hypnoiden Umschaltung, die bis zur teilweisen Amnesie führen kann. Der Fahrer wird sich erst nach einiger Zeit infolge eines starken anderen Reizes wieder bewußt, wo er ist, und hat oft die Erinnerung an die eben gefahrene Strecke verloren.

Die Tatsache, daß die Ausschaltung irgendwelcher Reize die intensivere Konzentration auf andere Erlebnisinhalte ermöglicht, ist aus dem Beispiel der Blinden mit geschärftem Hör- und Tastvermögen bekannt und wird unbewußt angewendet, wenn man z. B. die Augen schließt, um sich ganz dem Genuß eines Musikstückes oder eines Kusses hinzugeben. Sicher ist auch die bekannte rosa Brille der Verliebten in diese Kategorie einzureihen. Versprechen, Verschreiben und Vergessen sind oft ebenso Folge von unterbewußten Denkeinflüssen (S. Freud).

Zu den unabsichtlichen und unbewußt angenommenen Suggestionen gehören auch die Einflüsse der Gestirne auf die Menschen, will man nicht hinter diesen Einflüssen das bewußte Wollen eines höheren Wesens sehen. Am deutlichsten machen sich diese Einflüsse beim Phänomen der Mondsüchtigkeit bemerkbar. Die Thesen der Astrologie stützen sich auf die Annahme solcher Einflüsse. Großwetterlagen spielen in unserem Befinden ebenso eine Rolle. Die suggestive Beeinflußbarkeit von Pflanzen scheint festzustehen und ist wohl, da zumeist nicht als Suggestion gemeint, ebenso in diese Kategorie einzureihen. Dabei wird die Pflanze, die mit guten Worten bedacht wird, zwar nicht den Wortinhalt verstehen, aber vielleicht doch die Symbolik des ihr Zugedachten empfinden können. Ein hierfür denkbarer Weg wäre eine Art automatischer telepathischer Übertragung des archetypischen Grundinhaltes, gleichzeitig mit dem gesprochenen Wort. Ebenfalls um die »Beeinflussung Schlafender« handelt es sich, wenn eine Mutter ihrem Kind während des Schlafs gut zuspricht. Hier wird man aber annehmen können, daß aufgrund der Stimme der Mutter eine Art hypnotischer Rapport besteht, der zwar nicht als Suggestion beabsichtigt ist, aber doch ebenso wirksam die Grenzen des Schlafes zu überschreiten vermag.

Wie bereits angedeutet, spielt die Suggestion auch in der Erziehung sowohl des Individuums als auch ganzer Völker die führende Rolle. Unter die obenbesprochene Kategorie fallen hierbei in der Individualerziehung alle nicht im Sinne einer Suggestion vorgelebten Verhaltensweisen. So »erben« auf dem Wege der Suggestion die Kinder von ihren Eltern nicht nur Teile von deren Charakterinhalten und Körperbaubesonderheiten, sondern auch die Disposition zu deren Erkrankungen. In der Generationenfolge wiederholt auftretende Erkrankungen sind also nicht unbedingt auf körperliche Vererbung der entsprechenden Dispositionen, sondern zum Teil auch auf deren unbewußt autosuggestives Erlernen zurückzuführen, indem sich das Kind auch die krankheitsspezifischen Verhaltensmuster seiner Identitätsfigur einprägt.

In der Moralgeschichte lassen sich die meisten aufgestellten Regeln und Tabus als suggestiv »weitervererbte« Hemmungen nachweisen, deren sogenannte Begründungen ganzen Zeitaltern anhängen. Ein krasses Beispiel hierfür sind die Hexenverfolgungen (bewußt schreibe ich nicht Hexenwahn).

Modeströmungen und Kunststilrichtungen unterliegen deutlich suggestiven Einflüssen. Hier erteilen die Modeschöpfer bzw. Kritiker die Suggestionen, was ihrem Publikum zu gefallen hat. Der suggestiv wirkende ständige Kontakt mit den entsprechenden Schöpfungen und Stilrichtungen sowie die daraus erwachsenden Autosuggestionen bewirken dann bald den gewünschten Erfolg.

Auch die Medizin kennt außer den bereits erwähnten »anerzogenen« krankhaften Störungen noch viele andere Wirkungen unabsichtlicher und unbewußt angenommener Suggestionen. Hierher gehört der Hypochonder, der nach der Lektüre des Buches *Die Frau als Hausarzt* entsetzt feststellt, daß er nahezu an allen aufgeführten Krankheiten leidet, ebenso wie derjenige, der sich über seinen Zustand Gedanken macht, nachdem ihm ein Bekannter die nicht als Suggestion gemeinte Negativsuggestion gab, daß er schlecht aussähe. Leider werden diese unbewußten Negativsuggestionen nicht nur von medizinischen Laien gegeben, sondern auch von Therapeuten, die – die Hypnose als Therapieform meist ablehnend – vom Wesen der Suggestion keine Ahnung haben. So kann z. B. die Negativsuggestion eines Therapeuten, der seinem Patienten sagt, daß er ein Symptom nicht mehr verliere, solange er lebe, nicht nur als Suggestion des Fortbestehens des Symptoms verarbeitet werden, sondern sogar dazu führen, daß sich der Patient an das Symptom klammert, weil er ja laut Suggestionsinhalt sterben würde, wenn das Symptom nicht mehr vorhanden wäre.

Bekannt dürfte sein, daß viele Patienten mit ihrer Krankheit lediglich der Diagnose entsprechen und nicht umgekehrt. Schmerzen und Beschwerden werden oft erst durch entsprechende Befragung bei der Untersuchung suggestiv ausgelöst. Sehr zweifelhaft erscheint in diesem Licht daher auch der Wert einer dem Patienten mitgeteilten negativen Prognose. Da wir alle nicht unfehlbar sind, ist dieser Umstand um so schwerer zu wägen.

In den medizinischen Bereich gehört auch das oft als Volksaberglauben abgetane »Versehen« der Schwangeren. Es wird in der Literatur von einem einwandfrei beglaubigten Fall berichtet, bei dem eine schwangere Frau mit ansehen mußte, wie zwei ihrer Kinder verbrannten. Darauf ergrauten ihr die Haare der einen Kopfhälfte. Dieses Zeichen vererbte sich auf den dann geborenen Sohn und wurde auch an dessen Sohn wieder beobachtet.

Nur am Rande sei erwähnt, daß auch die Wahl des Therapeuten den Anfang einer Suggestionskette bildet. Die suggestive Empfehlung durch Bekannte, die Wirkung einer die Erwartungshaltung steigernden, wallfahrtähnlich weiten Anreise, die suggestiven Gespräche anderer Patienten (bzw. anderer Wallfahrender) im Wartezimmer oder solcher, die gebessert das Behandlungszimmer verlassen, sowie akademische Titel, aber auch die suggestive Wirkung der Berufsbezeichnung »Heilpraktiker« und nicht zuletzt natürlich die persönliche Ausstrahlung und Einwirkung des Therapeuten, das alles sind in ihrer Bedeutung nicht zu unterschätzende Faktoren.

Auch Medikamentenwirkungen gehen zum Teil auf unabsichtliche und unbewußt angenommene Suggestionen zurück. Oft wirken Medikamente nur deshalb, weil der Verordner sie entsprechend suggestiv unterstützt oder weil sie den Autosuggestionen des Patienten entsprechen. Besonders deutlich wird dies an der Placebowirkung im Doppeltblindversuch, wobei zwei Patientengruppen jeweils entweder das wirkliche Medikament oder ein in Aufmachung und Geschmack gleiches, aber wirkstofffreies Scheinpräparat (Placebo) erhalten. Weder der verordnende Arzt noch die Patienten sind dabei informiert, wer ein Medikament und wer ein Placebo erhält. Regelmäßig findet sich dabei auch in der Placebogruppe eine große Zahl von Besserungen oder Heilungen, welche die einer unbehandelten Vergleichsgruppe weit übersteigt und meist sehr nahe an der mit dem wirklichen Medikament behandelten Gruppe liegt. Auch schädliche Medikamentenwirkungen beruhen oft auf suggestiven Einflüssen. Ein typisches Beispiel sind allergische Reaktionen vom Soforttyp, wie die Anaphylaxie, die nicht zuletzt aufgrund autosuggestiv sich blitzschnell ausbreitender Angst- und Schreckreaktionen zum Tode führen kann (ähnlich dem Schocktod nach einem Verkehrsunfall). Hier ist also nicht nur die Giftwirkung der entsprechenden Substanz, sondern auch deren psychogene Verstärkung entscheidend.

Einige Forscher (u. a. G. Schenk) vertreten sogar die Theorie, daß Gifte nur über suggestive Kräfte wirksam werden können, weil sie nur auf diesem Wege die Schutzmechanismen des Körpers zu umgehen imstande seien. Allerdings kann auch die unbewußte Einnahme eines dem Individuum unbekannten Giftes auf diese Weise wirksam werden, da der betroffene Organismus über sein kollektives Unbewußtes (siehe Abbildung Seite 58) Zugang zum Wirkungsschlüssel aller Substanzen hat.

Ein allbekanntes Beispiel für unabsichtliche, unbewußt angenommene Suggestionen ist die Auslösung der Speichelsekretion infolge des bloßen Anblicks einer Zitrone. Der Teilreiz des Anblicks löst den gesamten Vorstellungskomplex des Zitronengeschmacks suggestiv aus.

Erst in jüngster Zeit ist die Diskussion darüber entflammt, inwieweit auch die Phänomene des Alterns der Suggestion unterliegen bzw. durch diese hervorgerufen sind. Allein die Tatsache, daß mit dem Altern nachweisbar ein physiologischer Prozeß der Stoffwechselverschlechterung, Pigmenteinlagerung und Herabsetzung der Teilungsgeschwindigkeit der Zellen verbunden ist, stellt keinen Gegenbeweis für diese Annahme dar, da wir bereits wissen, daß sich auch die Verwirklichung einer hypnotischen Suggestion über die Erzeugung der physiologischen Voraussetzungen einleiten muß. Sicher sind viele alterskonforme Verhaltensweisen nur erlernt, und sicher entsprechen ältere Menschen in vielem nur der suggestiven Erwartungshaltung ihrer Umwelt und ihrer selbst! Wie sonst als durch die suggestive Übertragung ihrer Jugend und der damit verbundenen Verhaltensweisen könnte eine junge Frau einen alternden Mann in allen seinen Lebensäußerungen um eine Generation verjüngen? So können wir, meine ich, mit Sicherheit davon ausgehen, daß nicht nur viele »ererbte« Erkrankungen, sondern auch viele Altersgebrechen durch suggestives Erlernen eingeprägte und durch den Teilreiz des entsprechenden Lebensalters hervorgerufene Verhaltensmuster sind. Inwieweit das Altern überhaupt und damit auch der Tod im Sinne der biblischen Erbsünde suggestiv übertragene Verhaltensmuster sind, kann in diesem Rahmen nicht weiter behandelt werden.

Absichtliche, unbewußt angenommene Suggestionen

Auch diese Form der Beeinflussung finden wir zumeist bei genauerer Untersuchung geläufiger Erlebnisse aus dem Alltag wieder. Im Gegensatz zur ersten Kategorie ist hier dem Suggestor, nicht aber dem Adressaten bekannt, daß es sich um eine Suggestion handelt. Sie wird sich also rein äußerlich von der ersten Form schon dadurch unterscheiden, daß versucht wird, den Suggestionserfolg durch Anwendung entsprechender Techniken sicherzustellen. Die Ziele solcher Beeinflussung sind natürlich mannigfaltig und reichen von der Absicht, einen kleinen persönlichen Vorteil gegenüber einem anderen zu erlangen, bis zur suggestiven Beeinflussung und Beherrschung ganzer Volksmassen, die im auto- oder heterosuggestiv erzeugten Glauben erfolgt, einen persönlichen oder kollektiven Vorteil daraus zu ziehen. Sehen wir uns daraufhin einmal die Methoden der Kirchen und ihrer gelehrigen Schüler, der weltlichen Staatsherren, sowie die der Werbung an. Nahezu alle geläufigen Einleitungsmethoden zur hypnotischen Umschaltung lassen sich, systematisch ausgebaut und weltanschaulich verbrämt, hier wiederfinden. Zum Vergleich der entsprechenden Techniken mit den offen als Hypnoseverfahren bezeichneten verweise ich auch auf Kapitel 5. In der folgenden Tabelle gebe ich eine vergleichende Übersicht.
Diese Aufstellung soll keine Wertung teilweise berechtigten religiösen und staatlichen Bemühens um die Schaffung und Aufrechterhaltung von ethischen und sozialen Normen im Interesse der Förderung individueller und kollektiver Fortentwicklung sowie eines möglichst reibungslosen Zusammenlebens innerhalb der menschlichen Gesellschaft und den anderen Daseinsformen überhaupt sein. Sie soll aber die Taktik durchschaubarer machen und aufzeigen, wie perfekt die strategischen Mittel der Suggestion eingesetzt werden, wobei die Adressaten nicht nur bewußt im Irrglauben gelassen werden, daß sie aus freiem Entschluß

Technik der Hypnose, Einleitungsverfahren	Kirchliche Verwendung	Staatliche Verwendung	Verwendung in der Werbung
Schaffung des Autoritätsgefälles (Seite 78)	Androhung von jenseitigen Strafen (früher auch diesseitige, z. B. Inquisition; auch heute noch hängt oft persönlicher Erfolg vom »richtigen« Glaubensbekenntnis ab). Verwendung eindrucksvoller Elemente in Bauten, Zeremonien etc.	Androhung körperlicher Strafen bis zu Todesstrafe, Freiheitsentzug, Machtgebaren. Abhängigkeit des persönlichen Erfolges vom »richtigen« Parteibuch. Verwendung eindrucksvoller Elemente in den Bauten und Zeremonien. Überwachung durch staatliche Organe.	Aufbau des Firmenimage. Einflußnahme auf Staat und einzelne durch Androhung von Arbeitslosigkeit und Entzug der Beraterverträge.
Schaffung der »Wir-Beziehung« (Seite 84)	Bindung an den Gemeindegeistlichen bzw. Guru und Überwachung durch diesen.	Bindung an den militärischen Vorgesetzten bzw. Parteiortsvorsteher und Überwachung durch diesen.	Identifizierung mit der Idolfigur, die unterschwellige, allgemeine Wunschvorstellungen realisiert und mit den durch die Werbung propagierten Verhaltensweisen gekoppelt wird.
Abrufen von Zwischenhirnverhaltensmustern (Seiten 26 und 54ff.)	Angst, Selbsterhaltung.	Angst, Selbsterhaltung.	Koppelung an Sexualsymbole.
Verbalsuggestion (Seite 91ff.)	Predigten, Gebete, persönliche Gespräche, Literatur, Beeinflussung durch Medien.	Militärischer Drill (Schreckhypnose durch Anschreien), Befehle, Reden, Wahlpropaganda, Literatur, Beeinflussung durch Medien.	Suggestive Werbesprüche, Schriften, Lieder.
Fixation (Seite 95ff.)	Anstarren von Glaubenssymbolen oder magischen Figuren (Heiligenbilder, Hostie, Dingen in der Natur etc.).	Anstarren von Partei- und anderen Symbolen (Fahnen, Standarten, Ehrenabzeichen etc.).	Auffällige Verpackung, Werbeplakate, Filme, Leuchtreklame.
Faszination (Seite 97f.)	In-die-Augen-Sehen bei der persönlichen	In-die-Augen-Sehen bei Meldungen an	Durch Vertreter und Verkäufer oder Wer-

Technik der Hypnose, Einleitungsverfahren	Kirchliche Verwendung	Staatliche Verwendung	Verwendung in der Werbung
	Begrüßung und Verabschiedung vor oder nach der Messe.	den Vorgesetzten etc. Bei Parteiveranstaltungen und im Fernsehen.	befiguren in Werbefilmen, Fernsehen, auf Plakaten.
Optische Verfahren (Seite98ff.)	Lichtspiele in der Kirche und bei Umzügen.	Lichtspiele bei Parteiveranstaltungen und Umzügen, Fakkelzüge.	Werbeveranstaltung, Fernsehen.
Haptische Verfahren (Seite 101ff.)	Segnungen durch den Geistlichen.	Händeschütteln auf Goodwill-Touren, Händedruck bei Ehrungen.	
Akustische Verfahren (Seite 94f.)	Orgelmusik in der Kirche, Gesänge.	Trommelwirbel in der Schlacht, Gefechtslärm, Musik bei Parteiveranstaltungen.	Erkennungsmelodien.
Vestibuläre Verfahren (Seite 104f.)	Plötzlicher Stellungswechsel (Sitzen–Knien–Stehen) bzw. monotones Einhalten einer bestimmten Stellung, Kulttänze.	Monotone Stellungen, Paraden, plötzlicher Stellungswechsel (Sitzen–Stehen –Sitzen) z. B. bei Betreten des Gerichtssaals durch den Richter.	Jugendtänze, »Discofieber« als Aufforderung zum Klischeeverhalten.
Hetero- und autotoxische Verfahren (Seite 105)	Weihrauch und andere Duftstoffe, Gebetsanleitungen des Ignatius von Loyola mit Atemvorschriften, Yoga-Atmung, Fasten, Askese.	Indirekte Förderung von Alkohol und Nikotin und gewisser Chemotherapeutika, Wahrheitsdrogen.	Alkohol, Nikotin, Medikamente.
Telepathische Verfahren (Seite 106f.)	durch Übertragung der Massensuggestion denkbar.	durch Übertragung der Massensuggestion denkbar.	durch Übertragung der Massensuggestion denkbar.
Apparative Verfahren (Seite 105)	früher Folter (Inquisition) und Selbstgeißelung.	Lügendetektoren etc., Folter.	Automobile, Geräte usw., deren Besitz entsprechende Ersatzbefriedigung schafft und deren Bedienung reizauslösend wirkt.

Technik der Hypnose, Einleitungsverfahren	Kirchliche Verwendung	Staatliche Verwendung	Verwendung in der Werbung
Gruppenhypnose (Seite 218ff.)	in der Kirche, an Wallfahrtsorten, bei Umzügen.	Parteiversammlungen, Wahlveranstaltungen, Gerichtssaal und v.a. der militärischen Verwendung.	Werbeveranstaltung in Kaufhäusern, Geschäften.
Ausschaltung fremder Reize (Seite 80)	Kirche, Wallfahrtsorte, stilles Betkämmerchen.	Kaserne, Ämter, Schlachtfeld.	Kaufhäuser, Geschäfte.
Hypnokatharsis (Seite 232ff.)	Beichte und Buße.	Judikative und Exekutive.	Vorgaukelung der Erfüllung unterdrückter Sehnsüchte durch die daran gekoppelten Werbezielverhalten (Rauchen etc.).
Ablationshypnose und posthypnotisch wirksame Suggestionen Seiten 216ff. und 124ff.)	Konditionierung an Schlüsselreize wie Symbole (Heiligenbilder), Orte (Beichtstuhl), Zeiten (Feiertage, bei denen die gesamte Bevölkerung erfaßt wird) und Tätigkeiten (Händefalten zum Gebet).	Konditionierung an Schlüsselreize wie Symbole (Standarten etc., Grüßen der Fahne, Nationalhymne), Orte (Ämter), Feiertage und Tätigkeiten (militärischer Gruß).	Symbolkonditionierung an Firmensymbole, Kennmelodien usw.
Hypnose in Kombination mit anderen Heilverfahren (Seite 256ff.)	Darreichen der Hostie und der letzten Ölung als Medikament.	Abgabe von Talismanen in Form von Orden und Parteizeichen	viele Kombinationen möglich

handeln würden, sondern dieser Irrglaube durch entsprechende Suggestionen sogar unterstützt wird und durch einseitige Erziehung und bewußtes Halten des Bildungsgrades auf einem möglichst niedrigen Niveau einerseits die Empfänglichkeit für die entsprechenden Suggestionen gefördert und andererseits die Möglichkeit zur eigenen Urteilsbildung verhindert wird. Die Gefahren dieses Vorgehens und die Folgen haben wir in Vergangenheit und Gegenwart vor Augen. Ich erinnere an den eingangs zitierten Satz F. Hölderlins: »Nichts läßt die Erde mit größerer Sicherheit zur Hölle werden, als der Versuch des Menschen, sie zu seinem Himmel zu machen.«

Von der Zerstörung einzelner Schicksale durch Kirchen- oder Staatsbüttel bis zur Vernichtung ganzer Völker zeugt die Geschichte. Heute steht die Vernichtung allen uns bekannten Lebens auf dem Spiel, und das Spiel der Machthaber in den Rollen der Suggestoren, die in vollkommener Fehleinschätzung ihrer eigenen Gefährlichkeit Kernenergie, Neutronenbomben usw. aufgestockt haben, ist sehr gefährlich. Die Besinnlichen sind hoffnungslos in der Minderzahl, und es bewahrheitet sich angesichts der Menschheitsgeschichte der Grundsatz, daß jene Suggestion am besten wirkt, die möglichst oft und eindringlich – dem hypnotischen Zustand des Adressaten in einer primitiven Scheinlogik angepaßt – wiederholt wird. Da die Mittel, die für eine suggestive Verbreitung von weltanschaulichen Thesen über die Medien erforderlich sind, in der Hand der amtierenden Suggestoren liegen, wird sich an der Machtverteilung so bald nichts ändern.

Gehen wir nun zu anderen Beispielen der absichtlichen, unbewußt angenommenen Suggestion über. Anknüpfend an die Methoden von Kirchen und Staat arbeitet, wie aufgezeigt wurde, auch die Werbung mit den Mitteln der Suggestion. Dazu gehören leicht einprägsame Werbesprüche, -melodien und -filme (in ihrer Scheinlogik und Einfachheit wiederum abgestimmt auf den hypnoiden Zustand), die Musikuntermalung im Warenhaus, Beleuchtungseffekte, reizvolle Verpackung, überfüllte Regale und Koppelung des angepriesenen Produkts an die automatische Auslösung von Zwischenhirnverhaltensmustern, insbesondere an den Sexualtrieb.

In diese Kategorie gehören ebenfalls die Wachsuggestionen, die im Trösten, Beruhigen, Bagatellisieren, Ermutigen, Überreden oder autoritärem Überrumpeln ihren Ausdruck finden.

Auch ein großer Teil der Erziehung ist absichtliche, unbewußt angenommene Suggestion, wie auch aus den Beispielen von Kirche und Staat schon hervorging. In der Liebe gilt dies für die Bemühungen, den Partner durch Suggerierung reizvoller Eigenschaften an sich zu fesseln.

Im medizinischen Bereich gehören hierher z. B. die bewußte Verordnung eines Placebos sowie jede andere bewußte Suggestion, die vom Patienten nicht als solche erkannt wird, wie z. B. das Erwecken der Hoffnung auf baldige Heilung.

Unabsichtliche, bewußt angenommene Suggestionen

In diesem Fall deutet der Suggestionsempfänger einen Reiz als Suggestion, der vom »Suggestor« gar nicht als solche gemeint war. In der Literatur bekannt ist das Beispiel des Chefarztes, der bei der Visite am Bett eines an einer »unheilbaren Krankheit« darniederliegenden Patienten vorbeiging, um nicht unnütz Zeit an diesen zu verlieren. Dabei zeigte er nur mit dem Finger auf den armen Menschen und informierte die begleitenden Ärzte mit der Bemerkung »Moribundus« (todgeweiht). In Unkenntnis des Lateins deutete der Patient dieses Wort als günstig und die ihm nicht mehr zugewendete Aufmerksamkeit als Zeichen, daß er sie wegen seiner bevorstehenden Gesundung nicht mehr benötige – und wurde gesund. An dieser Begebenheit, die sich tatsächlich zugetragen hat, lernen wir gleichzeitig die Macht der indirekten Suggestion kennen, von der später noch zu sprechen sein wird. Für die suggestive Auslegung von nicht als Suggestion gemeinten Einflüssen scheinen mir insbesondere hysterisch strukturierte Persönlichkeiten prädestiniert zu sein.

Absichtliche, bewußt angenommene Suggestionen

Sowohl Suggestor als auch Suggestionsempfänger sind sich über den Charakter des Einflusses im klaren. Dies ist immer dann der Fall, wenn Suggestor und Suggestionsempfänger dieselbe Person sind, nämlich bei allen autohypnoiden Methoden. Natürlich auch bei Schauhypnosen, bei parapsychologischen und spiritistischen, bei kriminalistischen und medizinischen Hypnosen, wenn auch der Hypnotisierte über das Wesen der Hypnose ausreichend informiert ist.

Archaische Formen, geschichtliche Entwicklung

Unter Umgehung der suggestiven Elemente, die jeder Religion und jeglicher Staatspolitik inhärent sind und auch im frühesten Altertum schon waren, wollen wir uns hier den Suggestionserscheinungen widmen, die, deutlich und isoliert, mehr oder weniger bewußt als solche in Erscheinung traten. Zur Erleichterung der Darstellung folgt eine tabellarische Übersicht:

ZEITTAFEL

Bezeichnung	*Vorkommen, Hauptvertreter*	*Zeit*
Archaische Ekstase	Ethnische Gruppen (noch heute bei subarktischen Gruppen)	6. Jahrtausend v. Chr., Jungsteinzeit bis heute
Teufelsaustreibung	Ägyptische Hochkultur und andere Religionen	3000 v. Chr. bis heute (Würzburg 1976)
Magisch-suggestive Praktiken	In frühesten Kulturzeugnissen aller Völker überliefert, heute wieder verstärkt praktiziert (Manson-Sekte)	Seit Urzeiten bis heute
Heilsuggestion durch Priester	Akkader (semitisches Volk am Euphrat), Griechen (Tempelschlaf in Epidauros)	2000 v. Chr.
Asiatische Versenkungsmethoden (Yoga)	Orient, insbesondere Indien, heute weltweit	Seit ca. 1500 v. Chr. bis heute
Hexenverfolgung	Vor allem in den christlichen Ländern	14.–19. Jh.
Magnetische Beziehung des gesamten Universums und »magnetische sympathetische Kuren«	Deutschland, Theophrastus Bombastus von Hohenheim, genannt PARACELSUS	1493–1541
Lykanthropie (Werwolf-»Epidemien«)	Europa	16.–17. Jh.
Experimentum mirabile (Schreckhypnose eines Huhnes)	Daniel SCHWENTER (Mathematikprofessor), Athanasius KIRCHER (deutscher Mönch)	1636, 1646
Vampyrismus	Transsylvanien, Europa	18.–19. Jh.
Mesmerismus, tierischer Magnetismus	Europa, Franz Anton MESMER	1734–1815. 1775 Aufstellung der Thesen
Somnambulismus	Europa, Marquis de PUYSÉGUR	1784
Suggestion	Europa, J. D. BRANDIS, Abbé de FARIA	Ab 1814
Hypnotismus	Europa, James BRAID	Ab 1843
Hypnose durch Verbalsuggestion	Europa, Schule von Nancy (A. A. LIÉBEAULT, H. BERNHEIM), heute weltweit	Ab 1866
Hypnose als Mittel parapsychologischer und okkulter Forschung	Europa (Frhr. v. SCHRENCK-NOTZING, Justinus KERNER, L. L. WASSILIEW), heute weltweit (Milan RÝZL)	Ab 19. Jh.
Autosuggestion zu Heilzwecken	Europa, E. COUÉ	Ab 1889
Progressive Relaxation	Europa, Amerika, JACOBSON	Ab 1929

ZEITTAFEL

Bezeichnung	*Vorkommen, Hauptvertreter*	*Zeit*
Autogenes Training	Europa, heute weltweit (J. H. SCHULTZ)	Ab 1932
Gestufte Aktivhypnose	Europa, E. KRETSCHMER, D. LANGEN	Ab 1946
Sophrologie	Spanien und Südamerika, A. CAICEDO	Ab 1960

Fluidum- und Wellentheorie

Im Jahre 1775 stellte der deutsche Arzt Franz Anton MESMER seine 27 Thesen über den Magnetismus animalis auf. Um dem, was für unseren Zusammenhang wichtig ist, besser folgen zu können, seien hier einige Passagen wiedergegeben.

»Der natürliche Magnetismus ist also jenes allumfassende Gesetz, wonach alles, was da ist, sich im Verhältnis gegenseitigen und allgemeinen Einflusses befindet. Dieser Einfluß bewirkt sich mittels eingehender und ausgehender Ströme einer feinen Flut [Strahlung/Wellen] ... Dieser Ton der Bewegung kann allen organisierten Substanzen mitgeteilt werden, den Tieren, den Bäumen, den Pflanzen, den Steinen, dem Sand, dem Wasser... auf alle Entfernungen und auf alle Größen hin, selbst der Sonne und dem Monde usw. ... Die wirkliche Mitteilung bewirkt sich durch die unmittelbare oder mittelbare Berührung mit einem magnetisierten Körper, so daß durch die bloße Richtung der Hand ... und Mittelkörper jedweder Art, selbst durch Blicke, der bloße Wille dazu hinreichen kann.«

A. SCHOPENHAUER sagte dazu: »Frägt man, welches der Weg der magischen Wirkung, dergleichen uns in der sympathetischen Kur wie auch in dem Einfluß des entfernten Magnetiseurs gegeben ist, sei, so sage ich: ›Es ist der Weg, den das Insekt zurücklegt, das hier stirbt und aus jedem Ei, welches überwintert hat, wieder in voller Lebendigkeit hervorgeht... Es ist der Weg durch das Ding an sich. Wir nun aber wissen aus meiner Philosophie, daß dieses Ding an sich, also auch das innere Wesen des Menschen, sein Wille ist und daß der ganze Organismus eines jeden, wie er sich empirisch darstellt, bloß die Objektivation desselben, näher, das im Gehirn entstehende Bild dieses seines Willens ist. Der Wille als Ding an sich liegt aber außerhalb des Principii individuationis (Zeit und Raum), durch welches die Individuen gesondert sind: die durch dasselbe entstehenden Schranken sind also für ihn nicht da.«

Doch weiter F. A. Mesmer: »Magnetisieren endlich ist nichts anderes als mittelbar oder unmittelbar die tonische Bewegung der feinen Flut, mit der die Nervensubstanz geschwängert ist, mitteilen.« Der Somnambulismus zeigt sich nach ihm verstärkt »bei magnetisierten Personen, weil der Magnetismus bei diesen eine tonische Bewegung bestimmt, von welcher alle Teile des Körpers durchdrungen, seine Nerven belebt werden... und in stets neu erfrischte Bewegung gesetzt werden... Die Ursache aller Krankheiten [ist] eine Stockung der Zirkulation... in einem Teile, welcher sich gemeiniglich durch eine leichte, im Innern der Hand wahrgenommene Wärme bemerkbar macht.« Er betrachtet den Magnetismus »als das einzige und allgemeine Mittel, Krankheiten vorzubeugen und sie zu heilen, wenn anders der Heilung keine absolute Unmöglichkeit entgegensteht«. Um seine Heilkräfte möglichst rationell einzusetzen, vielleicht auch mit der mehr oder weniger bewußten Absicht, die »psychische Ansteckung« beim Gruppenerlebnis zu nutzen, behandelte er kaum noch den einzelnen Patienten, sondern magnetisierte das sogenannte »Baquet« (Kübel), das ein Becken, ein See, ein Baum usw. sein konnte, der dann mittels einem Seil, Eisenstab oder anderen Gegenständen mit den Patienten verbunden wurde. Er gibt hierzu folgende Anleitung: »Man magnetisiert einen Baum, indem man in einer geringen Entfernung mit den ausgebreiteten Armen und Fingern eine Richtung nimmt, wie wenn man nach und nach dieses Feuer darauf ausgießen wollte, und zwar von dem Gipfel anfangend, den Zweigen herunter folgend; dieses Verfahren wiederholt man mehrere Male von oben nach unten in der Absicht, den Baum durchaus mit dem Magnetismus zu entzünden. Sodann befestigt man ein Seil daran, um sich seiner wie eines Behältnisses für die um diesen gemeinschaftlichen Herd herumsitzenden und das Gesicht ihm zukehrenden Kranken zu bedienen.« Ähnlich wie bei der Magnetisierung des Baumes verfuhr er auch bei der Magnetisierung von Kranken. Die magnetischen Striche erfolgen immer von oben nach unten und auf die Weise, daß die linke Hand des Magnetiseurs über die rechte Körperseite des Patienten, und umgekehrt die rechte Hand über dessen linke Körperseite streicht.

F. A. Mesmer setzte bei seinen Krankenbehandlungen auch schon die Musiktherapie ein. Wie allen zeitgenössischen Berichten zu entnehmen ist, u.a. einem Brief von Mozarts Vater, spielte er virtuos auf der Glasharmonika. Die seltsamen Klänge dieses Instruments, die Christian Schubart als melancholische, hohle, zur tiefsten Schwermut einladende Töne beschreibt, vermengten sich mit dem Schreien und Stöhnen der um das Baquet herumsitzenden Kranken. Sicher ist die Musik der Glasharmonika als akustische Einleitung für die somnambule Umschaltung zu bewerten. Allerdings zeigen neuere Erfahrungen mit der Musiktherapie, daß die von der Anthroposophie schon seit geraumer Zeit vertretene Ansicht über die harmonisierende Wirkung der musikalischen Tonfolgen im Sinne einer kosmischen Entsprechungslehre ebenfalls ihre Berechtigung hat.

Einer der bekanntesten magnetischen Behandler war der schwäbische Arzt und Dichter Justinus KERNER (1786–1862), der durch die Buchveröffentlichung der Behandlungsgeschichte seiner Patientin Friederike HAUFFE, der »Seherin von Prevorst«, gewaltiges Aufsehen erregte.

Auch der zunächst gegen F. A. MESMERS Fluidumtheorie eingestellte Hypnosepionier A. A. LIÉBEAULT bekehrte sich nach langer Praxis zu der Annahme, daß bei der hypnotischen Behandlung auch eine »direkte nervliche Wirkung von Mensch zu Mensch« beteiligt sein müsse.

In neuerer Zeit setzte sich u. a. Heinrich BICK wieder für die Theorien F. A. MESMERS ein. Er sah die Hypnose als Kombination von elektromagnetischer Kraftausstrahlung (Wellentheorie) und Suggestion durch den Hypnotherapeuten. H. BICK ging von der Tatsache aus, daß die menschlichen Zellen eine Spannung von 70 bis 90 Millivolt aufweisen. Dadurch bildet der menschliche Körper ein entsprechendes elektromagnetisches Kraftfeld und sendet ständig Wellen aus (siehe auch die Odlehre des Freiherrn von REICHENBACH und die jüngsten Forschungen von P. I. GULIAJEW). Nach H. BICK findet nun die hypnotische Suggestion unter anderem über diese Wellen statt und wird erleichtert, wenn der Hypnotisator als Sender in der Lage ist, seine Frequenz intuitiv auf die des Hypnotisanden als Empfänger abzustimmen. Anknüpfend an die MESMERsche und REICHENBACHsche Lehre erklärt H. BICK mit der vorhandenen oder fehlenden Übereinstimmung dieser Wellen bei zwei Menschen die Empfindungen von Sympathie und Antipathie. Als Beispiel, wie sich diese Wellenwirkung im täglichen Leben bemerkbar machen kann, weist er darauf hin, daß man spürt, wenn man längere Zeit (auch von hinten) angesehen wird. Es findet dabei eine Frequenzabstimmung des Beobachters auf den Beobachteten statt, so daß dieser als Empfänger schließlich die Impulse wahrnimmt. Mit Recht macht H. BICK in diesem Zusammenhang auch auf das »Radarsystem« der Fledermaus aufmerksam. Wie wir heute aus der Paläontologie des menschlichen Gehirns wissen, sind letztlich alle Sinnesfähigkeiten und Anlagen aus gemeinsamen, den Bedürfnissen (Suggestionen) der Umwelt verschieden angepaßten Ursprüngen entstanden. Daher sind sich die verschiedenen Entwicklungsstufen und -formen nicht grundsätzlich so fremd, daß sie einander nicht in ihren Urstufen enthalten würden. Deutlich kommt diese Tatsache in der Metamorphose des Embryos zum Vorschein, der die evolutionären Stufen seiner Artentwicklung als ein und dasselbe Wesen im Geschwindschritt nochmals zu durchlaufen scheint (HAECKELsches biogenetisches Grundgesetz).

Eine Spur dieses »Fluidums« wurde auch bei neueren Versuchen des Schweden ALRUTZ gefunden, der bewies, daß die menschliche Hand, abgesehen von der normalen Körperwärme, eine Ausstrahlung hat, die in der Lage ist, durch wärmeisolierende Abschirmungen hindurch (Glas, Metall), eine Einwirkung auf Nerven lebender Organismen auszuüben. Es wurden dabei an einer hypnotisierten Versuchsperson, deren Kopf durch einen schwarzen Sack und deren Arme durch Glas- oder Metallzylinder abgeschirmt waren, durch Annäherung bzw. Richtung der Hand des Hypnotisators auf bestimmte Nervenpunkte an den Armen der Versuchsperson die entsprechenden anatomisch-physiologischen Reflexe an der Hand derselben ausgelöst. Die Art dieser Reflexe war in diesen Versuchen weder der Versuchsperson noch dem Hypnotisator bekannt.

Suggestionstheorie

Die Suggestionstheorie wurde von J. BRANDIS und Abbé de FARIA (er selbst nannte sich Brahmine Faría) um 1814 begründet und von James BRAID durch die Entdeckung von Elementen der Autosuggestion um 1843 weiter ausgebaut. J. BRAID ist auch Schöpfer der Bezeichnung Hypnose. Der Chirurg J. BRAID setzte die Hypnose hauptsächlich zur Narkotisierung ein, für die damals noch keine Chemonarkotika zur Verfügung standen. Bis dahin waren die zu operierenden Patienten, wenn überhaupt, meist mit Alkohol und daraufhin Schlagen des Kopfes auf den Fußboden »narkotisiert« worden.

Dieses medizinische Einsatzgebiet der wiederentdeckten Hypnose fiel aber mit der Anwendung des Chloroforms zur Anästhesie (seit 1848) bald wieder weg, wodurch die Hypnose für fast zwanzig Jahre wiederum in der Versenkung verschwand.

Im Gegensatz zu dem Pariser Professor J. M. CHARCOT, der allen Ernstes das Dogma aufgestellt hatte, daß die Hypnose eine an Hysterischen experimentell erzeugte Geisteskrankheit wäre, entwickelten dann A. A. LIÉBEAULT und H. BERNHEIM (die sogenannte erste Schule von Nancy) um 1866 die in den wesentlichen Grundzügen noch heute als gültig angesehenen Thesen der Suggestionstheorie. H. BERNHEIM stellte 1884 den Satz auf: »Jeder geistig Gesunde ist hypnotisierbar« und trat der Ansicht J. M. CHARCOTS, daß Hypnose ein besonderer hysterischer Zustand wäre, scharf entgegen. Etwas später postulierte A. FOREL: »Suggestion ist die Erzeugung einer dynamischen Veränderung am Nervensystem des Menschen durch einen anderen Menschen mittels Hervorrufung einer bewußten oder unbewußten Vorstellung, daß jene Veränderung stattfindet oder bereits stattgefunden hat oder stattfinden wird.« E. KINDBORG ging noch weiter, indem er jede geistige Einwirkung eines Menschen auf einen anderen (auch nicht angenommene) als Suggestion bezeichnete. Zwischendurch wurde auch mit tierischen Hypnosen experimentiert, die sich größtenteils als Totstellreflexe herausstellten und nach der heute gültigen Lehrmeinung weder als Suggestion noch als Hypnose anzusehen sind. Ob man diese Ansicht teilen will, hängt wohl in erster Linie davon ab, wie weit man den Suggestionsbegriff faßt. Jedenfalls haben wir in der sogenannten Schreckhypnose eine menschliche Parallele, und es scheint hier wie da die Hervorrufung eines eingeprägten Kleinhirnverhaltensmusters am Zustandekommen der Erscheinung beteiligt zu sein. Der Apotheker E. COUÉ führte gegen Ende des vorigen Jahrhunderts erstmals die Autosuggestion planmäßig zur Behandlung von Kranken ein, nachdem er erkannt hatte, daß bei einem Widerstreit zwischen Wille und Vorstellung immer der Wille unterliegt. Sein Leitsatz »Mir geht es von Tag zu Tag immer besser« hat seine Gültigkeit bis heute behalten.

Spätere Forscher, unter ihnen A. MÖBIUS, O. VOGT, I. P. PAWLOW, M. NONNE und viele andere mehr haben dann die Theorien und die Anwendung der Hypnose weiter ausgebaut. Freiherr von SCHRENCK-NOTZING experimentierte zu Anfang des Jahrhunderts mit hypnotisierten Medien und erzielte Materialisationsphänomene. L. WASSILIEW erbrachte bereits in den dreißiger Jahren unbestreitbar positive Resultate bei seinen telepathischen Hypnosen. 1932 stellte J. H. SCHULTZ sein inzwischen weltweit geübtes »Autogenes Training« vor. E. KRETSCHMER entwickelte um 1946 in der »Gestuften Aktivhypnose« die erste konsequente Verbindung von auto- und heterohypnotischen Verfahren zu Heilzwecken; diese Methode wurde inzwischen von D. LANGEN weiter vervollkommnet.

Daß Sigmund FREUD sich der Hypnose nur für kurze Zeit widmete, nimmt etwas Wunder. Allerdings ist bekannt, daß einige seiner Versuche negativ ausfielen, was bei seiner von Zeitgenossen bestätigterweise nicht sehr hoch entwickelten Selbstsicherheit leicht weitere Mißerfolge anbahnen konnte. Er sah schließlich, daß ohnehin jede über längere Zeit eingehaltene Ruhestellung zur hypnoiden Umschaltung führt, welche für die von ihm mitbegründete Psychoanalyse ausreichend war, und behandelte seine Patienten deshalb auf der »psychotherapeutischen Couch«. Allerdings erreichte er auf diese Weise lediglich ein Stadium der leichten Somnolenz und nahm damit sich und seinen ihn extrem auslegenden Jüngern die weitreichenden Möglichkeiten der tieferen Hypnosestadien (deren Wert er sich selbst trotz seiner Abstinenz auch später bewußt blieb).

Biofeedback

Die Methode des Biofeedback, die aus den USA kommt, geht von der Theorie aus, daß jede eingetretene Voraussage die Realisierung der nächsten begünstigt oder sogar zwangsläufig nach sich zieht. Mit apparativen Methoden (meist Fingerelektroden) werden während der Hypnose die biologischen Veränderungen am Körper des Hypnotisierten gemessen und als Feedback deren Realisierung angesagt. Auch der Hypnotisierte kann das Eintreten von Veränderungen anhand von Zeigerausschlägen oder vom Meßapparat erzeugten verschiedenen Tonhöhen als Erfolg der Suggestion kontrollieren. Damit wird der Boden bereitet für die sichere Annahme der nächsten Vorhersagen (Erfolg führt zum Erfolg). Da diese Technik, wenn auch zumeist ohne apparativen Aufwand – die Realisierung der Suggestionen läßt sich auch so gut beobachten –, ohnehin in unserer Hypnosemethodik angewandt wird und in der Suggestionstheorie enthalten ist, soll hier nicht weiter darauf eingegangen werden.

Autohypnose

Unter Autohypnose verstehen wir hier nur einen selbstinduzierten hypnoiden Zustand, in dem die Aufmerksamkeit bei eingeengter und gleichzeitig gesenkter Bewußtseinslage auf eine bestimmte Vorstellung fixiert werden soll (LANGEN).

Meditative Urformen

Diese Meditationsformen kommen einerseits als archaische, mehr oder weniger religiös beeinflußte Versenkungsformen, andererseits als auch heute noch und sogar wieder in verstärktem Maße geübte magisch-rituelle Trancezustände vor. Ihre Gemeinsamkeit und ihre Verwandtschaft zu den übrigen Begriffen hypnoider Zustände liegt in der Anwendung von Schlüsselreizen zum Erreichen der Versenkung. Dazu gehören:

Akustische: monotone Musik, Singen, Zaubersprüche.
Toxische: Abbrennen von Räucherwerk, Einatmen von Dämpfen (Orakel von Delphi), Atemübungen mit Hyper- und Hypoventilation.
Fixation: Anstarren von Symbolen oder Ähnlichem.
Vestibuläre: Kulttänze.
Einseitige Haltung: Vorgeschriebene, während der Übung beizubehaltende Sitz- und Liegestellungen.

Yoga

Yoga, zu deutsch »Anspannung«, wurde wahrscheinlich von indogermanischen Gruppen im zweiten Jahrtausend vor Christus über Europa nach Indien gebracht. Eine Wortentsprechung findet sich im deutschen »Joch«. Yoga ist das Bestreben, durch körperliche und geistige Methoden der Konzentration zu höheren Bewußtseinszuständen zu gelangen. Die ersten literarischen Zeugnisse finden sich bereits im *Rigweda* (ca. 1500 v. Chr.). Vom Yoga beeinflußt sind der Lamaismus, Dschainismus, die buddhistische Versenkung, die taoistische Meditation und das Zen. Der seit dem elften Jh. nach Chr. geübte Tantrismus brachte eine Betonung der körperlichen Übungen. Die Yoga-Philosophie interessiert uns hier nur am Rande und geht von der Tatsache des Leidens aus, die durch die auf einem Irrtum beruhende Verbindung der Seele (die Seele = Purusa) mit der Materie (Prakrti) und der feinstofflichen Denksubstanz (Citta) entsteht. Durch die in der Yoga-Praktik erfolgende Isolierung der Purusa von Prakrti und Citta tritt die Erlösung ein.

Durch diese Praktiken in Verbindung mit symbolträchtigen Techniken der Zurückhaltung des Spermas (oder der Menses) wird absoluter Widerstand gegen Krankheit, Gift und sonstige Gefahren und sogar die Unsterblichkeit verheißen. Das Empfinden von Glück und Leid soll ausgeschaltet und in absoluten Gleichmut umgewandelt werden. Dadurch wird die Polarität genommen, die allem Lebendigen innewohnt und auch zwischen Geburt und Tod besteht. In dieser Phase der absoluten Ruhe erscheint das ewige Sein (nicht Leben!) als logische Folgerung. Sinnbildlich für das Gesagte mag die Aufforderung aus der *Bhagawadgita* stehen: »Sei frei auf immer von Tod und Geburt und all ihrem Elend.«

Im klassischen indischen Yoga wird zwischen acht Stufen zur Versenkung unterschieden, die auch in den anderen Arten grundsätzlich enthalten sind:

Yamas, die fünf Entsagungen: Training der Selbstzucht. Diese Stufe umfaßt die fünf großen Verbote des Nichtverletzens (Ahimsa; es übersteigt also noch das biblische Gebot des Nichttötens), Nichtlügens (Satya), Nichtstehlens (Asteya), Nichtverschwendens (Brahmacharya; d. h. auch des Sich-nicht-Verschwendens, also der Keuschheit) und des Nichtbegehrens (Aparigraha; der Besitzlosigkeit).

Niyamas, die fünf Erfüllungen: Diese Stufe umfaßt die fünf Gebote Erlangung der Reinheit (Saucha), der Zufriedenheit (Santosha), der Selbstzucht (Tapas), der Weisheit (Svadhyaya) und der Erkenntnis der Allmacht (Isvara Pranidhana). Enthält auch die Rezitation von gebetsähnlichen Sprüchen.

Asanas: Die besonderen Körperstellungen oder Sitzarten.

Pranayama: Atemkontrolle. Durch Ein- und Ausatmen nach bestimmten Regeln wird eine Atemhemmung herbeigeführt. Es erfolgt eine Anreicherung mit der Urkraft Prana.

Pratyahara: Nervenkontrolle. Zurückziehen der Sinne von den Sinnesobjekten. Macht über die Gedanken.

Die ersten fünf Stufen (= Angas) werden auch Kriya-Yoga, Hatha-Yoga oder praktischer Yoga genannt. Die weiteren drei Stufen heißen Raja-Yoga (König des Yoga) oder Hauptyoga.

Dharana: Geisteskontrolle. Fixieren der Aufmerksamkeit auf einen bestimmten Punkt.

Dhyana: Meditation. Richten der Vorstellung ohne Unterbrechung auf den gewollten Punkt, auch auf abstrakte Begriffe.

Samadhi: Geistige Erleuchtung, Versenkung. Das Denken wird eins mit seinem Objekt. Befreiung von allen irdischen Wünschen und Zustand der vollkommenen Glückseligkeit.

Interessant ist in unserem Zusammenhang auch die Meinung der Yogins über die Hypnose. So schreibt Yogi RAMACHARAKA: »Mesmerismus und Hypnotismus ist gleich einem Baden des Hypnotisierten in einer Flut von Gedankenformen, die durch einen konstanten Pranazufluß, der hier als mesmerisches Fluidum bezeichnet wird, erzeugt und erhalten wird.«

Transzendentale Meditation

Die transzendentale Meditation (TM) hat ihren Ursprung in den dreieinhalbtausend Jahre alten Texten der Weden. Seit 1958 wird sie durch MAHARISHI MAHESH YOGI weltweit propagiert. Im wesentlichen handelt es sich dabei um eine vereinfachte Form des Yoga.

Der Schüler meditiert morgens und abends je zwanzig Minuten lang, indem er in einer bequemen Haltung mit geschlossenen Augen sein »Mantra« denkt. Das Mantra ist eine Silbe oder Silbenfolge aus dem Sanskrit, deren Bedeutung dem Meditierenden meist unbekannt ist und das vom Meditationslehrer nach individuellen Gesichtspunkten zugeteilt wird. Dabei soll nur der Klang des Wortes wirken. Durch die Meditation erfolgt eine Umschaltung, deren Wirkung sich auf alle Lebensbereiche erstreckt. Die physiologischen Messungen während der Meditation decken sich weitgehend mit denen des autogenen Trainings in seinen verschiedenen Stufen und anderen hypnoiden Zuständen. Hierzu gehören spezifische EEG-Veränderungen, geringerer Sauerstoffverbrauch, reduzierte Atemfrequenz und -volumen, reduzierte Herzfrequenz und Durchblutungssteigerung. Die von der TM-Zentrale behaupteten günstigeren Meßergebnisse im Vergleich z. B. zum autogenen Training beruhen mit ziemlicher Sicherheit auf signifikanten Unterschieden in der Persönlichkeitsstruktur des Versuchspersonenkollektivs, da die Anhänger der TM in der großen Mehrzahl von vornherein als sehr suggestibel angesehen werden können, während das autogene Training bei einer relativ unausgewählten Bevölkerungsgruppe zumeist aufgrund medizinischer Indikationsstellung zur Anwendung gelangt.

Für den Meditierenden ergeben sich somit ähnliche Resultate wie bei anderen Versenkungsmethoden: Konzentrationssteigerung, Leistungssteigerung, Hinführung zur Selbsterkenntnis und Selbstverwirklichung, Loslösung von oberflächlichen Werten und Süchten, Ausheilung von seelisch bedingten Störungen. Die in tieferen Stadien der TM angegebenen Phänomene der Persönlichkeitswanderung und der Levitation sind Erscheinungen, die bei den anderen Yogaformen ebenfalls bekannt sind und auf die wir bei der Besprechung der magischen Hypnoseverfahren nochmals zurückkommen.

Anthroposophische Meditation

In seinem 1904 herausgegebenen Buch *Wie erlangt man Erkenntnisse der höheren Welten?* vergleicht Rudolf STEINER die Anlagen der menschlichen Sinnesorgane mit einer 24blättrigen Lotosblüte, von der wir nur sechs Blütenblätter bewußt entwickelt haben. Durch die anthroposophischen Versenkungstechniken, die im wesentlichen nur durch geistige Konzentration stattfinden, soll die Entwicklung der übrigen Blätter ermöglicht werden. Die Erweckung dieser im Menschen schlummernden Fähigkeiten ermöglicht dann, alle von den anderen Meditationsformen in ihrer Vollendung erreichten Stadien und Ziele ebenfalls zu erlangen. Besondere Bedeutung legt R. STEINER dem Verkehr mit den höheren Welten, d.h. mit den Welten der Toten, bei. Er schreibt dazu wörtlich: »Die Trennung von den geistigen Welten besteht nur durch Bewußtseinszustände, nicht durch Raumesverhältnisse... Wenn nun der Mensch hier in der physischen Welt seine Seele empfänglich gemacht hat, kann er auch bewußt eine Verbindung unterhalten in den Vorstellungen... mit den Toten... Wenn wir mit einem Toten in Verbindung treten, zeigt er uns, was er sagen will, in der objektiven Welt. Wir sehen in Imaginationen, was er erlebt und uns zu sagen hat. Andererseits braucht der Tote unsere Gedanken an ihn, um sein Dasein entsprechend zu bereichern.«

Autogenes Training

Die Vorläufer des 1932 von J. H. SCHULTZ eingeführten autogenen Trainings sind die autosuggestiven Methoden E. COUÉS und die »progressive Relaxation« von JACOBSON (diese Methode lernte J. H. SCHULTZ allerdings erst nach Herausgabe seines Buches kennen). Wie aus dem Namen schon hervorgeht (autogen = von sich aus, Training = Durchführung von Übungen), handelt es sich hier um einen autosuggestiv herbeigeführten Zustand. J. H. SCHULTZ geht von der Vorstellung aus, daß der menschliche Organismus in seinen Teilen Muskulatur usw. und Gehirn eine Funktionseinheit bildet. Die autogen gegebenen Suggestionen von Entspannung und Schwere der Muskeln wirken also reflektorisch auf den Gesamtorganismus ein und bewirken eine hypnoide Umschaltung des gesamten Nervensystems. So ergaben auch die Forschungen von MAGNUS, daß der Tonus einer Muskelgruppe den der übrigen gesetzmäßig beeinflußt. Die Übungen des autogenen Trainings erinnern in manchem an andere Meditationsverfahren und werden in Kapitel 7 unter den medizinischen Hypnoseformen gesondert besprochen. Das autogene Training wird in die Übungen der Unterstufe und Oberstufe geteilt. Während die Unterstufenübungen fast ausschließlich bei medizinischer Indikationsstellung bzw. als Vorstufe der Oberstufe zur Anwendung gelangen, erbringen die Oberstufenübungen im wesentlichen ähnliche Resultate wie die östlichen Meditationsformen.

Besonders das in der Oberstufe geübte Sehen von Farben ist in seiner Symbolhaftigkeit eine Übung von außerordentlicher Tiefe und erinnert an die mystischen Farbeindrücke des mittelalterlichen Philosophen Jakob BÖHME (1575–1624).

Autohypnose als Katalysator der Heterohypnose

Wie schon in den vorangegangenen Kapiteln ausgeführt wurde, wird eine Suggestion nur dann verwirklicht, wenn sie wie ein Schlüssel zum Schloß der Psyche des Hypnotisierten paßt. Jede Heterohypnose ist also auch gleichzeitig eine Autohypnose, da die Suggestionen autosuggestiv verarbeitet werden müssen (D. LANGEN). Am schönsten ausgedrückt finden wir diese Tatsache im Satz von JESUS: »Dir geschah, wie du geglaubt hast.«

Hieraus kann allerdings nicht geschlossen werden, daß Heterosuggestionen nur dann verwirklicht werden könnten, wenn sie in ihrem Inhalt dem ethischen Bewußtsein des Hypnotisierten nicht zuwiderlaufen. Abgesehen davon, daß ganz allgemein die Inhalte des Unterbewußten, das ja in der Hypnose angesprochen wird, und des Bewußten sehr wenig deckungsgleich sein müssen, sind sicher auch bei »unterbewußt ethisch hochstehenden Personen« grundsätzlich die ererbten oder erworbenen Anlagen von Verhaltensweisen, die den jeweiligen Moralvorstellungen nicht entsprechen, in irgendeiner Form vorhanden. Es handelt sich hier also nur um graduelle Unterschiede, nicht um qualitative. Einem geschickten Hypnotiseur wird es sehr wohl gelingen, durch entsprechend vorsichtiges und planmäßiges Vorgehen diese Keime zu wecken und so das Schloß der hypnotisierten Psyche allmählich dem Schlüssel seiner Suggestion anzupassen.

Unwillkürliche Hypnose als spiritistisch-okkultistische Hypothese

In Verfolgung des STEINERschen Gedankens, daß unsere Welt von den geistigen Welten nur durch Bewußtseinszustände und nicht durch Raumesverhältnisse getrennt ist, und der SCHOPENHAUERschen Idee, daß der Wille außerhalb der Gesetze von Zeit und Raum liegt, gehen die Verfechter dieser Hypothese davon aus, daß andere Wesenheiten, seien es nun die Geister von Toten (Spiritismus, s. S. 173ff.) oder seien es ungeborene oder andersgeartete Seelen und Wesen oder Lebende über telepathische Vermittlung (Animismus, s. S. 164 ff.), sich mit lebenden Menschen in Verbindung setzen können, wenn diese die Voraussetzungen dafür erbringen. R. Steiner sagt dazu: »Ist der Lebende sensitiv genug oder in irgendeinem abnormen Zustande [hypnoid] oder hat er sich durch entsprechende Geistesschulung... dazu vorbereitet, können die Einwirkungen desjenigen, was da von toten Menschen an die geistige Welt abgegeben ist, auch in bewußter Art beim Menschen auftreten.« Als Vorbedingung dazu nimmt er außerdem eine Beziehung zwischen dem Toten und dem Imaginator in diesem oder einem früheren Leben an. Demnach könnte ein durch irgendwelche sicher auch nicht zufällige Einflüsse geringgradig gesenkter Bewußtseinszustand bei einem lebenden Menschen von diesem Geistwesen oder anderen Menschen genutzt werden, um dieses Hypnoid weiter zu vertiefen und damit die Möglichkeit für den Empfang des sehr schwachen, von ihm ausgehenden Reizes zu schaffen und seine Botschaft zu vermitteln. Ist dieser Reiz stark genug, kann er auch in der Lage sein, den Empfänger mitten im Wachbewußtsein zu überraschen und nach Art einer Wachsuggestion eine sofortige hypnoide Umschaltung mit der entsprechenden Imagination bewirken. Beispiele hierfür sind zur Genüge aus den Weltkriegen bekannt, als oft nahe Angehörige den Tod eines lieben Menschen im selben Augenblick halluzinativ miterlebten. Berühmt und bestens beglaubigt ist der Fall von E. Swedenborg, der auf seinem etwa hundert Kilometer entfernten Landsitz einen Brand in Stockholm in allen Einzelheiten halluzinativ miterlebte und sowohl seiner Umgebung als auch dem Distriktabgeordneten sofort mitteilte. Die zwei Tage darauf eingetroffene Nachricht von dem Brand bestätigte seine Schilderung in allen Einzelheiten.

Stand der heutigen Hypnoseforschung

Die heutige Hypnoseforschung hat die Gültigkeit der Suggestionstheorie weitgehend bestätigt, wobei allerdings der Begriff »Suggestion« im Sinne von »Einflußnahme eines Reizes« weit ausgelegt werden muß. Im folgenden werde ich versuchen, mit einer neuen Theorie, die sich auf die bisher bekannten physiologischen Abläufe und frühere Hypothesen zur Hypnosephysiologie stützt, eine mögliche Erklärung der bei der Hypnose im Organismus stattfindenden Abläufe zu geben. Zuvor müssen einige zum Verständnis wichtige Voraussetzungen erläutert werden.

Reiz und Gedächtnis

Die Hypnose geht in Theorie und Anwendung unter anderem von der Hypothese R. SEMONS aus, daß das Gedächtnis entweder als Artgedächtnis (E. HERING) oder als individuelles Gedächtnis von allem Erlebten imprägniert (geformt) wird. Die in Form von Reizen auf das Gedächtnis ausgeübte »energetische Einwirkung« verändert dessen Zustand. Der Organismus befindet sich vor der Einwirkung des Reizes im Sinne der SEMONschen Terminologie im »primären Indifferenzzustand«, während dessen Einwirkung im »Erregungszustand« und danach im »sekundären Indifferenzzustand«. Der Reiz übt dabei im Sinne einer Veränderung eine sogenannte »engraphische Wirkung« aus. Die Veränderung selbst ist das »Engramm«. Die physiologischen Abläufe bei der Entstehung eines Engrammes sind noch unklar. Vorläufig geht man (D. TRINCKER) von der Hypothese aus, daß es zu einer »engrammspezifischen« Umstrukturierung der Aminosäuren-Sequenzen in den Proteinen der Nervenzellen kommt und daß diese biochemischen Veränderungen an den Synapsen für jeden gespeicherten Gedächtnisinhalt in sehr ausgedehnten Bereichen oder in fast der gesamten Hirnrinde gleichzeitig multipel vollzogen werden und determiniert bleiben. Die aufgrund der Versuche UNGARS und anderer vorübergehend als bewiesen angesehene Annahme der jeweiligen Neubildung spezifischer Gedächtnismoleküle ist nach neuesten Forschungen wieder ins Wanken geraten. (UNGAR hatte Ratten durch elektrische Reizung gezwungen, sich von der normalerweise bevorzugten dunklen Seite eines Käfigs ständig auf die helle Seite zu begeben, und ihnen so als bedingte Reaktion eine Dunkelangst anerzogen. Die Versuchstiere wurden getötet, und ihr Hirnhomogenat wurde anderen Tieren intrazerebral injiziert, worauf diese ebenfalls die bedingte Reaktion »Dunkelangst« zeigten.) UNGAR machte für die Übertragung des »Gedächtnisinhaltes« seiner Versuche per Injektion ein Oligopeptid verantwortlich, das er »Scotophobin« nannte. Dieses aus 14 Aminosäuren bestehende Scotophobin ähnelt den Neurohormonen des Hypothalamus, die gleichfalls Oligopeptide sind. Daher kann die Übertragung eines entsprechend wirksamen Hormonkomplexes für möglich erachtet werden. Eine zusätzliche Schwierigkeit in der Erforschung der Biochemie des Gedächtnisses ergibt sich aus der empirisch gestützten Annahme, daß Lang-, Mittel- und Kurzzeitgedächtnis wahrscheinlich verschieden strukturiert sind, auch in ihrer Biochemie oder zumindest im Grad ihrer Manifestation. (Die retrograde Amnesie nach einem Schädeltrauma umfaßt je nach dem Grad der Schädigung kürzere oder längere Erinnerungslücken bezüglich der Zeit direkt vor dem Trauma. Bei alten Menschen mit Involution der thalamo-kortikalen Systeme findet sich eine Merkschwäche für vor kurzer Zeit erst Erlebtes, während oft Jugenderinnerungen noch sehr lebendig gegenwärtig sind. Neben der Annahme des Nachlassens der Merkfähigkeit durch die Involution thalamo-kortikaler Zellen könnte dies auch ein Hinweis darauf sein, daß ein solcher Organismus die Fähigkeit zur Bildung eines »Gedächtnishormons« nicht mehr in ausreichendem Maße besitzt und daher entsprechende biochemische Veränderungen an den Synapsen nicht mehr in determinierender Weise durchgeführt werden können.) Diese Hinweise mögen zur Physiologie der Engrammbildung genügen.

Die Summe der ererbten und erworbenen Engramme ist die Mneme, das Gedächtnis.

Reiz und bedingte Reflexe

Durch einen Teilreiz, der in seiner Struktur einem Teil eines früheren Reizes entspricht, kann die Gesamtheit des mit dem damaligen Reizkomplex synchronen Erregungszustandes des Organismus wieder hervorgerufen werden. Diese Wiederhervorrufung nennt R. SEMON »Ekphorie«. Es werden also Engrammkomplexe ekphoriert. Die Engramme dehnen sich über ihren direkten Eintrittsbezirk hinaus auf den Gesamtorganismus aus.

Die Tatsache der Wiederhervorrufungsmöglichkeit eines gesamten Engrammkomplexes allein durch einen mit einem Teil dieses Komplexes synchronen Teilreiz hat I. P. PAWLOW mit seinen Erforschungen der bedingten Reflexe am deutlichsten belegt. Er stellte fest, daß die Gewöhnung von Versuchstieren an bestimmte wiederholte Gesamtabläufe dazu führte, daß die Auslösung eines Teiles eines solchen Ablaufes beim Tier die sonst üblichen Reaktionen in ihrer Gesamtheit reflexartig nach sich zog, obwohl die entsprechenden Reizvoraussetzungen nicht zur Gänze gegeben waren. So wurde zum Beispiel einem Hund sein Fressen stets mit einem bestimmten Klingelzeichen gereicht. Durch Kontrolle der Magensaftsekretion mit einer Sonde erbrachte der Versuch im weiteren Verlauf, daß allein das Klingelzeichen genügte, um die dem Freßvorgang entsprechende Magensaftsekretion auszulösen. Ähnliche Vorgänge sind uns auch aus dem Alltagsleben genügend bekannt, wenn wir uns z. B. erst auf ein »Stichwort« (= Teilreiz) hin an den Gesamtkomplex eines Gedächtnisinhaltes erinnern, ein Gedicht erst nach Nennung des Anfanges hersagen können usf. Solche an einen vorausgegangenen Teilreiz gekoppelte Reaktionen, die als Folge erlernter Abläufe über die isolierte Reizbeantwortung hinausgehen, nannte I. P. PAWLOW bedingte Reflexe oder bedingte Reaktionen.

Kann nun dem Hypnotisanden der gewünschte Hypnoseablauf als Engrammkomplex vermittelt werden, braucht er durch einen entsprechenden Teilreiz nur noch ausgelöst (ekphoriert) zu werden. Die Erzeugung der hypnotischen Erscheinungen erfolgt demnach durch Ekphorie entsprechender Vorstellungen und Gefühle. Es kommt nun aber bei der Hypnose nicht nur darauf an, die Ekphorie eines entsprechenden Engrammes durch einen Teilreiz hervorzurufen, sondern auch darauf, die ausbauenden Suggestionen geschickt an dieses Engramm zu koppeln und damit einen neuen Engrammkomplex zu engraphieren, der bei Bedarf für die hypnotischen Suggestionen wieder ekphoriert und weiter ausgebaut werden kann. Die Technik, die dabei verfolgt wird, entspricht der im Alltag bekannten Tatsache, daß ein Lügenkomplex für gewöhnlich als wahr geglaubt wird, wenn er folgernd und scheinbar zwingend auf einer dem Adressaten bekannten Wahrheit aufgebaut ist. Diese Scheinlogik spielt im Hypnosezustand für die Verwirklichung der Suggestionen eine äußerst wichtige Rolle. Erfahrungsgemäß wird sie vom Unterbewußtsein akzeptiert und bildet die Grundlage für den Ausbau der Engrammkomplexe.

Reiz und Hypnoseeinleitung

Erinnern wir uns noch einmal an meine Definition der Hypnose: »Hypnose ist eine Beziehung zwischen zwei Menschen, in welcher der Hypnotisierte einen vom Hypnotisator ausgehenden Reiz (Ekphorie eines Engrammes) annimmt und sich diesem so stark hingibt, daß andere Reize ihre Wirkung in unterschiedlichem Grade verlieren, wodurch der vom Hypnotisator ausgehende Reiz in demselben Grade an Wirksamkeit gewinnt.« Die veränderte Reizaufnahmesituation bewirkt beim Hypnotisierten eine Bewußtseinsumschaltung. Die Annahme des Reizes und die Art des durch diesen ausgelösten (ekphorierten) Engrammkomplexes hängt dabei sowohl von eingeprägten oder ererbten (engraphierten) Zwischenhirnverhaltensmustern als auch vom Ansprechen im Großhirn vorhandener Erinnerungskomplexe ab. Dabei ist die Art des auslösenden Reizes nicht von Bedeutung. Nach I. P. PAWLOWS Punktreflexgesetz führt jeder dauernde oder systematisch sich wiederholende Reiz, der über entsprechende Nervenbahnen einen bestimmten Punkt der Hirnrinde erreicht (vollkommen unabhängig davon, ob er vom Gesichtspunkt des Lebens eine besondere Bedeutung hat und auch unabhängig von seiner Stärke), vorausgesetzt, daß seine Wirkung nicht durch einen anderen dazwischenkommenden weckenden Reiz gestört wird, früher oder später zur zwangsartigen Schläfrigkeit, dann zu Schlaf bzw. – nach systematischen Einübungen – zur im Moment eintretenden Hypnose.

Noch bleibt aber die Frage bestehen, warum solche Dauerreize in der Lage sind, die bewußten Sinneswahrnehmungen zu übertönen, wie es bei der Hypnoseeinleitung geschieht. Zur Beantwortung dieser Frage wollen wir uns vorstellen, daß der Mensch mit seinem Gehirn- und Nervensystem über ein bestimmtes begrenztes Aufmerksamkeitspotential verfügt. Das bedeutet also, daß eine bestimmte Aufmerksamkeitsmenge auf verschiedene Konzentrationsrichtungen verteilt werden kann (siehe das Schaubild S. 53). Je mehr Aufmerksamkeit dabei in eine Richtung gelenkt wird, desto weniger bleibt für die anderen Richtungen übrig, da das zur Verfügung stehende Gesamtpotential ja begrenzt ist. Hieraus ergeben sich die Grundsätze:

1. Jedes Lenken der Aufmerksamkeit in eine bestimmte Richtung bedingt ein dem Grad dieser Teilaufmerksamkeitsstärke (-menge) proportionales Absinken der Gesamtaufmerksamkeitsebene.
2. Je enger die Richtung der Aufmerksamkeit eingeschränkt wird, desto höher kann sie in diese Richtung steigen.

Auch diese Erscheinungen sind aus dem täglichen Leben bestens bekannt, wenn z. B. bei der Lektüre eines spannenden Buches »die Welt um uns versinkt« und wir nicht einmal mehr hören, wenn wir aus nächster Nähe beim Namen gerufen werden. Durch ein so bedingtes Absinken der allgemeinen Aufmerksamkeitsebene werden also andere Reize immer schwächer wahrgenommen, wodurch sie folglich immer weniger stören und somit dem Schlüsselreiz um so mehr Aufmerksamkeit zugeführt werden kann. Hieraus ersehen wir, daß dieser Vorgang der Aufmerksamkeitshinlenkung in eine bestimmte Richtung, d. h. auf einen Schlüsselreiz, sobald er einmal in Gang gekommen ist, nahezu zwangsläufig sich selbst potenziert, bis er von einem starken Weckreiz unterbrochen wird.

Zeichnerische Darstellung des Aufmerksamkeitspotentials

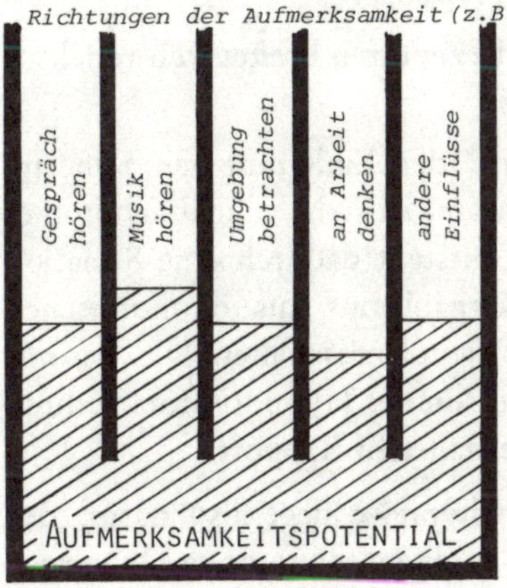

Hier ist das Aufmerksamkeitspotential relativ gleichmäßig gestreut. Die Gesamtebene, welche verschiedenen Einflüssen bzw. Reizen zur Verfügung steht, ist relativ hoch.

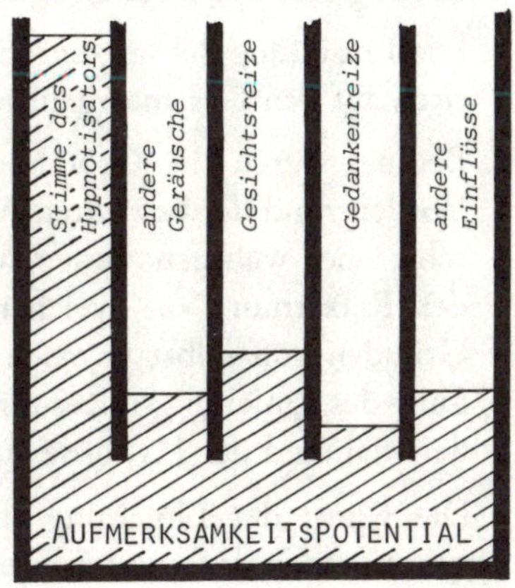

Das Aufmerksamkeitspotential zielt verstärkt in Richtung der Stimme des Hypnotisators. Die den anderen Einflüssen zur Verfügung stehende Gesamtebene ist relativ niedrig.

Das Schaubild illustriert gleichzeitig den Unterschied zwischen Auto- und Heterosuggestion. Vergleicht man die Autosuggestion mit einem Druck der Aufmerksamkeit in die gewünschte Richtung, entspricht die Heterosuggestion einem Sog in die gewünschte Richtung.

Mit dem Gesagten ist allerdings noch nicht erklärt, warum auf diese Weise eine Hypnose eingeleitet werden kann, denn bei der Lektüre eines fesselnden Buches schläft man ja ebenfalls kaum ein. Die Antwort auf diese Frage gibt der Umstand, daß der die Hypnose (Ersthypnose) einleitende Schlüsselreiz dauernd bzw. sich wiederholend und gleichartig sein muß (Pawlowsches Punktreflexgesetz). Indem dieser Schlüsselreiz ständig dieselben Reizrezeptoren anspricht, sind diese aufgrund ihrer chemischen »Ermüdung« bald nicht mehr in der Lage, ihre Arbeit zu verrichten; der Reiz wird also bald nicht mehr weitergeleitet bzw. nicht mehr wahrgenommen. Auch dieses Phänomen kennen wir aus dem täglichen Leben. So bemerkt eine Hausfrau oft nicht, wie ihr Kuchen im Herd anbrennt, weil sich ihre Geruchsrezeptoren langsam an diese Dünste gewöhnen konnten, während ein frisch in die Küche Eintretender den Brandgeruch kaum ertragen kann und verwundert ist, daß er der Hausfrau nicht schon längst auffiel.

Dieses Phänomen der Gewöhnung führt in Verbindung mit dem Einleitungsreiz aus zwei Gründen zur Hypnose:

1. Die Ermüdung der angesprochenen Rezeptoren breitet sich reflektorisch auf den Gesamtorganismus aus.
2. Bedingt durch die Gewöhnung wird der Einleitungsreiz, der im Vordergrund der bewußten Aufmerksamkeit steht, allmählich immer schwächer wahrgenommen, und es entsteht dadurch eine Situation der Reizarmut, aus welcher der Organismus aus ökonomischen Gründen von selbst in einen Ruhezustand umschaltet. Die Verbindung des Einleitungsreizes mit der Person des Hypnotisators bedingt den während der Hypnose aufrechterhaltenen Rapport.

Die Kunst der Einleitung einer Ersthypnose liegt also darin, den Hypnotisanden dazu zu bewegen, daß er einem monotonen Dauerreiz, der in Verbindung mit dem Hypnotisator steht, genügend Aufmerksamkeit widmet.

Nach der Konditionierung an den Einleitungsablauf können dann weitere Hypnosen durch Ekphorie des Engrammkomplexes »Hypnoseeinleitung« mittels eines entsprechenden Teilreizes sehr viel einfacher und schneller ausgelöst werden.

Hypnose und Hirnhierarchie; die Reizleitungsfrequenz-Dezerebrations-Theorie

Schließlich ist noch die Frage zu klären, warum die hypnotischen Suggestionen und die in Hypnose ekphorierten Engrammkomplexe physiologisch in der Lage sind, tatsächliche Sinnesreize zu unterdrücken oder zu verfälschen und sich dominant zu realisieren.

Schon F. Völgyesie hat in diesem Zusammenhang die Bedeutung der »Hirnhierarchie« erkannt. Je nach ihrem entwicklungsgeschichtlichen Alter scheinen die einzelnen Hirnabschnitte des Menschen bei Abrufung eines in ihnen gespeicherten Programmes (Engrammkomplexes) dominant über die anderen wirken zu können. Es erscheint logisch, daß in dieser Hierarchie die ältesten Abschnitte des Gehirns, deren ererbte Verhaltensmuster (Artgedächtnis) schon seit Jahrmillionen gespeichert sind und welche die für die Erhaltung des Individuums und der Art wichtigsten Grundverhaltensweisen (z. B. Triebe) enthalten, dominant über dem viel jüngeren »Großhirnbewußtsein« stehen. So wissen wir, daß z. B. Angst, Sexualtrieb, Eßverhalten (Futtertrieb) und andere im Zwischenhirn gespeicherte Verhaltensmuster beim Menschen zu Handlungen führen können, die keinerlei Beteiligung einer »vernünftigen Großhirnüberlegung« mehr aufweisen.

F. VÖLGYESIE hat daher bereits 1938 folgerichtig von einer bei der Hypnose stattfindenden Dezerebration gesprochen, womit er eine stufenweise Ausschaltung der jüngeren Hirnabschnitte meinte. Allerdings nahm er an, daß der Grund für diese Dezerebration im vasomotorischen Bereich zu suchen sei, die Ausschaltung also über eine Verminderung der Blutzufuhr zustande käme (trophotrope Umschaltung). Diese These erscheint mir aus zwei Gründen wenig haltbar. Erstens würde eine verminderte Blutversorgung des Gehirns unter Umständen zu Dauerschäden führen können, was jeder mit der Hypnose gemachten Erfahrung widerspricht und auch den Selbstschutzmechanismen des Körpers zuwiderlaufen würde. Zweitens würde eine vasomotorische Dezerebration verhältnismäßig langsam ablaufen, was im Widerspruch zu den in Sekundenbruchteilen sich realisierenden Phänomenen z. B. der Schreckhypnose steht. Die Dezerebrationsthese wurde aber insoweit bestätigt, als durch jüngste neurophysiologische Forschungen festgestellt werden konnte, daß durch die hypnotischen Einleitungsverfahren eine Umschaltung der Bewußtseinslage durchgeführt wird, deren Zentrum in der Formatio reticularis im Rautenhirn, dem entwicklungsgeschichtlich ältesten Hirnteil, angenommen wird. So führt z. B. bereits eine Entspannung der Muskeln zur Verringerung der Aktionen der Formatio reticularis und dadurch zu einer Senkung der Wachheit. Es ist durchaus denkbar, daß auch das Rautenhirn als entwicklungsgeschichtlich ältester Hirnteil über ererbte Engrammkomplexe verfügt, die ähnlich wie die des Zwischenhirns denen des Großhirns übergeordnet sind. Können diese Engrammkomplexe ekphoriert werden – und man darf annehmen, daß dies in der Hypnose geschieht –, sind die hervorgebrachten Reize über das Wachbewußtsein dominant und schaffen gleichzeitig durch die Veränderung der Bewußtseinslage die Dominanz der durch die hypnotische Suggestion ekphorierten und engraphierten Engramme.

Das menschliche Gehirn

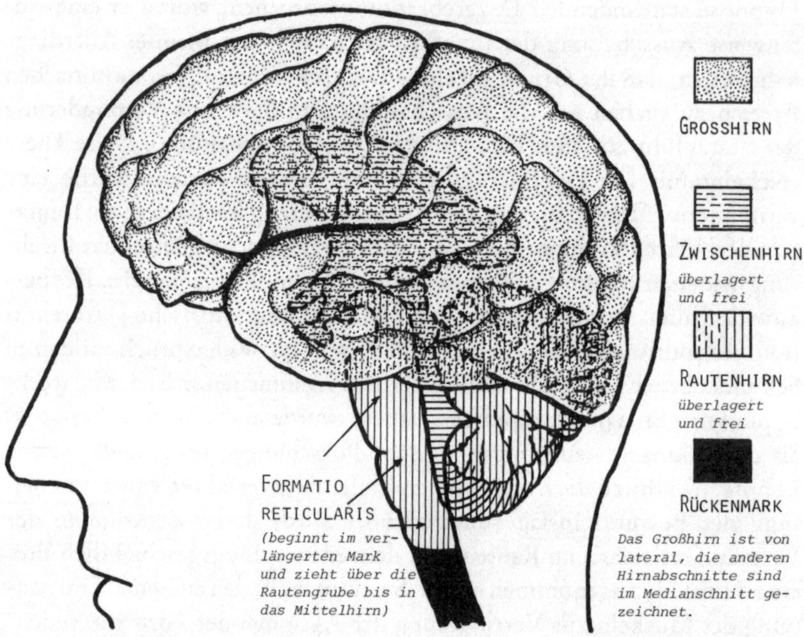

Im Gehirn lagern die entwicklungsgeschichtlich jüngeren Abschnitte jeweils über den älteren.

Nach den vorangegangenen Überlegungen stellt sich also nur noch die Frage, wie es zu einer »Dezerebration« kommen kann, wenn nicht über vasomotorische Einflüsse. Zur Veranschaulichung der hierzu folgenden These wollen wir uns als mögliche Parallele die Innervationsverhältnisse am Beispiel des Herzens ansehen. Vergleichen wir den Sinusknoten mit dem Großhirn, den Atrioventrikularknoten mit dem Zwischenhirn und die Purkinjeschen Fasern mit dem Rautenhirn, und versuchen wir, das »Alles-oder-nichts-Gesetz« im Reizleitungssystem des Herzens auf die Hirntätigkeit zu übertragen, so würde man auch hier ein hypothetisches Refraktärstadium annehmen können, das jeweils nur dem diesem Stadium angepaßten Reiz eine Wirkung auf und durch das System gestattet. Durch die autosuggestive (auch heterosuggestiv angeregte) Konzentration auf die Suggestion und die Ekphorie eines Engrammkomplexes kommt es nun zu einer Synchronisation des Suggestionsreizes mit dem Refraktärstadium der Reizleitungsbahnen desjenigen Gehirnabschnittes, in dem der ekphorierte Engrammkomplex gespeichert ist, wodurch die Erregbarkeit durch andere Reize um so vollständiger ausgeschlossen wird, als die suggestive Konzentration (Synchronisation) ist. Wenn wir bei unserem Beispiel mit dem Herzen bleiben, entspricht also die Suggestion des hypnotischen Zustandes der Frequenzgleichschaltung des Suggestionsreizes mit dem Refraktärstadium des Rautenhirns, indem ein Engramm des Rautenhirns ekphoriert wird und dadurch die Reize von Groß- und Zwischenhirn ihre Wirkungsmöglichkeit durch das Gesamtsystem mehr oder weniger verlieren, genauso, wie bei einer Ausschaltung der Reize des Sinus- und des Atrioventrikularknotens das Herz im Rhythmus der PURKINJEschen Fasern weiterschlägt. Wir hätten hier also eine reizleitungsfrequenzbedingte Dezerebration!

Die Mächtigkeit dieser Synchronisationsvorgänge ist uns aus den in Kapitel 2 erwähnten Beispielen bereits bekannt. E. COUÉ drückte diese Tatsache mit seinem Satz aus: »Wenn Wille (hier Großhirnbewußtsein) und Phantasie (hier unterbewußte suggestive Synchronisation) im Widerstreit liegen, wird immer die Phantasie gewinnen.« Ein Beispiel für die Wahrheit dieses Satzes ist wohl den meisten von uns aus ihrer Kindheit bekannt. Beim Erlernen des Fahrradfahrens steuert man für gewöhnlich mit unfehlbarer Sicherheit genau auf den Punkt zu, dem man unbedingt ausweichen will. Ebenso gewinnt bei Schlafstörungen die Erwartung, heute wieder nicht einschlafen zu können, gegen den Willen zum Einschlafen die Oberhand.

Führen nun einige der hypnotischen Einleitungstechniken über aktive Anregung neurophysiologischer Vorgänge (Ekphorierung eines Engrammes bei der Verbalsuggestion, bewußte Verwendung neurophysiologischer Verbindungen bei der Fixation und der bewußten Muskelentspannung usw.) zur hypnotischen Umschaltung, gehen andere Einleitungsverfahren den passiven Weg. Hierher gehört die FREUDsche Couch und alle anderen Verfahren, die über einen Reizmangel (Reizmangelschlaf) die Umschaltung herbeiführen. Wohl im Interesse weitestgehender Ökonomie schaltet der Gesamtorganismus über das parasympathische Nervensystem alle Vorgänge auf das vegetative Ruhepotential zurück, solange dies im Interesse des betreffenden Organismus und seiner jeweiligen Tätigkeit möglich ist. Die erreichten Zustände und Ergebnisse scheinen die gleichen zu sein, und auch hier wird im Grunde genommen nur ein Engramm ekphoriert.

Bei der vorangegangenen Aufstellung meiner Theorien habe ich die bereits angesprochenen Phänomene der mesmeristischen, telepathischen, spiritistischen oder sonstigen »okkulten« Hypnoseformen nicht gesondert erwähnt. Will man die Existenz dieser Hypnoseformen annehmen – was man anhand des bereits vorliegenden Beweismaterials für die telepathischen Phänomene und elektromagnetischen Feldwirkungen des menschlichen Körpers bei diesen beiden Formen ohne Zweifel muß und bei den anderen Formen kann, da zumindest kein sicherer Gegenbeweis vorliegt –, kann man auch in diesen Fällen davon ausgehen, daß die Art der erzielten hypnotischen Umschaltung die zuvor beschriebene ist.

Aus meinen vorangegangenen Ausführungen ergibt sich bereits der Grund, warum oft einmalige seelische Belastungen zu körperlichen und psychischen Erkrankungen führen können. Diese belastenden Erlebnisse werden als »eingeklemmte Affekte« (Engramme) durch ihre mangelnde Assoziationsfähigkeit (Ekphorierbarkeit) dem Unterbewußten einverleibt und wirken in dessen Dunkel durch ihre ungenügende Verarbeitung ständig weiter auf das Nervenleben ein. Erst das Ekphorieren dieser »Affektengramme« durch analytische und ihre Verarbeitung durch kathartische Methoden ermöglicht ihre Überwindung.

Zeichnerische Einordnung der Hypnose
(im Vergleich zum Bild des Eisbergs)

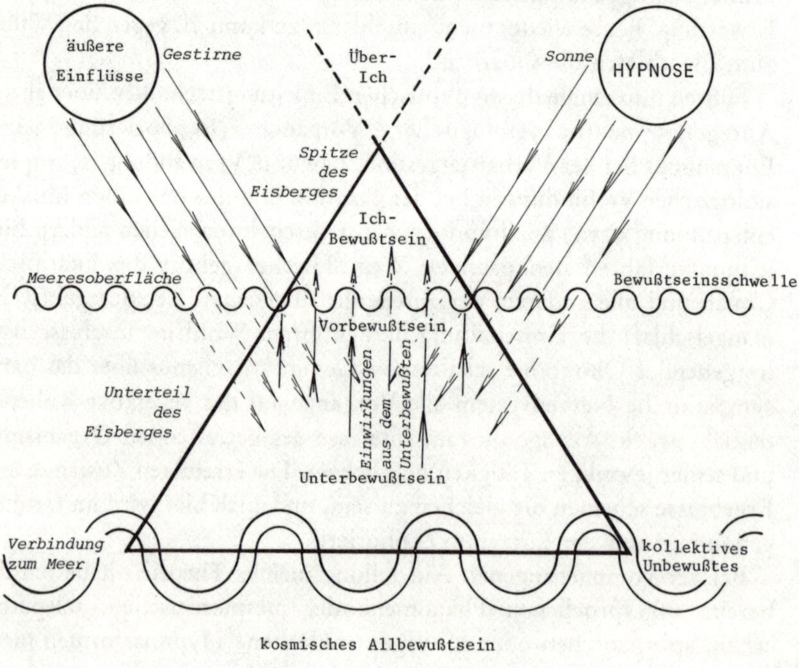

Psychoanalytische Einstufungen des Hypnosephänomens

Abgesehen von der Physiologie der Hypnose, die ja nur die Deutung der körperlichen Umsetzungsweise ihrer seelisch-geistigen Vorgänge liefert, ist natürlich auch versucht worden, der Hypnose – losgelöst von physiologischen Betrachtungen – im Rahmen psychoanalytisch fundierter Verhaltensmuster ihren Platz zuzuweisen. Wenn dieser Versuch auch angesichts der Tatsache, daß die Psychoanalyse aus der Hypnose hervorging, anmuten mag, als wolle das Ei wieder einmal klüger sein als die Henne, und diese Einstellung bei den Ansichten einiger extremer Vertreter sogar recht deutlich wird, ergeben sich doch aus diesen Zuordnungen einige für das Arbeiten mit der Hypnose äußerst wertvolle Hinweise.

Sexuelle und masochistische Einstufung

S. Freud sah, wie konnte es anders sein, in der hypnotischen Beziehung eine »uneingeschränkte sexuelle Hingabe bei Ausschluß sexueller Befriedigung«. Andere Autoren waren und sind der Meinung, die Beziehung zwischen Hypnotisiertem und Hypnotisator sei masochistischer Natur oder eine Reaktivierung des Ödipuskomplexes.

Einstufung als Regression

Wahrscheinlicher, auch im Hinblick auf die physiologischen Gegebenheiten, ist wohl die psychoanalytische These der Regression, nach der durch die Einschränkung der Vorstellungswelt sowie der Aktivitäten des Hypnotisierten bei diesem ein Regressionsprozeß ausgelöst wird, in dessen Verlauf er sich in eine Kindheitssituation zurückversetzt und eine archaische Beziehung zum Hypnotisator als Elternersatz annimmt. Diese Erklärung läßt allerdings die Einstufung der Autohypnose offen und man könnte sie nur entweder als autogene Auslösung eines heterogen engraphierten Engrammkomplexes oder als autosuggestiven Wunsch nach der Flucht in die kindliche Geborgenheit teilweise in das obige Schema einordnen.

Einstufung als Rollenspiel

Sicher haben auch diejenigen Autoren nicht ganz Unrecht, welche in der Heterohypnose eine »folie à deux«, ein Rollenspiel zu zweit, sehen. Hypnotisierter und Hypnotisator spielen eine übernommene Rolle, in der sie sich gegenseitig beeinflussen, also auch der Hypnotisator den Vorstellungen des Hypnotisierten entsprechen muß. Ganz deutlich sehen wir dies daran, daß z. B. der Hypnotisator sich mit seinen Suggestionen an die Realisierungsweise und -zeit durch den Hypnotisierten anpassen muß. Aber in welcher menschlichen Beziehung überhaupt und therapeutischen Beziehung im besonderen wären keine Elemente eines solchen Rollenspieles enthalten?

3. Die Möglichkeiten und Einsatzgebiete

Allgemeine Möglichkeiten der Hypnose

Passive hypnotische Ruhe

Die passive hypnotische Ruhe wird auch als Leerhypnose oder stumme Hypnose bezeichnet. Einige Autoren (D. LANGEN) vertreten die Auffassung, daß allein schon die in der Leerhypnose erreichten Umschaltungen von größerer therapeutischer Bedeutung sind als die von ihnen nur als palliativ angesehenen spezifischen Suggestionen. Angesichts der gewaltigen Wirkungsmöglichkeit dieser Suggestionen (siehe S. 62ff.) kann man hierüber sicher geteilter Ansicht sein. Allerdings ist aus der Anwendung von autosuggestiven oder kombinierten Verfahren ohne spezifische Suggestionen tatsächlich ersichtlich, daß allein die regelmäßige Versenkung in einen hypnoiden Zustand, wahrscheinlich im Sinne einer Beseitigung des Dysstreß und Hervorrufung einer Eutonie, Auslöser und Ursache für hervorragende therapeutische Erfolge sein kann. Ein Grund hierfür ist auch deutlich aus der bereits beschriebenen Reizleitungsfrequenz-Dezerebrations-Theorie ersichtlich. Da nämlich auch bereits in der Leerhypnose die jüngeren Hirnabschnitte, welche ja die Träger eingeklemmter Affekte und psychischer Konflikte sind, weitgehend ausgeschaltet werden, verlieren sie damit für die Dauer der Hypnose ihre Störwirkung auf das Vegetativum. Auf diese Weise kann es zu einem Heilreiz kommen, der keiner weiteren suggestiven Unterstützung bedarf. *Medicus curat – natura sanat!*

Auch ohne spezifische Suggestionen erbringt also der hypnotische Zustand eine intensive Beruhigung des gesamten Nervensystems. Physiologisch nachweisbar kommt dies u. a. durch eine meßbare periphere Gefäßdilatation mit einer gleichzeitigen Absenkung der Körpertemperatur um ca. 0,3 Grad Celsius, in einer Pulsverlangsamung, in einer

Hypotonie der Muskulatur und in einer Verminderung des Sauerstoffverbrauchs um ca. 5 Prozent und des Atemvolumens um ca. 8 Prozent zum Ausdruck. Diese trophotropen Umschaltungen führen zu einer Streßlosigkeit durch nahezu absolute psychisch-physische Entspannung.

Das subjektive Empfinden des Hypnotisierten erlebt dieses Stadium als Gefühl der Erhabenheit über den Dingen. Da in diesem Stadium die Vorstellungsinhalte des Hypnotisierten unbewußt als Autosuggestionen wirksam werden können, ist diesen sicher ebenfalls ein Teil der mit Leerhypnose und hypnotischen Schlafkuren erzielten Erfolge zuzuschreiben.

In der parapsychologischen und in der okkultistischen Hypnose ist dieses Stadium als erleichternde Voraussetzung für Leistungen der außersinnlichen Wahrnehmung (ASW), der Psychokinese (PK) und für das Auftreten der anderen Phänomene anzusehen.

Aktive Suggestion

Welche Gewalt der aktiven hypnotischen Suggestion innewohnt, geht aus dem Satz von J. H. Schultz hervor, nach dem grundsätzlich alles funktionelle Geschehen des lebendigen menschlichen Organismus hypnotisch abstimmbar ist. Er hielt daher z. B. die Aufstellung einer als absolut zu wertenden Indikationstabelle für die Hypnosebehandlung für sinnlos, da theoretisch alles Geschehen im Organismus des Menschen beeinflußt werden kann. Wir wollen uns aber nicht mit dieser allgemeinen Aussage begnügen, sondern uns den einzelnen Möglichkeiten zuwenden: Neben den bereits auf den Seiten 61 f. angeführten selbstätig sich einstellenden physiologischen Umschaltungen bei der Leerhypnose können mit Sicherheit folgende Suggestionen verwirklicht werden:

1. Beeinflussung der Tätigkeit sämtlicher sekretorischer und exsudatorischer Drüsen

   Allein aus dieser Tatsache resultiert schon nahezu alles folgende, da ja kaum ein Lebensvorgang ohne entsprechende hormonelle Steuerung abläuft. Es genügt durchaus, das Eintreten des erwünschten Steuerungsergebnisses zu suggerieren, um den Organismus zu veranlassen, die entsprechenden Drüsentätigkeiten im Sinne der Suggestion zu beeinflussen. Experimentell nachgewiesen ist beispielsweise die Beeinflussung des Blutzuckerspiegels, des Blutbildes, des Magensaftes, der Schilddrüse, der Menstruation (Hervorrufung und Beendigung), der Laktation und des Schwitzens. Bekannt ist, daß in hypnotischer

Analgesie erzeugte Verletzungen meist auch ohne entsprechende Suggestion nicht bluten. Andererseits wurden sogar Blutungen durch die Haut suggestiv erzeugt.

2. Beeinflussung der willkürlichen und unwillkürlichen Muskeltätigkeit
Hierzu gehören: Erzeugung von Bewegungsabläufen unter suggestivem Einfluß; Katalepsie (nahezu ohne Ermüdung werden Haltungen in den extremsten Stellungen ermöglicht, da die Muskelversorgung vom vegetativen Nervensystem übernommen wird); automatische gleichförmige Bewegungen (ohne Ermüdung); Beeinflussung der Herztätigkeit (bis zum Stillstand), Peristaltik (Stuhlgang), Harnblase; Hervorrufen von »Gänsehaut«; Veränderung des Gefäßtonus, des Blutdrucks und der Organdurchblutung usw.
3. Auslösung von Reflexen
Niesen, Husten, Wasserlassen etc.
4. Beliebige Hervorrufung, Unterdrückung und Verfälschung von Sinneseindrücken
Steigerung der im Wachbewußtsein vorhandenen Sinnesempfindlichkeit um mindestens das Zwei- bis Dreifache; Schmerzbeeinflussung (Hervorrufen und Ausschalten); Wärmeregulation, Erzeugen von Wärme- und Kältegefühlen; Beeinflussung des Geruchs, Geschmacks, Gehörs, Tastsinns und Gesichtssinns (bis zur subjektiv erlebten Blindheit) usw.
5. Beeinflussung des Denkens (Willens), Bewußtseins, Erinnerungsvermögens, der Stimmung
Beispielsweise reicht die Beeinflussung des Erinnerungsvermögens von der kompletten Amnesie bis zur Erinnerung an die kleinsten Einzelheiten lang zurückliegender Ereignisse.
6. Beeinflussung sämtlicher Triebe

Die Kombinationen dieser Möglichkeiten der Suggestionswirkung ergeben nahezu unerschöpfliche Aspekte. So können z. B. hypnotisch Stigmatisierung, Wunden, Hautausschlag, Brandblasen sowie vollständige positive oder negative Halluzinationen hervorgerufen werden. Bei der Beeinflussung im Sinne einer Sinnesverfälschung macht sich die Dissoziierung des Denkens in Hypnose bemerkbar, denn es finden die tatsächlichen Sinneseindrücke trotzdem weiter statt, sie werden aber im Sinne der Suggestion umgedeutet bzw. nicht wahrgenommen. So hört der als taub Suggerierte durchaus die Suggestion, daß er nun wieder hören kann, und der als blind Suggerierte läuft um den Tisch, den er bewußt nicht sieht, meistens herum. Die Versetzung in andere Rollen wird bei

Schauhypnosen gerne durchgeführt. Auch hier wird der zum Tisch Hypnotisierte wohl aus der Rolle fallen, wenn man versucht, ihm ein »Tischbein« abzusägen. Allerdings kann diese Versetzung in andere Rollen bei entsprechenden Voraussetzungen und Absichten weitgehende Charakterveränderungen zur Folge haben. Daß die Stimmungen des Hypnotisierten beeinflußt werden können, ist nach dem Gesagten schon selbstverständlich. Auch das Körpergewicht kann unabhängig von der Nahrungsaufnahme über längere Zeiträume suggestiv beeinflußt werden.

Nun wäre all das Gesagte, das an sich schon nahezu unglaubliche Möglichkeiten in sich birgt, in seiner Bedeutung nicht so ungeheuer weitreichend für das menschliche Leben, wenn sich durch die Hypnose nicht noch eine andere Erscheinung verwirklichen ließe: die der posthypnotisch wirksamen Suggestion. Die posthypnotisch wirksame Suggestion (*post* = lat. nach) wird in der Hypnose gegeben, aber erst ausgeführt, wenn der Schlüsselreiz, an den sie gekoppelt ist (Zeit, Ort, Tätigkeit usw.), eintritt. Da die Durchführung des Suggestionsauftrages nach den vorliegenden Erkenntnissen in einem hypnoiden Zustande erfolgt, der für die Dauer der Durchführung anhält, wäre es richtiger, von ephypnotischer Suggestion zu sprechen (*epi* = griech. bei, auf). Durch die ephypnotische Suggestion lassen sich sämtliche in der Hypnose realisierbaren Suggestionen ebenfalls verwirklichen! Ihre Technik wird später besprochen werden.

Hypermnesie (Steigerung des Erinnerungsvermögens)

Die Hypermnesie kommt zumeist durch aktive Suggestion zustande und wurde auf Seite 63 bereits erwähnt. Da sie in Verbindung mit der Amnesie und der Erinnerungsfälschung sehr weitreichende Möglichkeiten bietet, soll sie hier kurz gesondert angesprochen werden. In den tieferen Hypnosestadien kann die Erinnerungsfähigkeit so stark gesteigert werden, daß sich der Hypnotisierte in den entsprechenden Zeitabschnitt zurückversetzt wähnt und alle Einzelheiten nochmals durchlebt. Ganze Seiten aus Schulbüchern können so wörtlich rekapituliert werden. Sämtliche Äußerungen des Betreffenden stimmen dann mit denen des wiedererlebten Zeitabschnittes überein. So wird er den Wortschatz und das Schriftbild dieser Phase genauso durchleben, wie ihm die Erinnerungen an das seither Erlebte fehlen werden. In der Hypnoanalyse, zum Lernen in Hypnose und bei kriminalistischen Hypnosen wird diese Tatsache benutzt.

Hypersophie

Unter Hypersophie wollen wir die Teilnahme an Bewußtseinsinhalten verstehen, die außerhalb des hypnotisierten Individuums liegen. Gleichgültig, ob es sich dabei um animistische oder spiritistische, telepathische oder irgendwie anders geartete Übertragung handelt. Auch das Hellsehen in Vergangenheit und Zukunft gehört hierher. Hier bildet der hypnotische Ruhezustand die Voraussetzung, daß die entsprechenden Sinnesorgane in ihrer Empfänglichkeit so stark gesteigert werden, daß sie die nur schwachen Reizsignale aufnehmen und deuten können.

Einsatzgebiete der Hypnose

Unbewußte Beeinflussung

Hierher sind alle suggestiven Beeinflussungen im Alltagsleben zu rechnen, bei denen sich weder Suggestor noch Empfänger über den Suggestionscharakter im klaren sind. Beispiele hierfür wurden in Kapitel 2, Seiten 25ff., gegeben (Liebesüberschwenglichkeit, religiöser Wahn, hysterische Epidemien wie Hexenverfolgungen, Lykanthropie usw.).

Mißbräuchliche Beeinflussung

Unter diese Kategorie fallen mit wenigen Ausnahmen die Suggestionen, die absichtlich gegeben und unbewußt angenommen werden, so z. B. die mißbräuchliche Verwendung der Staatsgewalt und der kirchlichen Macht mit suggestivem Charakter, wie Kriegspropaganda, Beeinträchtigung der persönlichen Freiheit und der Entwicklung des einzelnen auf allen Lebensgebieten, Erbschleichereien in der besonders suggestiblen Situation des nahen Todes, suggestive Behandlung von Menschen vor Gericht, auf Ämtern und in sonstigen Ausnahmesituationen, Werbung überall da, wo sie nicht ehrliche Information ist. In der Literatur wird sogar von einer durch Hypnose erfolgten Hinrichtung in den USA berichtet. Man suggerierte dem Verurteilten bei verbundenen Augen, er würde infolge geöffneter Pulsadern verbluten, und ließ an den Handgelenken Wasser heruntertropfen. Die dabei ständig gegebenen Suggestionen des Schwächerwerdens und Verblutens führten bald tatsächlich zum Tode. Auch die negativen Prophezeiungen, die sich selbst erfüllen, sind zur Genüge bekannt. Nicht vereinzelt steht der Fall des Menschen da, der in Verzweiflung seinem von einer Zigeunerin prophezeiten Todestag entgegensieht und dann tatsächlich zur suggerierten Stunde stirbt. Hiermit soll nicht gesagt sein, daß auf dem Wege der Hypersophie nicht auch tatsächlich aus der Kenntnis der Zukunft geschöpfte Prophezeiungen möglich wären. Es wird allerdings die kommerziell ausgeübte »Wahrsagerei« meist unter Mißbrauch einzureihen sein.

Auch Suggestionen, die dem Empfänger als solche bekannt sind, können mißbräuchlich sein. Darunter fallen die Hypnosen von Schaustellern, die ihre gutwilligen Opfer zu Darbietungen verwenden, zu denen sich diese bei vorheriger Kenntnis nicht hergegeben hätten, aber auch ganz allgemein jede suggestive Beeinflussung von Menschen gegen ihren Willen. So ist es nicht nur möglich, Menschen durch ephypnotische Suggestionen zur Ausführung von Verbrechen zu veranlassen, sondern auch, Verbrechen an Hypnotisierten zu begehen. Vergleichsweise harmlos nimmt sich der Fall aus, bei dem ein Schauhypnotiseur in einer Gesellschaft die Dame des Hauses hypnotisierte und mit ihrem Schmuck verschwand. Natürlich ist auch die Möglichkeit eines sexuellen Mißbrauchs des Hypnotisierten gegeben, worüber Meldungen immer wieder durch die Presse geistern. Sicher gehört hierher im weiteren Sinne auch die Ausnutzung der sexuellen Abhängigkeit anderer, z.B. durch Zuhälter. In einem älteren Hypnoselehrbuch liest sich eine Bemerkung zu diesem Thema wie folgt: »Der Hypnotisierte hat in diesem kataleptischen Zustande steife Glieder, jedoch sind sie nicht krampfhaft und starr zusammengezogen, sondern so biegsam, daß man sie in jede gewünschte Stellung bringen kann, in der sie dann stundenlang verbleiben können. Der Leser mag ermessen, wie bequem sich die Hervorrufung eines derartigen Zustandes zu verbrecherischen Zwecken ausnützen läßt.«

Suggestiv zur Nachahmung anreizende Filme und Literatur über Kriege und sonstige Gewaltakte sind ebenfalls hier einzureihen und in ihren Auswirkungen sehr viel weittragender als die berüchtigten Menschen mit dem »bösen Blick«.

Parapsychologische und mediale Anwendung der Hypnose

Hierher sind alle Einsatzgebiete der Hypnose zu rechnen, bei denen der hypnotische Zustand Voraussetzung ist für die Wahrnehmung von außerhalb des Mediums gelegenen Wissensinhalten und für die Erzeugung parapsychischer und okkultistischer Phänomene, wie z.B. von Phänomenen der außersinnlichen Wahrnehmung (Telepathie und Hellsehen), der Psychokinese, der Psychometrie usw.

Meditative Nutzung der Hypnose

Unter die meditativen Einsatzgebiete fallen alle Meditationsmethoden, die autosuggestiv induziert sind. Also alle Yoga-Übungen, die anthroposophische Meditation, die Oberstufe des autogenen Trainings sowie die magischen Versenkungsformen.

Medizinische Anwendung der Hypnose

Hierher gehören alle Suggestionswirkungen auf dem Gebiet der Heilkunde, in erster Linie natürlich die Hypnosetherapie und ihre verschiedenen Verfahren. Aber auch die Behandler, die die Hypnosetherapie nicht anwenden oder aus Unwissenheit unter dem Deckmantel irgendwelcher Vorwände sogar ablehnen, benutzen über die Persuasion (Überredung, Überzeugung), Affirmation (Versicherung) und nahezu bei allem, was sie tun und sagen, mehr oder weniger bewußt die Elemente der Suggestion. Diese Suggestionen werden vom Patienten meist schon deshalb angenommen, weil er sich durch die vorhandene Angst während der Konsultation in einem Ausnahmezustand befindet, der durch erhöhte Suggestibilität gekennzeichnet ist. Das zumeist bestehende Autoritätsgefälle zwischen Therapeut und Patient tut sein übriges. Da in jedem Falle die therapeutische Leistung auch suggestiver Natur ist, ist es ehrlicher, dem Kranken zu erklären, daß man zum Zwecke seiner Heilung auf seine unterbewußte Hirntätigkeit einwirkt, als so zu tun, als ob man zu seiner Vernunft und zu seinem »freien Willen« spräche. Die Therapeuten, die das Wesen der Suggestion nicht kennen, laufen zudem Gefahr, dem Patienten unbewußte Negativsuggestionen einzugeben. Dazu gehört schon das bedenkliche Gesicht bei der Untersuchung, die Diagnose, welche die entsprechende Krankheit, und die Prognose, welche den entsprechenden Krankheitsverlauf nach sich zieht. Wie bereits früher erwähnt, erscheint in diesem Lichte und angesichts der Tatsache, daß wir alle nicht unfehlbar sind, eine dem Patienten mitgeteilte negative Prognose von äußerst zweifelhaftem Wert. Gerade jene Patienten, die »die ganze Wahrheit wissen wollen«, sind solchen Negativsuggestionen am meisten zugänglich.

Andere Einsatzgebiete

Kriminalistische Hypnosen, die Verwendung in der Erziehung und zur Erzielung von persönlichen Überleistungen gehören hierher.

4. Die Voraussetzungen

Die Persönlichkeit des Hypnotisators

Persönliche Anlagen

Wer andere suggestiv beeinflussen will, muß in der Lage sein, sich selbst Suggestionen wirksam erteilen zu können. Als Charaktereigenschaften sind Güte, Geduld, Ruhe, Einfühlungsvermögen, Mut, Selbstsicherheit, Anpassungsfähigkeit und zwischenmenschliche Kontaktfähigkeit wünschenswerte Voraussetzungen. Vor allem die Selbstsicherheit muß in der festen Überzeugung, daß die Hypnose gelingen wird, auf den Hypnotisanden übertragen werden, da jede Unsicherheit von diesem intuitiv empfunden wird und der Hypnose hinderlich ist. Selbstverständlich ist auch ein sympathisches Äußeres förderlich.

Die Ansicht, daß die Hypnose durch die Übermittlung eines kosmischen Fluidums erfolge und sich deshalb nur Personen, die von ihrer Anlage her dieses Fluidum übermitteln könnten, zum Hypnotisieren eignen würden, daß also gleichsam eine »übernatürliche« Begabung zum Hypnotisieren gehöre, ist schon darum unhaltbar, weil jeder Mensch theoretisch in der Lage ist, sich durch meditative Vorbereitung solche eventuell vorhandenen Kräfte nutzbar zu machen. Allerdings ist das Vorhandensein bzw. die Entwicklung höherdimensionierter seelischer Kräfte für das bestmögliche Gelingen einer hypnotischen Übertragung günstig, wiewohl nicht unbedingt erforderlich, da wir gesehen haben, daß verschiedene Verfahren zur Einleitung und Durchführung einer Hypnose eingesetzt werden können. Mit großer Wahrscheinlichkeit ist aber der kombinierte Einsatz mehrerer Verfahren stärker wirksam als eine Methode allein.

Auftreten

Der Hypnotisator muß sicher und bestimmt, ohne diktatorische Haltung, aber unter Wahrung seiner Autorität, auftreten. Wie bereits erwähnt, darf er keinen Augenblick an seinen eigenen Fähigkeiten zweifeln. Das Tragen eines weißen Mantels scheint mir im Gegensatz zu einigen anderen Autoren empfehlenswert, da hierdurch in der Vorstellung der meisten Patienten die funktionsgebundene Autorität verstärkt wird. Die negative Seite des weißen Mantels, nämlich als Symbol unpersönlichen Abstandes, zu überwinden, ist Sache des Behandlers und dürfte nicht schwerfallen.

Der Nimbus des Hypnotisierenkönnens, der sich positiv auf die Suggestibilität auswirkt, kann durch allerlei Finessen verstärkt werden. Hierzu gehört das Teilnehmenlassen eines Patienten an anderen Hypnosen, Gespräche im Wartezimmer oder unter Bekannten und auch z. B. der Zusatz »Hypnosetherapie« auf dem Praxisschild und den Drucksachen.

Der Therapeut muß in der Lage sein, dem Hypnotisanden ein Gefühl der Geborgenheit und des Vertrauens zu vermitteln. Vergleichbar wäre ein ideales Verhalten des Therapeuten mit dem eines Lehrers, der mit seinem Schüler eine Aufgabe durcharbeitet. Selbstverständlich wird der Hypnotisand auch bemerken, ob sein Behandler aus Begeisterung und Überzeugung für die Sache und aus dem Willen zur aktiven Hilfestellung heraus die Hypnosetherapie durchführt.

Die Sprache des Hypnotisators soll deutlich, nicht mundartlich, ruhig und überzeugend sein. Eine befehlshaberische oder weinerliche Sprechweise ist unangebracht. Während der Suggestion selbst kann der Tonfall eine gewisse Monotonie annehmen.

Die Augen des Hypnotisators, denen in der Vorstellung der meisten Laien ein stechender Blick anhaftet, sollen ebenfalls Ruhe ausstrahlen. So wird sich ein mit einem Nystagmus behafteter Therapeut keinesfalls zur Hypnoseeinleitung mit der Faszinationsmethode eignen. In älteren Lehrbüchern wird daher nicht völlig zu Unrecht zum Training des Auges das minutenlange Fixieren eines bestimmten Punktes auf einer Fläche oder in der Landschaft bei unbewegter Kopfhaltung empfohlen.

Auch die Bewegungen des Hypnotisators müssen als Ausdrucksmittel in diesen Rahmen der Vermittlung von Ruhe und Sicherheit passen. Es versteht sich von selbst, daß sich ein nervöses Gebaren des Hypnotisators ungünstig auswirken muß.

Wer kann hypnotisieren?

Aus dem Gesagten ergibt sich, daß grundsätzlich jeder geistig Gesunde hypnotisieren kann, wenn er eine zielführende Technik beherrscht. Als der »geborene Hypnotisator« wird derjenige gelten können, der möglichst alle vorerwähnten Eigenschaften in sich vereinigt.

Aufgrund der tiefgreifenden und weitreichenden Möglichkeiten auch des Mißbrauchs gehört aber die Hypnosedurchführung in die Hände des verantwortungsbewußten und entsprechend ausgebildeten Arztes, Heilpraktikers oder Psychologen. Dabei sollte trotz der ausführlichen Erläuterungen in diesem Buch jeder, der die Hypnose an anderen therapeutisch einsetzen will, sich zusätzlich einer persönlichen Einweisung durch einen erfahrenen Praktiker unterziehen.

Die Persönlichkeit des Hypnotisanden

Wovon ist die Suggestibilität abhängig?

Da die Suggestibilität eine der wichtigsten Voraussetzungen für das menschliche Zusammenleben darstellt, muß fehlende Suggestibilität als hochgradig pathologisch angesehen werden und ist tatsächlich auch ein Leitsymptom bei exogenen und endogenen Psychosen.

Dennoch ist sie natürlich, wie alles Natürliche, unterschiedlich stark bei den einzelnen Individuen ausgeprägt. Außer von der Persönlichkeitsstruktur hängt die Suggestibilität u. a. von der Situation, der Motivation, der Bereitschaft, dem Lebensalter und der körperlichen Verfassung des Hypnotisanten ab. In der folgenden Zusammenstellung sind die wesentlichen suggestibilitätsfördernden und -abträglichen Momente aufgeführt.

Ein ausgeprägtes Übergewicht von förderlichen Aspekten hat eine hohe Suggestibilität und damit ein leichtes Erreichen von tieferen Hypnosestadien zur Folge, ein starkes Übergewicht von abträglichen Momenten eine schwächere Suggestibilität und ein schwereres Erreichen der Hypnose. Trotzdem ist auch dann die Hypnose zumeist durchführbar, und sie wird oft hinderliche Faktoren beseitigen oder bessern, so daß in weiteren Hypnosen auch bei anfangs weniger Suggestiblen ebenfalls tiefere Stadien erreicht werden können.

Keinen Einfluß auf die Suggestibilität hat das Geschlecht des Hypnotisanden und ob er über das Wesen der Vorgänge bei der Hypnose informiert ist oder nicht.

Begriffsgruppe	Förderlich	Abträglich
Persönlichkeitsstruktur	Intelligenz Konzentrationsfähigkeit Phantasie Kontaktfreudigkeit Anpassungsfähigkeit Bereitschaft zur Mitarbeit Vertrauen	Uneinsichtigkeit Unkonzentriertheit Phantasielosigkeit Verschlossenheit Unbeweglichkeit Starrköpfigkeit Angst, die Kontrolle zu verlieren
Psyche	normal neurotisch und hysterisch Strukturierte	zwanghaft und psychotisch Strukturierte
Lebensalter	Schulalter bis vor die Pubertät Erwachsenenalter bis vor dem Greisenalter	Säuglingsalter bis zur Begriffsbildung (3–5 Jahre) Pubertät (pubertäre Starrköpfigkeit) Greisenalter (Altersstarrsinn)
Körperliche Verfassung	Müdigkeit (im Tagesrhythmus 12–16 und ab 20 Uhr) Einfluß von Beruhigungsmitteln und toxische Einflüsse (Alkohol, Medikamente, Urämie, Colitis ulcerosa)	extreme Wachheit (9–11 und 17–19 Uhr) Einfluß von Aufputschmitteln
Motivation	Leidensdruck (z. B. im Status asthmaticus)	Interesselosigkeit, z. B. bei »Schauhypnosen«
Situation	innerliche Ruhe, aber auch Angst, bei Ausnahmesituationen, wie z. B. vor und während der Entbindung, Operation oder zahnärztlichen Behandlung, im Status asthmaticus, bei Testamentserstellung kurz vor dem Tode, bei Gericht	extreme Gemütsstimmungen aufgrund starken Ärgers, Freude, Erregung
Berufliche Stellung	Unselbständige (besonders Beamte)	Weisungsgeber
Äußere Merkmale (Bedeutung fraglich)	gewölbte Stirn wenig durchblutete Haut feuchte Hände	hohe, eckige Stirn gut durchblutete Haut trockene Hände

Suggestibilitätsversuche

Suggestibilitätsversuche haben den Zweck, den Hypnotisator über die Suggestibilität des Hypnotisanden zu informieren, aber auch, den Hypnotisanden von seiner eigenen Suggestibilität suggestiv zu überzeugen, um die Durchführung der ersten Hypnose zu erleichtern.

Da der Hypnotisator als Therapeut zumeist Gelegenheit haben wird, seinen Patienten aufgrund der Anamnese und persönlichen Beobachtung nach den Kriterien der umseitigen Aufstellung zu beurteilen und sein weiteres Vorgehen darauf abzustellen, erscheinen Versuche zu diesem Zweck wenig sinnvoll. Im Gegenteil sind sie sogar hinderlich, wenn sie dem Hypnotisanden die Möglichkeit der Wahl lassen, ob er sich als suggestibel darstellen will oder nicht. Daß dies bei einigen dieser »Tests« der Fall ist, werden wir im Anschluß sehen. Ein Suggestibilitätstest sollte also in jedem Falle als Suggestibilitätsbeweis gebraucht werden und muß daher die Möglichkeit ausschließen, daß der Hypnotisand den Eindruck hat, der Hypnotisator wäre sich seiner Sache nicht ganz sicher, oder daß er den Test als mißlungen bzw. als Zeichen seiner ohnehin vermuteten »schlechten Hypnotisierbarkeit« deuten kann. Es gibt verschiedene Testmöglichkeiten.

1. Fragebögen

Zumeist sind es sehr durchsichtig gestaltete Fragen, die den Befragten die Absicht deutlich erkennen lassen und ihm die Möglichkeit geben, das Ergebnis vorstellungskonform zu beeinflussen und sich damit die Negativautosuggestion seiner schlechten Hypnotisierbarkeit zu geben bzw. zu verstärken. Beispiele für solche durchsichtige Fragestellungen auf Testbögen sind: »Machen Sie bei einem spannenden Krimi oder Western manche Bewegungen Ihres Helden unwillkürlich mit?« – »Sind Sie durch forsches, zielstrebiges Auftreten zu beeindrucken?« Wer sich durch das Ergebnis eines solchen Tests beeindrucken läßt, hätte ihn nicht gebraucht, um sich von seiner Suggestibilität überzeugen zu lassen, der Zweifler dagegen wird sich in seiner Skepsis bestätigt finden. Von derartigen Testfragen ist daher abzuraten.

Allerdings lassen sich auch weniger transparente Fragestellungen in das Gespräch mit einflechten, so daß dann dem Patienten anhand der Antworten die Allgegenwart und das Wesen der Suggestion erklärt werden kann. Solche Fragen sind z. B.: »Haben Sie schon einmal eine Art Selbsterfüllung bei einer schöpferischen Tätigkeit erlebt, beim Basteln, Malen, Musizieren, Schreiben, bei wissenschaftlicher Arbeit oder ähnlichem?« – »Ist es Ihnen schon vorgekommen, daß Sie einen Gegenstand zunächst vergeblich dort suchten, wo Sie ihn dann später doch fanden?« – »Finden Sie Gefallen an wilden Parties?« – »Fänden Sie gerne eine große Aufgabe fürs Leben?« Da die Bejahung solcher Fragen im Gespräch keinen Prestigeverlust für den Patienten mit sich bringt, ist er eher bereit, sich über diesen Umweg von seiner Suggestibilität zu überzeugen.

2. Sensorische Tests
Auch diese Tests tragen die Gefahr in sich, durch ihr Mißlingen eher zum Gegenteil ihrer Absicht beizutragen, da die Verwirklichung derartiger Testsuggestionen im Wachzustand eine relativ hohe Suggestibilität erfordert, deren Vorhandensein sich auch ohne Test zeigt. Allerdings gehört in diese Kategorie ein den meisten Menschen geläufiges Beispiel: der Anblick eines in eine Zitrone Hineinbeißenden löst beim Zusehenden üblicherweise Speichelfluß aus, genauso wie der Duft des Sonntagsbratens dem Hungrigen »das Wasser im Munde zusammenlaufen läßt«. An solche Erlebnisse und Empfindungen wird sich jeder Hypnotisand erinnern, und er kann anhand dieser Tatsache leicht von seiner Suggestibilität überzeugt werden.

Schwieriger sind Versuche wie der folgende durchzuführen: Der Versuchsperson wird ein über einen Drehschalter erwärmbarer Draht in die Hand gegeben, bei dem der Versuchsleiter die Stromzufuhr unbemerkt abschalten kann. Empfindet die Versuchsperson das Wärmeerlebnis bei abgeschalteter Stromzufuhr, kann sie als sehr suggestibel angesehen werden. Aus dem Kuriositätenkabinett eines alten Hypnoselehrbuchs stammt der Versuch »Die glühende Kette«: Eine Kette wird vom Hypnotiseur eine Zeitlang in großem Abstand über eine Kerze gehalten, so daß sie davon höchstens lauwarm wird. Der Hypnotiseur gibt nun die Suggestion, daß er selbst, ohne sich zu verbrennen, diese »äußerst heiße« Kette anfassen könne, während die Versuchsperson keinesfalls dazu in der Lage sei, und legt die Kette auf einen Tisch. Die Versuchsperson wird das Gefühl haben, die Kette sei glühend heiß, und die Hand nicht nähern können. Tut sie es trotzdem, können sogar Brandblasen die Folge sein.

3. Psychomotorische Tests
Die meisten dieser Tests erfordern ebenfalls eine relativ hohe Suggestibilität und sind daher nur von zweifelhaftem Wert. Bei allen Versuchen muß darauf geachtet werden, daß die Suggestionen in der »wird«-Form gegeben werden. Erst nach erkennbar erfolgter Realisierung kommt die »ist«-Unterstützung (Näheres auf Seite 115). Ebenso müssen alle Suggestionen zurückgenommen werden (Seiten 138f.). Bei der Armlevitation wird dem Hypnotisanden suggeriert, daß sich sein Arm, immer leichter und leichter werdend, von selbst erhebt und in die Höhe steigt, wie von Fäden gezogen. Beim Handschlußversuch läßt man den Hypnotisanden die Hände falten und suggeriert ihm, daß sich seine Finger mehr und mehr ineinander verschränken und verkleben, so daß er seine Hände bald trotz aller

Anstrengung nicht mehr auseinander bekäme. Etwas leichter realisierbar ist der Versuch der Augenkatalepsie. Er läßt sich besonders beim Zahnarzt oder bei anderen liegenden Behandlungen zwanglos in den Gesamtrahmen einbauen. Man läßt den Patienten die Augenlider schließen und legt die Hand auf seine Stirn. Dann sagt man ihm, er solle mit den Augen nach oben, wie von innen durch die Stirn, auf die Stelle sehen, wo man seine Finger liegen hat. Darauf gibt man ihm die Suggestion, daß sich seine Augenlider immer fester und fester schließen und sich miteinander verkleben werden, so daß er sie bald nicht mehr öffnen könne. Es ist allerdings nicht einzusehen, warum man diesen Umweg gehen sollte und den Patienten nicht gleich mit der leichter realisierbaren und kontrollierbaren Hypnoseeinleitung nach der Fixationsmethode (S. 95ff.) bei geöffneten Augen auf seinen Finger blicken läßt und dann, das physiologische Augenbrennen und Unscharfsehen suggestiv unterstützend, die Augen schließen läßt. Relativ leicht durchführbar ist auch der Fallversuch. Der Behandler steht hinter der Versuchsperson und sagt ihr, sie möge die Füße zusammenstellen, die Augen schließen, sich entspannen und sich auf seine Stimme konzentrieren. Indem er dann der Versuchsperson die Hände von hinten an die Schultern legt, gibt er die Suggestion: »Wenn Sie jetzt meine Hände an Ihren Schultern spüren, fühlen Sie einen immer stärker werdenden unwiderstehlichen Zug nach rückwärts. Sie können diesem Zug nachgeben, weil ich hinter Ihnen stehe und Sie auffangen werde. Der Zug wird immer stärker und stärker, und Sie folgen diesem Zug und lassen sich fallen, fallen, fallen...« Hierbei unterstützt man die Suggestion, indem die Hände vorsichtig in der Fallrichtung nach hinten geführt werden. Der Behandler muß darauf gefaßt sein, daß er einen schnell fallenden Patienten auffangen muß. Selbstverständlich wird die Suggestion zurückgenommen mit: »Sie stehen wieder sicher und aufrecht.«

Eine nahezu hundertprozentige Erfolgsaussicht und damit eine der besten Möglichkeiten, skeptische Patienten von ihrer Suggestibilität zu überzeugen, bietet der Pendelversuch. Man gibt der Versuchsperson einen Pendel in die Hand (auch ein an einem etwa 30 Zentimeter langen Faden befestigter Ring oder sonstiger Gegenstand erfüllt diesen Dienst), der bei aufgestütztem Ellbogen möglichst ruhig gehalten werden soll. Dann sagt man der Versuchsperson, sie solle sich darauf konzentrieren, daß der Pendel beginne, sich nach rechts und links oder hinten und vorn oder im Kreis zu bewegen. Diese Aufforderung unterstützt man mit der Suggestion, die der jeweiligen Situation angepaßt wird: »Der Pendel beginnt sich zu bewegen, zuerst langsam, dann mehr und mehr, er beginnt zu schwingen« usw. Da dieser Versuch den Pendel scheinbar als Mittler die Suggestion ausführen läßt, der die Versuchsperson erliegt, wird sie auch von ängstlichen Personen angenommen und kann dann sehr gut verwendet werden, um sie von ihrer Beeinflußbarkeit durch hypnotische Suggestionen zu überzeugen.

Nochmals sei nachdrücklich darauf hingewiesen, daß die Versuchsperson bei der Durchführung dieser Tests nie den Eindruck haben darf, daß man an ihrer Suggestibilität zweifle und sich durch den Test vergewissern wolle. Vielmehr muß ihr von Anfang an ihre Suggestibilität als eine selbstverständlich auch bei ihr, wie bei allen geistig Gesunden, vorhandene Tatsache dargestellt und klargemacht werden, daß man sie lediglich anhand dieses Beispiels vor der Hypnose einen Einblick in das Wesen der Suggestibilität tun lasse. Bei geschickter Verwertung dieses Gedankens kann die Neugier und damit die Bereitschaft zur Hypnose mit einem solchen Versuch gesteigert werden.

Wer kann hypnotisiert werden?

Aus den vorausgegangenen Darlegungen wurde bereits ersichtlich, daß jeder geistig Gesunde hypnotisierbar ist. O. VOGT erhärtete diese These, indem er auch scheinbar Refraktäre wieder und wieder der Hypnoseeinleitung unterzog, bis er letztendlich den Hypnosezustand doch herbeizuführen vermochte. Bei einer Versuchsperson führte erst der siebenhundertste »Anlauf« zum Erfolg! F. VÖLGYESIE sagte: »Wer schlafen kann, ist auch hypnotisierbar!« Daß Menschen bei sonst günstigen Bedingungen auch gegen ihren bewußten Willen hypnotisiert werden können, bewies R. HEIDENHAIN, der Soldaten hypnotisierte, denen von ihren Vorgesetzten das Einschlafen verboten worden war. Auch ist es bekannt, daß gerade die Personen, die von sich behaupten, wegen ihres »starken Willens« der Hypnose widerstehen zu können, damit nur ihre Angst bekunden und durch schnelle und sichere Suggestionen leicht in Hypnose versetzt werden können. Eine untere Altersgrenze dürfte bei zwei bis drei Jahren liegen. Die in der Literatur und in Fachkreisen immer wieder vertretene Ansicht, daß Verwandte und gute Bekannte schlechter hypnotisierbar wären, kann ich aus meiner Erfahrung nicht bestätigen. Allerdings zeigen genügend Beispiele, daß bei ernsten Erkrankungen der Familienmitglieder oder des Therapeuten selbst die Gefahr einer autosuggestiven »negativen Halluzination« sehr groß ist, daß also der Therapeut seinem starken Wunsch, eine Krankheit möge nicht da sein, entspricht, indem er sie nicht sieht. Unter diesem Gesichtspunkt scheint es dann doch gerechtfertigt, bei der Behandlung nahestehender Menschen einen Kollegen zumindest als Konsiliarius zuzuziehen.

Zur Durchführung seiner ersten Hypnosen sollte der Hypnotisator, um seine Sicherheit zu stärken, mit sehr suggestiblen Patienten bei suggestibilitätsförderndem Hintergrund beginnen, um sich dann erst nach und nach an die schwierigeren Aufgaben zu wagen.

Wer darf nicht hypnotisiert werden?

Grundsätzlich sollte natürlich niemand gegen seinen Willen hypnotisiert werden. Im Rahmen der üblichen Sprechstunde ist es kaum möglich, eventuell vorhandene weltanschauliche Bedenken gegen die Hypnose auszuräumen, die dann selbstverständlich respektiert werden müssen. Daß diese Bedenken, genauso wie Fehlvorstellungen aufgrund falscher oder einseitiger Darstellungen in der Literatur und den anderen Medien, auf der Unkenntnis des Wesens und der Allgegenwart der Suggestion beruhen, ist uns bekannt. Um dem vielbeschäftigten Praktiker die Möglichkeit zu geben, seine Patienten mit der erforderlichen Gründlichkeit über das Wesen der Hypnose zu unterrichten, ohne immer wieder dieselben Vorurteile entkräften zu müssen, habe ich eine kleine Broschüre verfaßt mit dem Titel: *Hypnosetherapie – eine Informationsschrift für den Patienten.* Diese ist ebenfalls im Ariston Verlag, Genf, erschienen und auf Bestellung auch in größeren Mengen lieferbar.

Patienten mit Psychosen sollten nur unter gewissen Voraussetzungen, solche mit inkompensierter Herzinsuffizienz auf keinen Fall einer Suggestionsbehandlung zugeführt werden (siehe Kapitel 9, Kontraindikationen).

Einstellung zur Hypnose und zum Hypnotisator

Wie schon aus der Aufstellung auf Seite 72 hervorgeht, muß die Einstellung des Hypnotisanden zur Hypnose und zum Hypnotisator von der Bereitschaft zur Mitarbeit und von Vertrauen geprägt sein. Dieser Vertrauensvorschuß beginnt mit der Wahl des Therapeuten, meist wohl aufgrund von Empfehlungen, und führt über sämtliche äußeren Attribute bis zur Schaffung der »Wir-Beziehung« zwischen Behandler und Patient. Diese Wir-Beziehung beinhaltet besonders in der Suggestionstherapie ein Autoritätsgefälle vom Behandler zum Patient, das oft darin gipfelt, daß der Therapeut im Unterbewußtsein des Patienten die Rolle von dessen Identitätsfigur (Idealfigur) übernimmt. Diese Tatsache kann analytisch ausgenutzt werden, indem man nach einer gewissen Behandlungsdauer dem Patienten etwa folgende Frage stellt: »Wir haben jetzt eine Zeitlang zusammengearbeitet; wie würden Sie unsere Beziehung einstufen?« (Oder: »An wen erinnere ich Sie?« – z. B. Lehrer, Vater, Kind usw.). Die Zeit, in welche die durch die Antwort ersichtliche Übertragung hineinfällt, sollte dann genauer untersucht werden, besonders wenn es die Pubertät ist, da die Probleme des Patienten zumeist dieser Zeit entstammen.

Der Vertrauensvorschuß wird natürlich auch dadurch gepflegt, daß sich der Patient in der ihm zuteil werdenden Aufklärung über die Hypnose ernst genommen sieht, was wiederum seine Bereitschaft zur Mitarbeit fördert. Verliert ein Behandler seine Autorität, z. B. durch mehrere zu barocke und nichterfüllbare Suggestionen oder auch infolge eines anderen tatsächlichen oder vom Patienten bloß eingebildeten Fehlverhaltens, so kann dies zum Erlöschen der Suggestibilität eines Patienten gegenüber diesem Therapeuten führen, indem sich das Engramm ausbildet, daß sich die Suggestionen nicht verwirklichten.

Äußere Einflüsse und Voraussetzungen

Ort und Raum

Die Hypnosebehandlung sollte möglichst in der Praxis des Therapeuten durchgeführt werden, da hier der Praxisrahmen das Autoritätsgefälle vom Therapeuten zum Patienten natürlich unterstreicht. Allerdings kann in Notfällen und bei Zweitbehandlungen von dieser Regel abgegangen werden. Die Praxis stellt in ihrer Gesamtheit einen wesentlichen Teil des Image ihres Inhabers dar und sollte daher auch in den Einzelheiten dessen Persönlichkeit und den Erfordernissen der Hypnosebehandlung Rechnung tragen. Der Stadtteil, in dem die Praxis eingerichtet wird, sollte nicht mit übermäßigem Industrie- oder Verkehrslärm erfüllt sein und keinen schlechten Ruf genießen. Ebensowenig eignen sich unansehnliche, verkommene Gebäude. Die Behandlung wird entweder im Sprechzimmer oder in einem besonders für die Hypnosetherapie eingerichteten Raum durchgeführt. Aber auch die anderen Räume, besonders das Wartezimmer, müssen durch die Ausstrahlung einer gediegenen Ruhe auf die Erfordernisse der Hypnosebehandlung zugeschnitten sein.

Einrichtung

Bereits das Wartezimmer kann zum Teil die Funktion der »Ruhetönung« übernehmen und durch seine Atmosphäre den Patienten, der oft mitten aus der geschäftigen Hektik des Alltagslebens zu uns kommt, vorbereitend auf die Hypnose einstimmen. Bequemes Mobiliar, ruhige Farbgebung in gedämpften Grün-, Blau- oder Brauntönen, entsprechende Bildmotive an den Wänden, auch als Fototapete, sind für unsere Zwecke ebenso wertvoll wie das Auflegen guter Lektüre. Eine warme Beleuchtung und eine eigens abgestimmte Musikberieselung bilden eine vorzügliche Ergänzung.

Für die Einrichtung des Sprechzimmers gelten die gleichen Grundsätze. Die Sitzgelegenheiten sollen bequem sein, der Sessel des Therapeuten repräsentativ. Die Hypnose findet am besten auf einer komfortablen Liegecouch statt, die den Patienten an ein Ruhebett und nicht an eine Massageliege erinnert. Allein die Tatsache des Niederlegens auf eine Ruhecouch bildet einen Teilreiz, der beim Patienten den Engrammkomplex des Schlafes auslöst (ekphoriert), wogegen z. B. die Massageliege nicht mit Schlaf und Ruhe in Verbindung gebracht wird. Selbstverständlich ist auf eine bequeme Kopflagerung des Patienten mittels eines Kissens oder einer Nackenrolle zu achten. Auch eine (farblich abgestimmte) Decke ist empfehlenswert, da sich der Hypnotisand zugedeckt meist geborgener und wohler fühlen wird. Couch, Decke und Kopfkissen müssen sauber und frisch sein, um Widerstände seitens des Patienten zu vermeiden. Der Hypnotisator sitzt auf einem Stuhl oder Hocker am Kopfende des Patienten. Ein Deckenbild über der Hypnoseliege mit einem beruhigenden Motiv gibt dem Hypnotisanden Gelegenheit, sich während der Ruheeinstimmung einen Punkt zum Fixieren zu suchen.

Beleuchtung

Die Beleuchtung während der Einleitung und der Hypnose soll gedämpft sein. Indirektes Licht, dessen Intensität der Therapeut von seinem Sitzplatz aus regeln kann, eignet sich am besten. Will man zur Einleitung eine der optischen Methoden heranziehen, bei denen der Hypnotisand vor Fixation des Fingers eine Farbtafel betrachtet, wird noch ein kleiner, entsprechend eingestellter Strahler benötigt, der ebenfalls vom Sitzplatz des Hypnotisators aus schaltbar sein sollte, damit Unterbrechungen durch Aufstehen usw. vermieden werden können.

Temperatur

Eine angenehme Raumtemperatur erleichtert dem Patienten die Ruheeinstimmung, da sie ihn eher an das heimische Schlafzimmer erinnert als ein unterkühlter oder überheizter Behandlungsraum.

Geräusche

Um einen möglichst weitgehenden Reizmangel zu schaffen, ist eine störende Geräuschkulisse zweckmäßigerweise fernzuhalten. In lauten Praxen empfiehlt sich das Anbringen von Schallschutzfenstern, Türisolierung, Teppichböden und gegebenenfalls Schalldämmplatten an Decke und Wänden. Das Telefon sollte während der Hypnose nicht durchgestellt werden. Ganz allgemein kann jedoch gesagt werden, daß leise Geräusche, die der Hypnotisand auf sich bezieht, wie z. B. ein Flüstern, sehr viel störender wirken, als laute neutrale Geräusche wie Straßenlärm. So kann ich mich an eine Hypnose erinnern, die erfolgreich eingeleitet wurde, während an der Außenwand meines Sprechzimmers ein Preßlufthammer sein furchtbares Getöse erzeugte. Wenn es die äußeren Umstände nicht zulassen, den Außenlärmpegel weitgehend zu senken, kann eine entsprechende Suggestion nützlich sein, um diesen Störfaktor zu neutralisieren und sogar verwertend einzubauen. Mir hat sich in diesen Fällen folgende Formel bewährt: »Ganz deutlich hören Sie meine Stimme – alle anderen Geräusche sind vollkommen gleichgültig und vertiefen Ihren Ruhezustand.«

Musikberieselung kann zur Ruhetönung eingesetzt werden. Im Sprechzimmer erscheint sie mir aber weniger wichtig und zur Unterstützung der Einleitung sogar nicht ungefährlich (siehe Seiten 94f.).

Tageszeit, Biorhythmus

Für die Ersthypnosebehandlung eines Patienten empfehlen sich die physiologischen Müdigkeitsphasen von etwa 12.00 bis 16.00 Uhr und ab etwa 20.00 Uhr. Bei weiteren Hypnosen ist die Beachtung der Tageszeit weniger wichtig. Will man die Biorhythmen einbeziehen, was indes nach meiner Meinung die Terminfrage für die Ersthypnose unnötig komplizieren würde, so kann man davon ausgehen, daß eine Plusphase im W-Rhythmus und I-Rhythmus günstig anzusehen ist.

Anwesenheit von Dritten als Beobachter

Die Anwesenheit Dritter wirkt, besonders bei Ersthypnosen, störend, da der Hypnotisand meist gehemmt sein wird und das intime Vertrauensverhältnis zwischen Patient und Therapeut nicht zum Tragen kommt oder sogar in Frage gestellt wird. Um ängstliche Familienangehörige zu beruhigen, kann man sie der Desuggestion beiwohnen lassen und die Erklärungen, die man ihnen gibt, in Form einer indirekten Suggestion für den Patienten verwenden, indem man z. B. sagt: »Schauen Sie, wie ruhig der Patient (Ihre Gattin etc.) ist, und bei jeder weiteren Hypnose wird er immer schneller und immer tiefer in diesen Ruhezustand versinken.«

Eine Ausnahme kann die Anwesenheit eines Elternteils bei der Hypnose eines Kindes sein. Jedoch ist auch diese Ausnahme nur als solche zu bewilligen, da selbstverständlich auch ein Kind Gelegenheit haben muß, sich ohne Beisein von Dritten dem Therapeuten anzuvertrauen.

Die Zuziehung von Dritten während der Hypnose ohne Wissen und Einverständnis des Hypnotisierten ist jedenfalls indiskutabel, da hierdurch das Berufsgeheimnis verletzt würde.

Alle äußeren Voraussetzungen haben ebenso wie das Vorhandensein suggestibilitätsfördernder oder -hinderlicher Eigenschaften beim Hypnotisanden nur bedingten Einfluß auf das Zustandekommen der Hypnose. Ein sicherer Hypnotisator wird in der Lage sein, die Hypnose gegen eine größere Anzahl von Widerständen durchzusetzen, während der Anfänger darauf achten sollte, möglichst günstige Bedingungen zu schaffen, die seine Sicherheit nach und nach erhöhen werden. Soll ein möglichst tiefes Hypnosestadium erreicht werden, empfiehlt es sich auch für den geübten Hypnotisator, auf günstigste äußere Voraussetzungen zu achten.

5. Die Durchführung der Hypnose

Das einführende Gespräch und das Abbauen von Widerständen

Ist sich der Behandler darüber im klaren, daß die Hypnose für seinen Patienten die effektivste und vielleicht einzige Therapiemöglichkeit darstellt, muß der Patient in einem einführenden Gespräch hiervon überzeugt und auf die Hypnose vorbereitet werden. Zwar ist die Wirkungsweise z. B. eines chemischen Ataraktikums oder Antidepressivums in der Regel dem Laien (und vielen Therapeuten) ebenso unbekannt wie die Wirkungsweise der Suggestion und außerdem sehr viel einschneidender in seine Charakterstruktur als eine Heilhypnose, deren aktive Suggestionen in der Regel nur das verstärken, was der Patient ohnehin wünscht; doch unterliegen die meisten Patienten und leider auch viele Therapeuten einer Angst vor der Hypnose, die um so absurder ist, als sie nämlich gerade durch die so gefürchtete Suggestion hervorgerufen und unterhalten wird. Denn nichts anderes als die werbenden, oft mit falschen oder bewußt lückenhaften Darstellungen verbundenen Suggestionen, die zugunsten verschiedener Chemotherapeutika direkt oder indirekt auch über die Massenmedien gegeben werden, veranlassen die Therapeuten, diese Mittel zu verschreiben, und deren Patienten (die dann der Suggestion ihres Therapeuten zusätzlich unterliegen), sie einzunehmen. Andererseits sind es die Suggestionen meist falscher oder einseitiger Darstellungen über das Wesen der Hypnose und den Unfug, der von einzelnen Hypnotiseuren oft tatsächlich betrieben wird, in den Massenmedien, die direkt oder indirekt die Angst vor der Hypnosebehandlung suggestiv erzeugen. Bezeichnenderweise fehlen Berichte über den Anteil der suggestiven Einflüsse an Verbrechen, die von Staats wegen unter irgendwelchen Verbrämungen an nahezu der gesamten Menschheit ständig verübt werden. Die Art dieser Einflüsse bekanntzugeben hieße, sich eines großen Teils ihrer Wirkung zu berauben. Gegen diesen Wust von

Vorurteilen Sieger zu werden, ist eine der Aufgaben des einführenden Gespräches. Daß dies nur auf der Basis eines tiefen Vertrauensverhältnisses zwischen Patient und Behandler möglich sein kann, ist aus dem Gesagten bereits klar ersichtlich.

Die Schaffung der Wir-Beziehung

Für den Behandler gilt es deshalb als erste Konsequenz aus dieser Tatsache, eine vertrauensvolle »Wir-Beziehung«, wo nicht schon vorhanden, zu schaffen bzw. weiter auszubauen, um damit die therapeutische Einheit Patient–Behandler darzustellen. Voraussetzung hierfür ist, daß der Patient sich nicht nur als »Fall« oder erkranktes Organ, sondern als Mensch verstanden und ernst genommen fühlt. Um dieses Ziel zu erreichen, muß der Behandler Zeit haben und zu- aber auch heraushören können. Hat der Patient erst einmal Gelegenheit gehabt, oft zum erstenmal in seinem Leben, einem anderen Menschen, nämlich dem Behandler, eine halbe oder dreiviertel Stunde lang seine Leiden und Sorgen darzulegen, übernimmt dieser andere ganz natürlich die Rolle des Mitwissers, des Vertrauten, des Ratgebers. Der wichtigste Schritt ist damit bereits gegangen, und wenn der Behandler im Laufe dieses ersten Kontaktes durch die Art seines Zuhörens, seiner Zwischenfragen und der Behandlung seines Gegenübers (z. B. Anreden mit seinem Namen) zu erkennen gegeben hat, daß er ihn als Mensch mit seinem Leidensdruck versteht und ernst nimmt, ist das gesunde Fundament für die Hypnosebehandlung gegossen.

Erklärung der Hypnose

Die zweite Aufgabe besteht darin, dem Patienten zu erklären, warum bei ihm die Hypnosebehandlung angezeigt ist, und ihm in groben Zügen das Wesen und die Möglichkeiten der Hypnose darzulegen. Da der zweite Teil dieser Erklärung weniger eine individuell anzupassende als vielmehr eine generelle Information ist, kann der Therapeut aus Gründen der Zeitersparnis die Erklärung mit Hilfe meiner bereits erwähnten Druckschrift *Hypnosetherapie – eine Informationsschrift für den Patienten* vornehmen.

Besonderes Gewicht muß hierbei auch darauf gelegt werden, dem Patienten von Anfang an klarzumachen, daß es sich bei der Hypnose nicht um einen Schlafzustand, sondern um einen vertieften Ruhezustand handelt. Bei sehr ängstlichen Patienten bietet es sich ohnehin an, von einer »vertieften Ruhebehandlung« anstatt von »Hypnose« zu sprechen. Ist diese Tatsache ausreichend klargestellt, kann es nicht dazu kommen, daß der aus der Hypnose erweckte Patient mit der Bemerkung »Ich habe aber gar nicht geschlafen« sich in der Meinung versteift, er wäre nicht in Hypnose gewesen, und dann mit dieser ständig wiederholten Autosuggestion den Therapieerfolg in Frage stellt.

Auch überall da, wo die Hypnose weniger als Psychotherapie als vielmehr zur Unterstützung anderer behandlerischer Maßnahmen – z. B. zur Erzeugung einer Analgesie beim Zahnarzt, einer Unterdrückung des Würgreflexes beim HNO-Arzt, einer Entspannung und Schmerzverminderung bei der Geburtshilfe usw. – zur Anwendung gelangt, empfiehlt es sich, zur Vermeidung einer Affektbetontheit von einem »vertieften Ruhezustand« und nicht von »Hypnose« zu sprechen.

Frühere Erfahrungen, Einwände

Als drittes wird man den Patienten fragen, ob er schon irgendwelche Erfahrungen mit der Hypnose oder Vorstellungen über diese hat. Wurden früher schon erfolgreiche Hypnosen mit ihm durchgeführt, empfiehlt sich die Anwendung des gleichen Einleitungsverfahrens, um das bereits vorhandene Engramm zu nutzen. Abgehend von dieser Regel sollte man keine Einleitungsverfahren wieder anwenden, die zu den später als gefährlich beschriebenen gehören (siehe S. 113f.). Zu den Erfahrungen mit der Hypnose gehört auch, was der Patient von Dritten bzw. den Medien über dieses Gebiet weiß oder zu wissen glaubt. Aus der Art dieser Erfahrungen kommen auch die Ängste und falschen Erwartungen zum Ausdruck, die dann überzeugend ausgeräumt werden müssen. Die Äußerung solcher Ängste erfolgt meist indirekt, indem der Patient z. B. nach der Schilderung einer miterlebten oder ihm berichteten Hypnose meint, so etwas ginge bei ihm nicht, da er zu willensstark und intelligent sei. In einem solchen Fall wird man dem Patienten klarlegen, daß Willensstärke und Intelligenz als Voraussetzungen von Konzentrationsfähigkeit und Einsicht wichtige Charaktereigenschaften sind, die das Gelingen der medizinischen Hypnose begünstigen.

Weit verbreitet ist aufgrund des Irrglaubens, daß es sich bei der Hypnose um eine Art bewußtlosen Tiefschlafes handle, auch die Angst, es könnte zu einer Art unwillentlicher Beichte kommen, ähnlich dem Reden im Schlaf. Wird der Patient darüber informiert, daß er während der Hypnose alles hört und (bei den anfänglich erreichten leichteren Stadien) auch erinnert und daß er, zumindest bei den ersten Hypnosen, selbst äußerlich vollkommen passiv bleibt, ist auch dieser Einwand ausgeräumt. Viele Patienten haben auch die Sorge, sie könnten aus der Hypnose nicht mehr erwachen. Erklärt man ihnen, daß jede Hypnose bei einem längeren Rapportverlust von selbst in den natürlichen Schlaf übergeht, aus dem sie dann ebenso natürlich erwachen, ist diese Angst ebenfalls beseitigt. Die bereits vorher kurz angesprochene und oft vorhandene Sorge, die Hypnose könnte den Charakter verändern, kann und muß besonders klar ausgeräumt werden. Nachdem bei der heilhypnotischen Behandlung nur Suggestionen gegeben werden, deren Verwirklichung sich der Patient selbst wünscht, kann bestenfalls von einer sonst nicht zu erzielenden Selbstverwirklichung, also Charakterstärkung, mit Hilfe der Hypnose, nicht von einer Charakterveränderung im Sinne eines unerwünschten Anderswerdens gesprochen werden. Außerdem wird jeder Patient bei Aufklärung über die entsprechenden physiologischen Zusammenhänge leicht einsehen, daß die alternative Chemopsychotherapie tatsächlich eine tiefgreifende und weniger selbstgewünschte Persönlichkeitsveränderung mit sich bringt, von der Gefahr der Süchtigkeit ganz zu schweigen.

Suggestibilitätsbeweis

Die vierte Aufgabe des einführenden Gesprächs liegt darin, die Patienten, bei denen dies noch erforderlich scheint, von ihrer Suggestibilität zu überzeugen. Die Menschen, die sich rühmen, nur das zu glauben, was ihrer Vernunft klar und plausibel erscheint, beweisen nur, daß ihnen die elementarste Selbstkritik abgeht. Durch die vorangegangene Aufklärung über das Wesen der Hypnose bleiben meist nur wenige Zweifler übrig. Diesen kann man dann aufgrund der Erklärungen den kategorischen Lehrsatz mitteilen, daß die Hypnose bei richtiger Durchführung ein neurophysiologisch sich zwangsläufig einstellendes Phänomen ist und daher an jedem nicht schwachsinnigen Menschen herbeigeführt werden kann. Da kaum jemand für schwachsinnig gelten möchte, ist damit der Boden für die nun folgenden Suggestibilitätsbeweise gut vorbereitet. Jetzt kann, wie auf den Seiten 74ff. beschrieben, eine beweisende Fragestellung (Zitrone-Speichelfluß), der Fallversuch, der Pendelversuch usw. zur Anwendung gelangen. Besonders durch den Pendelversuch wird die Neugier des Patienten in bezug auf versteckte Kräfte in ihm angeregt und dadurch seine Bereitschaft zur Mitarbeit weiter gefördert.

Schilderung des Ablaufs

Als fünfte und letzte Vorbereitung wird dem Patienten in einem kurzen Überblick der Ablauf der geplanten Hypnose erklärt und damit bereits ein dann ekphorierbares Engramm engraphiert. Verständlicherweise legt man hier besonderen Wert auf die Darstellung der Einleitung und Vorankündigung der bei dieser eintretenden physiologischen Empfindungen. Bei sehr schwach suggestiblen Patienten kann es nützlich sein, den Hypnoseablauf durch Miterlebenlassen einer Hypnose oder durch Vorführung eines entsprechenden Tonfilms, in dem der Therapeut die Rolle des Hypnotisators spielt, zu demonstrieren. Der Patient wird darauf hingewiesen, daß man seine aktive Mitarbeit in Form seiner geistigen Konzentration erwartet, daß er aber nicht versuchen muß, es besonders gut zu machen. Je nach dem Bild, das von der Suggestibilität des Patienten gewonnen wurde, entscheidet man sich dann für die Durchführung einer normalen oder fraktionierten (siehe Seiten 108f.) Hypnoseeinleitung.

Wie aus dem Geschilderten bereits ersichtlich wurde, ist die Vorbereitung der Ersthypnose am Anfang einer Behandlung so umfangreich und wichtig, daß schon aus diesem Grund kaum als Abschluß der ersten Konsultation die erste Hypnose folgen wird. Ob man sich, besonders bei Zauderern, die sonst leicht Gefahr laufen, durch das Gerede Dritter wieder von ihrer Zustimmung abgebracht zu werden, in dem einen oder anderen Falle trotzdem dazu entschließt oder es dem Patienten überläßt, ob er am vereinbarten Termin zur Heilhypnose erscheint oder sich lieber wieder den Negativsuggestionen der Umwelt hingibt, ist Sache der Einstellung des einzelnen Behandlers.

Auch für das einleitende Gespräch gilt der Grundsatz, daß sich der Therapeut der Situation anpassen und ihr seinen Stempel aufprägen muß. Die Sicherheit des Therapeuten wird sich immer auf den Patienten übertragen und vieles Beiwerk überflüssig machen, das in den Anfängen noch dienlich sein kann. Genauso groß wie die Unterschiede in der Suggestibilität der einzelnen Patienten sind die Unterschiede in ihrer a priori vorhandenen Bereitschaft zur Hypnosetherapie. Sie reichen vom Patienten, der mit dem Wunsch und der positiven Erwartungshaltung gegenüber dieser Behandlung zu uns kommt (weil er sich nur von ihr noch Hilfe erhofft) und den wir – so meine ich im Gegensatz zu anderen Autoren, die diese sogenannten Hypnosesüchtigen nicht gerne behandeln, weil ihre Erwartungen meist hochgeschraubt sind – auch nicht enttäuschen dürfen, bis zum Patienten, der den Vorschlag einer Hypnosetherapie, aus welchen Gründen auch immer, zunächst strikt ablehnt und vielleicht zudem die Hypnose an sich für nicht durchführbar hält. Während der erste Patient oft bereits das autosuggestiv engraphierte Engramm seiner Heilung durch die Hypnosebehandlung in sich trägt, das wir dann durch den Teilreiz Hypnose nur noch ekphorieren, ist auch der zweite, wie wir gesehen haben, mit guten Gründen zu überzeugen und damit der Hypnosetherapie und ihren Erfolgen zugänglich zu machen. Dazwischen liegt die weite Skala der Möglichkeiten, und diese erfordert vom Behandler die Entscheidung über die Wahl der einzusetzenden Mittel, die am Anfang eher etwas großzügiger als notwendig bemessen werden sollten.

Die Hypnoseeinleitung

Bekannte physiologische Abläufe als Unterstützung der Einleitung

Schon vor der Durchführung der eigentlichen Hypnoseeinleitung wird der Patient, der ja meist mitten aus einem hektischen Alltagsleben zu uns kommt, in eine ruhegetönte Stimmungslage gebracht, die ihn den hypnotischen Suggestionen zugänglicher macht. Abgesehen von den bereits beschriebenen Einzelheiten in der Ausstattung von Warte- und Sprechzimmer sowie im Verhalten des Behandlers, die diese Ruheeinstimmung begünstigen, macht man sich auch hier schon physiologische Abläufe zunutze. Wie wir erfuhren, führt jede längere passive Liegehaltung zu einer Umschaltung in einen unterwachen Bewußtseinszustand, den der Organismus sozusagen aus Gründen der Energieeinsparung herbeiführt. Diese Tatsache machen sich nahezu alle östlichen und westlichen Meditationsformen zunutze, indem eine bestimmte Versenkungshaltung vorgeschrieben wird (Yogisitz usw.). Der Patient wird deshalb schon einige Minuten vor Beginn der Hypnose auf die Hypnosecouch gelegt.

Die Ruheeinstimmung

Sie kann noch unterstützt werden, indem der Patient in dieser vorbereitenden Phase aufgefordert wird, sich auf seine Atmung zu konzentrieren, wodurch er von den alltäglichen Problemen und Gedanken etwas abgelenkt wird.

Allen Einleitungsverfahren gemeinsam ist die Ausübung eines monotonen starken Reizes. Der ausgeübte Reiz kann, wenn die durch ihn zwangsläufig physiologisch ausgelösten Empfindungen bekannt sind, in seinen Folgen angesagt werden. Durch diese verbale Unterstützung entsteht dann im Gedächtnis des Hypnotisanden ein Engramm mit dem Inhalt, daß alle Ansagen des Hypnotisators tatsächlich eintreffen. Die Ekphorie dieses Engrammkomplexes durch den Teilreiz weiterer Ansagen führt in der Folge dazu, daß auch diese zwangsläufig verwirklicht werden müssen.

Die meisten der für unsere Zwecke verwendbaren physiologischen Abläufe stammen aus dem Gebiet der optischen und haptischen Empfindungen. Die Möglichkeiten, die sich durch die Verwendung akustischer Reize anbieten würden, sollen hier nicht weiter besprochen werden, weil die akustische Einleitungsunterstützung, wie wir sehen werden, Gefahren in sich birgt.

Bereits die richtig durchgeführte Ruheeinstimmung über die Konzentration auf die Atmung erbringt neben ihrem ablenkenden Effekt eine physiologische Senkung der Wachheit. Bei einer Hyperventilation, die bei der Hechelatmung, aber auch bei längerem tiefen Ein- und Ausatmen herbeigeführt wird, kommt es durch die vermehrte Kohlendioxydabatmung zu einer Verschiebung des Kalzium-Kalium-Spiegels und damit zu einer respiratorischen Alkalose (Verminderung der freien Kalziumionen des Blutes). Umgekehrt kommt es bei der von den meisten Yogatechniken vorgeschriebenen Atemhemmung durch den erhöhten Kohlendioxyddruck zu einer respiratorischen Acidose. Sowohl Alkalose als auch Acidose führen, wie wir von der Tetanie und dem hyperglykämischen Koma wissen, in ihrer ausgeprägten Form zu schweren Bewußtseinstrübungen, die in der durch die Atemtechniken erzeugten leichteren Form als unterwacher Zustand zum Tragen kommen und den Boden für die hypnotischen Schwere- und Müdigkeitssuggestionen vorbereiten helfen.

Elektrische Geräte

Mit ihnen kann über eine Elektrodenbrille eine niederfrequente Elektrosedierung des Gehirns durchgeführt werden; solche zur hypnosevorbereitenden Ruheeinstimmung anzuwenden, halte ich aber nicht für angebracht, da der Patient den von solchen Geräten ausgehenden Einflüssen meist mißtrauisch gegenübersteht und der Behandler durch ihre Anwendung seiner Sicherheit eine unnötige Blöße geben würde.

Zudem ist noch nicht genügend erforscht, ob nicht durch die elektrische Durchflutung des Gehirns Schäden gesetzt werden können, was

z. B. bei Stärken über 13 Milliampere nachgewiesenermaßen der Fall ist.

Den Empfindungen entsprechende Ansagen

Die durch die Methoden der Fixation oder Faszination ausgelöste Konvergenz, d. h. Schielstellung der Augen des Hypnotisanden nach innen, löst verschiedene physiologische Empfindungen aus, die im Sinne des zuvor Beschriebenen angesagt und so für die Einleitung verwendet werden können.

Für die Konvergenz der Augen sind die kleinzelligen unpaarigen Augenmuskelkerne verantwortlich, die in der Nähe des Schlafzentrums liegen, mit dem sie durch zahlreiche Neuronen verbunden sind. Es kann also angenommen werden, daß eine längere Konvergenz der Augen reflektorisch zur Umschaltung der Bewußtseinslage führt und die subjektiv empfundene Müdigkeit angesagt werden kann.

Durch das längere Konvergieren der Augen nach oben innen ermüden die Musculi recti inferiores, wodurch ein Unscharf- und Doppeltsehen ausgelöst wird. Äußerlich erkennbar wird das Eintreten des Unscharfsehens durch eine Erweiterung der Pupille und kann dann entsprechend angesagt werden.

Durch die aufforderungsgemäße Fixation, ohne zu blinzeln, kommt es zur Austrocknung der Bindehäute, die am veränderten Glanz der Augen beobachtet und als Brennen der Augen angesagt werden kann.

Nach längerer Fixation kommt es zu einem Vibrieren der Lider, was als Schwere der Augenlider angesagt werden kann.

Bei Verwendung von Farbkontrasttafeln kommt es nach längerer Fixation zu den sogenannten Nachbildeffekten. Dabei ruft der Dauerreiz der Fixation einer Farbfläche die Ermüdung der für das Sehen dieser Farbe zuständigen Zäpfchen in der Macula lutea hervor. Wird nun anschließend eine farbig neutrale Fläche fixiert, macht sich diese Reizermüdung subjektiv bemerkbar, indem die vorher nicht oder nur wenig beanspruchten Zäpfchen auf den Farbreiz der neutralen Fläche, der sich ja aus gleichen Anteilen der drei additiven Grundfarben zusammensetzt (Weiß = je 100 Prozent Grün, Orange und Violett), stärker ansprechen als die zuvor ermüdeten Zäpfchen. Hieraus folgt die subjektive Empfindung eines prozentualen Überwiegens der Reizbilder dieser vorher nicht oder nur wenig beanspruchten Zäpfchen, die zum Sehen der tatsächlich nicht vorhandenen Komplementärfarbe als Abbild der vorher fixierten

Fläche auf dem neutralen Hintergrund führt. Die Erscheinung dieses komplementärfarbigen Abbildes kann wiederum angesagt werden.

Wichtig ist auch die Nutzung von Berührungs- oder Wärmereizen. Die Hände des Hypnotisators, die in ein bis zwei Zentimetern Abstand z.B. über der Stirn des Hypnotisanden geführt oder auch direkt aufgelegt werden können, empfindet der Patient als Wärme bzw. Schwere, und diese Empfindungen können entsprechend angesagt werden.

Infolge der Entspannung kippen die Fußspitzen des Patienten nach außen. Hierdurch wird das Anheben der Beine erschwert (Musculus iliopsoas und Musculus pectineus), was als »Schwere der Beine, die kaum noch angehoben werden können«, angesagt wird.

Das Nutzen des Schluckreflexes – der, vom Patienten sonst unbeachtet, sobald er während der Einleitung einsetzt, von manchen Therapeuten ebenfalls angesagt und so im Engramm der Hypnoseeinleitung als Teilreiz mit engraphiert wird – halte ich für weniger angebracht, da dies bei hysterisch strukturierten Persönlichkeiten unter Umständen nach der Hypnose allein durch den Teilreiz des Schluckens zur Ekphorie des gesamten Engrammkomplexes der Hypnoseeinleitung und damit zu einer Spontanhypnose führen könnte.

Durch die verbalen Anweisungen im Zuge der vorbereitenden Übungen erfolgt bereits eine gewisse Konzentration und Einengung auf die Stimme des Hypnotisators im Sinne der erhöhten Spannung der Aufmerksamkeit auf die spätere verbale Einleitung. Die Annahme der Anweisungen zu den vorbereitenden Übungen durch den Patienten bedeutet dabei gleichzeitig die Anerkennung der Autorität des Hypnotisators.

Einleitung durch Verbalsuggestion

Dieser Einleitungsmethode kommt eine überragende Bedeutung zu, da sie mit nahezu allen anderen Einleitungsverfahren kombiniert werden kann und unter den Einzelverfahren die besten und direktesten Möglichkeiten zur Anwendung der Suggestionstechnik bietet, weshalb sie bei entsprechender Sicherheit des Hypnotisators auch als Einzelverfahren mit nahezu hundertprozentiger Erfolgsaussicht eingesetzt werden kann.

Das Wort weckt darüber hinaus beim erwachsenen Menschen die Vorstellung aller mit ihm ausdrückbaren Erlebnisse, ist also gewissermaßen nicht nur akustischer Reiz, sondern wahlweise auch Repräsentant aller anderen Reize, indem entsprechende Engrammkomplexe durch verbale Schilderungen ekphoriert werden.

Bei hochgradig Sehgestörten wird man die Verbalsuggestion ausschließlich, eventuell in Verbindung mit haptischen Reizen, anwenden. Ebenso reicht bei sehr Suggestiblen und suggestibilitätsförderndem Hintergrund eine reine knappe Verbaleinleitung aus (siehe die sogenannten Wachhypnosen). Bei bereits mehrfach hypnotisierten Personen kann ebenfalls zugunsten einer reinen kurzen Verbalsuggestion auf anfangs noch angewandte unterstützende andere Verfahren verzichtet werden. Ein weiterer Umstand, der die Wichtigkeit dieses Verfahrens unterstreicht, liegt darin, daß nahezu alle Hypnosen, gleichgültig nach welcher Einleitung, als mehr oder weniger reine Verbalhypnosen fortgeführt werden. Selbstverständlich ist der hypnotische Rapport, der bei der Verbalhypnose durch die Stimme des Hypnotisators gebildet wird, leichter hergestellt, wenn er bereits seit der Einleitung besteht. Auch läßt sich mit der Verbalsuggestion der natürliche Schlaf in die Hypnose überführen, ebenso wie umgekehrt.

Die Sprache und Sprechweise des Hypnotisators muß den schon zuvor erläuterten Regeln folgen. Die Suggestionen werden klar und deutlich (nicht mundartlich) im Ton der absoluten Sicherheit und Ruhe gegeben. Die Sprache ist dabei weder zu laut noch zu leise, der Tonfall beinahe monoton. Die Sprechweise darf weder befehlshaberisch schrill noch weinerlich-mitleidsvoll klingen. Diesen Regeln ist auch die Wortwahl und der Satzaufbau anzupassen. Richtig sind bestimmte, nicht aber befehlshaberische Sätze, leicht einprägsame Formulierungen, deren Monotonie durch öftere Wiederholung gesteigert wird. Selbstverständlich dürfen keine unrealisierbaren Suggestionen gegeben werden. Die Suggestionen haben anfänglich in der Zukunfts-, nicht in der Gegenwartsform zu erfolgen, um Zeit zur Realisierung zu lassen. Erst wenn man sicher sein kann, daß der Suggestionserfolg eingetreten ist, unterstützt man die Suggestionen durch die Gegenwartsform.

Ein dauernder monotoner Redefluß verhindert das Abschweifen der Gedanken des Hypnotisanden. Eine reine Verbaleinleitung läuft also, nachdem der Patient sich hingelegt hat und die üblichen Vorbereitungen (einleitendes Gespräch und Ruhetönung) abgeschlossen sind, etwa folgendermaßen ab: Der Hypnotisator spricht bei genauer Beobachtung des Hypnotisanden und entsprechender Anpassung seiner Suggestionen: »Sie werden jetzt mit jedem Atemzug und mit jedem Wort von mir immer mehr Ruhe und Müdigkeit aufnehmen. Immer ruhiger und müder werden Sie jetzt mit jedem Atemzug und mit jedem Wort von mir werden. Die Müdigkeit konzentriert sich vor allem auf Ihre Augenlider. Die Augenlider werden immer müder und schwerer, so daß Sie sie bald kaum noch werden offenhalten können. Immer müder, immer schwerer werden Ihre Augenlider, schwer wie Blei. Ganz müde und unendlich schwer werden Ihre Augenlider, und der Wunsch, die Augen zu schließen, wird immer größer. Immer schwerer und schwerer fällt es Ihnen, die Augen offenzuhalten, und Sie können sie jetzt einfach zufallen lassen – einfach zufallen lassen...«

Bei Patienten, die besonders suggestibel sind und sich bereits nach den ersten Worten im hypnotischen Zustande befinden, die Augen aber noch offenhalten, weil sie auf die direkte Suggestion des Schließens warten, müßte wie folgt modifiziert werden: »... jetzt schließen sich Ihre Augen wie von selbst, und mit jedem Atemzug und mit jedem Wort von mir versinken Sie immer tiefer und tiefer in diesen angenehmen Ruhezustand. Die wohltuende Müdigkeit breitet sich aus von den Augen auf den Kopf, auf Schultern, Arme, Oberkörper, Unterkörper und Beine. Alles wird wohltuend müde und schwer. Alle Muskeln werden müde und schwer, alle Verspannungen lösen sich. In diesem vertieften Ruhezustand erholt sich das gesamte Nervensystem...« usw.

Wie bereits erwähnt, wird der Patient während der Einleitung sorgfältig beobachtet, und die Suggestionen werden monoton und leicht abgewandelt wiederholt, bis man annehmen kann, daß sie realisiert wurden und man zu den aufbauenden Suggestionen übergehen kann. Dieses Verfahren eignet sich besonders gut auch überall da, wo die Hypnose als Unterstützung einer anderen Therapie, z.B. zur Schmerzfreistellung beim Zahnarzt, eingesetzt werden soll, da die reine Verbalsuggestion zwanglos aus einem beruhigenden Gespräch entwickelt werden kann.

Neben den angeführten Grundregeln, deren Beachtung allein schon eine intensive Konzentration des Hypnotisators erfordert, sollte sich auch der geübtere Therapeut davor hüten, mit seinen Gedanken abzuschweifen und die Suggestionen gleichsam automatisch abzusprechen. Wie wir aufgrund aller bisherigen Versuche wissen, kann eine telepathische Übertragung als sicher angenommen werden, und es ist daher zur Verstärkung der suggestiven Wirkung erforderlich, die Suggestionen nicht nur zu sprechen, sondern auch zu denken.

Bei Patienten, die sehr suggestibel sind oder die bereits öfters hypnotisiert wurden, muß nicht unbedingt die Suggestion der Müdigkeit am Anfang stehen. Wie wir bereits wissen, ist auch bei den Wachsuggestionen, die ihrem Wesen nach Soforthypnosen ohne besondere Einleitung sind, die Realisierung von Katalepsie- und anderen Suggestionen möglich, wobei die Augen durchaus geöffnet bleiben können. Die Lidschlußsuggestion wird nur deshalb zumeist an den Anfang der Hypnose gesetzt, weil ihre Realisierung leicht zu kontrollieren ist und weil durch den Lidschluß und die Müdigkeit ein dem Schlaf ähnlicher Reizmangelzustand geschaffen wird, der dazu beiträgt, die Aufmerksamkeitsspannung in Richtung der Stimme des Hypnotisators zu erhöhen.

Wie erwähnt, ist die Verbalsuggestion mit nahezu allen anderen Einleitungsverfahren kombinierbar und wird in Verbindung mit der Fixation (siehe Seiten 95 ff.) am häufigsten eingesetzt.

Die verbale Hypnoseeinleitung kann notfalls auch über Telefon erfolgen. Das Verfahren ist dabei das gleiche, wobei unbedingt anfangs und während der Hypnose wiederholt die Suggestion erteilt werden muß, daß der Hypnotisierte den Telefonhörer die ganze Zeit über fest am Ohr hält (um einem Rapportverlust vorzubeugen). Aus grundsätzlichen Erwägungen sollte eine Telefonhypnose nur bei bereits bekannten Personen und nicht als Ersthypnose durchgeführt werden.

Auch die Hypnose über Tonband, Schallplatte, Rundfunk- oder Fernsehgerät ist selbstverständlich eine Verbalhypnose (beim Fernsehgerät unter Beteiligung optischer Reize). Die Technik sowie die Vor- und Nachteile der Hypnose über Tonträger sind auf den Seiten 216 ff. näher beschrieben.

Im weiteren Sinne ist auch die sogenannte Briefhypnose eine verbale Methode, da ja das geschriebene Wort (Verbum) dieselben Vorstellungsinhalte wachrufen kann wie das gesprochene. Bei dieser Technik wird die Einleitung zuvor so konditioniert, daß die Hypnose ohne Lidschluß eintritt und durch ein geschriebenes Schlüsselwort oder einen Schlüsselvorgang ausgelöst und zurückgenommen wird. Auch die eigentlichen Suggestionen werden schriftlich gegeben. Im Zeitalter des Telefons und anderer Tonträger kommt dieser Methode nur noch als Kuriosum Bedeutung zu, da sie darüber hinaus, wie auch andere Verfahren ohne Anwesenheit des Hypnotisators (Ablationshypnosen), durch unvorhersehbare Zwischenfälle und die Möglichkeit des Auftretens eines feststehenden Schlüsselreizes im Alltag Gefahren in sich birgt.

Andere akustische Verfahren

Die Anwendung anderer akustischer Verfahren als jenes der Verbalsuggestion zur Hypnoseeinleitung sollte der Geschichte angehören, da durch ähnliche Töne, Klangfolgen oder Schlüsselworte, die im Alltagsleben vorkommen können, unter Umständen Spontanhypnosen ausgelöst werden. Monotone oder starke akustische Reize, wie das Ticken eines Metronoms, MESMERS Spielen der Glasharmonika, kirchliche Orgelmusik, gleichbleibende Melodien oder Geräusche, Zauber- und Gebetssprüche, das Mantra, das Trommeln bei Kulttänzen oder vor einer Schlacht, das Rauschen eines Wasserfalls usw. wurden als alleinige Methode oder zur Unterstützung der Einleitung angewendet. Für die medizinische Hypnose sind diese Verfahren aus dem angeführten Grunde zur Einleitung ungeeignet, jedoch ist ein beruhigender Musikhintergrund im Wartezimmer zur Unterstützung der Ruheeinstimmung durchaus empfehlenswert.

Die Fixation

Die Einleitung über die Fixation ist, da mit ihr die meisten beobachtbaren zwangsläufigen neurophysiologischen Abläufe auftreten, mit unterstützender Verbalsuggestion das am häufigsten angewendete Verfahren. Auch wird durch die Konvergenzhaltung der Augen deren physiologische Ermüdung hervorgerufen, die sich reflektorisch und gesetzmäßig auf den Tonus der übrigen Muskulatur überträgt.

Die Fixation ist auch die Methode der asiatischen Meditationsformen und vieler magischer Praktiken. Während indische Yogins und Fakire meist einen Punkt in der Landschaft fixieren, benutzen persische und ägyptische Magier das sogenannte Mandeb, die Zeichnung zweier ineinander verschlungener Dreiecke mit kabbalistischen Symbolen auf meist weißem Grund (z. B. Porzellanteller = Lekanomantie). Die längere Fixation dieses Symbols läßt nach wenigen Minuten in der Mitte einen schwarzen Punkt erscheinen. Die Mönche des Berges Athos fixieren ihren Nabel (Omphaloskopie). Von den westlichen Magiern werden vor allem die schon aus dem Altertum für diesen Zweck bekannten Edelsteine Beryll und Opal benutzt. Kristallsehen, Kaffeesatzlesen, Spiegelsehen (Katoptromantie) usw. sind ebenfalls Fixationsmethoden.

Die Fixation als alleinige Einleitungsmethode hat nur für autohypnoide Verfahren sowie auch für das später beschriebene Mischverfahren der gestuften Aktivhypnose Bedeutung. In der Heterohypnose wird die Fixation praktisch immer in Verbindung mit der Verbalsuggestion angewendet. Fixationsobjekt muß dabei immer ein im Alltagsleben nicht vorkommender Gegenstand sein, um Spontanhypnosen durch den Teilreiz eines wiederkehrenden Erscheinungsbildes auszuschließen. Auf keinen Fall dürfen also Bleistifte, Pendel, Zahnarztspiegel oder andere glänzende Gegenstände (Spontanhypnose durch reflektierende Autostoßstangen) und ähnliche Dinge verwendet werden! Das geeignetste Fixationsobjekt ist deshalb ein Finger des Therapeuten, wobei der Therapeut in der verbalen Unterstützung deutlich darauf hinweist, daß die Fixation auf s e i n e n Finger erfolgt.

Eine kombinierte Fixation-Verbal-Einleitung geht etwa folgendermaßen vor sich: Nach den üblichen Vorbereitungen hält der hinter dem liegenden Hypnotisanden sitzende Hypnotisator einen Finger in etwa 20 bis 30 Zentimetern Abstand und etwa 10 Zentimeter oberhalb dessen Nasenwurzel und fordert ihn auf: »Bitte sehen Sie jetzt ganz fest und ohne zu blinzeln auf meine Fingerspitze, und horchen Sie ganz genau auf das, was ich zu Ihnen spreche. Ganz fest und ohne zu blinzeln auf meine Fingerspitze sehen und auf meine Stimme konzentrieren...« Hierbei ist darauf zu achten, daß der Patient nicht versucht, die ihm unbequeme, durch die Fingerhaltung erzwungene Konvergenz der Augen zu umgehen, indem er den Kopf nach hinten legt und so die Nackenmuskulatur verspannt. Die Augen des Patienten werden nun genau beobachtet und die Suggestionen den eintretenden physiologischen Phänomenen angepaßt und auf die erwünschten Ziele ausgeweitet.

Tritt die Erweiterung der Pupillen ein, folgt die Suggestion: »Sie sehen jetzt meinen Finger immer unschärfer und unschärfer, mein Finger beginnt, vor Ihren Augen zu verschwimmen, und es gelingt Ihnen immer schlechter, meinen Finger anzusehen...« Dann wird die Suggestion weiter ausgebaut: »Immer schwerer und schwerer fällt es Ihnen, meinen Finger anzusehen, und Ihre Augenlider werden langsam müde und schwer. Ganz deutlich hören Sie, wie ich zu Ihnen spreche, und alles was ich sage, wird ganz genau eintreffen...«

Wird dann das Austrocknen der Bindehäute beobachtet, folgt sofort die suggestive Unterstützung: »Ihre Augen beginnen zu brennen, immer stärker und stärker, und es fällt Ihnen immer schwerer, die Augen offenzuhalten. Sie müssen blinzeln [was der Patient dann erleichtert tut, aber als Folge der Ansage auffaßt], und Ihre Augen werden immer müder und schwerer...«

Kommt es dann zum Vibrieren der Augenlider, folgt die Unterstützung: »Ganz deutlich sehe ich [indirekte Suggestion!], wie schwer Ihre Augen jetzt schon s i n d. Ganz müde, unendlich müde und schwer, und gleich werden sie zufallen, einfach zufallen...« Zur Unterstützung des Lidschlusses kann, falls es erforderlich erscheint, hier zwischen dem fixierten Finger und den Augen des Patienten die andere Hand langsam von oben nach unten geführt oder der Fixationsfinger langsam nasalwärts bewegt werden. Meist wird dies nicht nötig sein, da die Augen ohnehin schon zugefallen sind. Einige Patienten warten, wie schon erwähnt, auf die deutliche Anweisung zum Lidschluß, die in diesen Fällen so erfolgen kann: »Ihre Augen fallen jetzt zu, Sie lassen sie einfach zufallen, lassen Sie die Augen zufallen...«

Der hypnotische Lidschluß erfolgt meist jalousieartig nach vorangegangenem Vibrieren der Lider. Die Vibration der Lider und Augäpfel kann auch nach dem Lidschluß anhalten und kann dann durch entsprechende Suggestion: »Ihre Augen werden jetzt ganz ruhig und ruhen sich aus« usw. beseitigt werden, stört aber meist nicht.

Bei günstigen Bedingungen kann der Patient einige der geschilderten Stadien überspringen oder nur ganz kurz erleben. In diesen Fällen muß selbstverständlich die verbale Begleitung ebenso der Sachlage angepaßt werden. Einem Patienten, der die Augen bereits geschlossen hat, z. B. ein Brennen der Augen suggerieren zu wollen, wäre natürlich barer Unsinn, und dies würde als eine in diesem Stadium unrealisierbare Suggestion zu Widerständen führen.

Nach erfolgtem Lidschluß wird die Hypnose verbal weiter vertieft.

Die Faszination

Die Faszinationsmethode unterscheidet sich von der zuvor beschriebenen Fixationsmethode nur dadurch, daß als Fixationspunkt nicht ein Finger, sondern ein Auge des Hypnotisators gewählt wird. Da diese Methode, wenn auch nicht so verfeinert, als simples Anstarren auch von den Schaubudenhypnotiseuren angewendet wird, ist sie, besonders in ärztlichen Kreisen, etwas in Verruf geraten. Tatsächlich haftet ihr der Nachteil an, daß sie eine angestrengte Fixation auch vom Hypnotisator verlangt, da der Patient sich leicht »als der Stärkere vorkommt«, wenn der Hypnotisator zu blinzeln beginnt, und daß daher eine unbefangene Beobachtung der Augen des Patienten schlechter möglich ist. Therapeuten, die dieses Verfahren einsetzen wollen, sollten sich also der »Standhaftigkeit« ihrer Augen sicher sein und diese gegebenenfalls vorher durch entsprechende Übungen festigen. Trotz der genannten Bedenken halte ich diese Einleitungsmethode immer dann für angezeigt, wenn der Patient sie von früheren Hypnosen oder Informationen her kennt, und sich für ihn damit keine unangenehmen Erinnerungen verbinden, weil dann nämlich nur noch ein bereits vorhandenes Engramm durch den Teilreiz Faszination ekphoriert werden muß.

Man bringt also sein Auge etwa 40 bis 50 Zentimeter über und 10 Zentimeter oberhalb der Nasenwurzel des Patienten, zeigt kurz mit dem

Finger darauf, so daß der Patient weiß, wohin er sehen soll, und fordert ihn auf: »Bitte sehen Sie jetzt ganz fest und ohne zu blinzeln in mein rechtes Auge...« usw., wie zuvor im Abschnitt Fixation beschrieben wurde.

Die Faszination als alleinige Methode hat praktisch keine Bedeutung, und die mit ihr erzielten Erfolge sind zum Teil wohl dadurch hervorgerufen, daß die mit dieser Methode Hypnotisierten bereits vor der Hypnose das autosuggestiv erzeugte oder erlebnisbedingte Engramm, daß durch das Anstarren die Hypnose ausgelöst würde, abrufbereit hatten. Eventuell ist auch eine unbewußte telepathische Übertragung dabei möglich, deren Richtungnahme durch die Faszination begünstigt werden könnte. Wird die Faszination nach den zuvor beschriebenen Regeln der Fixation durchgeführt, kommen natürlich die gleichen physiologischen Wirkungsmomente dazu.

Andere optische Verfahren

Lichtspiele wie z. B. bei Fackelzügen oder die Kerze James BRAIDS (die mehr Fixationsobjekt als optisches Signal war) sind in der medizinischen Hypnose nicht einsetzbar. Auch bei optischen Reizen ist darauf zu achten, daß keine in der Alltagswelt vorkommenden Dinge angewendet werden. Schon aus diesem Grunde ist die Einleitung nur über optische Reize von zweifelhaftem Wert.

Allerdings bieten die bereits erwähnten Farbtafeln ein ausgezeichnetes Hilfsmittel, um vor der eigentlichen Einleitung durch Fixation in Verbindung mit Verbalsuggestion, physiologische Empfindungen zu erzeugen und durch deren Ansagen das Engramm vorzubereiten, daß alle Voraussagen des Hypnotisators eintreffen. Zur Anwendung dieser Technik gibt es verschieden aufgebaute Farbtafeln, die man sich leicht selbst herstellen kann.

Eine Tafel in der Größe DIN A 4 oder DIN A 5 trägt auf neutralem grauem Hintergrund zwei mit einem Zwischenraum von 5 Millimetern an den Längsseiten nebeneinander geklebte Farbpapierflächen von ca. 5 mal 10 Zentimetern. In der Mitte des Trennungsstreifens kann ein schwarzer Fixationspunkt angebracht werden, um ein Wandern der Augen auf der Tafel zu verhindern. Die zwei verwendeten Farben sollten dabei möglichst komplementär sein, also im Farbkreis genau gegenüberliegen. Folgende Paare können verwendet werden: Orange (= Zinnober)/Cyan (= Normalblau); Magenta (= Normalrot, Purpurrot)/ Normalgrün; Normalgelb/Normalviolett.

Fixiert der Hypnotisand diese Tafel, die man ihn selbst halten läßt, damit er seinen optimalen Sichtabstand wählen kann, erscheinen ihm bald die Grenzen der Farbrechtecke immer unschärfer, und es kommt in dem schmalen Trennungsstreifen in der Mitte zu einer optischen Vermischung beider Farben. Nach längerer Fixation (30 bis 60 Sekunden) wird die physiologische Ermüdung der Farbrezeptoren des Auges durch den intensiven andauernden Reiz so stark, daß es zu einer Überlagerung der tatsächlichen Farben durch die subjektive Empfindung der Komplementärfarbe kommt. Anstelle der z. B. orangen Farbfläche wird also Blau, anstelle der blauen Fläche Orange gesehen. Diese Empfindungen werden entsprechend angesagt.

Etwas deutlicher und deshalb für die Praxis noch besser einsetzbar ist der Effekt, der bei der Verwendung nur einer Farbfläche auftritt. Auf dieser Tafel mit weißem Grund, in der Größe A 4, wird in der Mitte der oberen Hälfte eine Farbpapierfläche in der Größe von etwa 7 mal 10 Zentimetern horizontal aufgeklebt. Auf die Mitte dieser Fläche malt man einen schwarzen Punkt von 3 bis 5 Millimeter Durchmesser zur Fixation. Auf die Mitte der weißen unteren Hälfte der Tafel malt man einen ebensolchen schwarzen Punkt. Die obere Farbfläche, die durchaus auch kreisförmig sein kann (etwa 10 bis 12 Zentimeter im Durchmesser), wird am besten in einer reinen Grundfarbe oder Mischfarbe erster Ordnung angelegt, um eine möglichst selektive Ermüdung von Farbrezeptoren und damit ein klares Nachbild der Komplementärfarbe zu erzeugen. Es kommt also jede Farbe aus den weiter oben angeführten Farbpaaren (siehe erste Farbtafel) in Betracht, die dann jeweils die andere Farbe des Paares als komplementäres Nachbild hervorruft. Am oberen Rand der Tafel kann man als indirekte Suggestion die Bezeichnung »Hypnosetafel« mit Abreibebuchstaben anbringen. Auch dem Hypnotisanden gegenüber empfiehlt sich diese suggestive Bezeichnung und nicht etwa »Farbtafel«.

Die Unterstützung einer Hypnoseeinleitung mit einer Farbkontrasttafel (Hypnosetafel) nach obigem Schema geht dann in der Praxis folgendermaßen vor sich: Nach der üblichen Kurzerklärung und Ruhestellung in Lage und Atmung gibt man dem Patienten die Hypnosetafel in die Hand und fordert ihn auf, den schwarzen Punkt in der z. B. orangen Farbfläche fest und ohne zu blinzeln anzusehen, indem man kurz mit dem Finger auf diesen zeigt. Der Abstand, in dem der Patient dabei die Tafel zu seinen Augen hält, ist sein optimaler Sichtabstand; der Therapeut wird sich diesen für die spätere Fixation auf den Finger merken. Die Tafel ist während der Fixation von einem kleinen Punktstrahler beleuchtet, der dann abgeschaltet wird (vom Platz des Therapeuten aus). Die verbale Begleitung kann so erfolgen: »Nehmen Sie jetzt bitte diese Hypnosetafel in die Hand und sehen Sie fest und ohne zu blinzeln auf den schwarzen Punkt in der orangen Fläche«, dabei kurz auf den Punkt zeigen und nach etwa dreißig Sekunden fortsetzen: »Sehen Sie jetzt auf den unteren schwarzen Punkt«, wieder darauf zeigen, »und es wird ihnen jetzt gleich auf der weißen Fläche ein leuchtendblaues Feld erscheinen...« Der Eintritt dieser Empfindung dauert ein bis zwei Sekunden und wird vom Patienten meist mit einem Nicken oder einer entsprechenden Bemerkung bestätigt. Nun gibt man die scheinlogische Suggestion: »Sie sehen, daß alles, was ich Ihnen ankündige, genau eintrifft, und genauso werden Sie gleich spüren, wie Ihre Augen müde und schwer werden, wenn Sie dann auf meinen Finger sehen...« Man nimmt dem Patienten die Tafel aus der Hand und fordert ihn, wie auf Seite 96 beschrieben wurde, zur Fixation des Fingers auf: »Sehen Sie jetzt ganz fest und ohne zu blinzeln auf meinen Finger« usw.

Die Anwendung solcher Tafeln als auslösende Schlüsselreize für die später beschriebene Ablationshypnose wird in Kapitel 7 besprochen werden.

Ist dem Patienten der durch die Anwendung solcher Tafeln hervorgerufene Nachbildeffekt geläufig, erklärt man ihm einfach, daß man diesen physiologischen Effekt, da er zur Ermüdung des Auges führt, für die Einleitung der Hypnose ausnutze.

Eine ganz andere Tafel, die sich weniger zur Unterstützung der Hypnoseeinleitung als vielmehr zum Beweis dafür eignet, daß ein Engrammkomplex durch einen gleichen Teilreiz in seiner Gesamtheit ekphoriert wird, stellt eine Verbindung zwischen Farben und Schraffurmustern dar. Diese weiße Tafel wird in z. B. sechzehn Quadrate eingeteilt, die schachbrettartig abwechselnd von links oben nach rechts unten und von rechts oben nach links unten schwarz schraffiert werden. Die Quadrate der oberen Tafelhälfte werden nun mit zwei beliebigen der oben angeführten Farben so unterlegt, daß die Schraffur von rechts oben nach links unten jeweils auf einem z. B. roten Feld, die Schraffur von links oben nach rechts unten jeweils auf einem z. B. grünen Feld zu stehen kommt. Die schraffierten Felder auf der unteren Hälfte der Tafel behalten ihren weißen Hintergrund. Deckt man nun die untere Hälfte dieser Tafel ab und betrachtet die obere Hälfte mehrere Minuten lang, wobei man die Augen nicht auf einen Punkt fixiert, sondern etwas hin und her wandern läßt, bildet sich im Gedächtnis ein Engrammkomplex, der die Teilreize der jeweiligen Farben und Schraffurrichtungen miteinander verbindet. Dieser Engrammkomplex Schraffurrichtung-Farbe wird durch den Teilreiz Schraffurrichtung in seiner Gesamtheit ekphoriert, sobald man den unteren nichtfarbigen, nur schraffierten Teil der Tafel ansieht. Überall da, wo die Schraffur von rechts oben nach links unten läuft, erscheint der tatsächlich weiße Hintergrund rötlich, bei den anderen Feldern grünlich. Daß es sich hier nicht um ein Nachbild, sondern tatsächlich um einen Lerneffekt, um ein Engramm handelt, kann leicht bewiesen werden, wenn die Tafel umgedreht und damit die Schraffurrichtung in den Feldern geändert wird. Alle vorher grünlich erschienenen Felder erscheinen jetzt rötlich und umgekehrt. Dieser Effekt kann, im Gegensatz zum Nachbild, noch Tage später wirksam sein.

Kann der Therapeut von seinem Platz aus die Beleuchtungsstärke regeln, läßt sich auch dieser Umstand suggestiv unterstützen. Indem während der Einleitung die Lichtintensität langsam reduziert wird, erfolgt die Scheinsuggestion: »Es wird jetzt dunkler und dunkler, und es fällt Ihnen immer schwerer, meinen Finger zu sehen.«

Haptische Verfahren

Die haptischen Verfahren sind die Einleitungen unter Nutzung des Tastsinns. Wir wollen diesen Begriff etwas erweitern und die Einleitung durch die mesmerischen Striche, die ja in einem nur geringen Abstand von der Haut ausgeführt werden, ebenfalls hierunter verstehen. Als alleinige Einleitungsmethode hat dieses Verfahren praktisch nur noch geschichtliche Bedeutung, da die Verbalsuggestion sehr viel sicherer zum Erfolg führt. Die heute meist gängige Meinung, daß die Erfolge dieses Verfahrens nachgewiesenermaßen auf der autosuggestiven Haltung der Erwartung des hypnotischen Zustandes beruhen würden, kann ich nicht teilen, da, wie wir gesehen haben, eine von den Händen ausgehende Strahlung, magnetisches Fluidum, Od oder wie man es immer nennen will, als existent angesehen werden muß. Nachdem wir wissen, daß praktisch jeder monotone Dauerreiz zu einer hypnotischen Umschaltung führen kann, wäre es absurd, haptischen Reizen diese Fähigkeit abzustreiten, nur weil uns ihre Einwirkungsweise etwas okkulter vorkommt.

Abbé de Faria leitete seine Hypnosen ein, indem er die Hypnotisanden nacheinander am Scheitel, an beiden Stirnhöckern, an der Nasenwurzel, am Zwerchfell, über dem Herzen, an beiden Knien und an beiden Füßen leicht berührte. Diese Körperstellen wurden von ihm als hypnogene Zonen angesehen, die auch zur Vertiefung der Hypnose beitragen konnten. Daß es solche Zonen wirklich gibt, hat auch F. Völgyesie bei seinen Tierhypnosen nachgewiesen.

Die mesmerische Methode haben wir bereits kennengelernt. Über dem Patienten werden im Abstand von ein bis zwei Zentimetern oder unter leichter Berührung bei zwei- bis dreimaliger Wiederholung die magnetischen Passes von oben nach unten durchgeführt. Die Passes über dem Gesicht werden meist im Abstand, die über dem Körper bei leichter Berührung gestrichen. Die Handinnenflächen sind dabei dem Patienten zugekehrt, die rechte Hand bestreicht die linke Körperseite, die linke Hand die rechte Körperseite des Patienten (nach Freiherrn von Reichenbach). Die großen Striche führen vom Scheitel bis zu den Knien und werden vor allem zur Beruhigung bei sehr nervösen Patienten eingesetzt. Die mittleren Striche führen vom Scheitel bis zum Brustkorb und dienen zur Vertiefung des Hypnosezustandes. Die kleinen Striche vom Scheitel bis zum Hals vervollständigen den hypnotischen Zustand. Zur Unterstützung der Herbeiführung des somnambulen tiefsten Hypnosezustandes wird der Scheitelwirbel des Patienten leicht berührt und gerieben. Die haptische Desuggestion erfolgt mit Strichen von unten nach oben und mit Querstrichen.

Abgesehen von ihrer nach wie vor umstrittenen Fluidumwirkung haben die haptischen Verfahren noch andere »auf der Hand liegende« Vorteile. »Behandeln« kommt von Hand anlegen, und es erfüllt daher der Behandler seine Aufgabe im strengen Wortsinn nur, wenn er auch seine Hände verwendet. Aus der Etymologie wissen wir, welch tiefer Sinn der Urbedeutung eines Wortes zukommt, deshalb ist diese Tatsache auch bei der Hypnosebehandlung nicht hoch genug einzuschätzen. In der Sprache der Psychotherapie können wir von einer Verstärkung der »Wir-Bildung«, der Übertragung und der therapeutischen Funktionseinheit Behandler–Patient, durch das »Handauflegen« ausgehen.

Noch einen weiteren wesentlichen Vorteil bietet uns das haptische Verfahren: Bei allen Organsuggestionen führt das Auflegen der Hand bzw. das Bestreichen der betreffenden Organgegend zu einer intensiven Hinlenkung der Aufmerksamkeit auf das angesprochene Organ. Die verbal-psychischen Suggestionen werden sozusagen somatisiert, körperlich übersetzt. Bei Katalepsiesuggestionen (Bestreichen von oben nach unten) und bei Levitationssuggestionen (Bestreichen von unten nach oben) sowie bei anderen, z. B. Durchblutungs- oder Heilsuggestionen, dienen die Hand und ihr Einfluß zur verbalen Erklärung und Unterstützung des angestrebten Suggestionsziels. Wie wir bereits wissen, reicht im hypnotischen Zustande die Erklärung mittels einer Scheinlogik aus, weshalb der Streit darüber, ob das angenommene Fluidum tatsächlich zur Hervorbringung der behaupteten Wirkungen imstande ist, für die Anwendung in der Hypnose gar nicht von großer Bedeutung ist. Hat es die behauptete Wirkkraft, was ich glaube, wird diese durch die hypnotische Suggestion noch verstärkt, hätte es sie nicht, wäre die Anwendung schon allein aus den obengenannten Gründen und zur bildhaften scheinlogischen Erklärung des angestrebten Suggestionserfolges und damit zur nachgewiesenen Verbesserung der Suggestionsrealisierung mehr als gerechtfertigt. Die Hervorrufung von verbalsuggestiv angekündigten Wärme- und Schwereerlebnissen kann ebenfalls durch die Hand unterstützend und sogar auslösend begleitet werden. Selbstverständlich müssen die Hände des Therapeuten immer angenehm warm und ruhig sein.

Von einigen Ärzten wird die durch die haptischen Reize ausgelöste »Erotisierung« als Nachteil dieser Methode empfunden. Mir scheint gerade in der Psychotherapie die Überwindung des unpersönlichen Abstandes und die Schaffung einer intensiven Wir-Beziehung zwischen Behandler und Patient, die durch die Befriedigung des in unserer Natur verankerten Bedürfnisses nach körperlichem Kontakt gefördert wird, von ausschlaggebendem Wert. J. H. SCHULTZ spricht sogar von einer Zärtlichkeitsbestechung des Hypnotisanden, indem die Passes (= mesmerischen Striche) zu lösenden Lustgefühlen führen.

In der Praxis wird das haptische Verfahren z. B. folgendermaßen eingebaut. Katalepsiesuggestion: »Ihr rechter Arm wird jetzt immer schwerer und schwerer«, und indem man Passes von der Schulter bis zur Hand ausführt, »ganz deutlich spüren Sie, wie mit jedem Strich meiner Hand diese Schwere immer mehr in Ihren Arm einzieht, jeder Strich meiner Hand läßt Ihren Arm immer schwerer werden, er ist jetzt unendlich schwer, so schwer wie Blei, so daß Sie ihn kaum noch anheben können, auch wenn Sie es versuchen.«

Durchblutungssuggestion: »Das Sonnengeflecht wird jetzt strömend warm durchblutet, und ich lege nun meine Hand auf das Sonnengeflecht, um die Durchblutung noch weiter zu steigern. Ganz deutlich empfinden Sie eine intensive Wärme, die aufgrund der gesteigerten Durchblutung in das Sonnengeflecht einzieht. Durch diese strömende Wärme lösen sich alle Verspannungen« usw.

Sinngemäß wird bei den anderen Anwendungen verfahren. Werden haptische oder haptisch unterstützte Suggestionen gegeben, deren Wirkung nicht über die Hypnose hinaus anhalten soll, müssen sie selbstverständlich auf demselben Wege wieder zurückgenommen werden.

Im Beispiel der Armkatalepsiesuggestion würde die Desuggestion etwa so zu erfolgen haben: »Indem ich nun von unten nach oben über Ihren Arm streiche, nehme ich die Schwere wieder heraus. Mit jedem Strich weicht die Schwere mehr und mehr, und der Arm wird wieder leichter und leichter, bis er das normale Körpergewicht erreicht hat. Ihr Arm ist jetzt wieder ganz normal leicht und gut beweglich.«

Vestibuläre Verfahren

Bei dieser Methode werden durch Schaukeln oder plötzlichen Lagewechsel Schwindelzustände erzeugt, die die Umschaltung fördern. Wir erinnern uns an die plötzlichen Stellungswechsel in der Kirche, beim Militär, vor Gericht usw. Auch die Kulttänze, bei denen, wie bei den vorgenannten Beispielen, ein gewisses Erschöpfungsmoment dazukommt, sind hier einzureihen.

Für die heilhypnotische Behandlung ist diese Methode nicht sehr bedeutsam, da sie sich nicht leicht in das übliche Behandlungsschema eingliedern läßt und die damit erzielten Effekte meist zuwenig ausgeprägt sind, als daß der entsprechende Aufwand gerechtfertigt wäre. Unsere Patienten wären verwundert oder belustigt, wollten wir nach den Anweisungen eines alten Hypnoselehrbuches verfahren: »Unter Fixierung des Patienten wird dessen Kopf in beide Hände genommen, um ihm kreisende Bewegungen zu geben.«

Es gibt allerdings eine Abwandlung dieser Methode, die recht einfach und wirksam ist und, sicher in Kombination mit den dabei mitwirkenden haptischen Reizen, die Einleitung unterstützen kann. Dabei läßt man den Hypnotisanden sich mit vorgebeugtem Oberkörper auf eine Liege oder einen Lehnstuhl setzen. Seine Oberarme sollen dann nach vorn gestreckt und die Unterarme rechtwinklig nach oben gebeugt werden. Nun legt man eine Hand an den Nacken des Patienten und nimmt dessen beide Hände in seine andere Hand. Der Patient wird aufgefordert, die Augen zu schließen, sich vollkommen zu entspannen und den mit ihm durchgeführten Bewegungen nachzugeben. Dabei ist darauf zu achten, daß man das Gewicht seiner Arme hält und mit der Hand im Nacken das Gewicht seines Oberkörpers abstützt. Nun schiebt man ihn an seinen Händen langsam immer weiter nach hinten, bis er mit Rücken und Kopf an der Lehne bzw. auf der Liege ruht. Die Nackenhand hat dabei das Gewicht des Oberkörpers auszugleichen, so daß ein sanftes Nachhintengleiten ohne Anspannung gewährleistet ist.

Auch ohne zusätzliche Verbalsuggestion der Müdigkeit und Lidschwere ist meist bereits nach dem ersten oder zweiten Versuch durch ein deutliches Zittern der geschlossenen Lider und bzw. oder eine Entspannung der Gesichtsmuskulatur zu erkennen, daß ein leichtes Hypnosestadium erreicht ist. Durch verbale Begleitung kann die Methode noch wirkungsvoller eingesetzt und die Hypnose weiter vertieft werden.

Hetero- und autotoxische Verfahren

Hier macht man sich bewußtseinstrübende chemische Einwirkungen zunutze, die hetero- oder autogen erzeugt werden. Die autotoxischen Einflüsse durch Hyper- und Hypoventilation bei Hechelatmung bzw. Atemhemmung wurden bereits beschrieben. Die Atemhemmung wird bei den meisten östlichen Meditationsformen und magischen Versenkungspraktiken angewandt und kann bei unkontrollierter exzessiver Durchführung infolge Sauerstoffmangels zu Dauerschäden führen. Eine gewisse Hyperventilation wird durch die in der Ruheeinstimmungsphase beschriebene Aufforderung zum Konzentrieren auf die Atmung erreicht, indem man tief ein- und ausatmen läßt.

Nahezu alle aromatischen Düfte, das Abbrennen von Räucherwerk, der Weihrauch in der Kirche, die legendären Dämpfe aus der Erdspalte des Orakels von Delphi und alle Sedativa, Hypnotika und Narkotika gehören zu den heterotoxischen Verfahren.

Nimmt man für die Hypnoseeinleitung zur Sedierung ausgesprochen unruhiger Patienten entsprechende Medikamente zu Hilfe, spricht man von einer Narkohypnose. Es erfolgt also eine medikamentöse Ruhigstellung im Sinne einer Erhöhung der Schlafbereitschaft. Auf dem Höhepunkt der Medikamentenwirkung wird dann die Hypnose verbal oder in Verbindung mit der Fixation eingeleitet.

Apparative Verfahren

Hier wird mit elektrischen Apparaten die Hypnoseeinleitung unterstützt, indem über eine Elektrodenbrille eine niederfrequente Elektrosedierung erfolgt. Aus den bereits erwähnten Gründen sollten solche Apparate, wenn überhaupt, nur dann zur Anwendung gelangen, wenn der Patient entsprechend technikgläubig und damit in dieser Richtung autosuggestiv vorbelastet ist. Die genauen Arbeitsanleitungen liegen den Geräten bei.

Telepathische Verfahren

Beim telepathischen Verfahren wird Einleitung, Hypnose und Desuggestion ausschließlich durch den nur gedachten Willen des Hypnotisators durchgeführt. Bei den Versuchen L. WASSILIEWS befand sich die zu hypnotisierende Person in einer Faradayschen Kammer, der Induktor (= Hypnotiseur) teilweise in einem geschlossenen Bleizylinder, immer jedoch räumlich getrennt vom Hypnotisanden. Durch mentale (= gedachte verbale) Übertragung setzte der Induktor die Versuchsperson zu einem ihr nicht bekannten Zeitpunkt in Hypnose und erweckte sie auf die gleiche Weise zu einem späteren Zeitpunkt. Dieses Experiment wurde viele Male wiederholt und von Beobachtern protokolliert. Die erzielten Ergebnisse müssen als unbezweifelbare Beweise für die Möglichkeit der telepathischen Hypnoseeinleitung angesehen werden.

Die Versuchsperson gab dabei meist an, zum Induktor eine fadenartige Verbindung zu spüren oder die Suggestionen »wie durch ein Telefon« zu erhalten. Einige Experimente führte L. WASSILIEW über Entfernungen bis zu 1700 Kilometern durch, wobei der Induktor den Aufenthaltsort der Versuchsperson nicht kannte und zuvor auch nie gesehen hatte. Durch das Gelingen dieser Versuche wurde bewiesen, daß es für die telepathische Hypnoseinduktion unwesentlich ist, ob der Induktor den Aufenthaltsort oder die Richtung des Aufenthaltsortes der Versuchsperson kennt und wie weit dieser entfernt ist (andere gelungene Versuche wurden von England nach Australien sowie von Paris nach New York durchgeführt). Allerdings scheint es aufgrund der bisher vorliegenden Ergebnisse erforderlich zu sein, daß der Induktor den Hypnotisanden persönlich kennt.

Der Ablauf einer telepathischen Hypnoseeinleitung geht also ähnlich wie eine verbale Einleitung vor sich, wobei der Hypnotisator die hypnotischen Suggestionen nur konzentriert denkt und damit »mental übermittelt«.

Hilfreich scheint es zu sein, wenn sich der Hypnotisator dabei auf den Hypnotisanden konzentriert, indem er sich ihn äußerlich vorstellt. Der Hypnotisand sollte sich möglichst schon vorher in einer Ruhestimmung befinden, die die Reizschwelle für die zu empfangenden Suggestionen herabsetzt.

Ein Kuriosum, die sogenannte schriftliche Suggestion, bei der der Hypnotisator seine Suggestionen lediglich schriftlich niederlegt, dürfte nach unserer bisherigen Kenntnis ebenfalls als telepathische Übertragung aufgefaßt werden können, da der Hypnotisator selbstverständlich während der schriftlichen Niederlegung auch an die gegebenen Suggestionen denkt.

Gemischt autogen-heterogene Verfahren

Hierunter wollen wir die Einleitungsverfahren verstehen, bei denen der autogene Anteil, der ja katalysatorisch bei jeder Heterohypnose ohnehin vorhanden sein muß, bewußt im Vordergrund steht.

Dazu gehört vor allem die gestufte Aktivhypnose nach D. LANGEN, die zur Voraussetzung hat, daß der Patient die Unterstufe des autogenen Trainings beherrscht. Die Hypnoseeinleitung erfolgt heterogen durch Fixation des Fingers oder autogen durch Fixation nach oben innen (die Stirn von innen sehen) nach vorangegangener Generalisierung der Schwere- und Wärmeempfindung. Eine ausführlichere Beschreibung dieses Verfahrens wird in Kapitel 7, Seiten 212ff., folgen.

Eine andere Form ist die sogenannte Einleitung durch den Patienten nach ERICKSON. Sie wird durch den Amerikaner W. BIDDLE zur Behandlung von Psychosen propagiert, die in Deutschland meist als Kontraindikationen für die Hypnosebehandlung angesehen werden, deren einzige wirkliche Behandlungschance aber nach den überzeugenden Ausführungen W. BIDDLES in der Hypnosebehandlung besteht.

Von Anfang an sei betont, daß diese Behandlung streng in den stationär-klinischen Rahmen gehört! Dem zwanghaft strukturierten Patienten wird durch dieses Verfahren die Angst genommen, beherrscht zu werden, da die Entscheidung über Gelingen oder Mißlingen der Hypnose beim Patienten liegt und die Einleitung scheinbar durch ihn selbst herbeigeführt wird.

Dem Patienten wird zuerst erklärt, welche Phänomene er durch Konzentration hervorbringen kann. Dadurch wird sein Selbstvertrauen gestärkt, und er wird ermutigt, sich selbst größere Versenkungstiefen zu erlauben.

Es wird dann die Suggestion des Kribbelns in den Fingern und der Armlevitation gegeben. Alle Suggestionen erfolgen in der Form von Beobachtungen und persönlicher Unterrichtung und nicht als Anweisung. Darauf suggeriert der Therapeut, daß der Patient schläfrig und müde wird, sobald sich seine erhobene Hand seinem Gesicht nähert. Auf diese Weise wird dem Patienten scheinbar die Einleitung und ihr Erfolg vollständig in die Hand gegeben. Alle Zwangssuggestionen müssen sorgfältig vermieden werden, und die gesamte Weiterleitung muß auf dieser Basis erfolgen.

Kombinationen

Wie schon den vorangegangenen Ausführungen zu entnehmen ist, lassen sich nahezu alle Verfahren auch mehrfach untereinander kombinieren. Auch hier gilt jedoch der Grundsatz, daß der sichere Hypnotisator mit einer knappen verbalen Einleitung denselben Erfolg erreicht wie ein Therapeut, der (meist aufgrund eigener Unsicherheit) unter Zuhilfenahme der verschiedensten Verfahren eine ausführliche Einleitung durchführt. Natürlich ist auch die vermutete Suggestibilität des Hypnotisanden Wegweiser für die mehr oder weniger ausführlich anzuwendende Einleitung. Außerdem ist es ratsam, die Einleitungsverfahren nach den vorhandenen Erfahrungen (Engrammen) des Patienten auszuwählen und eventuell mit der sonst üblichen Standardeinleitung zu kombinieren, um dann, nach deren Konditionierung (Engraphierung), in weiteren Behandlungen ganz darauf überzugehen.

Die fraktionierte Methode

Die fraktionierte Hypnoseeinleitung wird im stufenweisen Vorgehen durchgeführt. Sozusagen nach dem Motto »Zwei Schritte vorwärts, einen zurück« überprüft man nach jeder Teilphase das Ergebnis, um es dann für die Weiterführung ausbauend zu verwerten und damit auch die Eigenleistung des Patienten bewußt zu intensivieren.

Diese Methode ist daher besonders angezeigt bei sehr schwach suggestiblen, anankastisch strukturierten (zwanghaften) Patienten, um diesen über den Umweg ihrer eigenen, als Eigenleistung empfundenen Erlebniswelt den Einstieg in tiefere Hypnosegrade zu ermöglichen. Bei geringerer Erfahrung des Behandlers bietet die fraktionierte Einleitung den Vorteil, daß der Weg für das weitere Vorgehen gleichsam aufgezeigt wird und damit die Gewähr für sein Gelingen schon in sich trägt. Auf diese Weise wird sowohl für den Patienten als auch für den Behandler die Gefahr einer negativen Nichterfüllungserfahrung verringert.

Das praktische Vorgehen ist bis zum Lidschluß das gleiche wie schon beschrieben: einführendes Gespräch, kurze Mitteilung des Hypnoseablaufs (= erste Engraphierung), Ruheeinstimmung, Fixation mit Verbalsuggestion bis zum Lidschluß, der nötigenfalls auch über eine Aufforderung, wie »Schließen Sie jetzt bitte die Augen«, konditioniert werden kann. Nach einigen allgemeinen Ruhesuggestionen wird dann die Einleitung abgebrochen, indem man bewußt unvollständig desuggeriert: »Wir unterbrechen jetzt die Hypnose, und Sie können mir schildern, was Sie empfunden haben. Sie können jetzt die Augen öffnen.« Die vom Patienten geschilderten Empfindungen werden dann besprochen und im Sinne der Hypnose gedeutet, indem die ganz oder teilweise realisierten Suggestionen als gutes und wichtiges Teilergebnis und nicht realisierte Suggestionen oder negative Empfindungen abschwächend oder umdeutend als weniger maßgeblich dargestellt werden. Hierbei ist es besonders entscheidend, auf die genaue Wortwahl des Patienten zu achten, sich dessen Ausdrücke zu notieren, um sie in den nächsten Stufen zu verwenden. Nun wird erneut über die Fixation und Verbalsuggestion eine Hypnose eingeleitet, die diesmal etwas tiefer geführt wird, indem die Schwere von den Augen auf den Körper ausgedehnt und eine spezifische Armschweresuggestion gegeben wird. Darauf unterbricht man auch diese zweite Teilhypnose wie zuvor durch unvollständige Desuggestion und läßt den Patienten seine erlebten Empfindungen wiederum schildern. Auf diese Weise erreicht man in drei bis fünf Teilhypnosen auch unter schwierigeren Voraussetzungen meist schon bei der ersten Sitzung eine mittlere Hypnosetiefe. Die Desuggerierung nach der letzten Teilhypnose muß besonders sorgfältig durchgeführt werden.

Aufgrund ihres Aufbaus eignet sich die fraktionierte Technik auch bei normal suggestiblen Patienten und gutem Hintergrund, wenn schon in der ersten Hypnose ein möglichst tiefes Stadium erreicht werden soll.

Einen weiteren Vorteil bietet diese Methode für Hypnosen, bei denen in einer oder in wenigen Sitzungen ein sehr tiefes Stadium erreicht werden soll, indem durch die allmähliche stufenweise Vertiefung und die dabei vorhandene Möglichkeit für den Patienten, seine Empfindungen zu schildern und vom Behandler positiv bestätigt zu erhalten, keine Gefahr einer Angstreaktion durch das Gefühl eines »Zu-schnell-in-die-Hypnose-Sinkens« besteht.

Das beschriebene Vorgehen kommt insofern auch bei der nicht fraktionierten Durchführung zur Anwendung, als man sich nach jeder Hypnose die Empfindungen des Patienten schildern läßt, um diese bei der nächsten Hypnose verstärkend wieder zu verwenden, indem man dieselben Worte und Ausdrücke benutzt.

Empfehlung eines breit anwendbaren Verfahrens

Für die Ersthypnose eines durchschnittlich suggestiblen Patienten bei durchschnittlichem Hintergrund hat sich das folgende Schema als Kombination aus den obenangeführten Elementen bewährt, die der besseren Übersichtlichkeit halber hier nochmals ausführlich geschildert werden.

Das einleitende Gespräch

Dieses ist zum Abbau von Widerständen unerläßlich und wurde bereits auf den Seiten 83f. ausführlich besprochen.

Kurze Erläuterung des Hypnoseablaufs

Dadurch wird eine erste Engraphierung des Hypnoseengramms bewirkt. Nachdem der Hypnotisand zu einer Tageszeit reduzierter Wachheit zum ersten Termin erschienen ist und das einführende Gespräch stattgefunden hat, erklärt ihm der Therapeut: »Sie wissen jetzt, was eine Hypnose ist, und wir können nun mit der ersten Hypnose beginnen. Zuerst will ich Ihnen noch einmal kurz den Ablauf schildern. Sie liegen hier auf der Hypnosecouch und entspannen sich mit einer Atemübung. Ich sitze dabei am Kopfende und erläutere Ihnen alles genau. Anschließend gebe ich Ihnen diese Hypnosetafel in die Hand, und Sie konzentrieren sich auf den schwarzen Punkt in der orangen Fläche. Wenn ich Sie dann bitte, den unteren schwarzen Punkt anzusehen, wird Ihnen ein leuchtendblaues Feld erscheinen. Dann sehen Sie auf meinen Finger, und ich werde dabei zu Ihnen sprechen. Sie werden feststellen, daß alles, was ich Ihnen ankündige, genau eintrifft, und wie Ihre Augen langsam müde und schwer werden und zufallen. Während der Hypnose hören Sie mich deutlich weiter zu Ihnen sprechen, und am Schluß der Hypnose werde ich bis zehn zählen, um Sie zu erwecken. Bei zehn können Sie dann die Augen wieder öffnen.«

Die Ruheeinstimmung

Der Patient legt sich in Rückenlage auf die Hypnosecouch, Schuhe und beengende Kleidungsstücke werden abgelegt bzw. gelockert (Gürtel, Kragenknöpfe usw.). Der Therapeut deckt den Patienten mit einer Decke zu, um ihm ein Gefühl der Geborgenheit zu vermitteln und bei weiblichen Patienten eine Erotisierung zu vermeiden. Ebenso ist auf eine bequeme Lage des Kopfes bei entspannter Nackenmuskulatur zu achten (auf einem frischen, sauberen Kissen). Nun wird der Patient aufgefordert, tief und regelmäßig ein- und auszuatmen und sich auf seine Atmung zu konzentrieren, indem er sich vorstellt, daß er Ruhe ein- und Unruhe ausatmet. Diese Vorstellung wird erleichtert, indem man ihm erklärt, daß er mit dem Einatmen Sauerstoff = Kraft und Ruhe aufnimmt und mit dem Ausatmen Kohlendioxyd = verbrauchte Energie = Unruhe abgibt. Der Therapeut hat inzwischen am Kopfende Platz genommen und kommentiert unter Beobachtung des Patienten dessen

Atmung mit »Ruhe einatmen« und »Unruhe ausatmen«. Auf diese Weise wirkt er einerseits einem Abschweifen der Gedanken des Patienten von der Ruheübung entgegen und konditioniert ihn andererseits schon an seine Stimme und gleichzeitig an die Akzeptation seiner Autorität. Wie wir gesehen haben, erfolgt durch die Ruheübung aufgrund einer sanften Hyperventilation außerdem bereits eine geringgradige Senkung der Bewußtseinslage.

Optische Unterstützung

Mit Hilfe der auf Seite 98 beschriebenen Farbtafel wird der Engrammkomplex engraphiert, daß die Voraussagen des Hypnotisators eintreffen. Nach der vorausgegangenen Atemübung von zwei bis drei Minuten Dauer gibt man dem Patienten die Tafel in die Hand und fordert ihn auf: »Nehmen Sie jetzt bitte diese Hypnosetafel in die Hand und schauen Sie fest und ohne zu blinzeln auf den schwarzen Punkt in der orangen Fläche«, indem man kurz mit dem Finger darauf zeigt. Der Abstand, in dem der Patient dabei die Tafel zu seinen Augen hält, ist sein optimaler Sichtabstand und muß für die spätere Fixation auf den Finger gemerkt werden. Die Tafel ist während der Fixation von einem kleinen, vom Platz des Therapeuten aus schaltbaren Punktstrahler beleuchtet. Nach etwa dreißig Sekunden setzt man fort: »Schauen Sie jetzt auf den unteren schwarzen Punkt«, und weist wieder mit dem Finger darauf, »und es wird Ihnen jetzt gleich auf der weißen Fläche ein leuchtendblaues Feld erscheinen«. Der Eintritt dieser Empfindung dauert ein bis zwei Sekunden und wird meist mit einem Nicken oder einer entsprechenden Bemerkung bestätigt. Nun schaltet man den Strahler ab, nimmt dem Patienten die Tafel aus der Hand und gibt die scheinlogische Suggestion: »Sie sehen, daß alles, was ich Ihnen ankündige, genau eintrifft, und genauso werden Sie spüren, wie Ihre Augen müde und schwer werden, wenn Sie dann auf meinen Finger sehen...«

Eigentliche Einleitung

Diese wird durch Fixation auf den Zeigefinger des Hypnotisators bei verbaler Begleitsuggestion bewirkt. Man hält nun einen Finger etwas näher als im zuvor beobachteten Abstand und etwa zehn Zentimeter oberhalb der Nasenwurzel des Patienten, um ihn zur Konvergenz der Augen nach oben innen zu zwingen, und fordert ihn auf: »Bitte schauen Sie jetzt ganz fest und ohne zu blinzeln auf meine Fingerspitze und horchen Sie ganz genau auf das, was ich zu Ihnen spreche. Ganz fest und ohne zu blinzeln auf meine Fingerspitze sehen und sich auf meine Stimme konzentrieren...« Hierbei ist darauf zu achten, daß der Patient nicht versucht, die ihm unbequeme, durch die Fingerhaltung aufgezwungene Konvergenz der Augen zu umgehen, indem er den Kopf nach hinten legt und damit die Nackenmuskulatur verspannt. Die Augen des Patienten werden nun genau beobachtet und die Suggestionen den eintretenden physiologischen Phänomemen angepaßt und auf die erwünschten Ziele ausgeweitet. Tritt eine Pupillenerweiterung ein, folgt die suggestive Begleitung: »Sie sehen jetzt meinen Finger immer unschärfer und unschärfer, mein Finger beginnt vor Ihren Augen zu verschwimmen, und es gelingt Ihnen immer schlechter, meinen Finger anzusehen.« Zwischendurch wird ständig auf die Stimme des Behandlers konditioniert und die Suggestion weiter ausgebaut: »Immer schwerer und schwerer fällt es Ihnen, meinen Finger anzusehen, und Ihre Augenlider werden langsam müde und schwer. Ganz deutlich hören Sie, wie ich zu Ihnen spreche, und alles, was ich sage, wird ganz genau eintreffen...« Wird dann das Austrocknen der Bindehäute beobachtet, folgt sofort die »Suggestion«: »Ihre Augen beginnen zu brennen, immer stärker und stärker, und es fällt Ihnen immer schwerer, die Augen offenzuhalten. Sie müssen blinzeln«, was der Patient dann erleichtert tut, aber als Folge der Ansage auffaßt, »und Ihre Augen werden immer müder und schwerer...« Kommt es dann zum Vibrieren der Augenlider, folgt die Unterstützung: »Ganz deutlich sehe ich [indirekte Suggestion!], wie schwer Ihre Augen jetzt schon s i n d. Ganz müde, unendlich müde und schwer, und gleich werden sie zufallen, einfach zufallen...« Zur Unterstützung des Lidschlusses kann, falls es erforderlich erscheint, zwischen dem fixierten Finger und den Augen des Patienten die andere Hand langsam von oben nach unten geführt oder der Fixationsfinger langsam nasalwärts bewegt werden. Meist wird dies nicht nötig sein, da die Augen ohnehin schon zugefallen sind. Einige Patienten warten auf die deutliche Anweisung zum Lidschluß, die in diesen Fällen so erfolgen kann: »Ihre Augen fallen jetzt zu, Sie lassen sie einfach zufallen, lassen Sie die Augen zufallen!« Der hypnotische Lidschluß erfolgt meist jalousieartig nach vorangegangenem Vibrieren der Lider. Das Vibrieren der Lider und Augäpfel kann auch nach dem Lidschluß anhalten und kann durch eine entsprechende Suggestion: »Ihre Augen werden jetzt ganz ruhig und ruhen sich aus« (usw.) beseitigt werden, stört aber meist nicht.

Bei günstigen Bedingungen kann der Patient einige der geschilderten Stadien überspringen oder nur ganz kurz erleben. Immer muß deshalb die verbale Begleitung der Sachlage angepaßt werden. Einem Patienten, der den Lidschluß bereits vollzogen hat, z. B. noch ein Brennen der Augen suggerieren zu wollen, wäre natürlich barer Unsinn und würde als eine in diesem Stadium unrealisierbare Suggestion zu Widerständen führen.

Nach erfolgtem Lidschluß wird die Hypnose verbal weiter vertieft.

Bei scheinbar refraktären Patienten, die den Lidschluß auch nach längerer Zeit (fünf bis zehn Minuten) und entsprechenden Aufforderungen nicht vollziehen, kann man Zeige- und Mittelfinger einer Hand langsam den Augen des Patienten nähern und verbal etwa folgende Begleitung geben: »Schauen Sie jetzt auf meine beiden Finger, und indem sich meine Finger langsam nähern, werden Ihre Augen so müde, daß Sie sie zufallen lassen.« Die sich mehr und mehr nähernden Finger veranlassen meist auch »starre« Patienten zum reflexartigen Lidschluß. Schließlich kann man sogar beide Finger ganz sanft auf den geschlossenen Lidern liegen lassen und dadurch die darauf folgenden vertiefenden Suggestionen unterstützen (haptische Unterstützung).

Scheint dieses Verfahren, insbesondere bei sehr zwanghaften Patienten, nicht angezeigt, empfiehlt es sich, nach der Aufforderung: »Machen Sie jetzt die Augen zu – die Augen jetzt bitte zufallen lassen!« die therapeutischen Suggestionen trotzdem zu geben, indem man voranstellt: »Es ist jetzt ganz gleichgültig, ob sich eine tiefere Hypnose [ein vertiefter Ruhezustand] schon heute oder erst bei der nächsten Sitzung einstellt«, und gegebenenfalls dazufügt: »Ich werde die Suggestionen jetzt durch Magnetisieren unterstützen.« Meist wird diesen Patienten, indem man auf diese Weise praktisch vorgibt, sie befänden sich bereits in einem leichten hypnotischen Zustande, die Angst vor diesem Zustand, die sie daran hinderte, sich der Hypnose hinzugeben, genommen und so im Verlauf dieser oder einer der nächsten Sitzungen eine normale Hypnose erreicht.

Gefahren infolge fehlerhafter Einleitung

Bei der Hypnoseeinleitung bedeutet die größte Gefahr für den Patienten die Anwendung von Reizen, die gleich oder ähnlich im Alltagsleben vorkommen und dann im Sinne der Ekphorie eines Engrammkomplexes durch einen Teilreiz eine Spontanhypnose auslösen können. Unter allen Umständen sind daher, wie schon gesagt, glänzende Gegenstände, Bleistifte und dergleichen mehr sowie Ton- und Klangfolgen oder andere Reize, die im täglichen Leben auftreten können, für die Hypnoseeinleitung zu meiden. Die eigentliche Einleitung sollte möglichst ausschließlich an Stimme und, als Fixationsobjekt, Finger oder Auge des Hypnotisators gebunden sein.

Bei besonders ängstlichen Patienten empfiehlt sich, die Hypnose langsam einzuleiten und anfangs kein tieferes Stadium anzustreben, um Schreck- und Angstreaktionen zu vermeiden, die sonst bei einem plötzlich empfundenen Verlust der Selbstkontrolle eintreten könnten.

Patienten, die während der Einleitung lachen, haben noch Angst und sollten nochmals daraufhin befragt und aufgeklärt werden, ehe man die Einleitung neu beginnt.

Die Verbalsuggestionen

Allgemeine Regeln

Die verbalen Suggestionen müssen den Regeln der subkortikalen Hirnschichten angepaßt sein, um ein Höchstmaß an Wirksamkeit zu erreichen. Hierzu ist es erforderlich, auf folgende Eigenschaften zu achten:

Realisierbarkeit

Die Realisierbarkeit setzt voraus, daß die Suggestionen verstanden werden und vorstellbar sind. Das erfordert neben einer klaren und verständlichen Aussprache des Hypnotisators eine Wortwahl, die dem Sprachschatz des Hypnotisanden angepaßt ist. Sowohl mundartliche Ausdrücke als auch Fachfremdwörter sind unangebracht. Auch muß die Realisierung aus der gegebenen Situation heraus möglich sein. Einem sehr erregten Patienten ohne vorherige Ruhigstellung Müdigkeit suggerieren zu wollen, wäre verfehlt. Um bereits vorhandene Engrammkomplexe ekphorieren zu können, sollen die Suggestionen innerhalb der Erlebniswelt des Patienten liegen und nicht gegen dessen Grundsätze oder eingefleischte Ansichten verstoßen.

Wunsch nach Realisierung

Die Inhalte der therapeutischen Suggestionen müssen den Vorstellungen des Patienten entsprechen. Therapeutisch angestrebte Suggestionsinhalte sollten deshalb an die Ausbildung der vom Patienten erwünschten Charaktereigenschaften gekoppelt werden. Zweckmäßigerweise wird man also den Patienten vor der Hypnose nach seinen Idealvorstellungen fragen. Eine entsprechende Suggestion könnte etwa lauten: »Frei von Angst durch Selbstvertrauen.«

Zeit lassen zur Realisierung

Alle Suggestionen, die nicht als Unterstützung bereits erfüllter Inhalte gegeben werden, erfolgen in der Zukunftsform, um den Hypnotisierten Zeit zur Realisierung zu lassen. Eine noch nicht realisierte Suggestion in der Gegenwartsform würde die Gefahr in sich bergen, daß beim Hypnotisierten Widerstände aufkommen, indem sich das Engramm bildet, daß die Suggestionen des Hypnotisators nicht zutreffen. Dabei wollen wir allerdings auch die Gegenwart des Hauptzeitwortes »werden« als Zukunftsform dem Sinn nach gelten lassen wie auch die Gegenwart anderer in die Zukunft weisender Zeitwörter (z. B. beginnen). Man suggeriert also: »Ihre Augen werden schwer«, und man gibt die Unterstützung »Ihre Augen sind schwer« erst, wenn sich durch die Vibration der Lider die Realisation ankündigt.

Eine Ausnahme von dieser Regel stellt das autogene Training dar, wo die Suggestionen grundsätzlich in der Gegenwartsform erfolgen, da hier das erwünschte Ziel als vorhanden vorgestellt wird, um eine affektbetonte und deshalb hinderliche Konzentration auf die Realisierung zu vermeiden.

Förderung der Vorstellbarkeit

Dieses Ziel wird erreicht, indem die Suggestionen bildhaft, mit logischer oder scheinlogischer Erklärung und in positiver Form gegeben werden. Die Bildhaftigkeit ergibt sich durch entsprechende Vergleiche, die man natürlich so wählen muß, daß keine negativen Assoziationen beim Patienten hervorgerufen werden. So wird man z. B. suggerieren: »Sie werden jetzt immer tiefer und tiefer in diesen angenehmen Ruhezustand hineingleiten wie ein Vogel, der seine Kreise zieht, immer tiefer und tiefer«, und nicht etwa: »Sie fallen jetzt immer tiefer in Hypnose, als ob Sie ein Stein wären, der in einen tiefen Brunnen fällt.«

Die erste Art des Vergleiches bietet zudem den Vorteil, daß der Patient nicht selbst das erlebende Objekt ist, sondern gleichsam beobachtend miterlebt. Nimmt man bei diesem Beispiel das Element der logischen Erklärung hinzu, würde die Suggestion lauten: »Mit jedem Atemzug nehmen Sie Ruhe auf und gleiten dadurch immer tiefer und tiefer in diesen angenehmen Ruhezustand« usw. Bei einer Katalepsiesuggestion kann die Erklärung mit Hilfe der mesmerischen Striche auf folgende Art gegeben werden: »Ich werde jetzt mit meiner Hand Ihren rechten Arm bestreichen, und mit jedem Strich werden Sie deutlich empfinden, wie aus meiner Hand ein Gefühl der Schwere in Ihren Arm einzieht. Immer schwerer und schwerer wird Ihr Arm, mit jedem Strich, immer schwerer und schwerer, als ob ihn ein Gewicht auf die Unterlage drücken würde...« usw. Die logische Erklärung einer Suggestion empfiehlt sich auch deswegen, weil das Unterbewußtsein aufgrund einer in diesem Zustande vorhandenen gewissen Dissoziierung des Denkens die logischen Schlüsse, die im Wachbewußtsein als selbstverständlich angesehen werden, nicht nachvollzieht, und alle Suggestionen genau wörtlich, und zwar nur wörtlich nimmt. Mit dieser Eigenart des Unterbewußtseins ist zu rechnen.

Alle Suggestionen müssen in positiver Form erfolgen, da das Nichts nicht vorstellbar ist und darüber höchstens philosophiert werden kann. Positive Suggestionen knüpfen zudem an die erstrebten positiven Charaktereigenschaften und die erwünschte Selbstverwirklichung an und bedeuten nicht lediglich eine Verdrängung eines Schuldkomplexes. Eine negativ formulierte Suggestion ist z. B.: »Sie werden jetzt keine Schmerzen mehr haben«, eine positiv und richtig formulierte wäre: »Die Schmerzen wandeln sich in Wärme.« Diese Regel muß auch bei der Wortwahl beachtet werden. Wenn auch Eigenschaftswörter, wie »entspannt«, als feststehende Begriffe in ihrer Gesamtbedeutung vom Wachbewußtsein kaum noch negativ gesehen werden, ist eben doch der Begriff »verspannt« darin enthalten und daher der Ausdruck »gelöst« besser, da das Unterbewußtsein leicht eine Assoziation mit der positiven Grundbedeutung des Begriffes herstellen und diese daher leichter realisieren kann.

Aus der Etymologie wissen wir zudem, daß die Ursprünge aller Wortbildung in lautmalenden Bezeichnungen liegen. Der Wortklang symbolisiert also gleichzeitig die Bedeutung, ähnlich wie dies im Mantra der Yogatechniken genutzt wird. So drückt die Klangdynamik des Wortes Spannung allein schon die Wortbedeutung aus. Diese Klangdynamik ist im Kunstwort Entspannung ebenfalls enthalten und wird deshalb bei Verwendung dieses Wortes für die suggestive Beeinflussung des Unterbewußtseins zu einem Widerspruch von Aussage und Wirkungsabsicht führen können. Das Wort Gelöstheit drückt das Gemeinte in Bedeutung und Wortklang lautmalend aus und ist deshalb unbedingt vorzuziehen.

Ein schlechtes Beispiel, das aber typisch für die Anwendung suggestiver Elemente im Staat ist, stellt die negativ-suggestive Aufforderung in einer Werbung der Deutschen Bundesbahn dar: »Nie ohne Fahrschein.«

Viel besser, wenn auch undeutscher, wäre gewesen: »Immer mit Fahrschein.«

Erleichterung der Annahme

Neben den bereits erwähnten Grundsätzen wird dieses Ziel erreicht, indem man dem Patienten bei der Realisierung der Suggestionen einen individuellen Spielraum läßt und so nicht den Anschein gibt, zu absolut in seine Persönlichkeit einzugreifen. Dem gleichen Ziel dient die Regel, daß alle Suggestionen nicht in der Befehlsform oder in befehlendem Ton, sondern quasi als Information gegeben werden.

Den Spielraum drückt man aus, indem man keine alternative, sondern eine etwas offenbleibende Formulierung wählt, wie z. B.: »Ihr Arm ist jetzt so schwer geworden, daß Sie ihn kaum noch heben können«, und nicht: »Ihr Arm ist jetzt so schwer, daß Sie ihn nicht mehr heben können.« Auf diese Weise wird der Patient nicht so stark dem Konflikt ausgesetzt, die Suggestion entweder anzunehmen oder abzulehnen, und kann sich gleichsam selbst aussuchen, wie schwer er seinen Arm werden läßt.

Einprägsamkeit

Für die therapeutischen Suggestionen, die in Form wandspruchartiger Leitsätze im Unterbewußtsein des Patienten auch nach der Hypnose weiterwirken sollen, ist eine einprägsame Formulierung wichtig. Einprägsamkeit wird erreicht durch Kürze, durch eine Formvereinfachung bei Heraushebung des Wesentlichen, durch Rhythmisierung, Verwendung des Stab- oder Endsilbenreimes und durch Wiederholung.

So können wir z. B. den angestrebten Inhalt, daß der Patient irgendwo keine Schmerzen mehr empfinden möge, mit folgender Suggestion ausdrücken: »Schmerzen wandeln sich in Wärme.« In diesem Beispiel finden wir nahezu alle Ansprüche, die an eine gute und prägnante Suggestionsformulierung gestellt werden, wieder: Die Realisierbarkeit ergibt sich aus den physiologischen Grundlagen der Hypnose. Der Wunsch nach Realisierung wird vom Patienten ohnehin gehegt. Die Zeit zur Realisierung wird durch den zeitlich dehnbaren Begriff »wandeln« vorgegeben. Die Förderung der Vorstellbarkeit wird erreicht, indem erklärt wird, was mit den Schmerzen geschieht, warum sie weichen. Die Erleichterung der Annahme ist durch die offene Formulierung ebenfalls gegeben. Die Elemente der Einprägsamkeit finden sich in der Kürze, der Rhythmisierung (Trochäus) und im Stabreim.

Neutralisierung der Affektbezogenheit

Affektbezogene Suggestionsinhalte, wie sie bei der Therapie von Süchten, beim Logospasmus usw. zur Anwendung gelangen, dürfen die positive Affektbezogenheit nicht in eine negative umzuwandeln versuchen, da dies erstens schlecht realisierbar wäre und zweitens dadurch die Affektbezogenheit, die es ja aufzulösen gilt, weiter gefördert würde. So wie Liebe und Haß nicht weit voneinander getrennt sind, kann auch die Suggestion einer negativen Affektbezogenheit leicht autosuggestiv wieder positiv umschlagen. Affekte müssen daher durch Gleichgültigkeitssuggestionen, die man eventuell an erwünschte Charakterinhalte koppelt, neutralisiert werden. Ein Beispiel für eine solche Suggestion wäre: »Rauchen gleichgültig bei Ruhe und Sicherheit«, aber nicht etwa: »Rauchen schmeckt ekelhaft!«

Bei der Therapie affektiver Hemmungen kann die Neutralisierung auch durch eine vorsichtige Anwendung der Technik der paradoxen Intention erfolgen. Dieses Vorgehen empfiehlt sich insbesondere bei autosuggestiven Methoden. Bei dieser Technik wird die Suggestion in Form eines eher ins Lächerliche gezogenen, vordergründig verstärkenden und dadurch Gleichgültigkeit erzeugenden, gegen die Hemmung gerichteten Leitsatzes gegeben. Ein Beispiel hierfür wäre die bei Erröten angewandte Formel: »Jetzt werde ich denen zeigen, was ich für einen schönen knallroten Kopf bekommen kann.«

Ein affektbeladener Vorgang wird für den Symptomträger deshalb so problematisch, da Vorgänge, die sonst in den subkortikalen Hirnschichten ablaufen, aufgrund dieser Affektbezogenheit in die kortikalen, bewußten Bereiche rücken, von denen aus sie aber wegen ihrer Komplexität (wie z.B. das Sprechen) oder ihrer mangelnden Steuerbarkeit (Schlafen, Erröten usw.) nicht mehr richtig oder genügend beeinflußt werden können. Schon hieraus ist ersichtlich, daß sich therapeutische Bemühungen immer auf das Erzielen einer indifferenten Haltung gegenüber diesen Vorgängen und damit auf ihre Rückführung in die subkortikalen Schichten und nie auf ein bewußtes Trainieren und damit noch stärkeres Ins-Bewußtsein-Rücken richten müssen.

Ein schönes Beispiel hierfür ist die Geschichte des Mannes mit dem langen Bart, der gefragt wurde, ob er beim Schlafen seinen Bart über oder unter der Decke liegen habe. Der Mann, der darauf noch nie geachtet hatte, wußte keine Antwort zu geben und nahm sich vor, in der nächsten Nacht darauf aufzupassen. Doch wie er in dieser Nacht seinen Bart auch legte, über oder unter die Decke und wieder zurück, es erschien ihm nicht richtig, und er fand keine Ruhe über dieser Frage. Nachdem er so einige Nächte schlaflos zugebracht hatte, blieb ihm nichts anderes übrig, als seinen stolzen Bart abschneiden zu lassen, um seinen Schlaf wieder zu finden.

Mit der Komplexität und Problematik des Sprachvorgangs vergleichbar ist die Fabel vom Tausendfüßler, der gefragt wurde, in welcher Reihenfolge er denn seine Beine bewege. Obwohl er bis zu dieser Frage mühelos und fließend hatte laufen können, brachte ihn das Nachdenken über diesen komplizierten Vorgang, der bis dato unbewußt reibungslos gesteuert worden war, in solche Schwierigkeiten, daß er sich fortan nur noch stolpernd fortbewegen konnte.

Anwendung, Häufigkeit und Plazierung

Um die Suggestionen in ihrer Formulierung den zuvor beschriebenen Ansprüchen anzupassen, empfiehlt sich, den Patienten nach jeder Hypnose seine Empfindungen schildern zu lassen, wie es auch bei der fraktionierten Einleitung nach jeder Teilhypnose geschieht, und sowohl den Inhalt, als auch die Wortwahl dieser Schilderungen unter Berücksichtigung der gegebenen Regeln für den Aufbau der künftigen Suggestionen zu verwenden. Bei den therapeutischen Suggestionen kann sogar der Patient nach entsprechender Aufklärung die Formulierung selbst übernehmen, während der Behandler nur beratend redigiert. Auf diese Weise wird jeder Widerstand gegen die Suggestionen vermieden, da es sich ja dann ganz offensichtlich nicht mehr um fremde Einflüsse handelt.

Während der Hypnose sollte durch einen nahezu ständigen Redefluß darauf geachtet werden, daß keine Fremdreize die Übermacht erlangen und daß der hypnotische Rapport über die Stimme des Hypnotisators nicht verlorengeht. Nicht nur für Anfänger empfiehlt sich daher das Bereithalten einiger Standardwendungen, die nicht nur Lückenbüßer sind, sondern unterstützend eingreifen. Einige Beispiele für solche Standardsuggestionen sind: »Ganz deutlich hören Sie jedes Wort von mir, und alles, was ich Ihnen sage, schreibt sich wie auf einer Tafel in Ihrem Unterbewußtsein ein und wird deshalb genau eintreffen.« – »Alle Geräusche von außen sind gleichgültig und vertiefen Ihren Ruhezustand.« – »Mit jedem Atemzug und mit jedem Wort von mir nehmen Sie immer mehr Ruhe auf.«

Die Suggestionen werden öfters leicht abgewandelt wiederholt, um sie besser einzuprägen und ihre Realisierung durch Vorgabe von genügend Zeit zu sichern. Durch die ständige Wiederholung mit einer gewissen

Monotonie werden die hyponoischen subkortikalen Schichten angesprochen, und es wird der Grundsatz genutzt, daß jede systematisch über längere Zeit aufrechterhaltene Vorstellung die Tendenz sich zu verwirklichen in sich trägt. Je nach der Situation ist eine fünf- bis zwanzigmalige Wiederholung der wichtigen Suggestionen angezeigt. Die therapeutischen Suggestionen können bis zu ihrer Wirksamkeit und Festigung unverändert oder leicht abgewandelt unter Umständen über mehrere Monate beibehalten, müssen jedoch ständig am Fortschritt der Therapie orientiert werden. Aus diesem Grunde scheint die später noch näher beschriebene Ablationshypnose, bei der die Suggestionen über längere Zeiträume starr und unverändert über ein vom Hypnotisator besprochenes Tonband erfolgen, nur in besonderen Ausnahmefällen sinnvoll.

Der Grundsatz der Vereinfachung und Kürze bezieht sich auch auf die Anzahl der realisierbaren Suggestionen. In keiner Hypnose sollten mehr als zwei bis drei therapeutische Suggestionen, die nach der Hypnose weiter wirksam bleiben sollen, gegeben werden. In der ersten Hypnose kann es sogar angebracht sein, sich auf die Hypnosekonditionierung oder eine zusätzliche Suggestion zu beschränken, wie z. B. die, daß der Patient regelmäßig zur Behandlung kommt, bei einem Suchtkranken. Komplizierte Suggestionsgebilde müssen unter Umständen in ihre Einzelbestandteile zerlegt werden.

Die wichtigsten Suggestionen gehören an den Schluß der Hypnose oder sollten dann und eventuell auch während der Rückführung nochmals wiederholt werden, weil am Schluß der Hypnose die Aufmerksamkeitsspannung in Richtung auf die Stimme des Hypnotisators am stärksten ist und das Engramm, daß die hypnotischen Suggestionen eintreffen, bei richtiger Durchführung am tiefsten engraphiert ist. Bei der Desuggestion erfolgt durch die Wiederholung der therapeutischen Suggestionen symbolisch deren Überleitung in den Wachzustand.

Zwecksuggestionen

Als Zwecksuggestionen wollen wir alle Suggestionen bezeichnen, die nicht selbst ein Ziel oder Teilziel der Hypnose beinhalten, sondern dem Zweck dienen, die Realisierung der Zielsuggestionen zu ermöglichen oder zu verbessern. Sämtliche Suggestionen zur Hypnoseeinleitung und Vertiefung sind also Zwecksuggestionen. Ebenso gehören hierher die bereits beschriebenen Standardsuggestionen, die Konditionierung an die Stimme des Hypnotisators und die Engraphierung des Engramms, daß sich die hypnotischen Suggestionen verwirklichen, und zwar entweder durch direkte Suggestionen oder durch die suggestive Hervorbringung von Katalepsie- oder Levitationsphänomenen, deren Eintreten dann als scheinlogische Begründung für das genauso zu erwartende Eintreten der Zielsuggestionen herangezogen werden kann. Hierzu eignen sich die in ihrer Realisierung am leichtesten schon während der Hypnose zu kontrollierenden Katalepsie- und Levitationssuggestionen am besten, da sie zudem für den Hypnotisierten am eindrucksvollsten sind.

Ersthypnosen können vollständig aus Zwecksuggestionen bestehen. Auch die Suggestion bei Alkohol- und Drogenkranken, daß sie in Zukunft regelmäßig zur Behandlung erscheinen werden (wenn diese nicht, was sicher erfolgversprechender ist, im klinischen Rahmen stationär durchgeführt wird), ist eine Zwecksuggestion. Am Ende der ersten Hypnosen empfiehlt sich außerdem die Zwecksuggestion, daß der Patient in jeder weiteren Hypnose immer schneller und tiefer in den hypnotischen Ruhezustand gleiten werde.

Als Zwecksuggestionen sind darüber hinaus die Koppelung der ephypnotischen Suggestionen (siehe Seite 126) an den Schlüsselreiz und deren Festigung anzusehen, ebenso die manchmal empfehlenswerte Suggestion der Amnesie hinsichtlich des in der Hypnose Erlebten (bei analytisch-kathartischen Hypnosen) sowie die Hypermnesie- und Hypersophiesuggestionen.

Einige Beispiele, außer den bereits zuvor im Text genannten, für Zwecksuggestionen sind: »Sie hören ganz genau, wie ich zu Ihnen spreche, und alles was ich sage, entspricht Ihren eigenen Wünschen.« Dadurch erfolgt eine Konditionierung an die Stimme des Hypnotisators und die Ausschaltung der Angst vor Fremdbeeinflussung.

Oder die Katalepsiesuggestion: »Sie spüren jetzt, wie ich über Ihren rechten Arm streiche, und mit jedem Strich werden Sie deutlich empfinden, wie aus meiner Hand ein Gefühl der Schwere in Ihren Arm einzieht. Immer schwerer wird Ihr Arm, mit jedem Strich, immer schwerer und schwerer, als ob ihn ein Gewicht auf die Unterlage drücken würde, und jetzt ist er bald so schwer, daß es Sie Anstrengung kosten würde, ihn anzuheben. Er wird jetzt noch schwerer, immer schwerer, so daß es Ihnen jetzt kaum noch gelingen wird, ihn zu heben, auch wenn Sie es versuchen. Versuchen Sie es!« Diese Aufforderung ist wichtig, und je nach Realisierung folgt die Unterstützung: »Sie sehen, es ist völlig zwecklos, und je mehr sie es versuchen, desto weniger gelingt es.«

Sollte der Arm, was in wenigen Fällen geschieht, noch angehoben werden können, sagt man dem Hypnotisanden, daß dies nichts ausmache und daß es hin und wieder vorkäme, daß jemand diesen Test nicht gleich beim ersten Versuch bestehe (damit wird die Verantwortung für Gelingen oder Nichtgelingen dem Hypnotisanden aufgebürdet!). Nun ist er meist gern bereit, auf entsprechende Befragung zuzugeben, daß er ein gewisses Schweregefühl verspürt habe. Diese Antwort wird dann durch die Erklärung verstärkt, daß er sicher bei einem der nächsten Male Erfolg haben werde.

Eine andere Möglichkeit besteht darin, den sich erhebenden Arm leicht festzuhalten. Durch den unerwarteten Widerstand wird dann die Suggestion oft realisiert.

Beim Gelingen der Armschweresuggestion kann man gleich die Levitation folgen lassen, indem man suggeriert: »Jetzt bestreiche ich Ihren Arm von unten nach oben und nehme die Schwere wieder aus den Muskeln heraus. Ihr Arm wird wieder leichter und leichter, mit jedem Strich, immer leichter und leichter und erreicht jetzt wieder sein normales Körpergewicht. Je mehr ich ihn bestreiche von unten nach oben, desto leichter wird er nun, so angenehm leicht wie eine Feder, immer leichter, ganz schwebend leicht wird Ihr Arm. Er ist jetzt bald so leicht, daß er, wie von einem Luftballon gezogen, beginnt, sich nach oben zu bewegen. Gleich wird er sich von der Unterlage abheben und nach oben zu schweben beginnen. Er hebt sich schon und steigt immer höher, ganz angenehm leicht, wie eine Feder.« Nun kann die Koppelung dieses Suggestionserfolges an die erwünschte Realisierung der Zielsuggestion suggeriert werden: »Sie haben jetzt erlebt, wie alles, was ich Ihnen gesagt habe, genau eingetroffen ist. Ebenso wird auch alles andere, was ich Ihnen noch sagen werde, genau eintreffen. Jedes Wort wird wie auf einer Tafel in Ihr Unterbewußtsein eingeschrieben und wird sich verwirklichen.« Jetzt folgen die therapeutischen Suggestionen (Zielsuggestionen).

Die Suggestion der Amnesie kann nach der hypnoanalytischen Erinnerung oder hypnokathartischen Verarbeitung sehr konfliktgeladener Erlebnisse sinnvoll und angebracht sein. Zudem trägt sie dazu bei, daß der Patient nach der Hypnose keine autosuggestiven Widerstände gegen die erhaltenen Suggestionen aufbaut und den Eindruck hat, in einem tiefen hypnotischen Zustande gewesen zu sein. Allerdings ist besonders bei hysterisch strukturierten weiblichen Patienten Vorsicht angebracht, um deren Furcht vor irgendwelchen besonderen Ereignissen in der Hypnose nicht Vorschub zu leisten. Die Amnesiesuggestion wird etwa folgendermaßen gegeben: »Alles, was Sie in der Hypnose erlebt haben, werden Sie vergessen haben, sobald Sie die Augen wieder öffnen. Die

Erinnerung wird vollkommen ausgelöscht sein, wie die Schrift auf einer Tafel mit einem Schwamm ausgelöscht wird, und Sie werden sich fühlen, als ob Sie einen tiefen traumlosen Schlaf gehabt hätten«, usw.

Die Konditionierung der Hypnose erfolgt durch die Suggestion: »In jeder weiteren Hypnose, die wir durchführen, werden Sie ganz von selbst immer schneller und immer tiefer in den hypnotischen Ruhezustand hineingleiten« usw.

Zielsuggestionen

Zielsuggestionen im Sinne unserer Terminologie sind alle Suggestionen, deren Realisierung ein Ziel oder Teilziel der Hypnose darstellt. Da ihre Inhalte je nach Ziel und Absicht der Hypnose bzw. nach Art der krankhaften Störung naturgemäß äußerst verschiedenartig sein müssen, kann hier nur auf die Regeln hingewiesen werden, die auf den Seiten 114ff. aufgestellt wurden. Diese Regeln mit Leben zu erfüllen, ist Aufgabe von Hypnotisator und Hypnotisanden und unterliegt individuellen Gegebenheiten, die in der Hypnose, wie bei jeder Psychotherapie, an erster Stelle stehen. Beispiele für Zielsuggestionen sind zur Genüge in Kapitel 8 angeführt.

Trotzdem soll hier auf eine nahezu in allen therapeutischen Hypnosen angebrachte Suggestion, die von B. Stokvis formuliert wurde, als Beispiel hingewiesen werden: »In diesem vertieften Ruhezustand erholt sich das gesamte Nervensystem.«

Indirekte Suggestionen

Diese unterscheiden sich von den bisher zumeist besprochenen direkten Suggestionen dadurch, daß sie scheinbar an Dritte gegeben werden, daß also die für den Hypnotisanden bzw. Hypnotisierten gedachte Suggestion so an einen Dritten gerichtet wird, daß der eigentliche Adressat sie hören kann. Da alle Menschen in der Regel sehr viel begieriger auf das hören, was über sie gesprochen wird, als auf das, was zu ihnen gesprochen wird, sind diese indirekten Suggestionen meist stärker wirksam als die direkten.

In einem etwas erweiterten Sinn wollen wir auch diejenigen Suggestionen als indirekt bezeichnen, welche nicht in der äußeren Form einer Suggestion, sondern in Form einer Beobachtung gegeben werden.

Ein Beispiel für die erste Form haben wir schon mit dem erwähnten Chefarzt kennengelernt, der einen nach den Regeln ärztlicher Kunst als todgeweiht angesehenen Patienten unbeabsichtigterweise mit dem hier nicht als Suggestion gedachten, zu den begleitenden Ärzten gesprochenen Hinweis »Moribundus« heilte, weil der Patient sein Wort aufschnappte und als Hinweis für seine bevorstehende Gesundung deutete und verarbeitete. Ein Beispiel für die zweite Form ist die während der Hypnose mitgeteilte suggestiv wirkende Beobachtung: »Ganz deutlich sehe ich, wie schwer Ihre Augen schon sind«, sobald die Vibration der Lider sich einstellt.

Auch das bedenkliche Gesicht, das der Therapeut bei der Diagnose macht, ist eine indirekte Suggestion, und ihre Wirkungsgewalt ist daran zu ermessen, daß die dieser entgegengesetzte direkte Suggestion mit dem Ziel, die aufgrund der unheilverheißenden Miene des Therapeuten vom Patienten abgeleiteten Schlüsse zu zerstreuen, kaum durchschlägt.

Selbstverständlich kann man die tiefgreifende Wirkung der indirekten Suggestionen auch hilfreich für seinen Patienten einsetzen, indem man z. B. in Anwesenheit des Patienten zur Sprechstundenhilfe sagt: »Bei Herrn Schulze macht die Genesung gute Fortschritte. Er braucht deshalb den nächsten Termin erst in vier Wochen.«

Die Wichtigkeit des Phänomens der indirekten Suggestion geht soweit, daß alle Mitarbeiter einer Praxis über ihr Wesen informiert sein müssen und so nicht die Gefahr besteht, daß der Erfolg therapeutischer Bemühungen im Vorzimmer zunichte gemacht wird oder dort zumindest eine Gegensuggestion erfolgt. Ebenso wichtig ist daher auch eine entsprechende Einflußnahme auf die Wartezimmeratmosphäre über die entsprechende Einrichtung und eine eventuelle Musikuntermalung, um den üblichen Wartezimmergesprächen, die sich aufgrund der suggestiblen Situation des Arzt- bzw. Heilpraktikerbesuches ebenfalls als indirekte Suggestion auswirken können, eine positive Richtung zu geben. Leider sind aber die meisten Wartezimmer so beschaffen, daß allein ihr Anblick als Teilreiz genügt, um den Engrammkomplex des Krankfühlens zu ekphorieren.

Ephypnotische Suggestionen

Unter ephypnotischen Suggestionen verstehen wir in der Hypnose konditionierte Handlungs- oder Erlebnisabläufe, die durch einen bestimmten Schlüsselreiz nach der eigentlichen Hypnose ausgelöst werden und stattfinden. Da wir nach unseren heutigen Kenntnissen annehmen müssen, daß diese Handlungen und Erlebnisse in einem durch den konditionierten Teilreiz ausgelösten hypnoiden Zustand erfolgen, wollen wir von ephypnotischen (*epi* = griech. bei, auf) und nicht, wie es üblicherweise geschieht, von »posthypnotischen« Suggestionen (*post* = lat. nach) sprechen. Auch die erste Schule von Nancy spricht vom sogenannten *second état*, einem »zweiten Hypnosestadium«. Den Ausdruck »posthypnotische Wirksamkeit« können wir uns daher für Suggestionswirkungen vorbehalten, die aufgrund von während der Hypnose stattgefundenen Veränderungen nach der Hypnose sich ausbilden oder anhalten. Eine posthypnotische Wirksamkeit wird von nahezu allen therapeutischen Suggestionen erhofft, während ephypnotische Aufträge nur unter bestimmten Voraussetzungen gegeben werden.

Wie wir bereits wissen, können prinzipiell alle in der Hypnose hervorzubringenden Phänomene auch durch die ephypnotische Suggestion erzeugt werden. Allerdings unterliegt die Ausführung in den meisten Fällen einer gewissen Kritik, der zufolge oft zumindest eine dem Wachbewußtsein plausibel scheinende Erklärung für die ephypnotisch suggerierte Handlung gesucht wird. Die Realisierung ephypnotischer Suggestionen hat zur Voraussetzung, daß sie in einem tiefen Hypnosestadium gegeben werden. Je tiefer die Hypnose ist und je geschickter die Suggestion gegeben wird, desto geringer wird der Einfluß der Wachkritik, so daß unter günstigen Voraussetzungen und mit der Unterstützung durch eine post- und ephypnotisch wirksame Amnesiesuggestion ein völlig kritikloses Ausführen ephypnotischer Aufträge durchgesetzt werden kann.

Da sogar die Suggestion, daß der Betreffende nie hypnotisiert wurde, durchgesetzt werden kann, sind auch die Möglichkeiten zum Mißbrauch nahezu unerschöpflich. Jede Art von additiver und subtraktiver Erinnerungsfälschung ist realisierbar, so z. B. auch die Suggestion, daß die Durchführung des ephypnotischen Auftrages auf einer eigenen Idee des Hypnotisierten beruhe. Genau wie in der Hypnose selbst, können auch ephypnotisch vollständige oder partielle positive und negative Halluzinationen erzielt werden. Bei der Suggestion solcher Halluzinationen muß besonders beachtet werden, daß das Unterbewußtsein alles nur wörtlich nimmt. Beispielsweise kann die Suggestion: »Sie sehen nach der Hypnose den Tisch nicht mehr!« dazu führen, daß der Tisch zwar nicht mehr gesehen, aber noch gefühlt wird. Erst die Suggestion: »Der Tisch ist nicht mehr da!« führt zur vollständigen negativen Halluzination.

Eine ephypnotisch suggerierte (also gar nicht vorhandene) Person wird dem Hypnotisierten genauso lebensecht erscheinen wie die anderen Anwesenden, er wird sie begrüßen, sich mit ihr unterhalten können usw. und jeden, der ihm dann klarmachen will, daß es sich nur um eine hypnotisch erzeugte Erscheinung gehandelt habe, für geisteskrank erklären. Auch Kleidungsstücke und andere Merkmale anwesender Personen lassen sich halluzinativ verändern, ebenso wie die Umgebung. So berichtet schon einer der ersten Hypnoseärzte, daß er einem Patienten suggerierte, er werde ihn (den Arzt) nach dem Aufwachen aus der Hypnose mit einem scharlachroten Talar bekleidet und zwei Hörnern auf der Stirn inmitten von dichten Rauchschwaden sitzen sehen, und das Zimmer habe keinen Ausgang mehr. Der aus der Hypnose Erweckte fing beim Anblick des Arztes zu lachen an, da er, wie er dann angab, ihn zwar der Suggestion gemäß sah, das Ganze aber für eine Maskerade hielt. Er wurde erst stutzig, als er an der Stelle, wo die Tür war, vergeblich danach suchte und sie auch durch Betasten der Wand nicht finden konnte.

Die ephypnotisch wirksame Suggestion wird nach den beschriebenen Regeln der Suggestion im tiefen Hypnosestadium (Somnambulismus) als Engrammkomplex engraphiert. Ihre Auslösung (Ekphorie) wird an einen Schlüsselreiz gekoppelt, von dem man weiß, daß er auf jeden Fall eintritt. Es kann dies ein Datum, eine Uhrzeit oder eine bestimmte Tätigkeit sein. Die Koppelung an Schlüsselworte und Dinge oder Tätigkeiten, die zu unerwünschten Zeitpunkten oder Gelegenheiten die Auslösung veranlassen könnten, ist zu vermeiden. Der Zeitpunkt, an den die Auslösung gekoppelt wird, kann durchaus auch weiter entfernt liegen. A. A. LIÉBEAULT beobachtete Realisationen noch nach über einem Jahr. Auch muß die ephypnotische Suggestion nicht einmaliger Natur sein, sondern kann ohne weiteres an wiederkehrende Teilreize gekoppelt werden, so z. B. an den Fünften eines jeden Monats bei Periodenstörungen oder an das morgendliche Waschen bei Obstipation oder auch an das Einnehmen eines in Wirklichkeit nur suggestiv wirkenden Medikamentes (wie auch die autosuggestive Schlafmittelwirkung); sie wird dann durch den immer wieder eintreffenden Reiz ständig aufs neue ausgelöst. Andere medizinische Verwendungen sind z. B. ephypnotische Analgesiesuggestionen und Amnesiesuggestionen, die u. a. ratsam sein können, um autosuggestive Widerstände gegen die hypnotischen Suggestionen zu vermeiden. Dem Patienten kann auch ephypnotisch Wachsuggestibilität durch den Hypnotisator suggeriert werden. In der Zeit zwischen Hypnose und Auslösung des ephypnotischen Suggestionsablaufes bleibt die Suggestion unterbewußt und macht sich höchstens kurz vor Eintreten des auslösenden Reizes durch eine gewisse Unruhe bemerkbar. Wird die Auslösung der ephypnotischen Suggestionswirkung durch einen vom Patienten zu bestimmenden Reiz gewünscht, um ihm die Auslösung in problematischen Situationen zu ermöglichen, kann sie z. B. an eine bestimmte Stellung und an das bewußte Ineinanderlegen der Hände konditioniert werden.

Die Wirkung der ephypnotischen Suggestion klingt im allgemeinen langsam ab, kann sich aber bei neurotisch strukturierten Persönlichkeiten auch autosuggestiv ausbreiten. In ihrer therapeutischen Verwendung empfiehlt sich deshalb eine Wirkungskontrolle und gegebenenfalls Anpassung oder Auffrischung.

Die Erteilung fest umrissener ephypnotischer Aufträge sollte erst erfolgen, wenn der Therapeut sicher sein kann, daß ein tiefes Hypnosestadium erreicht ist, da durch eine nichtrealisierte ephypnotische Suggestion, die in einem leichten oder mittleren Stadium gegeben wurde, der Gesamtaufbau gefährdet werden kann. Andererseits ist die Realisierung bei Berücksichtigung der angeführten Regeln so gut wie sicher, und der Zwang zur Ausführung kann so stark werden, daß der Betroffene keine Ruhe findet, bis er dem erhaltenen Auftrag nachgekommen ist, selbst wenn dieser ihm unsinnig und unbegründet erscheinen sollte. So erteilte ein Arzt versuchsweise einem Patienten den ephypnotischen Auftrag, ihm nach dem Erwachen auf die Schulter zu klopfen. Der erweckte Patient sah ihn nach der Hypnose sichtlich verlegen an, näherte sich, brachte es aber nicht über sich, dem Arzt tatsächlich auf die Schulter zu klopfen, und ging unruhig und nachdenklich nach Hause. Dort angekommen, war der Zwang inzwischen so stark geworden, daß er sich zur Umkehr entschloß und, obwohl er über eine Stunde Weges zurückzulegen hatte, den Arzt nochmals aufsuchte. Hochroten Kopfes, eine Entschuldigung murmelnd, ging er auf ihn zu, klopfte ihm auf die Schulter und trat erleichtert den Heimweg an.

Wurde in der Hypnose eine ephypnotische Suggestion erteilt, muß diese selbstverständlich bei der Desuggestion ausgeklammert werden. Es ist sogar ratsam, vor der Desuggestion eine entsprechende Suggestion zu geben: »Wenn ich Sie dann aus der Hypnose erwecke, wird in Ihrem Unterbewußtsein verankert bleiben, daß Sie..., und nach der Hypnose wird es wie von selbst und zwangsläufig eintreten, sobald...«

Die von einigen Behandlern gegebene Suggestion, die posthypnotisch wirken soll, daß der Patient in Zukunft nur noch von diesem Behandler hypnotisiert werden könne (angeblich, um Mißbrauch auszuschließen) stellt einen unverantwortlichen Eingriff in die persönliche Freiheit des Patienten dar. Man stelle sich vor, daß der Patient diesen Behandler aus irgendeinem Grund nicht mehr in Anspruch nehmen kann, dann wäre ihm die Hilfsmöglichkeit der Hypnosetherapie entzogen! Glücklicherweise flacht die Wirkung einer solchen Suggestion sowieso bald ab, so daß ich derart »vorbelastete« Patienten ohne Schwierigkeiten hypnotisieren konnte. Vertretbarer ist die Suggestion, daß der Patient nicht gegen seinen Willen hypnotisiert werden kann. Da es sich aber bei der richtig durchgeführten Hypnose um einen zwangsläufigen physiologischen Vorgang handelt, ist die Wirksamkeit solcher Suggestionen ohnehin fraglich; es steht dann Engramm gegen Engramm.

Wachsuggestionen

Ein sicherer Hypnotisator kann bei gutem Hintergrund an überdurchschnittlich Suggestiblen (das sind etwa dreißig Prozent) ohne vorangegangene Hypnoseinduktion mit der Wachsuggestion durch einfache Affirmation, d. h. die Versicherung, daß es so wäre, die gleichen Phänomene hervorrufen, wie sie in einem mittleren Hypnosestadium zu erzielen sind. Man kann wohl davon ausgehen, daß durch die affirmative Wachsuggestion ein hypnotischer Bewußtseinszustand hergestellt wird, der sich lediglich durch die fehlende Einleitung von einer normalen Hypnose unterscheidet. Da bei sehr Suggestiblen das Engramm, daß die durch den Hypnotisator affirmativ erteilten Suggestionen eintreffen, ohnehin schon vorhanden ist, kann die übliche Einleitung, deren Hauptziel ja die Engraphierung dieses Engrammes ist, leicht wegfallen.

Unter Umständen kann auch bei sonst schwerer Hypnotisierbaren eine Wachsuggestion schnell zum Erfolg führen, da ein plötzlicher, sicher gegebener »Befehl« unter Umgehung rationaler Prüfung oft reflexartig befolgt wird.

Bereits öfters Hypnotisierte können zu einem hohen Prozentsatz von ihrem Hypnotisator auch wachsuggestiv beeinflußt werden. Aufgrund der ephypnotischen Suggestion, daß die Wachsuggestionen realisiert werden, gelingen sie praktisch immer. Allerdings handelt es sich dann um keine reine Wachsuggestion mehr, sondern um einen ephypnotischen, durch den Schlüsselreiz der Wachsuggestion ausgelösten Zustand.

Die eindrucksvollsten Beispiele von Wachsuggestionen sind ohne Zweifel in der Bibel geschildert: »Ich sage dir, stehe auf, nimm dein Bett und gehe nach Hause.« So sprach Jesus zu einem Gelähmten, und dieser tat, wie ihm geheißen! Erinnern wir uns hier auch nochmals an die falsch verstandene und deshalb so hilfreiche Wachsuggestion »Moribundus«, die der schon zitierte Chefarzt bei der Visite unbeabsichtigt seinem Patienten gab.

Aktive Beteiligung des Hypnotisierten

Fragen an den Hypnotisierten

Bei diagnostischen, analytischen, kathartischen und mediumistischen Hypnosetechniken wird der Hypnotisierte aktiv einbezogen, indem er nicht nur Suggestionsempfänger ist, sondern über seine durch die Hypnose hervorgerufenen besonderen Wissens- und Erlebenszustände während der Hypnose befragt wird. Die Fragen werden mit wenigen unerheblichen Ausnahmen, deren Schilderung hier zu weit führen würde, verbal gestellt. Die Beantwortung kann auf die verschiedenste Weise erfolgen. Für diese Hypnosetechniken eignet sich ein mindestens mittleres bis tiefes Stadium. In der Hypnose wird nach der üblichen Einleitung und Vertiefung jeweils die Ekphorierbarkeit des erfragten Wissens- oder Erlebensinhaltes suggestiv verstärkt und die gewählte Art der Beantwortung suggestiv konditioniert. Die Wissens- und Erlebensinhalte können Engramme sein, die auf genetischem, subjektiv in diesem oder einem früheren Dasein erlebtem, bewußt oder unbewußt paranormalem Wege erworben wurden oder erst im Augenblick der Übermittlung erfahren werden.

Die einzelnen Techniken sind in den entsprechenden Abschnitten genauer beschrieben. Hier soll nur überblickmäßig auf die verschiedenen Möglichkeiten zur Beantwortung eingegangen werden.

Die verbale Beantwortung

Sie ist die Methode der Wahl bei allen analytischen Methoden, auch bei der Rückführungshypnose und bei den kathartischen Hypnosen, und kann auch bei allen anderen Techniken eingesetzt werden. Der Hypnotisierte erhält die Suggestion: »Wenn ich Ihnen dann Fragen stellen werde, können Sie ganz frei und gelöst antworten. Ganz frei und gelöst werden Sie alles aussprechen (schildern etc.), was Ihnen in den Sinn kommt (was Sie sehen, was Sie erleben etc.)...« Hierauf folgt die suggestive Bereitstellung des zu erfragenden, d.h. zu ekphorierenden Engrammkomplexes, wie sie in den entsprechenden Abschnitten geschildert wird. Darauf kann nochmals verstärkend suggeriert werden: »Sie sehen jetzt alles ganz klar und deutlich vor sich und können mir nun frei und gelöst alles schildern. Sprechen Sie jetzt.«

Das Phänomen der »direkten Stimme« ist eine in spiritistischen Kreisen gerne geübte Technik der verbalen Beantwortung. Die Spiritisten gehen von der Annahme aus, der Hypnotisierte stelle als Medium dem befragten Verstorbenen sein Sprechorgan zur Verfügung, so daß dieser seine Antworten direkt aus dem Munde des Mediums geben könne, wobei Sprachfarbe und Stimmklang jenen zu Lebzeiten des Verstorbenen gleichkommen. Da in einigen spiritistischen Sitzungen die Antworten des Verstorbenen von »irgendwoher« und nicht aus dem Munde des Mediums zu kommen scheinen, wird auch angenommen, daß der Verstorbene mit Hilfe des Mediums lediglich eine Veränderung des Aggregatzustandes einer energetischen Substanz erziele, die es ihm ermöglicht, sich zu verbalisieren. Angesichts des ohne Zweifel sehr hypothetischen Charakters dieser Technik wird diese hier nur vollständigkeitshalber erwähnt.

Die automatische Schrift

Sie kann prinzipiell bei nahezu allen Verfahren außer den kathartischen Hypnosen angewendet werden; doch erscheint sie gegenüber der verbalen Methode zu umständlich und hat deswegen nur dann ihre Berechtigung, wenn sie aufgrund unüberwindbarer Hemmungen bei der Verbalisierung, bei Stummen oder in Fällen, in denen das Schriftbild aussageunterstützend sein kann, zur Anwendung gelangt. Die entsprechende Suggestion erfolgt ähnlich wie oben: »Wenn ich (Ihnen) dann Fragen stellen werde, wird Ihre Hand ganz frei und gelöst, wie von selbst, die Antwort aufschreiben können« usw.

Aus der Art der Suggestion ist schon zu ersehen, daß bei stark gehemmten Patienten die Hand sozusagen als neutrales Zwischenglied affektive Erlebnisse unter Umständen leichter äußern kann als in diesem Fall die Sprache.

Ein weiteres Einsatzgebiet der automatischen Schrift, in dem sie die bevorzugte Methode darstellt, ist die Beantwortung von Fragestellungen, die man an sich selbst richtet, in autohypnoiden Zuständen.

In den meisten Fällen kann der Hypnotisierte die Augen geschlossen halten, was im Sinne einer Fremdreizausschaltung angebracht scheint. Wo dies nicht gelingt, können die Augen ohne weiteres geöffnet werden.

Die »direkte Schrift« ist hingegen eine Art der schriftlichen Beantwortung in spiritistischen Sitzungen, ähnlich dem Phänomen der direkten Stimme. Nach Ansicht der Spiritisten antwortet das befragte Geistwesen schriftlich, ohne daß einer der Anwesenden Papier oder Stift berührt, jedoch immer unter genauer Einhaltung seiner graphologischen Besonderheiten.

Zeichnen

Zeichnen hat zur Beantwortung von in Hypnose gestellten Fragen vor allem Bedeutung für die Wiedergabe von telepathisch oder hellseherisch übermittelten Formen und Bildern. Die Versuche M. Rýzls und E. Kindborgs wurden so durchgeführt, daß die Versuchsperson die während der Hypnose paranormal empfangenen Bildeindrücke nach ihrer Erweckung zeichnerisch wiedergab. Vor der Desuggestion muß die posthypnotisch wirksame Suggestion erteilt werden, daß der empfangene Bildeindruck auch nach der Hypnose gut erinnerbar und zeichnerisch darstellbar sein wird.

Zeichen

Die Beantwortung der Fragen kann auch über Zeichen erfolgen, die vorher vereinbart wurden. Im Prinzip ist dies die gleiche Technik, wie sie auch bei der Radiästhesie und der Fragenbeantwortung mit dem siderischen Pendel zur Anwendung gelangt, wo vorher festgelegte bestimmte Pendelschwingungen bestimmten Bedeutungen zugeordnet werden. So kann z. B. das Heben der rechten Hand als Bejahung, das der linken Hand als Verneinung konditioniert werden. Genauso können Fingerzeichen oder andere Bewegungen für bestimmte Bedeutungen abgesprochen werden. Die Fragen müssen dann selbstverständlich dieser Beantwortungsform angepaßt werden, so daß der Hypnotisierte alternativ mit dem vereinbarten Zeichen antworten kann. Diese Methode eignet sich grundsätzlich für alle außer den kathartischen Verfahren, ist aber wesentlich umständlicher als die verbale Beantwortung, da selbstverständlich eine Ja-nein-Befragung bedeutend mehr Zeit in Anspruch nimmt als die direkte Fragestellung und -beantwortung. Allerdings kann gehemmten Menschen unter Umständen die über ein Zeichen gegebene Antwort mit ja oder nein leichterfallen, besonders wenn es sich um affektgeladene Erlebnisse handelt, als eine ausführliche Schilderung. Auch scheint diese Methode in ihrer Einfachheit den hyponoischen Schichten gut angepaßt und hat deshalb gewiß ebenso ihre Berechtigung.

Freie Assoziationen

In der Tagtraumtechnik des Erlebens katathymer Bilder und bei den kathartischen Hypnoseverfahren werden dem Hypnotisierten nur grob umrissene Vorstellungsbilder oder Situationen vorgegeben, um sie ihn erleben und schildern zu lassen. Die meist symbolhaften Schilderungen werden dann vom Hypnotherapeuten entweder gedeutet und weiter verwertet oder in ihrer symbolhaften Gestalt angegangen, wie es unter der Beschreibung dieser Techniken genauer ausgeführt ist.

Motorische Umsetzungen

Hierunter wollen wir die motorischen Abreaktionen verstehen, die zur Verarbeitung eingeklemmter Affekte bei der Hypnokatharsis und beim Psychodrama in Hypnose angestrebt werden. Der Patient erhält die suggestive Anweisung, daß er alles sagen und tun darf, was er »damals« gerne gesagt oder getan hätte, aber aufgrund hemmender Einflüsse unterließ. Ausführlicher sind diese Techniken auf den Seiten 232ff. geschildert.

Die Hypnosetiefe

Nach der Einleitung, die mit dem Lidschluß als beendet gilt (bei »Wachsuggestionen« ohne Einleitung), wird, außer bei der gestuften Aktivhypnose (Seiten 212ff.) und bei der fraktionierten Methode (Seiten 108f.), die Hypnose über eine der Suggestionsmethoden oder eine Kombination dieser Methoden, meist mit der Verbalsuggestion, die eventuell mit mesmerischen Strichen unterstützt wird, weiter vertieft. Die zur Vertiefung gegebenen Zwecksuggestionen müssen selbstverständlich den beschriebenen Regeln der Verbalsuggestion entsprechen und haben den Sinn, die Außenreize zur Indifferenz zu bringen, um damit die Einwirkungsmöglichkeit der Zielsuggestionen zu verstärken und um das Engramm, daß alle erteilten Suggestionen eintreffen, aufzubauen und so das Eintreffen der Zielsuggestionen zwangsläufig über die Ekphorierung dieses Engrammes zu erzwingen. Eine bildhafte Vertiefung erfolgt nach dem Lidschluß also zunächst über Suggestionen wie: »Sie gleiten nun mit jedem Atemzug und mit jedem Wort von mir immer tiefer und tiefer hinein in diesen angenehmen Ruhezustand – wie ein Vogel, der seine Kreise zieht und sich immer tiefer und tiefer hinabgleiten läßt. Die wohltuende Müdigkeit breitet sich aus von Ihren Augen auf den ganzen Kopf, auf Nacken, Schultern und Arme, Oberkörper, Unterkörper und Beine. Alles wird wohltuend müde und gelöst« usw.

Die suggestive Ausbreitung der Müdigkeitsempfindung von den Augen auf den ganzen Körper kann mit mesmerischen Strichen somatisierend unterstützt werden. Andere Bilder, die zur Vertiefung angewendet werden können, sind z. B. der Taucher, der Segelflieger, der Bergwanderer, das Herbstblatt usw. Bei diesen Bildern muß besonders darauf geachtet werden, daß sie der Erlebniswelt des Hypnotisierten entstammen und keine ängstlichen Gegenreaktionen auslösen. Das Bild des Tauchers wird man also mit gutem Erfolg bei einem Sporttaucher anwenden können; man sollte es aber bei einem Wasserscheuen tunlichst vermeiden. Diese Vertiefungssuggestionen wiederholt man zwei- bis dreimal und baut sie aus, so daß der Hypnotisierte Zeit hat zur Realisierung.

Endlich kann man dann dem Hypnotisierten das Bild einer Wiese (Sommerwiese, Waldlichtung, Bergwiese usw.) suggerieren, auf der er liegt und sich gelöst und ruhig der Stimme des Hypnotisators hingibt. Eine entsprechende Suggestion wäre z. B.: »Sie können sich jetzt vorstellen, daß Sie wie im Urlaub auf einer Sommerwiese liegen und sich ausruhen. Alle äußeren Einflüsse sind jetzt vollkommen gleichgültig, und alle Geräusche vertiefen Ihren Ruhezustand. Sie liegen auf dieser Sommerwiese, alle Ihre Muskeln sind vollkommen gelöst, und Sie hören ganz deutlich, wie ich zu Ihnen spreche. Mit jedem Wort von mir und mit jedem Atemzug nehmen Sie tiefe Ruhe auf, und in diesem vertieften Ruhezustand erholt sich das gesamte Nervensystem. Sie geben sich ganz dieser wunderbaren gelösten Ruhe hin und hören deutlich, wie ich zu Ihnen spreche. Und jedes Wort von mir schreibt sich in Ihrem Unterbewußtsein ein wie auf einer Schultafel und wird sich genau verwirklichen, so wie alles eingetroffen ist, was ich Ihnen bisher sagte...«

Hier kann man nun Katalepsie- oder Levitationssuggestionen, den Handschlußversuch oder dergleichen anschließen, um dem Hypnotisierten zu zeigen, daß er sich im hypnotischen Zustande befindet und daß die erteilten Suggestionen auch tatsächlich eintreffen. Das Vorgehen ist auf den Seiten 120ff. (Zwecksuggestionen) näher beschrieben. Der eingetretene Erfolg dieser Suggestionen wird dann an die Realisierung der Zielsuggestionen gekoppelt: »Genauso, wie nun Ihr Arm so schwer geworden ist, daß Sie ihn nicht mehr anheben konnten, weil ich es Ihnen gesagt habe, wird auch alles andere, was ich Ihnen noch sage, sich genau verwirklichen.«

Ist ein genügend tiefer hypnotischer Zustand erreicht, können die Zielsuggestionen erteilt werden. Bei therapeutischen Suggestionen gilt die Grundregel, daß zur Beseitigung von Krankheitsbeschwerden derjenige Tiefegrad von Hypnose erforderlich ist, dessen Zeichen oder Symptome den zu beseitigenden körperlichen oder seelischen Beschwerden entsprechen. Diese Regel kann allerdings nicht starr gehandhabt werden, und man wird im allgemeinen davon ausgehen können, daß für therapeutische Suggestionen ein leichter bis mittlerer hypnotischer Zustand ausreicht. Durch öfteres Wiederholen und Einflechten von bildhaften Vertiefungssuggestionen kann das hypnotische Stadium über die im Folgenden beschriebene Somnolenz und Hypotaxie zum Somnambulismus hingeführt werden.

Aus dem Gesagten ergibt sich das Bedürfnis, objektive Zeichen für die Einteilung der Stadien der Hypnosetiefe und ihrer Beurteilung festzulegen. Verschiedene Autoren nehmen Einteilungen in bis zu neun verschiedene Stadien vor, die mir wegen ihrer Widersprüchlichkeit und der ohnehin verschwommenen Grenzen unzweckmäßig erscheinen, da unter Umständen Phänomene, die z. B. dem dritten Stadium zugeordnet wurden, auch erst im achten eintreten können und umgekehrt. Es reicht deshalb die Einteilung in die folgenden drei Tiefen vollständig aus, wobei selbst hier noch Verschiebungen von Phänomenen innerhalb der Stadien auftreten können. Der hypnotische Rapport bleibt in allen Stadien vollständig erhalten!

Somnolenz (Schläfrigkeit)

In diesem leichtesten hypnotischen Ruhezustand, der spätestens nach dem Lidschluß als erreicht angesehen werden kann, kommt es zur Entspannung der Gesichtsmuskulatur, die einen teilweisen Verlust der charakteristischen Gesichtszüge (wie er auch beim autogenen Training beobachtet werden kann) mit sich bringt. Die Lider sind schwer, jedoch kann bei Anstrengung ein Öffnen noch möglich sein. Oft ist ein charakteristisches Zittern der Augäpfel zu beobachten. Dieses Zittern, das meist nicht als unangenehm empfunden wird, könnte in Anlehnung an die Ergebnisse moderner Schlafforschung als Äquivalent des REM-Schlafes (REM = Rapid Eye Movement), der auch die Traumphase darstellt, gesehen werden.

Die Atmung wird flacher und ruhiger. Es kann bereits zur Realisierung der Handschlußsuggestion kommen.

Hypotaxie (Unterordnung)

Dieser mittlere Hypnosezustand erbringt bereits die meisten hypnotischen Phänomene und eignet sich hervorragend für die therapeutischen Suggestionen. Im Stadium der Hypotaxie kommt es zur Realisierung der

Suggestionen von Katalepsie und Levitation, zum nahezu ermüdungsfreien Verharren in jeder vorgegebenen Stellung, zu automatischen Bewegungen, d.h. zu ermüdungsfreiem Weiterführen vorgegebener Bewegungsabläufe nach entsprechender Suggestion, zur völligen Schmerzunempfindlichkeit der suggestiv entsprechend beeinflußten Körperteile, zur Realisierung der suggestiven Erzeugung von Sekretionsvorgängen, zum teilweisen Gedächtnisschwund ohne besondere Suggestion und zur partiellen Rückkehr zu früheren Altersstufen auf die entsprechende Suggestion hin.

Somnambulismus (Schlafwandeln)

Dieses tiefste Hypnosestadium ermoglicht neben der Realisierung aller vorgenannten Abläufe die suggestive Steuerung sämtlicher Körperfunktionen, die Erzeugung von positiven und negativen Halluzinationen, welche subjektiv vom Hypnotisierten mit allen fünf Sinnen empfunden werden, völlige Anästhesie, völlige Amnesie und die Möglichkeit der beliebigen Erinnerungsverfälschung, völlige Altersregression nach entsprechender Suggestion, so daß eine totale Revivikation erfolgt, also der Hypnotisierte die entsprechende Altersstufe mit allen fünf Sinnen wieder durchlebt und jede Erinnerung an alles seither Stattgefundene verloren hat. Im Stadium des Somnambulismus sind ein Öffnen der Augen und die tätige Erfüllung ausgedehnter Suggestionsaufträge unter Beibehaltung des hypnotischen Zustandes möglich, wie schon die Bezeichnung »Schlafwandeln« andeutet. Dieses tiefe Stadium ist außerdem Voraussetzung für die sichere Realisierung ephypnotischer Suggestionen.

Der Somnambulismus kann meist erst nach mehreren vorangegangenen Hypnosen, bei sehr Suggestiblen und guten Bedingungen, aber auch schon in der ersten Hypnose erreicht werden. Mesmeristisch ist der Somnambulismus durch ein leichtes Reiben des Scheitelwirbels des Hypnotisierten erreichbar, was besonders die kritiklose Ausführung ephypnotischer Aufträge begünstigen soll.

Die Kontrolle der Hypnose und ihrer Stadien

Da theoretisch nahezu alle äußerlich sichtbaren Phänomene vom Hypnotisierten auch nur dem Hypnotisator »zum Gefallen« produziert werden könnten, ergibt sich der Wunsch nach einer objektiven Kontrollmöglichkeit. Zu diesem Zweck wird oft ein Psychogalvanometer eingesetzt (Lügendetektor). Der Einsatz eines solchen Gerätes macht aber vor allem die Unsicherheit des Hypnotisators offensichtlich und ist zudem von zweifelhaftem Wert, weil ein Zeigerausschlag lediglich anzeigt, daß ein Vorgang stattfindet, nicht aber, ob eine Suggestion tatsächlich verwirklicht wurde. Eine sorgfältige Beobachtung des Hypnotisierten scheint mir zuverlässiger und wertvoller. Die nachfolgend genannten Anzeichen können als objektive Beweise für die Echtheit der beobachteten hypnotischen Phänomene und das Vorliegen der verschiedenen Tiefen angesehen werden.

Die Art des Lidschlusses kann einen wesentlichen Aufschluß über seine Echtheit und über das in dieser Hypnose zu erzielende Stadium geben. Der normale hypnotische Lidschluß erfolgt »jalousieartig«, d. h. es geht zumeist ein »halbes Blinzeln« voran, das ein ruckartiges Senken der Lider bis etwa zur Mitte und Wiederöffnen beinhaltet. Der Hypnotisand strengt sich sichtlich an, die Augen offenzuhalten, was ihm immer mehr Schwierigkeiten bereitet, bis sie in der beschriebenen Weise ruckweise zufallen. Andererseits spricht ein glattes Schließen der Augenlider nicht unbedingt gegen die Echtheit des hypnotischen Lidschlusses. Ein nach dem Lidschluß beibehaltenes feines Zittern der Augenlider und Augäpfel ist ebenso ein unverwechselbares Zeichen für das tatsächliche Vorhandensein des hypnotischen Zustandes, kann aber auch fehlen.

Die Schnelligkeit des Lidschlusses gibt Aufschluß über das zu erreichende Stadium. Erfolgt er in wenigen Sekunden, kann zumeist sofort ein tiefes Stadium erreicht werden, braucht es Minuten, wird ein tiefes Stadium erst in folgenden Hypnosen zu erzielen sein. Ist man in solchen Fällen auf ein Erreichen eines tiefen Hypnosestadiums schon bei der ersten Sitzung angewiesen, empfiehlt sich die Anwendung der fraktionierten Methode (Seiten 108f). Nach dem Lidschluß ist immer zumindest das Stadium der Somnolenz erreicht.

Ein mittleres Hypnosestadium kann anhand der Art der Realisierung von Katalepsie- und Levitationssuggestionen und automatischen Bewegungen kontrolliert werden. Während auch einem kräftigen und trainierten Menschen das unveränderte Einhalten einer unbequemen Stellung allerhöchstens für fünfzehn bis zwanzig Minuten gelingen wird, kann sogar ein körperlich Zarter in Hypnose kataleptische Stellungen, die suggestiv erzeugt wurden, über dreißig Minuten und länger ermüdungsfrei durchhalten. Daß dies ohne Anstrengung erfolgt, ist leicht an der Ruhe und Leichtigkeit zu beobachten, mit der diese Stellung eingehalten wird, während bei einer bewußten Imitation dieses Zustandes schon nach kurzer Zeit die Ermüdungserscheinungen durch Zittern usw. ersichtlich werden.

Levitationssuggestionen werden so typisch verwirklicht, daß jeder, der z. B. eine suggestiv erzeugte Armlevitation schon miterlebt hat, nicht an deren Echtheit zweifeln kann. Wie von Fäden gezogen steigt erst der Unterarm, der Suggestion und trotzdem den Gesetzen der Schwerkraft folgend, in die Höhe und zieht dann erst gleichsam den Oberarm nach. Die Hand ist meist völlig passiv im Gelenk abgewinkelt und fällt der Schwerkraft folgend nach vorn und hinten, wenn man den Unterarm in eine kreisende automatische Bewegung versetzt.

Beim Handschlußversuch ist nach der Aufforderung zum Versuch, die Hände auseinanderzuziehen, an der Art und Weise, wie der Hypnotisierte dieser Aufforderung nachkommt, leicht zu beurteilen, daß er sich tatsächlich bemüht, dies zu tun, es aber aufgrund der Suggestion nicht kann. Die Skala reicht von einem matten, ergebenen Zucken bis zum angestrengten Zerren. Ähnlich ist das Verhalten nach der Aufforderung zum Versuch des Durchbrechens einer Katalepsiesuggestion.

Die Realisierung einer Analgesiesuggestion kann bewiesen werden, wenn man dem Hypnotisierten eine Injektionskanüle durch die Haut sticht. Erfolgt dies ohne Vorankündigung, würde bei nur gespielter Schmerzunempfindlichkeit eine Reflexreaktion kaum zu vermeiden sein. Außerdem ist die echte hypnotische Analgesie daran zu erkennen, daß die Einstichstelle auch ohne entsprechende Suggestion nicht blutet.

Das Erreichen des somnambulen Hypnosestadiums ist während der Hypnose an der Steigerung der Sinnesempfindlichkeit überprüfbar. So kann der Hypnotisierte die von den Händen des Hypnotisators ausgehende Strahlung bis zu fünfzig und zuweilen sogar hundert Zentimetern Entfernung noch wahrnehmen. Die Art der Erlebnisschilderung bei einer suggerierten Altersregression, wo bis zum Schriftbild und Wortschatz alle Einzelheiten stimmen, oder bei anderen analytischen Methoden, der Reinkarnationshypnose usw., ist ebenfalls sehr aufschlußreich.

Das Öffnen der Augen und die Durchführung bzw. das Erleben kompletter Tätigkeits- und Empfindungsabläufe gelingen auf die entsprechende Suggestion hin, ohne daß die Hypnose durchbrochen wird. Nach der Hypnose wird meist ohne besondere Suggestion eine komplette Amnesie vorhanden sein. Ephypnotische Suggestionen werden zum Teil völlig kritiklos realisiert.

Die Rückführung aus der Hypnose

Grundsätze

Der oberste Grundsatz für die Rückführung aus der Hypnose ist, daß alle Suggestionen, die nicht nach der Hypnose weiterwirken sollen, sorgfältig zurückgenommen werden müssen. Hierbei geht man quasi den Weg der Suggestion rückwärts und nimmt alle Zwecksuggestionen auf die Art und Weise (verbal, haptisch usw.) wieder zurück, wie man sie gab. Auch die Reihenfolge wird rückwärts durchlaufen, so daß die zuletzt gegebenen Suggestionen zuerst aufgehoben werden. Wie wir wissen, stellt sich im hypnotischen Zustande auch ohne besondere Suggestion meist ein Gefühl der Müdigkeit und Schwere ein, daher empfiehlt sich grundsätzlich, die Desuggestion dieser Empfindungen in die Rückführung mit einzubauen. Auch bei der Rückführung muß dem Hypnotisierten zur Verwirklichung der Suggestionen Zeit gelassen werden. »Eins-zwei Augen auf!« wäre sicher zu kurz und würde zu Mißempfindungen führen.

Um keine Unterlassungsfehler zu begehen, kann man, ähnlich wie bei der Einleitung, nach einem Schema verfahren. Kurz vor der Rückführung können die Zielsuggestionen, die posthypnotisch wirken sollen, nochmals wiederholt werden, da dann die Aufmerksamkeitsspannung in Richtung des Hypnotisators am größten ist. Auch während der Rückführung kann eine Einflechtung der Zielsuggestionen ratsam sein, um ihre Wirkung gleichsam in das Wachbewußtsein hinüberzugeleiten.

Vor der Rückführung erhält der Hypnotisierte die Suggestion, daß man ihn jetzt wieder aus der Hypnose erwecken werde, indem man bis zehn zähle (Engraphieren eines Engrammes) und er bei »zehn« (Ekphorieren durch Teilreiz) die Augen wieder öffnen könne und frisch und munter sei.

Vorgehen

Ein praktischer Desuggestionsablauf geht also z. B. folgendermaßen vor sich: »Ich werde Sie dann wieder aus der Hypnose erwecken, indem ich bis zehn zähle. Bei zehn können Sie die Augen wieder öffnen und fühlen sich ganz frisch und munter. Eins – Ihre Beine werden wieder leicht, und die Müdigkeit weicht (diese Desuggestion muß mit mesmerischen Strichen von unten nach oben unterstützt werden, wenn solche bei der Einleitung oder während der Hypnose zur Schweresuggestion unterstützend verwendet wurden; ebenso müssen alle anderen Suggestionen, die unter haptischer Beteiligung gegeben wurden, ebenso zurückgenommen werden, also grundsätzlich soll dieselbe Suggestionsart der Einleitung auch bei der Rückführung Verwendung finden). Zwei – die intensive Beruhigung des Nervensystems wird auch nach der Hypnose anhalten. Drei – der Unterkörper wird leicht, und die Müdigkeit weicht. Vier – Alkohol gleichgültig dank Sicherheit und Selbstvertrauen. Fünf – der Oberkörper wird leicht, und die Müdigkeit weicht. Sechs – die Ruhe bleibt auch nach der Hypnose im Nervensystem verankert. Sieben – die Arme und die Schultern werden leicht, und die Müdigkeit weicht. Acht – Nacken und Kopf werden leicht, und die Müdigkeit weicht. Neun – Sie fühlen sich erfrischt und ganz wohl wie nach einem erquickenden Schlaf. Zehn – die Augen werden leicht und frisch und können wieder gut geöffnet werden.«

Falls das Öffnen der Lider nicht spontan erfolgt, kann noch angefügt werden: »Die Hypnose ist beendet!«

Komplikationen bei der Rückführung

In wenigen Fällen, besonders bei hysterisch Strukturierten, kann die übliche Desuggestion ohne Erfolg bleiben, d. h. der Hypnotisierte öffnet bei »zehn« nicht die Augen. Im allgemeinen deutet dies darauf hin, daß während der Hypnose, eventuell durch eine zu lange Sprechpause, ein Rapportverlust stattgefunden hat, und man wird dann zuerst den Rapport wieder herstellen müssen. In anderen Fällen kann eine Wiederholung der Aufforderung »Augen auf!« ausreichend sein.

Immer gilt der oberste Grundsatz, daß man keine Unruhe zeigen darf, da eine hysterisch-autosuggestiv herbeigeführte Hypnosevertiefung während der Desuggestion ja ein vom Hysteriker produzierter »Schaueffekt« ist, dessen Dramatik und damit Wirksamkeit natürlich um so mehr zunehmen würden, je mehr Aufregung sich der Therapeut anmerken ließe.

Öffnet der Hypnotisierte nach der entsprechenden Aufforderung also noch nicht die Augen, kann nach folgendem Schema verfahren werden:

Man schaltet das Licht an, nimmt die Decke weg, nimmt den Hypnotisierten an der Hand und fordert ihn auf: »Die Hypnose ist jetzt beendet, stehen Sie auf!« Bleibt dies ohne Erfolg, muß zunächst der verlorengegangene Rapport wiederhergestellt werden.

Dem Rapportverlust wird selbstverständlich schon während der Hypnose entgegengearbeitet, indem man keine zu langen Sprechpausen einlegt und hin und wieder an seine Stimme konditioniert (»Sie hören ganz genau, wie ich zu Ihnen spreche; Sie sind nur durch meine Stimme mit der Umwelt verbunden« etc.). Sollte sich bei der Rückführung zeigen, daß es trotzdem zum Rapportverlust gekommen ist, stellt man den Rapport am besten durch eine nochmalige verbale Vertiefung der Hypnose wieder her. Anhand leicht kontrollierbarer motorischer Suggestionen (Levitation) vergewissert man sich dann, daß der Rapport wieder aufgenommen ist, und erzeugt notfalls selbst am Hypnotisierten die den Suggestionen synchronen Bewegungen, bis er von selbst wieder reagiert. Darauf wird die Desuggestion nochmals energisch wiederholt.

Bleibt der Hypnotisierte dann noch immer liegen, sagt man ihm völlig ruhig, daß man ihm wegen der guten hypnotischen Wirkung und seiner starken Ermüdung noch etwas Zeit lasse, um aufzuwachen. Allerdings müsse man in drei Minuten gehen und ihn dann allein lassen, falls er dann noch schlafe. Die Angst vor dem Alleinsein wird dann auch den Hartnäckigsten dazu bewegen, die Desuggestion anzunehmen.

Eine ernstere Komplikation ist es, wenn ein Hypnotisierter während der Hypnose oder Rückführung einen hysterischen Anfall produziert und dadurch ein Rapportverlust eintritt. Hier kann der Rapport nur wiederhergestellt werden, indem man die Anfallssymptomatik suggestiv schildert, als ob sie das Produkt der hypnotischen Suggestion wäre, und dann schnell und überrumpelnd die Desuggestion durchführt. Hier kann ein plötzliches »Und jetzt öffnen Sie die Augen!« gerechtfertigt sein.

Nachbesprechung

Nach der Beendigung der Hypnose gibt man dem Patienten einige Sekunden Zeit, damit er sich zurechtfindet. Dann befragt man ihn scheinbar beiläufig nach seinen Erlebnissen in der Hypnose, z. B.: »Nun haben wir die erste Hypnose durchgeführt. War alles so, wie Sie es sich vorgestellt hatten? Erzählen Sie mal!« Obwohl diese Frage natürlich den Sinn hat, die Realisierung der gegebenen Suggestionen anhand der geschilderten Empfindungen zu kontrollieren, wird nicht direkt nach der Verwirklichung oder Nichtverwirklichung bestimmter Suggestionen gefragt, damit nicht der Eindruck der Unsicherheit erweckt wird. Die erhaltenen Informationen verwendet man genauso wie bei der fraktionierten Einleitung (Seiten 108f.). Positive Empfindungen werden als besonders wichtig dargestellt und ausführlich besprochen, negative Empfindungen bzw. weniger gut realisierte Suggestionen werden abgewertet oder umgedeutet. Die vom Patienten verwendeten Ausdrücke werden notiert, um die gut realisierten Suggestionen bei der nächsten Hypnose mit seinen eigenen Worten weiter zu verstärken und die weniger gut realisierten, wenn sie für das Ziel nicht wichtig waren, wegzulassen oder, falls sie erforderlich sind, vorsichtig aufzubauen.

Auch wenn vorher ausdrücklich darauf hingewiesen wurde, daß die Hypnose kein Schlafzustand ist, so ist diese falsche Vorstellung doch so tief verankert, daß man nach der Desuggestion öfter die halb enttäuscht, halb verwundert geäußerte Bemerkung hört: »Ich habe aber gar nicht geschlafen! Ich kann mich aber an alles erinnern« usw. Auch die Behauptung: »Ich habe die Augen nur geschlossen, weil ich dachte, daß Sie das wollen, und ich hätte sie jederzeit öffnen können, wenn ich gewollt hätte«, wird häufig vorgebracht und sollte kein Grund sein, um sich verunsichern zu lassen. Ähnlich wie bei einer ephypnotischen Suggestion, für deren Durchführung der Hypnotisierte für sich selbst eine plausible Erklärung sucht, macht er sich auch die ihm unbegreiflichen hypnotischen Phänomene erklärbar, indem er sich der Selbsttäuschung hingibt, er habe sie nur dem Hypnotisator zu Gefallen produziert.

Der erste Einwand kann leicht entkräftet werden, indem man daran erinnert, daß von Anfang an die Hypnose nie als Schlafzustand, sondern als vertiefter Ruhezustand bezeichnet wurde und daß das Hören und Erinnern der Suggestionen notwendig und erwünscht sei, damit diese wirken können. Um dem zweiten Einwand von vornherein zu entgehen, empfiehlt sich, sobald ein genügend tiefes Stadium erreicht ist, eine Katalepsiesuggestion oder die Handschlußsuggestion mit der ausdrücklich folgenden Aufforderung zum Versuch, diese zu durchbrechen (wobei das Nichtgelingen des Versuchs selbstverständlich, wie beschrieben, suggeriert wird). Nach der Hypnose kann man dann an diese Suggestion erinnern: »Sie haben gesehen, wie Ihr Arm so schwer geworden war, daß Sie ihn nicht mehr heben konnten, obwohl Sie es versuchten; daran sehen Sie, wie tief Sie in Hypnose waren und wie alle hypnotischen Suggestionen genau eintreffen.«

Wurde aus irgendwelchen Gründen in der ersten Hypnose kein solcher »Hypnosebeweis« geführt, kann auf die vorerwähnten Zweifel geantwortet werden: »Ich habe Ihnen heute erst einmal gezeigt, wie eine Hypnose abläuft und daß sie ein angenehmer Ruhezustand ist, in den Sie sich in Zukunft ganz gelöst und ohne Furcht hineingleiten lassen können. Daß Sie in Hypnose waren, habe ich an untrüglichen Anzeichen erkannt. In der nächsten Sitzung werde ich Ihnen dann zeigen, wie die Suggestionen wirken, und Sie werden dann auch selbst sehen, daß Sie sich im hypnotischen Ruhezustand befinden. Ich habe Ihnen ja auch erklärt, daß die Hypnose ein ganz natürlicher Ablauf ist, der bei jedem geistig Gesunden eintritt. Schon deswegen brauchen Sie keine Zweifel zu haben.«

In der nächsten Hypnose wird dann die Katalepsiesuggestion oder der Handschlußversuch nachgeholt.

Folgen falscher oder unvollständiger Rückführung

Wird die Hypnose aus irgendwelchen Gründen nicht mit der normalen Rückführung beendet, weil z. B. der Hypnotisierte vergessen oder der Hypnotisator weggerufen wurde, geht sie in aller Regel nach einem längeren Rapportverlust (etwa nach 15 bis 45 Minuten) von selbst in den natürlichen Schlaf über, und der Hypnotisierte erwacht ebenso natürlich, sobald er ausgeschlafen hat. Allerdings können Schweregefühle und Benommenheit noch längere Zeit anhalten. Bei Schaubudenhypnosen können solche Nachwirkungen und Kopfschmerzen noch stunden- bis tagelang danach bemerkbar sein, da hier die Desuggestion praktisch immer zu kurz und unzureichend ist. Jede erteilte und nicht ausdrücklich zurückgenommene Suggestion bildet also eine Ursache für suggestionsentsprechende mögliche Nachwirkungen, die sich unter Umständen generalisieren können, also z. B. kann sich eine nicht zurückgenommene Armschweresuggestion auf den ganzen Körper ausbreiten oder auch zu anderen Mißempfindungen wie Abgeschlagenheit oder Kopfschmerz führen.

Die Hypnosedauer

In der therapeutischen Anwendung

Eine therapeutische Hypnose dauert mit der Einleitung im allgemeinen zwischen fünfzehn und dreißig Minuten. Liegt die Aufgabenstellung mehr in der physisch-psychischen Entspannung durch den hypnotischen Zustand an sich als in der therapeutischen Suggestion, kann die Dauer bedenkenlos auf zwei Stunden und länger ausgedehnt werden. Dies wird besonders auch bei gemischt heterogen-autogenen Verfahren, wie der gestuften Aktivhypnose, möglich und angebracht sein, sollte aber nie ohne Kontrolle des Therapeuten durchgeführt werden.

Das gleiche gilt für Hypnonarkosen und Narkoidhypnosen, deren

Dauer sich nach der Dauer des Eingriffs richtet. Liegt das Gewicht mehr auf dem Suggestionsinhalt, scheint eine längere Dauer wenig sinnvoll, da ja pro Sitzung die Aufnahmefähigkeit für die Anzahl der wirksamen Suggestionen (zwei bis drei) begrenzt und eine Wiederholung der einzelnen Suggestionen über das übliche Maß hinaus (sieben- bis zwölfmal) in der einzelnen Sitzung kaum effektiv ist.

Bei analytischen und kathartischen Hypnosen sollte wegen der durch die aktive Beteiligung des Hypnotisierten entstehenden Anspannung eine Dauer von einer Stunde nicht überschritten werden.

Bei anderen Anwendungen

In der Anwendung zur Erzeugung oder Erforschung parapsychologischer, magischer oder spiritistischer Phänomene, zum Erzielen persönlicher Überleistungen oder in der Kriminalistik richtet sich die Dauer der einzelnen Hypnosen selbstverständlich nach dem verfolgten Zweck. Da aber in allen genannten Fällen der Hypnotisierte eine aktive Leistung erbringen muß, sollte eine obere Grenze von ein bis zwei Stunden gezogen werden.

Die Anzahl der notwendigen Hypnosesitzungen unter medizinischen Gesichtspunkten, die Behandlungsintervalle und die Beendigung der Therapie

Die erforderliche Häufigkeit

Die Häufigkeit der Hypnosebehandlungen und die dazwischen liegenden Zeitintervalle hängen von mehreren Faktoren ab, die aber keinen absoluten Aussagewert haben, sondern nur als ungefähre Richtschnur dienen können.

Eine kurzzeitig bestehende Störung mit eher dramatischer, stark scheinender Symptomatik ist meist schneller und leichter zu beeinflussen, als eine länger bestehende, oft schwächer scheinende Symptomatik mit schleichendem Verlauf. Der Grund liegt wahrscheinlich darin, daß im zweiten Falle die autosuggestiven Einflüsse, die über einen längeren Zeitraum symptomengraphierend wirken konnten, stärker sind als im ersten und die störungsauslösenden Ursachen sogar zum Teil in irreversible Imprägnationsphasen zurückreichen (siehe auch Seiten 184f.).

Bestimmte Krankheiten sind, abgesehen von der Schwere und Dauer der Symptomatik, leichter und schneller zu beeinflussen als andere, ohne daß dabei die Vordergründigkeit eines seelischen oder körperlichen Geschehens ausschlaggebend sein muß (siehe Kapitel 8).

Die Motivation des Patienten spielt ebenfalls eine wichtige Rolle. Es kann aber von einem augenscheinlich starken Leidensdruck nicht unbedingt auch auf eine starke Motivation geschlossen werden, da eine krankhafte Störung oft Ausdruck einer unterbewußten Selbstbestrafung ist, die ein der Heilung entgegenstehendes Hindernis darstellt, dessen Ausräumung dann eine Conditio sine qua non für den Therapieerfolg bedeutet. Wie entscheidend jedoch eine tatsächlich vorhandene Motivation den Therapieerfolg beschleunigen kann, wird in der Suchttherapie ersichtlich, wo eine einzige Hypnose oft ausreicht, um z. B. einen jahrzehntelang bestehenden extremen Nikotinabusus für immer zu beenden, während zur Behandlung getriebene Gelegenheitsraucher meist weit mehr Sitzungen benötigen, um sich von ihrem Laster lösen zu können.

Eine hohe Suggestibilität kann weniger Sitzungen in längeren Abständen zulassen, kann aber auch dazu führen, daß der Patient um so schneller störungsauslösenden Umwelteinflüssen wieder erliegt, falls diese noch anhalten, so daß häufigere Sitzungen in kurzen Abständen nötig sein werden.

Den Umwelteinflüssen kommt eine erhebliche Bedeutung zu. Halten die störungsverursachenden Umwelteinflüsse weiter an, üben sie, wie schon oben dargelegt, eine ständige, der Heilung entgegenstehende Suggestionswirkung aus, deren Überwindung oder Neutralisierung meist viele Sitzungen in kurzen Abständen voraussetzt.

Therapie-Zeitschema

Die Skala der Häufigkeit kann also von einer bis zu hundert oder mehr Sitzungen und die des Zeitabstandes zwischen den Anwendungen von mehrmals täglich bis zu einmal monatlich oder länger reichen.

Als allgemeine Richtlinie empfiehlt sich jedoch, wenn mehr als eine Behandlung erforderlich ist, den Abstand zwischen den ersten Sitzungen kurz zu halten. Dies gilt um so mehr, wenn der Patient unter einem starken Leidensdruck steht. Man wird also in diesem Falle die ersten Hypnosen täglich, alle zwei Tage oder mindestens zweimal wöchentlich durchführen. Die weitere Häufigkeit ergibt sich aus dem Behandlungsfortschritt.

Die Hypnosetherapie führt, wie jede länger andauernde psychotherapeutische Behandlung, unbedingt über die Interaktion Therapeut–Patient auch zur Bildung einer persönlichen Beziehung und starken Bindung vor allem des Patienten an den Therapeuten, deren abrupte Beendigung ein Schockerlebnis bedeuten könnte. S. FREUD spricht in diesem Zusammenhang von einem Kastrationsproblem, das sowohl für den Patienten, als auch für den Therapeuten bestehe. Es ergibt sich daher zwangsläufig der Grundsatz, eine länger andauernde Hypnosebehandlung »ausschleichend« zu beenden.

Die letzte Behandlung kann aus einem abschließenden Gespräch bestehen, in dem der Patient die Gewißheit erhält, daß diese Beziehung nun nicht unwiderruflich beendet ist, sondern daß der Behandler stets weiterhin für ihn bereitsteht, wie etwa ein Feuerlöscher (es ist gut, wenn man ihn hat, aber besser, wenn man ihn nicht braucht). Oft kommt dann die endgültige Ablösung darin zum Ausdruck, daß der Patient in länger werdenden Abständen anruft, wobei er zuweilen unumwunden zugibt: »Ich wollte eigentlich nur Ihre Stimme wieder einmal hören, jetzt ist wieder alles in Ordnung.«

Ein durchschnittliches Therapieschema bei fünfzehn Behandlungen kann etwa folgendermaßen aussehen:

Erste Woche: täglich oder alle zwei Tage, zweite und dritte Woche: zweimal wöchentlich, vierte und fünfte Woche: einmal wöchentlich, zweiter Monat: alle zwei Wochen, dann nach drei Wochen, schließlich nach vier Wochen die letzte Behandlung.

Abwechslungsreiche Gestaltung

Bei lang andauernden therapeutischen hypnotischen Beziehungen schwächt sich der Einfluß des Hypnotisators allmählich ab, falls die Therapie relativ starr durchgeführt wird, da Gewöhnung und Autosuggestion aufgebaut werden. Bei langwährenden Therapien empfiehlt es sich daher immer, die Suggestionsverfahren und -inhalte abwechslungsreich zu gestalten, um einer abflachend wirkenden Gewöhnung entgegenzuarbeiten und, wie bei der gestuften Aktivhypnose, ein autogenes Verfahren miteinzubauen, um die Autosuggestionen in die Richtung des Therapiezieles zu lenken.

6. Überblick über außermedizinische Hypnoseanwendungen

Schau- und Jahrmarkthypnosen

Dieses Thema soll nur der Vollständigkeit halber kurz behandelt werden, weil bei solchen Schauhypnosen oft mißbräuchliche Suggestionen und eine unzureichende Desuggerierung auf Kosten der Versuchsperson gehen und das Ganze lediglich zur Belustigung der Zuschauer aufgeführt wird. Der Schaubudenhypnotiseur sucht sich unter seinem Publikum – das ohnehin als relativ suggestibel anzusehen ist, da es ja durch seine Anwesenheit sein Interesse an diesen Phänomenen kundtut – meist über die Wachsuggestion des Handschlußversuches die am besten geeigneten Versuchspersonen aus. Über Faszination in Verbindung mit Verbalsuggestion oder manchmal auch nur mit verbaler Wachsuggestion versetzt er diese dann in Hypnose und erteilt ihnen meist recht spektakuläre Suggestionen und ephypnotische Aufträge, die dann unter dem ungläubigen Staunen des johlenden Publikums getreulich ausgeführt werden.

Männer benehmen sich aufgrund entsprechender Suggestionen wie Mädchen und umgedreht, die Versuchspersonen schlüpfen in perfekter schauspielerischer Leistung in die Rolle von Sängern, Mondsüchtigen, Marsmenschen, sprechen mit unbekannten Sprachen und verfallen in kataleptische Starren, die, wie beim bekannten Versuch der »Brücke«, bei der die hypnotisierte Versuchsperson nur mit dem Kopf und den Füßen, starr gestreckt, auf zwei Stühlen liegt und es zudem ohne erkennbare Anstrengung aushält, wenn sich ihr eine weitere Person auf den Bauch setzt, immer wieder das Publikum verblüffen. Die Hypnotisierten beißen mit großem Genuß in Zitronen, die ihnen als Äpfel suggeriert wurden, und riechen an einem Mistbündel, das ihnen als Rosenstrauß erscheint, sie sehen Dinge oder Personen, wo keine oder andere sind, und können sich mit diesen Halluzinationen sogar beschäftigen oder unterhalten, während andere Menschen und Dinge ihren bewußten Sinnen verborgen bleiben können. Ja, sie übernehmen sogar die Rollen von Tieren, Pflanzen und selbst Gegenständen, indem es sie wie Affen juckt und sie wie solche durch die Gegend springen und Bananen essen oder indem sie wie Trauerweiden Arme, Finger und Gesichtszüge nach unten hängen lassen, oder sich wie Teppiche flach auf den Boden legen.

Auch ephypnotische Aufträge werden, je nach dem erreichten Hypnosestadium und der Eindringlichkeit der Suggestion, mehr oder weniger kritiklos ausgeführt. Der eigene Name, einzelne Buchstaben oder Fähigkeiten wie Rechnen usw. werden bis zur Rücknahme der entsprechenden Suggestion völlig vergessen. Das kann soweit gehen, daß die Versuchsperson überhaupt nichts mehr weiß. Jedoch würde ein zum Tisch Hypnotisierter wohl aus der Rolle fallen, würde man versuchen, ihm ein Tischbein abzusägen.

Bei der suggestiven Erzeugung positiver und negativer Halluzinationen ist zu beachten, daß das Unterbewußtsein die Suggestionen meist wörtlich und nur wörtlich nimmt, also für das Wachbewußtsein logische Schlüsse nicht mitvollzieht. Wird zum Beispiel die Suggestion gegeben, daß ein Tisch unsichtbar ist, zieht der Wachbewußte den logischen Schluß, daß er nicht da ist, da man ihn ja sonst sehen könnte; der Hypnotisierte dagegen sieht ihn zwar nicht, kann ihn aber durchaus noch fühlen und wird deshalb meist um den als unsichtbar suggerierten Tisch herumgehen.

Daß es bei den suggestiv erzeugten Empfindungen zu Dissoziationen kommt, wird durch folgenden Versuch bewiesen: Auf einen schwarzen Karton schreibt man einen Satz so, daß einige Wörter mit roten, die anderen mit grünen Buchstaben ausgeführt sind, ohne daß die Versuchsperson diesen Satz vor dem Versuch lesen kann. Die Versuchsperson erhält nun die Suggestion, daß sie z. B. auf dem linken Auge blind wäre, und ist dann auch tatsächlich nicht mehr in der Lage, irgend etwas zu sehen, wenn das rechte Auge verdeckt wird. Nun setzt man ihr eine Brille auf, deren linkes Glas mit einem roten Filter und deren rechtes Glas mit einem grünen Filter bedeckt sind. Zeigt man ihr jetzt die vorbereitete Schrifttafel, wäre sie bei einer tatsächlichen Blindheit nur in der Lage, die mit dem rechten, durch den grünen Filter blickenden Auge gesehenen grünen Buchstaben wahrzunehmen, während die roten Buchstaben durch den grünen Filter schwarz erscheinen und daher auf dem schwarzen Hintergrund nicht erkannt werden können. Der Hypnotisierte und sein Unterbewußtsein wissen aber nichts von der Täuschung durch die Brille mit den zwei verschiedenen Filtern und daß der Satz in zwei verschiedenen Farben geschrieben ist, und er kann mühelos den ganzen Satz lesen, obwohl ja die roten Buchstaben nur mit dem als blind suggerierten linken Auge, das durch einen roten Filter blickt, lesbar sind.

Kriminalistische Hypnosen und rechtliche Gesichtspunkte

Straftaten an Hypnotisierten und durch Hypnotisierte

Wir wissen bereits, daß Verbrechen an Hypnotisierten und durch Hypnotisierte ausgeführt werden können. Verbrechen an Hypnotisierten sind zumeist Eigentums- oder Sexualdelikte. Im weiteren Sinne fallen hierunter natürlich auch die erwähnten Erbschleichereien im erhöht suggestiblen Stadium des nahen Todes durch irgendwelche Institutionen oder Einzelpersonen sowie jeder andere Mißbrauch von Freiheit, Leben, Gesundheit oder Eigentum durch suggestive Ausnutzung staatlicher, institutioneller oder persönlicher Macht. Ein drastisches Beispiel aus jüngster Zeit stellt der 1978 erfolgte Massenselbstmord von über neunhundert Mitgliedern der Volkstempelsekte in Guayana dar. Aufgrund der uns ständig berieselnden Suggestionen erscheint vielen staatlich sanktionierter Massenmord von Millionen Menschen in wahnwitzigen Kriegen zwar als furchtbar, aber notwendig und ist doch tatsächlich nicht weniger Folge verbrecherischer suggestiver Beeinflussung wie der Sektenselbstmord von Guayana.

Die von den machthabenden Suggestoren gelenkten Massenmedien stellen freilich nur fremden Mißbrauch der Suggestivwirkung als solchen dar.

Fälle, in denen einzelne Personen hypnotisiert wurden, um an ihnen ein verbrecherisches Delikt zu begehen, sind selten und tauchen nur hin und wieder als Geschichte vom bösen Hypnotiseur auf, der sein armes Opfer sexuell mißbrauchte. Weit mehr werden die Gemüter von der Möglichkeit erhitzt, daß mittels ephypnotischer Suggestion Dritte zur Ausführung von Verbrechen beauftragt werden können und der Auftraggeber als wahrer Täter dadurch unerkannt und straffrei bleibt.

Aufklärung von Straftaten durch Hypnose

Aufgrund ihrer Möglichkeiten ist der Wunsch verständlich, die Hypnose auch zur Aufdeckung von Straftaten heranzuziehen. Ein Hypnotisierter könnte sich sowohl an Einzelheiten eines an ihm begangenen oder eines als Zeuge miterlebten Verbrechens weit besser erinnern als im Wachzustand und damit die Suche nach dem Täter wesentlich erleichtern.

Verbrechen, die von Hypnotisierten aufgrund ephypnotischer Suggestionen sozusagen im Auftrag begangen wurden, könnten sogar ausschließlich durch eine nochmalige analytische Hypnose aufgeklärt werden, in der eine eventuelle ephypnotische, die Auftragserteilung betreffende Amnesie durchbrochen wird. Endlich könnten Straftäter durch Anwendung der Hypnoanalyse im Sinne eines Lügendetektors (was ja im Beichtstuhl und bei Gerichtsverhandlungen sowie polizeilichen Befragungen aufgrund der besonders suggestiblen Situation und der entsprechenden Techniken im gewissen Sinne auch getan wird) beeinflußt werden, die Wahrheit zu sagen. Theoretisch bietet also die Hypnose wirksame Möglichkeiten.

Trotzdem ist die Hypnose zur Aufdeckung von Straftaten, indem der Beschuldigte hypnotisiert wird, auch bei eventueller freiwilliger Bereitschaft, in den meisten sogenannten Kulturstaaten ausdrücklich verboten (in der Bundesrepublik Deutschland durch § 136a der Strafprozeßordnung). Daß dieses Verbot trotz unbestreitbarer Nachteile, die es mit sich bringt, durchaus seine Berechtigung hat, ergibt sich aus den Möglichkeiten der Hypnose.

Gewaltige Probleme würden allein aufgrund der Tatsache entstehen, daß durch eine mißbräuchliche Verwendung hypnotischer Befragungen alle Arten von Erinnerungsfälschungen und damit Falschaussagen produziert werden könnten, wie dies ja aus den Hexenprozessen und anderen Verfahren genügend bekannt ist. Abgesehen davon steht jedem Menschen das Recht zu, sich selbst zu schützen und daher auch unwahre Schutzbehauptungen in Strafverhandlungen aufzustellen (der Grund, warum Beschuldigte in Strafsachen nicht vereidigt werden). Trotz dieser offiziellen Ausklammerung der Hypnose spielt die Suggestion auch bei Zeugenaussagen, die *bona fide* unter Eid geleistet werden, eine erhebliche Rolle. Dies wird insbesondere bei Sensationsprozessen deutlich, wenn sich viele angebliche Täter und Zeugen aufgrund von Presseveröffentlichungen melden.

Zum Teil wird die Hypnose bei Zeugen angewendet, damit sie sich z. B. an die Autonummer eines Fluchtfahrzeuges erinnern können. Doch sind alle auf diese Weise erhaltenen Angaben mit Vorbehalt zu werten, da natürlich leicht auch suggestive Pseudoerinnerungen erzeugt werden können.

Verantwortlichkeit in Hypnose

In den vorhergehenden Abschnitten wurde bereits angedeutet, daß die Hypnose in der Justiz der meisten »Kulturstaaten« sozusagen für tabu gilt. Gewichtige Gesichtspunkte rechtfertigen die Ausklammerung der Hypnose z. B. bei der Beweisaufnahme. Diese Ausklammerung geht aber noch weiter und erstreckt sich auch auf die Verantwortlichkeit in Hypnose.

Zahlreiche Experimente weisen darauf hin, daß durch geschickte Suggestionen ein Hypnotisierter auch zur Durchführung von Aufträgen gebracht werden kann, die seinem Charakter zuwiderlaufen. Erst im Jahre 1978 wurden die unter dem Decknamen »Artischocke« in den fünfziger Jahren durchgeführten Versuche des US-Geheimdienstes CIA mit der Hypnose in der Öffentlichkeit bekannt: Ein Geheimdiensthypnotiseur gab einer Frau, die sonst nie eine Waffe berührte, in Hypnose den suggestiven Auftrag, auf einen Kollegen zu schießen, was sie auch ohne Zögern befolgte. Der Kollege lebt nur noch, weil die Pistole mit Platzpatronen geladen war. Eben hier liegt aber auch der Ansatz zur Kritik an diesen Experimenten. Die meisten Fachleute sind nämlich der Meinung, daß es für den Hypnotisierten letzten Endes immer erkennbar ist, ob es sich um ein Experiment oder um eine reale Situation handelt. Diese Meinung läßt sich durch die Praxis kaum widerlegen, weil ja jeder Versuch hierzu eben auch wieder nur ein Experiment wäre. Allerdings kann das Argument, daß kein Grund zur Annahme von in Hypnose begangenen Straftaten bestehe, weil es kaum Zeugnisse für solche Straftaten gäbe, nicht als stichhaltig angesehen werden. Denn wie wir im Abschnitt über ephypnotische Suggestionen (Seiten 124ff.) gesehen haben, würde der Urheber eines solchen Verbrechens ebensowenig wie die Tatsache, daß es unter Hypnose durchgeführt wurde, offenbar werden müssen.

Ein anderer Grund, der für die Annahme der Möglichkeit von in Hypnose begangenen Verbrechen spricht, ist der, daß strafbare Verhaltensweisen wie Eigentums-, Sexual- oder Körperverletzungsdelikte nur unserem von moralischen Vorstellungen der letzten wenigen Jahrtausende geprägten Bewußtsein als Unrecht erscheinen, während das Unterbewußtsein noch als ererbtes Engramm die weniger humanistischen Umgangsformen der vorangegangenen Jahrhunderttausende in sich trägt. Da in der Hypnose vor allem die subkortikalen Bereiche erreicht werden und durch die teilweise Ausschaltung der kortikalen Schichten auch Zwischenhirnprogramme dominant zur Auslösung gebracht werden können, scheint unter diesem Gesichtspunkt die Beeinflußbarkeit in Hypnose zur Ausführung strafbarer Handlungen eher wahrscheinlich als nur möglich. Der Charakter ist eben nur eine dünne Schicht, die einen riesigen Bereich offener Möglichkeiten wie ein halbdurchlässiges Häutchen überspannt, dessen Durchlässigkeit man an den gewünschten Sellen durch suggestive »Nadelstiche« durchaus erweitern kann, um den erwünschten und bereits vorhandenen Inhalt herausdringen zu lassen. Welche Inhalte vorhanden sind und wie dünn dieses Häutchen ist, zeigt die Tatsache, daß z. B. allein die staatliche autoritativ-suggestive Nominierung anderer Menschen zu »Feinden« vollkommen ausreicht, um die entsetzlichsten Massenmorde auszulösen und – hier liegt eine weitere Parallele zu den von der Hypnosetechnik her bekannten Verhaltensweisen – auch noch eine scheinlogische »humanistische« Erklärung für diese dem wachbewußten ethischen Ich-Verständnis fremde Mordgier zu finden. Es kann also immer dann, wenn der hypnotische Auftrag bereits vorhandene Engramme ekphorieren soll, davon ausgegangen werden, daß dies auch gelingt, wenn die richtige Technik zum Einsatz kommt. Zur Ekphorie des Programms »Mord« würde es z. B. kaum ausreichen, lediglich »Mordlust« zu suggerieren, um andere Rassen, Völker, Glaubensangehörige, Stände oder sonstwie Andersartige und -meinende umbringen zu lassen; als logische Begründung dieser Suggestion muß der Engrammbestandteil »Feind« angesprochen werden, um den Gesamtkomplex »Tötung« zu ekphorieren.

Verantwortlichkeit bei persönlichen Verbrechen

Trotzdem oder gerade deswegen wird in den meisten Staaten, so auch in Deutschland, davon ausgegangen, daß die Hypnose nur als quantitative Verschiebung von der Norm, nicht aber als qualitativ andersartiger Zustand aufzufassen ist. Ebenso handelt es sich nach Meinung der Strafrechtler nicht um einen krankhaften oder krankhaft getrübten Bewußtseinszustand, wie ihn z. B. ein pathologischer Alkoholrausch darstellt (von diesem unterscheidet sich der Hypnosezustand schon durch die Tatsache, daß Amnesien in der Hypnose auch wieder aufzuheben sind). Hypnotisierte werden deshalb strafrechtlich als voll verantwortlich behandelt.

Wenn auch, wie wir gesehen haben, der Ausgangspunkt für diese Überlegungen zumindest auf schwachen Beinen steht, nämlich die gar nicht so hieb- und stichfeste Annahme eines wünschenswert festen ethischen Charakters zur Grundlage hat, sind sie doch insofern gerechtfertigt, als wir ständig irgendwelchen suggestiven Einflüssen unterstehen und massive, in ihren Auswirkungen weitreichende Suggestionen deshalb nur einen graduellen Unterschied zu den alltäglichen »Banaleinflüssen« bilden.

Strafrechtliche Mündigkeit müßte daher einschließen, suggestive Einflüsse von eigenem Wollen unterscheiden zu können.

Verantwortlichkeit bei Verbrechen unter staatlich-gesellschaftlichem Einfluß

Anders stellt sich die Lage bei der Beurteilung und gegebenenfalls Verurteilung von Greueltaten dar, die unter staatlicher Befehlssuggestion und gesellschaftlicher Beeinflussung ausgeübt wurden. Hier handelt es sich nicht um die Taten von einzelnen, die sich damit außerhalb der in ihrer Gesellschaft gesetzlich und moralisch verankerten Normen stellen, sondern um das verbrecherische Verhalten ganzer Gruppen oder von diesen Gruppen getragener Individuen innerhalb eines Staatswesens, die damit aber den Befehls-, Gesetz- und bzw. oder Moralsuggestionen dieses Staatswesens folgen. Aufgrund der suggestiven Einflüsse, denen sie durch die entsprechenden Einwirkungen der »Obrigkeit« und ihrer Umwelt erliegen, sind die einzelnen Angehörigen dieser Gruppen oft kaum in der Lage, sich der Unmenschlichkeit ihres Tuns bewußt zu werden, und haben die wenigen, denen dies trotzdem gelingt, keine Möglichkeit, sich wirksam gegen die suggestionsgebundene Masse zu stellen, so daß sie meist aus Selbstschutzgründen »mit den Wölfen heulen«.

Die von solchen extremen staatlich-gesellschaftlichen Suggestionskomplexen Betroffenen bauen dann innerhalb ihres eigenen Einflußbereiches in ihren Staats- oder Volksgruppen ähnlich extreme feindliche Suggestionskomplexe auf, so daß die in dem sich ergebenden Wettkampf der Greueltaten Unterliegenden nicht nur aufgrund ihrer tatsächlich begangenen Unmenschlichkeiten, sondern schon aufgrund ihrer Angehörigkeit zur Feindesgruppe einer besonders scharfen Bestrafung zugeführt werden, während der Blick der Sieger für die Beurteilung der eigenen Grausamkeiten gewöhnlich stark getrübt bleibt. Sehr viel späteren Generationen bleibt es dann vorbehalten, aufgrund der inzwischen eingetretenen Bedeutungslosigkeit der damals umstrittenen Interessen den Versuch einer vorurteilsfreien, suggestiv wenig belasteten Beurteilung zu unternehmen. Am Beispiel der Hexenverfolgung, die sich über mehr als ein halbes Jahrtausend erstreckte und heute noch nicht vollständig abgeklungen ist, wird ersichtlich, wie lange solche Suggestionen aufrechterhalten werden können, wenn die entsprechenden Machthaber Gelegenheit haben, ihre Interessen weiterhin zu verfolgen.

Andere Beispiele sind, neben den Glaubens-, Erbfeind- und sonstigen Kriegen, die Indianer- und die Judenmorde. Während das unter den iberischen Konquistadoren durchgeführte Indianerschlachten allmählich einer neutralen Beurteilung gewichen ist, wird die weitgehende Ausrottung der nordamerikanischen Indianer in der »Wildwestromantik« noch vielfach glorifiziert. Noch weniger vorurteilsfrei werden die Ereignisse aus der jüngeren Vergangenheit betrachtet: Aufgrund der inzwischen weitgehend erloschenen Suggestionswirkung der Machthaber des Dritten Reiches stehen zwar die meisten Menschen – selbst frühere Beteiligte – den durch den nationalsozialistischen Staat und seine Organe ausgelösten Judenmorden und anderen Greueltaten mit ungläubigem und verständnislosem Abscheu gegenüber, finden aber gleichzeitig verbrämte Begründungen für die Massenmorde des Bolschewismus oder jener von Hiroshima, Nagasaki, Dresden usf. und befürworten die Fortsetzung dieser »Politik« durch weiteren Rüstungswettlauf.

So wird die Frage der Verantwortlichkeit für solcherart induzierte Verbrechen – neben der Frage der persönlichen Schuld – in strafrechtlicher Hinsicht immer ihre Antwort durch den Sieg einer Suggestorengruppe über die andere finden.

Hypnose in der Parapsychologie und im Okkultismus

> Daran erkenn' ich den gelehrten Herrn!
> Was ihr nicht tastet, steht euch meilenfern;
> Was ihr nicht faßt, das fehlt euch ganz und gar;
> Was ihr nicht rechnet, glaubt ihr, sei nicht wahr;
> Was ihr nicht wägt, hat für euch kein Gewicht;
> Was ihr nicht münzt, das, meint ihr, gelte nicht –
>
> Mephisto in *Faust*

Aufgrund des Dünkels vieler Wissenschaftler, der auch in weitesten Kreisen der Öffentlichkeit seine suggestiven Auswirkungen erzeugt, ist bedauerlicherweise auch heute noch jedermann, der sich mit parapsychologischen Phänomenen befaßt und den Ruf der Ernsthaftigkeit behalten will, gezwungen, eine Verteidigungs- und Entschuldigungsrede an den Anfang seiner Ausführungen zu stellen.

Da selbst J. W. von GOETHE seinen Mephisto die obenstehende Erklärung abgeben ließ, will auch ich diesem alten Brauch folgen und versuchen, mit meinen diesem heiklen Abschnitt vorangestellten Erläuterungen auch Leser für diesen Themenkreis zu interessieren, die aufgrund der meinungsbildenden Beeinflussung durch engstirnig eingestellte Naturwissenschaftler bisher alles ablehnten, was außerhalb der von diesen aufgestellten Regeln existieren mag. In Fortführung der GOETHEschen Strophe könnte man sagen: Was ihr nicht regelt, wähnt ihr, gibt es nicht!« Freiherr von SCHRENCK-NOTZING stellte bedauernd fest: »Der aprioristische Widerstand neuen Erscheinungen gegenüber ist ein alter Erbfehler der Wissenschaft.«

Nun sind paranormale Erscheinungen aber keineswegs so neu; lediglich der Streit um ihr Vorhandensein wird immer aufs neue ausgetragen. Die wahre Wissenschaft wird jedoch dort streng wissenschaftlich arbeiten, wo sie es kann, aber an ihren Grenzen nie aufhören, zu fragen und zu forschen. Die meisten umwälzenden wissenschaftlichen Entdeckungen wurden aufgrund des Infragestellens alter Werte gemacht, und so würde es auch heute wohl anstehen, sich – *sine ira et studio* – der Erforschung dieser Phänomene anzunehmen, um so mehr als die Atomphysik bereits die Türen für die Erklärung bisher unbegreiflicher Erscheinungen weit aufgestoßen hat. Seit der bereits im Jahre 1900 aufgestellten Quantentheorie Max PLANCKS muß die Materie auch in ihren kleinsten Bausteinen nicht mehr in der herkömmlichen Betrachtungsweise als Feststoff, sondern als ein Aggregatzustand der Energie angesehen werden. Daß die Umwandlung der Aggregatzustände möglich ist, zeigt die Atomspaltung. Eine andere These moderner Wissenschaft, die Relativitätstheorie Albert EINSTEINS, kommt sinngemäß bereits in einem Erklärungsversuch F. A. MESMERS für das Hellsehen zum Ausdruck, der wörtlich schrieb: »Die Vergangenheit kennen heißt nichts anderes, als die Ursachen in der Wirkung, die Zukunft aber voraussehen heißt nur, die Wirkung in den Ursachen empfinden. So wird man leicht zu der Idee geführt, daß alles im Universum gegenwärtig ist und Vergangenheit und Zukunft nur verschiedene Beziehungen (Relationen) der Teile unter sich sind.«

Wir müssen uns jedoch selbst unter Einbeziehung neuester Kenntnisse in Physik und Biologie und jüngster Forschungsergebnisse der Parapsychologie (z. B. Milan RÝZL) eingestehen, daß es bis heute keine gültige Theorie der parapsychischen Phänomene gibt. Zu verschiedenartig scheint die hypothetische Psi-Energie von den bekannten Energieformen zu sein. Man könnte sogar annehmen, daß es sich bei den Phänomenen der außersinnlichen Wahrnehmung (ASW), also der Telepathie und des Hellsehens, um »direkte Informationen« handelt, die der Sinnesorgane für ihre Übermittlung gar nicht bedürfen, sondern sich ihrer nur zur Verständlichmachung innerhalb der durch die Sinne vorgegebenen Vorstellungswelt bedienen. Wir müssen uns dabei vor Augen halten, daß die Welt, die wir mit unseren Sinnesorganen erleben und mit unserem Verstand erfassen können, nur einen kleinen Ausschnitt des Universums darstellt, beschränkt nämlich auf diejenigen Gegebenheiten und Einflüsse, welche für unsere Existenz als Menschen bedeutsam sind, damit wir die biologische Aufgabe innerhalb der Natur in der Gegenwart und im Hinblick auf die Evolution erfüllen können. Deutlich wird dies am Beispiel der Erforschung tierischer Sinneswahrnehmungen, die, dem entsprechenden Lebenskreis angepaßt, durchaus verschieden von den menschlichen sein können (erinnern wir uns an das an früherer Stelle angeführte Beispiel der Fledermaus).

Von unserem menschlichen Standpunkt aus gesehen, könnten wir also für das Zustandekommen von Psi-Phänomenen eine der folgenden drei Ursachen oder eine Mischung aus ihnen annehmen.

1. Es handelt sich um eine Urerfahrung (Jakob BÖHMES »Ungrund«), die wir aus allen bisher durchgemachten Stufen evolutionärer Entwicklung, angefangen von den kleinsten Bausteinen der Materie »ererbt« und mit allem Existierenden gemeinsam haben: einen Engrammkomplex also, der über individuelle Gesichtspunkte weit hinaus Gültigkeit hat und vielleicht nicht nur eine feststehende »Erinnerung«, sondern auch die Fähigkeit bedeutet, »die Beziehungen von allem, was da ist, gegenseitig und allgemein« (F. A. MESMER) zu erfassen.
   Diese Annahme würde eine relativ konstante Psi-Fähigkeit innerhalb der Menschheitsgeschichte logisch erscheinen lassen.
2. Es handelt sich um die Überreste einer früheren instinktartigen Fähigkeit des Menschen oder einer seiner entwicklungsgeschichtlichen Vorstufen, die zu einer vergangenen Zeit erforderlich war, um den Umweltbedingungen aufgrund noch fehlender anderer Möglichkeiten gewachsen zu sein.
   In diese Theorie ließen sich auch manche Thesen moderner Wissenschaftler einreihen, welche parapsychische Phänomene als nichtexistent bezeichnen und den Glauben daran als Überlieferung eines urzeitlichen, magischen Weltbildes betrachten. Es wird von ihnen dabei übersehen, daß ein solches magisches Weltbild oder dessen Teile als Archetypen tiefgreifenden, über die wörtliche Bedeutung hinausgehenden Sinngehalt haben können.
   Die Annahme dieser zweiten Ursache würde eine sinkende Psi-

Fähigkeit innerhalb der Menschheitsgeschichte logisch erscheinen lassen.

3. Es handelt sich um die Vorboten einer Fähigkeit, die erforderlich sein wird, um zukünftigen Umweltbedingungen oder Aufgaben zukünftiger Entwicklungsstufen entsprechen zu können.
Diese Annahme würde eine ansteigende Psi-Fähigkeit innerhalb der Menschheitsgeschichte logisch erscheinen lassen.
Da Psi-Phänomene seit Beginn der uns überlieferten Menschheitsgeschichte genauso wie aus der heutigen Zeit bekannt sind, bekäme die erste Hypothese zusätzliche Wahrscheinlichkeit; doch ist die überblickbare Zeit relativ kurz, und die aus den einzelnen Perioden überkommenen Überlieferungen sind zu unvollständig und infolgedessen zu verzerrt, um daraus Schlüsse ziehen zu können. So erscheint eine Mischung aus der ersten und dritten Hypothese den bekannten Umständen zufolge am wahrscheinlichsten.

Das Gesagte macht einiges von der noch kaum entwirrbar scheinenden Problematik deutlich. Verständlicherweise kann man deshalb von der Wissenschaft nicht erwarten, daß sie, auf einzelne einwandfrei nachgewiesene Psi-Phänomene gestützt, sofort entsprechende Annahmen in ihr Gebäude integriert oder dieses sogar zum Teil einreißt, nur weil, aufgrund der Unbekanntheit der Materie, ein Beweis über deren Nichtexistenz nicht angetreten werden kann. Ebensowenig Berechtigung hat aber das andere Extrem, die Nichtexistenz empirischer Erfahrungen und nachgewiesener Phänomene autoritär behaupten zu wollen, weil davon ausgegangen wird (und diese Annahme ist schon aus logischen Gründen für jetzt und alle Zukunft immer falsch), daß es nichts geben könne, was nicht mit den jeweils bekannt geglaubten Naturgesetzen erklärbar ist. Unser Wissen über die Naturgesetze hat sich ja mit jedem Jahrhundert gewaltig erweitert; gestern noch unbekannte Naturgesetze werden heute entdeckt. Richtig wäre daher eine Haltung der Offenheit, wobei entsprechenden Forschungen aufgrund der mangelhaften Kenntnisse der Voraussetzungen mit Sicherheit mehr Geduld gewidmet werden müßte als bisher.

Abgesehen von solchen wissenschaftlichen Erwägungen kennen wir zur Genüge Beispiele aus allen Lebensbereichen, die den Gedanken an das Mitwirken parapsychischer Kräfte nahelegen. Denken wir an die Entdeckungen von Forschern, welche oft ihrer Zeit weit vorauseilten, wie z. B. an die Aufzeichnung des Benzolringes durch F. A. Kekulé von Stradonitz im Jahre 1865 (er war ihm zuvor im Traum erschienen, also in einem hypnoseähnlichen Zustande), an Wunderheilungen in

Lourdes und anderswo (auch hier schafft die suggestive Kraft des Ortes, der Zeremonien, der Massen, der Erwartungshaltung usw. ein Hypnoid) und an viele von uns selbst erlebte Hinweise, wie z. B. das unerwartete Auftauchen eines Menschen, an den wir gerade in diesem Augenblick dachten.

Wie auch M. Rýzl in seinem Buch *ASW-Experimente, die erfolgreich verlaufen* (Ariston Verlag) ganz treffend schreibt, kann man sogar zu der Vorstellung gelangen, daß selbst die religiösen Anschauungen der prähistorischen Menschen, die ja auch die Grundlage aller heutigen Religionen und unseres Mysterienwissens bilden, durch außersinnliche Wahrnehmung erfahren wurden. In der Tat weisen Ergebnisse moderner Forschung mehr und mehr darauf hin, daß solchen archaischen Grundbildern tiefe Bedeutungen innewohnen.

Diese Andeutungen mögen genügen, um uns Bescheidenheit in unserer Urteilsbildung über Phänomene, deren Erklärung, sogar soweit die Phänomene nachgewiesen sind, uns nicht möglich ist, ratsam erscheinen und uns einsehen zu lassen, daß wir kein Recht zu fordern haben, daß sich solche Phänomene unter diesen und nicht unter jenen Bedingungen vollziehen. Wenn wir die Parameter nicht kennen, mit denen unbekannte Größen meßbar sind, haben wir keine Berechtigung, aus dem Versagen der uns bekannten Maßstäbe das Nichtvorhandensein dieser Größen zu folgern. Niemand würde auf die Idee kommen, das Gewicht eines Gegenstandes mit einem Metermaß feststellen zu wollen, und, weil das bekanntlich nicht geht, daraus folgern, daß es ein Gewicht nicht gibt. Genau das wird aber mit der pseudowissenschaftlichen Behauptung getan, daß es die parapsychischen Phänomene nicht geben könne, weil sie sich weder auf Wunsch reproduzieren noch mit den heute bekannten Naturgesetzen erklären lassen.

Nach dieser Einleitung will ich versuchen, einen objektiven Überblick über in hypnotischen Zuständen erzeugte oder erlebte parapsychische Phänomene zu geben, die immerhin so gut bezeugt und beglaubigt sind, daß sich eine ernsthafte Auseinandersetzung mit ihnen jedenfalls rechtfertigt. Einer persönlichen Wertung will ich mich dabei enthalten. Inwieweit der einzelne Leser folgen mag, bleibt seinem eigenen Urteilsvermögen überlassen. Ich verkenne dabei keineswegs, daß sich manche dieser Phänomene, insbesondere der spiritistischen, auch über die uns inzwischen bekannten Möglichkeiten hypnotischer Halluzinationen erklären ließen; jedoch bleiben andere, die sich auf diese Art jedenfalls nicht erklären lassen. So rechtfertigt denn nicht nur die Tatsache, daß sich das Erleben mancher parapsychischer Phänomene theoretisch durch hypnotisch induzierte Halluzinationen vortäuschen ließe, deren Darstellung in diesem Buch, sondern vor allem auch der Umstand, daß der Hypnosezustand der Versuchsperson bzw. die Trance des Mediums eine der wichtigsten bekannten Voraussetzungen für das gewollte Zustandekommen tatsächlicher parapsychischer Phänomene ist. Hierfür erbrachte in über zwanzigjähriger Forschungsarbeit M. RÝZL einen eindrucksvollen Beweis (in seinem Buch *Hellsehen und andere parapsychische Phänomene in Hypnose*, siehe Literaturverzeichnis). Erst die Kenntnis dieses Umstandes ermöglichte breitangelegte Versuchsreihen und Forschungen, die unter anderem ergaben, daß sich mindestens die Hälfte der Menschen in Hypnose als mehr oder weniger Psi-begabt erweisen (Psi-Funktion = hypothetische Fähigkeit zur außersinnlichen Wahrnehmung [ASW] und/oder Psychokinese [PK]). Gute Ergebnisse können allerdings nur mit etwa zehn Prozent der Versuchspersonen erzielt werden. Dabei scheinen Frauen im statistischen Durchschnitt etwas häufiger entsprechende Anlagen zu haben.

Auch bei den meisten parapsychischen Erscheinungen, die spontan auftreten, läßt sich das Mitwirken eines Hypnoids nachweisen. Wie aus den Schilderungen solcher Ereignisse zu ersehen ist, befand sich die erlebende Person meist in einem Zustand entweder der reduzierten Wachheit, unter dem Einfluß eines starken Reizes oder unter der erhöhten Konzentration in Richtung auf den »Reizaussender«. Bei telepathischen Phänomenen läßt sich zumeist auch beim Sender ein psychischer Sonderzustand aufzeigen.

Berufswahrsager versenken sich durch die Fixation der bekannten Kristallkugel, des Kaffeesatzes usw. in ein Hypnoid, Anhänger magischer Praktiken erreichen es durch Versenkungsformen ritueller Art, die in den Grundzügen unsere Hypnose- und Selbsthypnosetechniken beinhalten.

Abgesehen vom grundsätzlichen wissenschaftlichen Interesse könnte die Erforschung und spätere Nutzung parapsychischer Phänomene weitgehende Auswirkungen auf unsere Gesellschaft und den einzelnen haben. Angefangen bei Fragen der Partnerwahl über die Diagnose und Heilung von Erkrankungen, die Nachrichtenübermittlung, die Verwendung in der Forschung (zum Teil heute schon bei der Auffindung von Rohstoffquellen durch Wünschelrutengänger praktiziert) bis zur Politik und Wirtschaft, wobei die Verantwortlichen aufgrund ihrer allgemeinen Durchschaubarkeit endlich zur Ehrlichkeit gezwungen würden, ist eine Unzahl von Einsatzgebieten denkbar. Fast selbstverständlich scheint die Tatsache, daß der entsprechend Geschulte, auch mit nur geringen Fähigkeiten, in unserer heutigen, solche Phänomene gerne noch leugnenden »Psi-blinden« Gesellschaft als – wenn auch nur einäugig parapsychisch – Sehender erhebliche Vorteile hat.

Generelle Voraussetzungen und Vorbereitungen

Für das Zustandekommen aller zu beschreibenden parapsychischen Phänomene stellt der Hypnosezustand mit seinem partiellen Bewußtseinsmangel, d. h. der teilweisen oder völligen Ausschaltung des wachen Oberbewußtseins, eine günstige Voraussetzung dar.

Die Versuchsperson muß den Versuchen aufgeschlossen gegenüberstehen und zunächst in einer oder zwei Sitzungen an ein tieferes Hypnosestadium konditioniert werden. Hierzu eignet sich besonders die fraktionierte Methode der Hypnoseeinleitung. Will man die Versuche allein durchführen, ist die gute Beherrschung einer autogenen Versenkungstechnik, z. B. der Oberstufe des autogenen Trainings, Voraussetzung.

Die Hypnoseeinleitung, -vertiefung und -rückführung erfolgt auf die übliche Art. Da bei ausgedehnten Sitzungen der hypnotische Rapport zuweilen verlorengehen kann, muß in diesen Fällen vor der Rückführung die Hypnose zunächst vertieft werden.

Auch bei Anwendung einer autogenen Versenkungstechnik erfolgt die Bewußtseinsumschaltung auf die gewohnte Art.

Die äußeren Bedingungen müssen, in verschärfter Form, die gleichen sein wie bei anderen Hypnosen.

Das Hypnosestadium (die Trance) muß um so tiefer sein, je schwieriger die Versuche sind.

Die Stimmungslage der Versuchsperson sollte, mehr noch als bei anderen Hypnosen, möglichst positiv geprägt sein, frei von großen inneren Spannungen, Ängsten und Unsicherheit. Deshalb müssen neben den physischen auch die psychischen Bedingungen für die Versuchsperson so günstig wie möglich gestaltet werden; auch ein Künstler kann ja nur unter guten Voraussetzungen große Leistungen vollbringen.

Sitzungsteilnehmer sollten nur Personen sein, die entweder bereits mit parapsychischen Phänomenen vertraut sind oder in der Absicht einer ehrlichen Prüfung unvoreingenommen beobachten wollen. Ungünstig auf das Gelingen von Versuchen scheint sich die Teilnahme von Personen mit der krankhaften Zwangsvorstellung, daß alles Parapsychische bzw. Mediumistische *a priori* in den Bereich des Betrugs gehöre, auszuwirken. Der negative Einfluß solcher »Ungläubigen« oder besser gesagt »Andersgläubigen« könnte z. B. durch telepathische Übertragungen und

Hemmungen wirksam werden, genauso wie sich erwiesenermaßen z. B. die tatsächliche Erwartungshaltung eines Therapeuten, ungeachtet seiner direkten Äußerungen, auf seinen Patienten und die Entwicklung von dessen Erkrankung überträgt.

Die Durchführung der sorgfältig vorgeplanten Versuche wird dann durch entsprechende Suggestionen eingeleitet und unterstützt, sobald die Versuchsperson die erforderliche Hypnosetiefe erreicht hat. Zumeist sind viele Sitzungen und geduldige Arbeit erforderlich, um schrittweise die Fähigkeiten der Versuchsperson zu steigern und das Übertragungsverhältnis zwischen ihr und dem Versuchsleiter (Hypnotiseur) zu verbessern und sich auf diese Weise den gewünschten Erfolgen zu nähern.

Man beginnt also am besten mit einfachen Versuchen, z. B. der telepathischen Übertragung von Farben oder Formen, auf die sich der Versuchsleiter konzentriert.

Neben den direkten Suggestionen zur Herbeiführung der Phänomene werden stets auch Suggestionen zur Unterstützung des Vertrauens der Versuchsperson in ihre Fähigkeiten gegeben. Suggestionsbeispiele sind bei der Besprechung der einzelnen Phänomene angeführt.

Die Versuchsperson wird aufgefordert, ihre Eindrücke ohne bewußte Teilnahme und ohne logische Prüfung auf sich einwirken zu lassen und zu berichten, was sie erlebt. Der Versuchsleiter darf keinesfalls drängen.

Charakteristisch für das Auftreten der Phänomene sind oft schrittweise sich ergänzende, der Versuchsperson in ihrem Zusammenhang meist unklare Teileindrücke, die sich erst später, wenn überhaupt, zu einem erkennbaren Ganzen zusammenfügen. Oft kommt es auch vor, daß richtige Antworten von falschen gefolgt werden, wenn die Versuchsperson unbewußt aus den ersten Eindrücken eine ihr logisch erscheinende Fortsetzung konstruiert oder diese falsch deutet.

Die Beantwortung gestellter Fragen erfolgt seitens der Versuchsperson verbal. Das ist die üblichste und einfachste Methode. Die Beantwortung der Fragen kann aber auch mit Hilfe der automatischen Schrift erfolgen, wobei die Hand der Versuchsperson schreibt, ohne daß sie einen bewußten Anteil an der Antwort hat. Eine andere Methode ist wiederum die Ja-nein-Methode, bei der die Versuchsperson die Fragen z. B. über vorher verabredete Fingerzeichen oder einen in ihrer Hand ausschlagenden Pendel beantwortet (siehe auch Seiten 129ff.).

Es kommt auch vor, daß die Versuchsperson die Antwort in visionären Bildern erlebt oder sie scheinbar mit einem anderen Sinn oder sogar mit allen Sinnen erfährt und sodann die Bilder bzw. Erfahrungen während oder nach der Hypnose zu schildern vermag.

In spiritistischen Sitzungen scheint das Medium teilweise oder ganz in die Rolle der angesprochenen oder gewünschten Person zu schlüpfen, indem es deren Besonderheiten in Stimmlage, Mimik usw. annimmt. Wie bereits gesagt (Seiten 129f.), kennt der Spiritismus auch die Phänomene der »direkten Stimme«, der »direkten Schrift« sowie personifizierter Erscheinungen und der Materialisierung von Geistwesen.

Die Häufigkeit und Dauer parapsychologischer Sitzungen sollten begrenzt sein, da sie die Versuchspersonen sehr anstrengen können. Bei einer jeweiligen Dauer von zwei bis drei Stunden sind wöchentlich bis zu drei Sitzungen als Richtwert anzusehen.

Nach häufiger Übung kann so manche Versuchsperson allmählich ihre ASW- und PK-Fähigkeiten auch im Wachzustand einsetzen, wenn auch nicht mit der gleichen Selbstverständlichkeit wie ihre fünf Sinne.

Betrugshypothesen

Begreiflicherweise hat kaum ein anderes Thema mehr Betrugshypothesen entstehen lassen als das vorliegende. Auch ernsthaften Forschern wurden Vorwürfe der bewußten Täuschung und kindlicher Leichtgläubigkeit gemacht, und oft überstiegen die Konstruktionen der Betrugshypothesen in ihrer Kühnheit bei weitem die mit ihnen in Frage gestellten Erscheinungen.

Unzweifelhaft sind aber auf diesem Gebiet der Betrug und auch die Selbsttäuschung tatsächlich stark angesiedelt und eine kritiklose Leichtgläubigkeit deshalb alles andere als angebracht. Besondere Schwierigkeiten bereitet dabei der Umstand, daß selbst fähige Versuchspersonen und Medien zuweilen zu oft recht plumpen Täuschungen Zuflucht nehmen, um den Nimbus ihrer »Psi-Begabung« oder finanzielle Vorteile nicht zu verlieren, wenn sich die erwarteten Phänomene nicht »natürlich« einstellen wollen. Daß sich die meisten dieser Phänomene unter Laborbedingungen nicht auf Bestellung erzeugen lassen, geht schon aus dem in der Einführung zu diesem Abschnitt Gesagten hervor. Die dafür notwendigen günstigen Vorbedingungen sind nicht immer vorhanden. Daß eine Versuchsperson dann verleitet ist, die verlangten Phänomene künstlich zu produzieren, kann aus menschlicher Sicht verstanden werden; dies zeigt aber auch die Notwendigkeit einwandfreier Versuchsbedingungen und gewissenhafter Kontrollen, auch bei Personen, von denen positive Resultate aus früheren Versuchen bekannt sind.

Die verschiedenen Betrugshypothesen, welche die Möglichkeiten der vorsätzlichen Taschenspielerei aufführen, sollen hier nicht abgehandelt werden; der Interessierte wird sie in der einschlägigen Literatur nachlesen können. Da aber auch, wie erwähnt, bei fähigen Versuchspersonen Täuschungen vorkommen, sei im folgenden eine Übersicht gegeben, welche verschiedenen Stadien möglich sind.

1. *Die bewußte betrügerische Darstellung,* wobei die Versuchsperson absichtlich versucht, die erwarteten Phänomene künstlich zu erzeugen, um den Versuchsleiter bzw. die Anwesenden zu täuschen.
2. *Die unbewußte betrügerische Darstellung,* bei der die in Hypnose befindliche Versuchsperson aus dem Bedürfnis heraus, das erwartete Phänomen zu erzeugen, unbewußt versucht, es künstlich darzustellen.
3. *Gemischte Phänomene,* bei denen echte parapsychische oder okkultistische Ergebnisse auftreten und sich mit unbewußten Täuschungsmanövern mischen.
4. *Echte, unverfälschte Erscheinungen:* nur diese wollen wir in Zukunft behandeln.

Kontrollmaßnahmen und Fehlerquellen

Es würde über das Thema des Buches hinausgehen, Versuchsbedingungen und Kontrollmaßnahmen zu schildern, die sämtlichen Anforderungen gerecht werden. Interessierte können diese in M. Rýzls bereits erwähntem Buch *ASW-Experimente, die erfolgreich verlaufen* nachlesen. Einige grundsätzliche Hinweise sollen dennoch gegeben werden.

1. Arbeiten Sie möglichst nicht mit professionellen Medien, da hier die Betrugswahrscheinlichkeit größer ist. Tun Sie es trotzdem, gestalten Sie die Versuchsbedingungen selbst.
2. Bestimmen Sie die Versuchsbedingungen so, daß auch wenig wahrscheinliche Täuschungsmöglichkeiten ausgeschlossen sind. Ideal ist der Einsatz eines Videogerätes, um möglicherweise erforderliche Rekonstruktionen des Versuchsablaufes genau durchführen zu können.
3. Schaffen Sie immer günstige Bedingungen für die Versuche. Dazu gehört, daß eine angenehme, freundschaftliche Atmosphäre herrscht, daß Sie, die Versuchsperson und die anderen Anwesenden sich wohlfühlen, daß genügend Zeit zur Verfügung steht, daß der Raum ruhig und angenehm ist usw.
4. Vermeiden Sie während des Versuchs und insbesondere während der

Hypnose suggestive Hinweise, die das Ergebnis beeinflussen könnten.

5. Ihre eigenen oder die Gedanken anderer können die Versuchsperson beeinflussen.
6. Eine richtige Aussage kann falsch scheinen, wenn der Zeitfaktor nicht richtig bewertet wurde.
7. Beachten Sie, daß ASW-Ergebnisse, wie beim Traum, unter Umständen auch verfälscht, d. h. an logische Überlegungen oder die Vorstellungswelt des Empfängers angepaßt, ankommen können. Hier kann also eine Deutung und Auslese, die allerdings viel Erfahrung erfordert, notwendig werden. Dieser Punkt verdient besonders deshalb Beachtung, weil die Versuchsperson ihre Eindrücke oft bruchstückhaft bekommt und dann leicht zu weiterführenden Schlüssen geneigt ist. So kann z. B. bei der telepathischen Übermittlung des Bildes eines Schneckenhauses eine Spirale empfangen werden, die dann von der Versuchsperson als Uhrfeder gedeutet wird.

Phänomene außersinnlicher Wahrnehmung (ASW)

So bezeichnen wir Eindrücke, die über keinen der bekannten fünf Sinne zustande kommen. Hierunter fallen die Telepathie und die verschiedenen Arten des Hellsehens. Der Unterschied zwischen Telepathie und Hellsehen beruht darauf, daß es sich bei der Telepathie um die Übertragung subjektiver Gedankeninhalte zwischen lebenden Menschen, beim Hellsehen dagegen um die Erfahrung objektiver Wahrheiten durch die Versuchsperson handelt.

Die Telepathie

Telepathie ist die Abgabe oder Aufnahme von subjektiven Gedankeninhalten auf geistigem Wege ohne Beteiligung eines der bekannten fünf Sinne zwischen lebenden Menschen (auch mentale Übertragung oder Gedankenübertragung genannt). Bei der Telepathie handelt es sich wohl um die am häufigsten beglaubigte und bestbewiesene parapsychische Erscheinung, deren Existenz kaum ein ernst zu nehmender Wissenschaftler noch abstreitet.

Es scheint bei der Telepathie, wie wir aus den Versuchen L. Wassiliews mit der telepathischen Hypnoseeinleitung bereits wissen, die Entfernung zwischen den in telepathischer Beziehung stehenden Personen keine wesentliche Rolle zu spielen (N. Warcollier führte sogar positive Versuche von Paris nach New York durch), ebensowenig eine abschirmende Isolierung durch Eisen oder Blei, im Gegensatz z. B. zu Radiowellen, die hierdurch stark beeinflußt werden.

Auch die Kenntnis des Aufenthaltsortes der Bezugsperson scheint nicht erforderlich zu sein, wohingegen eine persönliche Bekanntschaft die Übertragung zumindest erleichtert. Vermutlich ist es neben der Senkung der Bewußtseinslage und der dadurch erzielten Erhöhung der Aufmerksamkeitsspannung in Richtung der telepathischen Botschaft sowohl für den Sender als auch für den Empfänger wichtig, die »Wellenfrequenz« intuitiv aufeinander abstimmen zu können, was wahrscheinlich durch eine persönliche Bekanntschaft oder zumindest durch die Zuhilfenahme eines persönlichen Gegenstandes, Bildes u. a. m. des Adressaten erleichtert werden kann (siehe auch Psychometrie). E. Kindborg führte in Hypnose telepathische Übertragungen von Farben, Formen und Gegenstandsbildern durch. Er erzielte bessere Ergebnisse, wenn er als telepathischer Sender der hypnotisierten Versuchsperson während der Übertragung eine Hand auf die Stirn legte. In vielen Versuchen zeigte es sich auch, daß bei der Übertragung von Gegenständen das Medium diese oft nach der Hypnose besser zeichnen als während derselben beschreiben konnte. Diese Resultate wurden durch meine eigenen Versuchsreihen bestätigt.

Wenn der Reiz stark genug ist, wird er vom Empfänger auch nach Art einer Wachsuggestion ohne vorherige hypnoide Umschaltung wahrgenommen, wie uns aus den Weltkriegen aufgrund vieler Fälle bekannt ist, in denen Menschen zu Hause den Tod eines geliebten Angehörigen an der Front oft im gleichen Augenblick halluzinativ miterlebten. Die ständige Sorge um den nahestehenden Menschen mag eine »Frequenzgleichstimmung« zur Folge gehabt haben, während jener im Augenblick des Todes in einer letzten verzweifelten Willensanstrengung das Bild des ihn zu Hause Erwartenden vor sich sah.

In günstigen Fällen können telepathische Übertragungen auch seitens Personen stattfinden, die nicht bewußt Absender sind, also auf mentalem Wege Wissensinhalte auch von scheinbar Unbeteiligten erfahren werden. So könnte ein scheinbares Hellsehen in die Vergangenheit (Retrokognition), sofern noch lebende Personen das betreffende Ereignis kennen, auch über die Telepathie erklärt werden (daß es dessenungeachtet die Retrokognition wirklich gibt, ist unter Hellsehen behandelt).

Zur Unterstützung einer telepathischen Übertragung könnte der Versuchsperson zum Beispiel folgende Suggestion gegeben werden: »Sie sehen jetzt vor ihrem geistigen Auge Herrn X. im Nebenzimmer, wie er ein aufgeschlagenes Buch in der Hand hält und ein Bild betrachtet. Mehr und mehr können Sie sich in Herrn X. hineindenken. Sie stellen sich vor, daß Sie es sind, der das Bild betrachtet, und bald werden Sie wissen, was Herrn X. an diesem Bild besonders auffällt. Sagen Sie dann ganz einfach, was Sie sehen…« usw. Die Aufforderung, etwas zu schildern, was dem telepathischen Sender des Bildes (der auch in Hypnose sein kann) besonders auffällt, und nicht einfach das ganze Bild zu beschreiben, ist eine Sicherungsmaßnahme, die ausschließen soll, daß das Bild auf hellseherischem Wege (als objektive Gegebenheit) und nicht auf telepathischem Wege über Herrn X. (als subjektive Erfahrung) übermittelt wird. Natürlich könnte man ganz einfach auch die Suggestion geben: »Herr X., der im Nebenraum sitzt, denkt an ein bestimmtes Symbol [einen Gegenstand usw.]. Konzentrieren Sie sich auf Herrn X. und bald werden Sie vor ihrem geistigen Auge sehen, an was Herr X. denkt…« usf. Hier dürfte X. erst nach der Aussage der Versuchsperson aufschreiben, woran er gedacht hat.

Es läßt sich jedoch bei allen telepathischen Versuchen, so raffiniert sie auch ausgeklügelt sein mögen, nicht völlig sicher Telepathie im Sinne der vorerwähnten Definition nachweisen, da nach unserer Erfahrung immer auch die Möglichkeit des Hellsehens in die Zukunft besteht und es daher theoretisch möglich wäre, daß die Versuchsperson bei vermeintlich telepathisch übertragenen Inhalten diese in Wirklichkeit über die Präkognition der Versuchsergebnisse erfahren hat. Deshalb ist die Bezeichnung solcher Phänomene als solche der außersinnlichen Wahrnehmung (ASW), die sowohl Telepathie als auch Hellsehen umfaßt, vorzuziehen.

Auch diese Hinweise geben wieder einen kleinen Einblick in die Komplexität der mit der parapsychologischen Forschung verbundenen Problematik und gemahnen zur Vorsicht vor voreiligen und überheblichen Urteilen.

Anhand der Versuche von B. Bechterew und W. L. Durow scheint übrigens auch die Möglichkeit der Mentalsuggestion gegenüber Tieren (Hunde) bestätigt zu sein. Die Ergebnisse lassen jedoch keine völlig sicheren Schlüsse zu.

Hellsehen

Unter der Bezeichnung Hellsehen (ohne Zusatz) versteht man im parapsychologischen Sprachgebrauch das Hellsehen in der Gegenwart, unter Retrokognition das Hellsehen in die Vergangenheit und unter Präkognition das Hellsehen in die Zukunft (Retrokognition = Zurückwissen, Präkognition = Vorherwissen).

Einige Deutungsmöglichkeiten dieser Phänomene haben wir mit der Telepathie bereits kennengelernt, andere sind in den Thesen zur Psychometrie (siehe Seiten 169f.) enthalten. Völlig gegen unser herrschendes Weltbild verstößt aber die Präkognition, da sie die Zeitgrenze in die Zukunft überwindet.

M. Rýzl erörtert für die Präkognition drei Erklärungsmöglichkeiten:

- o Das Medium erfaßt auf hellseherischem Wege die Zukunft direkt.
- o Das Medium erfaßt hellseherisch alle Fakten der Gegenwart und leitet aus diesen Konstellationen die Zukunft unbewußt logisch ab.
- o Das Medium imaginiert ein Zukunftsbild und manipuliert unbewußt auf psychokinetischem Wege die Ereignisabläufe, um dieses Zukunftsbild real werden zu lassen.

Erinnern wir uns auch des Mesmerschen Satzes: »Die Vergangenheit kennen heißt nichts anderes, als die Ursachen in der Wirkung, die Zukunft aber voraussehen heißt nur, die Wirkung in den Ursachen zu empfinden.«

C. G. Jung sprach vom »kollektiven Unbewußten«, das ich gleichsetzen möchte mit der Summe aller vom Lebendigen und Leblosen jemals erworbenen oder ererbten Engrammkomplexe. Da wir alle letztendlich einen gemeinsamen Ursprung haben, können sich die verschiedenen Entwicklungsstufen nicht so fremd sein, als daß es keine genetische oder anders geartete Übertragung gegenseitiger Empfindungsinhalte geben könnte. Nochmals gehen wir zur These F. A. Mesmers zurück, die beinhaltet, daß alles, was sich ereignen wird, zu erkennen ist in den Ursachen, die den Anlaß für die kommenden Ereignisse bilden und die wir bereits vor Augen haben. Aus diesem Grunde ist in den ererbten und erworbenen Engrammkomplexen noch eine weitere Komponente enthalten: die Engramme aller Ereignisse, die in Zukunft zwangsläufig geschehen werden aufgrund der bereits bestehenden Konstellationen; und da dann die Konstellationen, die sich hieraus ergeben werden, als Ursachen für die wiederum zwangsläufig stattfindenden weiteren Ereignisse anzusehen sind, ist von selbst alles Zukünftige von jeher im Ursprung unserer Welt enthalten, genauso wie ein winziges Samenkorn eine genetische Ursache und den Bauplan für einen in jeder Einzelheit seiner zwangsläufigen Entwicklung vorbestimmten riesigen Baum darstellt.

R. Steiner gebraucht das Gleichnis, daß alle Ereignisse im Ablauf der Zeiten wie ein riesiges Gebirgsmassiv, das sich rund um den Erdball zieht, bereits vorhanden sind. Da wir Menschen von den Möglichkeiten, die unsere Empfindungsanlagen in sich tragen (nach R. STEINER gleich einer vierundzwanzigblättrigen Lotosblume) nur einen geringen Teil (sechs Blätter) entwickelt haben, sind wir nur in der Lage, jeweils den gegenwärtigen Ausschnitt des Gebirgspanoramas, vor dem wir auf unserem Lebenslauf gerade vorbeiziehen, zu erblicken, ohne daß deshalb die anderen Teile des Massivs, nämlich Vergangenheit und Zukunft, nicht ebenso vorhanden wären. Durch die bewußte Entwicklung unserer Empfindungsfähigkeit (der anderen Blütenblätter) können auch die Schranken von Zeit und Raum, die nach A. SCHOPENHAUER für den Willen, als Ding an sich, nicht existieren, überwunden werden.

Wie wir gesehen haben, kann sowohl das Hellsehen in der Gegenwart als auch in die Vergangenheit oft auch über Telepathie oder Psychometrie erklärt werden. Wir wissen auch nicht, ob diese Phänomene überhaupt streng zu trennen sind oder ob eines davon unter schwierigeren Voraussetzungen als das andere zustande kommt. Bei der Zuordnung von Phänomenen der Telepathie und des Hellsehens wie auch der Psychometrie ist deshalb immer Vorsicht geboten; deshalb empfiehlt sich, wie gesagt, die Bezeichnung einfach als außersinnliche Wahrnehmung. Einigermaßen zuverlässig scheinen nur Phänomene des Hellsehens in die Zukunft als solche erkannt werden zu können, obwohl auch hier die hypothetische Möglichkeit besteht, daß das zuvor scheinbar präkognitiv imaginierte Ereignis über psychokinetische Einflüsse realisiert wird.

Im allgemeinen Sprachgebrauch ist das Hellsehen unter der Bezeichnung »das Zweite Gesicht« (meist für Präkognition) weithin bekannt. Einige Landstriche, gekennzeichnet durch monotone Einsamkeit (Reizarmut erleichtert hypnoide Umschaltung), scheinen prädestiniert dafür zu sein. Wer kennt nicht Theodor STORMS friesische »Spökenkieker« und die westfälischen Gestalten der Annette von DROSTE-HÜLSHOFF?

Professionelle Hellseherei, die ja (leider) zur Genüge betrieben wird, läßt uns manche Elemente der Hypnoseeinleitung erkennen, wie z. B. die schon mehrfach zitierten Fixationsobjekte Kristallkugel, Spiegel, Kaffeesatz, Nabel usw. Andere Praktiken, wie Pendeln, Kartenlegen, Runendeutung usw., die für präkognitive Absichten eingesetzt werden, sind wohl als Einzelmanifestationen oder Mischungen ideokinetischer Phänomene (Hervorrufung bestimmter Bewegungen mit dem eigenen Körper aufgrund unterbewußter geistiger Vorprägung, z. B. beim Mischen der Karten), psychokinetischer Phänomene und motorischer Umsetzungen (Äußerungen von unbewußten Eindrücken über Bewegungen) von meist in einem Versenkungszustand empfangenen Wissensinhalten anzusehen, die zu schwach sind, als daß sie unmittelbar bewußt empfunden und ausgedrückt werden könnten, wie beim Pendeln oder Wünschelrutengehen.

Zur Unterstützung eines Hellsehversuches könnte der Versuchsperson etwa folgende Suggestion gegeben werden.

Retrokognition: »Sie sind in tiefer hypnotischer Ruhe, und alle Einflüsse aus der Außenwelt sind vollkommen gleichgültig. Sie konzentrieren sich nun ganz auf die Zeit um acht Uhr gestern abend und befinden sich noch immer in diesem Zimmer. Vor ihrem geistigen Auge sehen Sie immer deutlicher die Wanduhr. Es ist jetzt acht Uhr. Die Tür öffnet sich... Wen sehen Sie eintreten?« Die nun folgende Schilderung der Versuchsperson kann, wie erwähnt, auch durch telepathisches »Anzapfen« des Versuchsleiters zustande kommen. Werden aber Einzelheiten erwähnt, die niemandem unter den Anwesenden bekannt sind und sich nachträglich als richtig heraustellen, scheint die Annahme von Hellsehen in die Vergangenheit gerechtfertigter, obwohl auch dann theoretisch immer noch die Möglichkeit einer unbewußten telepathischen Übertragung besteht. Jedenfalls handelt es sich um außersinnliche Wahrnehmung in die Vergangenheit.

Hellsehen in der Gegenwart: »Wie im Traum gehen Sie jetzt in das Nebenzimmer. Es kommt Ihnen vielleicht so vor, als könnten Sie durch die Wand gehen oder als ob diese für Sie gar nicht da wäre. Und bald beginnen Sie ganz deutlich die einzelnen Gegenstände im Zimmer zu erkennen. Schildern Sie dann, was Sie auf dem Tisch sehen...« Das Arrangement auf dem Tisch sollte aus den vorangeführten Gründen schon zuvor ohne Einsicht der Sitzungsteilnehmer von einem bei der Sitzung nicht anwesenden und der Versuchsperson möglichst nicht bekannten Assistenten getroffen worden sein.

Präkognition: »Ganz deutlich können Sie sich jetzt vorstellen, wie Sie morgen am Frühstückstisch sitzen und die Zeitung lesen. Sie sitzen am Frühstückstisch und halten die Zeitung in der Hand. Es ist der... Deutlich sehen Sie das Datum oben gedruckt. Sie haben die Titelseite vor sich und eine Überschrift springt Ihnen besonders ins Auge. Lesen Sie sie vor...«

Die Psychometrie

Die Psychometrie (frei übersetzt: geistige Datenerfassung, auch Psychoskopie = geistiges Sehen, früher Telemetrie) läßt sich hypothetisch so erklären, daß die »Wellen«, die bei jedem Denkvorgang ausgesendet werden, nicht nur von anderen lebenden Gehirnen empfangen werden können, sondern auch Orte und Gegenstände imprägnieren, ähnlich wie eine radioaktive Strahlung, die nach ihrer energetischen Einwirkung, also im sekundären Indifferenzzustand, das getroffene Objekt strahlend hinterläßt. So wird also nach dieser Hypothese bei allen Erlebnissen, insbesondere bei Ereignissen mit sehr starker psychischer Entladung, eine engraphische Wirkung auch auf die unbelebte Umgebung, auf Orte und Gegenstände, ausgeübt. Ein in Hypnose versetztes Medium kann nun diese Engramme entweder nach Art eines Farbeindruckes, der durch eine Teilreflektion der auftreffenden weißen (= allfarbigen) Lichtwellen entsteht oder als vom betreffenden Objekt ausgehende eigene Strahlung nach Art der vorerwähnten radioaktiven Strahlung empfangen und auf diese Weise Ereignisse, die an einem Ort oder mit einem Gegenstand früher stattgefunden haben, visionär wiedererleben oder auf sonstige Weise erfahren.

Aber auch hier ist in den meisten Fällen die Erklärung des Phänomens über die Telepathie denkbar. Ebenso kann es auch sein, daß der betreffende Ort oder Gegenstand nur richtungsweisende und im Sinne einer »Frequenzabstimmung« erleichternde Funktion hat und die Eindrücke dann auf dem »normalen« hellseherischen Wege empfangen werden.

Die Versuchsperson wird auf die übliche Art in einen tiefen Hypnosezustand versetzt und ihr dann die Suggestion des Erlebens der fraglichen Zeit oder Situation gegeben. Soll mit Hilfe der Psychometrie über einen Ort ein Hinweis erlangt werden, sollte sich die Versuchsperson bei der Hypnose an diesem Ort befinden. Wird der Hinweis über einen »imprägnierten« Gegenstand (Kleidungsstück, Bild usw.) angestrebt, kann dieser der Versuchsperson in die Hand gegeben werden.

Auf diese Weise ist also ebenfalls ein begrenztes Hellsehen in die Vergangenheit denkbar.

Zur Unterstützung einer psychometrischen Sitzung kann beispielsweise folgende Suggestion erteilt werden: »Sie konzentrieren sich nun völlig auf die Jacke, die Sie in den Händen halten. Es wird aber vor Ihrem geistigen Auge auch bald das Bild des Eigentümers erscheinen. Ganz deutlich werden Sie bald einen Menschen sehen, der diese Jacke anhat. Schildern Sie dann diesen Menschen.«

Aus den bereits erwähnten Gründen sollte keiner der beim Versuch Anwesenden wissen, wem die Jacke gehört. Darauf wird bei jeder fachmännisch angelegten Versuchsanordnung besonders nachdrücklich geachtet werden müssen.

Die außerkörperliche Erfahrung (AKE)

So werden Phänomene der »Mentalwanderung« bezeichnet, bei denen der betreffende Mensch hellseherische Eindrücke wahrnimmt, indem es ihm scheint, als ob er sich körperlich am Ort der Wahrnehmung befände. M. Rýzl und K. Osis, die zu diesem Phänomen breitangelegte Reihenversuche durchführten, erklärten es als eine spezifische Form der außersinnlichen Wahrnehmung (ASW), die sich an einem Ort konzentriert, an dem die Versuchsperson ihr Bewußtsein anwesend glaubt.

In der Magie und überhaupt okkultistisch orientierten Richtungen wird die Existenz einer realen Mentalwanderung angenommen, im Spiritismus wird dieses Phänomen als »Astralwanderung« oder »Astralexkursion« gesehen.

Phänomene der Psychokinese (PK)

Unter Psychokinese (= Bewegung durch Geisteskraft, früher Telekinese = Fernbewegung) versteht man eine Einwirkung auf Objekte oder Subjekte ohne die Mitwirkung bekannter mechanischer oder physikalischer Einflüsse allein kraft geistiger Energie. Es handelt sich also um die rein psychische Beeinflussung materieller Abläufe und körperlicher, also auch biologischer Prozesse. Zur Erzielung von psychokinetischen Phänomenen hat es sich ebenfalls als günstig erwiesen, die Versuchsperson in Hypnose zu versetzen.

Auch über die psychokinetischen Phänomene gibt es gutfundierte Versuchsreihen, aus neuerer Zeit insbesondere von J. B. Rhine und L. E. Rhine, worüber die zweitgenannte Parapsychologin der berühmten Duke-Universität in Durham, USA, in ihrem Standardwerk *Psychokinese* ausführlich berichtet.

Durch Psychokinese werden z. B. Erscheinungen wie das Bewegen eines an einem Stativ aufgehängten siderischen Pendels, das Verformen von Gegenständen (Metallstäben usw.), die Beeinflussung von Bewegungsabläufen (z. B. beim Würfeln oder an Maschinen), die Beeinflussung organischer Prozesse (Wachstums- oder Heilungsvorgänge usw.), das Spielen auf Instrumenten, aber auch das Bewegen oder Anheben (Levitation) von Gegenständen hervorgebracht.

Psychokinetischen Einflüssen werden auch, wie gesagt, Heilwirkungen zugeschrieben, die allein aufgrund organischer Regenerationsfähigkeit nicht erklärbar sind. Da jedoch naturgemäß alles Organische in seiner Einzigartigkeit wiederholbare Versuche nicht zuläßt, haben solche Annahmen kaum mehr als hypothetischen Wert. Umgekehrt werden auch für krankhafte Veränderungen im Organismus, Unfälle usw., zuweilen bestimmt nicht zu Unrecht, zum Teil psychokinetische Einwirkungen verantwortlich gemacht. Hinweise für die Richtigkeit dieser Annahme finden wir bei Patienten, die in ihrer Vergangenheit die selbstverständlich unbewußte Tendenz zur Selbstbestrafung erkennen lassen (siehe Seite 189). Auch die Wudu-Magie und andere magische Praktiken lassen sich teilweise über psychokinetische Einflüsse zumindest hypothetisch erklären.

Die Art des physikalischen Zustandekommens dieser Phänomene ist noch unbekannt. Frühere Forscher (u. a. REICHENBACH, SCHRENCK-NOTZING, GRUNEWALD) glaubten, zum Teil aufgrund fotografischer Beobachtungen, eine Art Ausstrahlung (Effloreszenzen) von den Medien entdeckt zu haben, die gewissermaßen die Funktion verlängerter Finger haben würde. Interessanterweise schienen die Effloreszenzen vor allem von Kopf, Mund, Nase, Brustwarzen, Nabel, Kreuzbein und den Fingerspitzen auszugehen, von Körperstellen also, die wir in der Mehrzahl schon zuvor als »hypnogene Zonen« kennengelernt haben.

Selbst fotografische Emulsionen sollen durch Psychokinese wunschgemäß beeinflußt werden können. Meist erscheinen dann auf solchen Fotos die Abbildungen von Personen, die bei der Aufnahme nicht anwesend waren. Diese Phänomene sind jedoch nicht eindeutig nachgewiesen.

Ein Beispiel für eine unterstützende Suggestion zur Erzielung eines einfachen psychokinetischen Phänomens wäre: »Während Herr X. nun würfelt, konzentrieren Sie sich ausschließlich auf die Zahl Fünf. Sie lenken mit Ihrer Willenskraft den Würfel so, daß die Zahl Fünf nach oben zu liegen kommt. Deutlich sehen Sie die fünf Punkte vor sich...« Bei einem Versuch mit einem sechsflächigen Würfel sind mindestens 150 Versuche erforderlich, die mit einem Würfelbecher durchgeführt werden müssen, will man nicht ein allzu grob von Zufälligkeiten beeinflußtes Ergebnis erhalten. Besser ist jedoch eine noch höhere Anzahl von Würfen (600 und mehr).

Psychoplastische Phänomene

Die mit der Hypothese der Psychoplastik (Bildung, Formung durch Geisteskraft, früher Teleplastik) behauptete Möglichkeit der Transferierung mentaler Energie (Psi-Energie) in faßbare Materie und umgekehrt hat die Gemüter schon immer sehr erhitzt. Vielleicht deswegen, weil die Psychoplastik am schlechtesten im heutigen naturwissenschaftlichen Lehrgebäude unterzubringen ist, obwohl die moderne Atomphysik geradezu die Schlüssel dafür bereits in der Hand hält. So stammt denn auch ein diesbezüglicher Erklärungsversuch von dem deutschen Physiker W. OSTWALD: »Die Medien sind in der Lage, ihren physiologischen Energievorrat hauptsächlich chemischer Art in andere Formen zu verwandeln, die sie durch den Raum versenden und an vorgeschriebenen Stellen in eine der bekannten Energieformen (auch Materie) zurücktransformieren können.« Andererseits ist die Psychoplastik sicher auch deshalb stark angefochten, weil die Erforschung und die Manifestation psychoplastischer Phänomene auch heute noch eine Domäne des Spiritismus geblieben und von spiritistischen Vorstellungen und Erfahrungen geprägt sind. Die Psychoplastik ist nicht Gegenstand der animistisch orientierten wissenschaftlichen Parapsychologie.

Ihr zugeordnet werden Materialisationserscheinungen und Dematerialisationen, die Bildung und Rückführung von ätherischen und feststofflichen Formen, Gegenständen, Körpern oder Körperteilen aus Kräften des Mediums und in Kräfte innerhalb und außerhalb des Mediums oder auch z. B. die Erzeugung von Musiktönen oder Lauten ohne Vorhandensein eines Instrumentes oder Resonanzträgers.

Offensichtlich ist auch hier wieder ein hypnotischer Versenkungszustand förderlich. Berühmt und ebenso umstritten sind die Versuche des Freiherrn von SCHRENCK-NOTZING mit seinem hypnotisierten Medium Eva C., das die Materialisation verschiedener »psychoplastischer« Gebilde wie Stoffe unbekannter Formen und Konsistenzen, Phantombilder, wolkige Gebilde und selbst Körperteile zustandegebracht haben soll.

Erscheinungen aus spiritistischer Sicht

Die animistische Richtung der Parapsychologie führt, soweit sie die beschriebenen Phänomene anerkennt, diese auf psychophysische Einflüsse und bzw. oder Interaktionen zwischen Lebenden zurück. Im Gegensatz dazu sieht der Spiritismus in vielen dieser Phänomene das Einwirken von jenseitigen Geistwesen oder von Geistern Verstorbener in unsere Welt. Nachdem im Vorstehenden die animistische Deutung der beschriebenen Phänomene dargestellt wurde, soll hier, da dieses Buch den Anspruch erhebt, die Anwendung der Hypnose auf möglichst allen Einsatzgebieten zu schildern, der Vollständigkeit halber zumindest eine kurze Erläuterung der Standpunkte, die ohne jede Wertung und Stellungnahme erfolgen soll, gegeben werden.

Während die Spiritisten von der Tatsache der Erzeugung von Phänomenen durch Geistwesen ausgehen, wird diese von den Animisten bestritten, und infolgedessen werden personifizierte Erscheinungen von ihnen als Produkte hypnotischer Halluzinationen erklärt. Wie wir wissen, ist es durchaus möglich, im somnambulen Hypnosestadium Erscheinungen zu suggerieren, die mit allen Sinnen erlebt und empfunden werden, als ob sie wirklich vorhanden wären. Dies gilt auch für die Suggestion des Erscheinens Verstorbener, die der Hypnotisierte gleich lebenden Personen wahrnehmen kann, indem er sie sieht, fühlt, hört, sich mit ihnen unterhält usw. Antworten, welche die Erscheinung dabei auf Fragen richtig gibt, können theoretisch vom Medium auch über einfache außersinnliche Wahrnehmung (ASW) empfangen worden sein. Aus dem indischen Seiltrick, bei dem ein Fakir den Zuschauern vorführt, wie ein Seil nach seinem Flötenspiel gleichsam von selbst in die Lüfte steigt, worauf sein Lehrling an diesem Seil emporklettert und am oberen Ende verschwindet, ist uns z. B. bekannt, daß solche Erscheinungen auch suggerierte (telepathische?) Halluzinationen sein können; denn wenn man, wie dies geschah, den Vorgang filmt, ist auf dem entwickelten Film zu sehen, daß sich weder der Fakir noch sein Lehrling während des ganzen Schauspiels von ihren Plätzen bewegt haben! Hier schaffen also die Möglichkeiten hypnotischer bzw. suggestiver Beeinflussung in Verbindung mit den Phänomenen der ASW und PK die Grundlage für die animistische Deutung von personifizierten Erscheinungen.

Der Spiritismus geht hingegen davon aus, daß sich die beschriebenen Phänomene auch aus Wissensinhalten Verstorbener oder anderer nicht auf unserer Ebene lebender Geistwesen herleiten oder unter deren direkter Beteiligung entstehen können. Die Komplexität der in spiritistischen Sitzungen erhaltenen Erscheinungen und Antworten ist dermaßen umfangreich, daß ihre Interpretation, setzt man die Phänomene als echt voraus, allein über die animistischen Thesen zuweilen sehr konstruiert erscheint; jedenfalls sollen deshalb auch die spiritistischen Thesen kurz gestreift werden.

Auch bei spiritistischen Séancen ist ein hypnoider Zustand förderliche Voraussetzung für das Auftreten der Phänomene. Dabei kann versucht werden, die spiritistischen Erscheinungen gezielt herbeizurufen, oder es können diese Geistwesen auch aus eigener Absicht an den Menschen herantreten. In diesem zweiten Falle handelt es sich bei den menschlichen Kontaktpersonen um besonders sensitive, in Richtung dieser Erscheinungen suggestible Medien. Die besondere Entwicklung dieses Sinnes kann angeboren oder durch Übung erworben sein. Die Erscheinungen äußern sich dann entweder im auto- oder heterogen herbeigeführten Hypnoid oder nach Art einer Wachsuggestion.

Im ersten Falle, also bei der gezielten Herbeirufung spiritistischer Phänomene, wird das Medium auf übliche Art in ein tiefes Hypnosestadium gebracht. Da nach spiritistischer These das Medium die Phänomene nicht selbst produziert, sondern lediglich dem angesprochenen Geistwesen seinen physiologischen Energievorrat und seine körperlichen Ausdrucksmöglichkeiten zur Verfügung stellt, werden die Fragen an das Geistwesen diesem selbst und nicht dem Medium gestellt. Die Beantwortung kann nun psychomotorisch über die Ja-nein-Befragung mit einem Pendel, durch Handzeichen u. a. m., durch die automatische Stimme oder Schrift, psychomotorisch bzw. psychokinetisch z. B. durch Tischrücken unter Absagen des Alphabets, psychokinetisch bzw. psychoplastisch durch die direkte Stimme oder Schrift, psychoplastisch durch die vollständige Erscheinung des Geistes selbst oder durch eine Mischform dieser Möglichkeiten erfolgen.

Es ist hierbei zu beachten, daß – im Gegensatz zur animistischen These – der »mentale Anlaß« zur Erzeugung der telepathisch-psychomotorischen, der psychokinetischen und psychoplastischen Phänomene vom Geistwesen und nicht etwa vom Medium oder Hypnotiseur oder einem anderen Anwesenden ausgeht.

In vielen spiritistischen Sitzungen ist nicht nur das in Trance (Somnambulismus) befindliche Medium Kraftquelle für die Manifestationen, sondern dies sind auch die anderen Teilnehmer, die sich ohnehin durch die vorbereitenden Maßnahmen (innerliche Sammlung, Singen, Handhalten usw.) in einem Gruppenhypnoid befinden. So wird oft nicht nur vom Medium, sondern auch von anderen Teilnehmern während einer spiritistischen Erscheinung ein Kältegefühl empfunden, das durch den Entzug der für die Materialisation erforderlichen Energie ausgelöst werden könnte. Interessant ist in diesem Zusammenhang, daß sich dieses Kälteerlebnis auch in vielen alten Schilderungen von spontanen Geistererscheinungen als »kalter Luftzug beim Vorbeigehen dieser Gespenster« wiederfindet. Dieses Phänomen und auch die starke physische Erschöpfung, unter der das Medium nach einer gelungenen Sitzung leidet, sind Erscheinungen, die bei hypnogenen, suggerierten Halluzinationen nicht auftreten und für die sich keine Begründung in den animistischen Theorien finden läßt, es sei denn jene, daß jeder Psi-Begabte im

Anschluß an ASW- oder PK-Leistungen Zeichen physischer Erschöpfung aufweise.

Die Reinkarnationshypnose ließe sich im weitesten Sinne vielleicht als spiritistische Technik auffassen, werden doch Wissensinhalte eruiert, die Lebenden nicht mehr bekannt sein können und die, da sie meist fernab von ihrem einstigen Schauplatz und ohne Vorhandensein irgendwelcher Objekte aus dem damaligen Leben zutage treten, auch nicht mit Psychometrie erklärt werden können. Theoretisch wäre allerdings auch eine halluzinative Retrokognition möglich. Die Technik ist die gleiche wie bei der später beschriebenen Reinkarnationshypnose zu Heilzwecken (Seiten 226 ff.).

Meditative und magische Verfahren

Unter dieser Bezeichnung lassen sich die autogenen Versenkungsmethoden zusammenfassen, die als Wegbereiter individueller seelisch-geistiger Entwicklung und Erkenntnis sowie zur Entfaltung okkulter Fähigkeiten und deren Ausübung dienen. Yoga, Rosenkreuzertum, anthroposophische Meditation, magische Persönlichkeitsentwicklung und andere kultische Praktiken haben zur obersten Absicht die Erlangung der alchimistischen Adeptenschaft auf dem sogenannten trockenen Wege. Eine genaue Schilderung der Anwendung der einzelnen Techniken zur Erreichung der verschiedenen Versenkungsstufen auf dem Wege zur Adeptenschaft würde den Rahmen dieses Buches bei weitem sprengen. Das auf den Seiten 43 bis 46 Gesagte muß hier für eine Andeutung des weltanschaulichen Hintergrundes genügen. Der interessierte Leser wird sich anhand der einschlägigen Literatur und entsprechender Gemeinschaften weiter informieren können.

Alle diese Praktiken haben die Versenkung in einen autohypnotischen Trancezustand zur unabdingbaren Voraussetzung. Wenn auch dieser Zustand aufgrund der verschiedenen weltanschaulichen Ausgangspositionen nicht als solcher bezeichnet wird, sind doch in allen Fällen die hypnotischen Einleitungstechniken wiederzufinden. Es soll im Folgenden ein kurzer Überblick der Versenkungsstufen und der angestrebten Fähigkeiten gegeben werden. Dabei können bei den einzelnen Verfahren verschiedene Schritte fehlen oder andere dazukommen bzw. in anderer Reihenfolge gegangen werden.

Training der Selbstzucht umfaßt konzentrative Vorbereitungen auf das bewußte Leben und Erleben sowie die Anpassung an ethische Persönlichkeitsnormen als Vorbereitung für die weiteren Stufen.

Versenkungsübungen über Fixation, Atmung, Gebete, gebetsähnliche Sprüche, bestimmte Stellungen usw. Diese Übungen zielen auf psychophysische Entspannung und Streßlosigkeit ab und dadurch auf eine Festigung der Gesundheit und der äußeren Stellung der Persönlichkeit.

Vertiefung der Versenkung durch Weiterführung der Konzentrationsübungen: Hinlenkung auf bestimmte Ziele, Bewußtseinsversetzung in Gegenstände, Tiere, Pflanzen, andere Menschen.

Passiver Verkehr mit fremden Wesenheiten: weitere Vertiefung durch Selbstversenkung.

Extreme Konzentration auf Einzelwahrnehmungen, die dann durch entsprechende Konditionierung beliebig hervorgerufen werden können, Erzeugung und Belebung von Hilfswesen (Elementalen usw.).

Hellsehen im Sinne des Erfassens beliebiger Wissensinhalte ohne Grenzen von Zeit und Raum.

Mentales Wandern ohne räumliche Grenzen, Beherrschung der Elemente und des »magnetischen und elektrischen Körperfluidums«, geistige Einwirkung auf unbelebte und belebte Objekte.

Exteriorisation: Trennung des Astralleibes vom Körper, Krankenbehandlung durch das elektromagnetische Fluidum, Beeinflussung des eigenen Schicksals, beliebige Nutzung und Veränderung innerhalb oder außerhalb des Adepten befindlicher Aggregatzustände.

Erreichen der Vollendung: Verbindung mit Gott, der alchimistische »Stein der Weisen«, die yogaistische Versenkungsstufe Samadhi.

Tierische Hypnosen

Die bei Versuchen mit Tieren erzielten hypnoseähnlichen Effekte werden heute zwar meist auf Totstell- und ähnliche Reflexe zurückgeführt, sind aber schon aus diesem Grund, da ja Reflexe auch eine Hemmung durch Reizdominanz verursachen, als hypnotische Erscheinung anzusehen. Auch bieten die Dressurleistungen, bei denen durch den Dompteur Engrammkomplexe angelernt werden, die dann durch den Teilreiz einer bestimmten Bewegung usw. wieder ekphoriert werden können, den praktischen Beweis, daß hypnoseähnliche Erscheinungen zumindest bei höherentwickelten Tieren erzielbar sind.

Auch F. Völgyesie vertrat überzeugt die Meinung, daß die Hypnose bei Tieren durchführbar ist und beeinflußte Hunde sogar durch Verbalsuggestion. Da ja die Hypnose, wie in der angeführten »Dezerebrationstheorie« ersichtlich wurde, entwicklungsgeschichtlich alte Hirnabschnitte sogar in den Vordergrund zu stellen scheint, liegt es auf der

Hand, daß bei Tieren, je nach dem Grade ihrer Hirnausbildung, selbst für die menschliche Hypnose Erkenntnisse gesammelt werden können.

Die Skala reicht dabei von der Hypnose eines Huhnes (das Experimentum mirabile A. Kirchers), wobei ein Huhn für längere Zeit bewegungsunfähig gemacht wird, wenn man es für wenige Sekunden auf den Boden drückt und von seinem Schnabel einen Kreidestrich zieht, über die an höheren Tieren hervorrufbare Katalepsie durch mesmerische Striche (z. B. bei Füchsen), die Hypnoseeinleitung über Fingerdruck an hypnogenen Zonen (u. a. bei Krokodilen), die Faszinationsmethode bei großen Raubkatzen, bis zu den telepathischen Hypnoseversuchen L. Wassiliews mit Hunden.

7. Die Hypnose als Heilverfahren und ihre Anwendungsformen

Allgemeines zur Psychopathologie

Als Vorgriff auf die Indikationen der Hypnosebehandlung erfolgt zum besseren Verständnis der folgenden Abschnitte an dieser Stelle eine Information zu grundsätzlichen Aspekten und Verfahrensweisen der Psychotherapie, insbesondere ihrer psychogenetischen, anamnestischen und diagnostischen Kriterien.

Begreiflicherweise kann es sich nur um einen schwerpunktmäßigen Überblick handeln, der in keiner Weise den Anspruch einer auch nur annähernd vollständigen Darstellung erheben darf. Jedoch ist die Aufgabe erfüllt, wenn gezeigt werden kann, daß psychische Kräfte die wahren Ursachen bilden für alles Geschehen und deshalb im weitesten Sinne auch Auslöser sind für alles Krankhafte. Die logische und einzig mögliche Konsequenz aus dieser Erkenntnis ist, auch die Heilung über die Psyche herbeizuführen.

Bei der Komplexität und Einzigartigkeit menschlicher Anlagen und Empfindungsfähigkeit, die auch zur Folge hat, daß es mit an Sicherheit grenzender Wahrscheinlichkeit auf der ganzen Erde auch nicht zwei Menschen mit einem absolut identischen Krankheitsbild gibt, werden allerdings alle starren »naturwissenschaftlichen« Katalogisierungen, jedes schematische Vorgehen und erst recht jeder gutgemeinte Versuch einer kompletten Darstellung aller möglichen Krankheitsbilder, tunlichst mit dem jeweils passenden Rezept, *ad absurdum* geführt. Die Ratlosigkeit, die aus einem solchen Unterfangen zwangsläufig entstehen muß, kommt zum Ausdruck durch einen immer unüberblickbarer werdenden Wust somatischer oder auch psychischer Krankheitsbenennungen, da ja aufgrund der materialistischen Weltanschauung, die hinter diesen Katalogisierungsbemühungen steckt, jede auch nur in kleinen Details unterschiedliche Symptomatik sofort mit einer anderen Bezeichnung ausgestattet werden muß, und es wird daher ein immer wilder wucherndes Spezialistentum erforderlich, um die Teilabschnitte der so geschaffenen Einzelgebiete überhaupt noch annähernd überblicken zu können. Als Folge davon kommt bei dieser therapeutischen Hinwendung der Aufmerksamkeit auf das Symptom dem Menschen, der dieses Symptom trägt, zu wenig Aufmerksamkeit zu, und diese Haltung wird klar in Ausdrücken wie »Krankengut« oder »Die Gallenblase auf Zimmer 120« usw.

Daß bei diesem Vorgehen der Überblick über den menschlichen Gesamtorganismus *nolens volens* verlorengeht, liegt auf der Hand, ganz zu schweigen von der absoluten Unmöglichkeit, mit dieser Methodik der Dreiheit Körper–Seele–Geist gerecht werden zu können. Bei all diesen Ausführungen soll der gute Wille, der auch hier die Antriebsfeder bildet, keineswegs verkannt werden, ebensowenig wie die Erfolge, die z. B. auf dem Gebiete der Chirurgie aufgrund der Spezialisierung erzielt werden und ohne diese undenkbar wären.

So bildet die Spezialisierung und Katalogisierung auf dem Gebiet der Medizin einerseits nur die konsequente materialistische Antwort auf die krankhaften Störungen, die durch eine im Materialismus und Scheinhumanismus verwurzelte Umwelt und Lebensführung entstehen, und es mag die Anwendung ihrer Techniken oft genug die einzig mögliche Notbremse darstellen auf dem Wege zum vorschnellen Untergang so geschädigter Organismen.

Wenn trotz der Ablehnung einer mechanischen Katalogisierung im Folgenden der Versuch gemacht wird, einige grundsätzliche Punkte darzulegen, geschieht dies sozusagen als grobe Vorgabe von Rahmen in Fragestellungen, die durch das Leben und das Lebendige an sich aufgeworfen sind und deren individuelle Erforschung und Ausfüllung allein Aufgabe des Behandlers sein kann, indem er jeden einzelnen Menschen, der sich in seine Hände begeben hat, mit all seinen Sinnen und nicht zuletzt mit seiner Intuition zu erfassen sucht.

Die Psychotherapie und insbesondere die hier behandelte Hypnosetherapie muß, will sie sich nicht auch dem Vorwurf aussetzen, nur symptomzudeckendes Verfahren zu sein, an den Wurzeln ansetzen. Sagte S. FREUD schon, daß, wenn man vor einem Mehrfamilienhaus jeden Morgen eine Bananenschale liegen lasse, jeden Morgen derselbe darauf ausrutschen würde, so wissen wir heute aus den Statistiken großer Betriebe, daß 80 Prozent der Unfälle von 20 Prozent der Belegschaft verursacht werden. Aus diesem Grunde kann der Gipsverband für das gebrochene Bein genauso nur Notfalltherapie sein wie das chirurgische Meisterstück der By-pass-Operation am infarktgefährdeten Herzen oder die Stahl- und Strahl- oder Zytostatikatherapie beim Krebskranken. Daß es viel zu oft soweit kommen muß, liegt nicht zuletzt an der pathologischen Pathologieausbildung der Therapeutenschaft.

Entstehungsursachen krankhafter Symptomatiken werden da gesehen, wo der jeweilige Stand der Wissenschaft seine Grenzen hat. Daß letztendlich die tiefste Ursache jedweder krankhaften Störung seelischer Natur ist, obwohl sie sich natürlich die somatische oder psychische Symptomatik mittels der entsprechenden physiologischen Vorgänge schafft, und deshalb jede Entdeckung und irrtümlich ursächliche Heraushebung eines zur Krankheitsgenese gehörenden physiologischen Vorganges nur ein Einstieg irgendwo in diese zwar tatsächliche physiologische Entwicklung ist, aber nie die eigentliche seelische Ursache sein kann, wird nicht erkannt.

Psychogene Störungen entziehen sich daher den erklärenden Möglichkeiten, die in dieser Ausbildung vermittelt werden und bieten nicht von Anfang an die klare Symptomatik z. B. einer Apoplexie (die ja schließlich auch nur dramatisches Endresultat seelischer Fehleinstellungen sein kann). So beleidigt der Patient den Therapeuten, da er sich ihm als lebendiges Beispiel dafür produziert, daß er sich außerhalb seines therapeutischen Wissensbereiches befindet, auf den dieser doch so große Stücke hält. Indem sich der Patient so unwillkürlich die Sympathie des Therapeuten verscherzt, erhält er entsprechend weniger Zuwendung und Verständnis, was wiederum seine ohnehin geringen Aussichten auf Heilung noch weiter verschlechtert.

So muß es also erste Aufgabe der Psychotherapie sein, die krankhafte Symptomatik als Wegweiser zu den ursächlichen seelischen Fehleinstellungen zu nutzen und im Rahmen der gegebenen Möglichkeiten diese zu korrigieren oder zu neutralisieren. Daß die Hypnosebehandlung auch symptomorientierte, unter Umständen lebensrettende Notfalltherapie sein kann, widerspricht nicht dieser grundsätzlichen Zielsetzung.

Weitere Aufgabe kann die Unterstützung medikamentöser oder chirurgischer Maßnahmen sein, indem durch die Hypnose der Circulus vitiosus, der trotz Aufhebung der somatischen Grundlagen eines Leidens durch medikamentöse oder chirurgische Maßnahmen aufgrund des langen Bestehens und der dadurch zwischenzeitlich erfolgten Erlernung (Engraphierung) z. B. der Schmerzsymptomatik weiter andauern kann, durchbrochen wird. Ebenso kann die Wirkung medikamentöser und chirurgischer Maßnahmen im Sinne des Therapiezieles durch entsprechende hypnotische Suggestionen verstärkt werden.

Hypnonarkose und Narkoidhypnose bieten der Chirurgie die Möglichkeit, auch dann noch helfend einzugreifen, wenn eine Operation sonst nicht mehr gewagt werden könnte, weil die Belastung eines geschwächten Organismus durch eine Pharmakonarkose zu groß wäre.

Die psychogenetische Entwicklung

Um psychogenetische Störungen behandeln zu können, muß die psychogenetische Entwicklung bekannt sein, die sich im wesentlichen in folgenden fünf Phasen vollzieht:

1. Psychologisches Überleben: erstes bis drittes Lebensjahr,
2. Bildung der persönlichen Identität: mit etwa drei Jahren,
3. Bildung der sexuellen Identität: ab viertem Lebensjahr,
4. Bildung der sozialen Identität: ab fünftem Lebensjahr,
5. Emanzipation: Pubertät.

Ein Nichterreichen eines dieser Ziele bedingt, daß alle weiteren Entwicklungsschritte gestört werden.

Die Konfliktbereiche

Alle krankhaften Störungen kommen in gewissen Lebensbereichen zum Ausdruck, deren Einflüsse auch auslösende Ursache sein können. Im wesentlichen lassen sich vier Konfliktbereiche unterscheiden, die natürlich auch miteinander verbunden sein können:

1. Eigentum (körperliche und seelische Eigenschaften, Anlagen, Talente, Tradition und materieller Besitz),
2. Beantwortung der Frage nach dem Sinn des Lebens (auch Überwindung der Todesangst, Religion),
3. Liebe bzw. Partnerschaft,
4. Beruf bzw. Arbeit.

Ein befriedigendes Erleben in diesen Bereichen setzt folgende Eigenschaften voraus:

1. eine gesunde Empfindungsfähigkeit (das ist die Fähigkeit, ichbezogene Erlebnisse angemessen zu verinnerlichen und sich darin zu erkennen),
2. eine gesunde Mitempfindungsfähigkeit (das ist die Fähigkeit des Menschen, andere und ihre Erlebnisse sowohl in ihrem Ichbezug als auch in ihrem Bezug auf seine Eigenschaft als soziales Wesen angemessen zu verinnerlichen und sich und die Gemeinschaft darin zu erkennen),
3. das Durchsetzungsvermögen.

Während die beiden erstgenannten Voraussetzungen vorrangig auch Erkenntnisprozesse sind, handelt es sich beim Durchsetzungsvermögen um die Möglichkeit, aus der Selbsterkenntnis heraus die Selbstverwirklichung zu betreiben. Diese Gesichtspunkte finden sich bereits in dem biblischen Gebot »Du sollst deinen Nächsten lieben wie dich selbst« wieder. Denn auch hier wird zunächst vorausgesetzt, daß man sich selbst erkannt hat und angemessen empfindet, und dann erst, daß man mit dem Nächsten mitempfindet. Das Durchsetzungsvermögen ist in der zur Aktivität auffordernden Formulierung ebenfalls eingeschlossen.

Die störungsauslösenden Faktoren

Innerhalb der genannten Konfliktbereiche und bzw. oder begründet im Werdegang der Persönlichkeitsentwicklung (Seite 182) lassen sich mehrere störungsauslösende bzw. -begründende Faktoren erfassen. Dabei kann die Wirkungsweise psychischer Einflüsse auf menschliche Organismen theoretisch durchaus nicht nur durch direkte psychosomatische Wechselbeziehung, sondern auch durch psychokinetische Einflüsse stattfinden. Zu dieser Annahme könnte vor allem das im Folgenden geschilderte Motiv der Selbstbestrafung führen, da diese Patientengruppe in der Anamnese nicht nur viele Operationen aufweist, sondern auch »Pechsträhnen« infolge scheinbar äußerer Einwirkungen, wie z. B. durch andere Personen, durch Gegenstände oder Maschinen verschuldete Unfälle.

Wir unterscheiden die folgenden störungsauslösenden bzw. -begründenden Faktoren:

Wirkungen aus früheren Inkarnationen

Siehe hierzu die Theorien zur Reinkarnationshypnose, Seiten 226 ff.

Einwirkungen aus der intrauterinen Zeit

Während des Wachstums im Mutterleib ist der Embryo vielfältigen Einflüssen ausgesetzt. Hierher gehört z. B. das bereits erwähnte »Versehen« der Schwangeren. Nachdem wir davon ausgehen können, daß jedes seelische Erleben seinen physiologischen Niederschlag in der hormonellen Situation des Körpers findet, müssen wir auch annehmen, daß sich neben den physischen Gegebenheiten, wie beispielsweise der Ernährung der Mutter, auch deren psychische Verfassung auf die Entwicklung ihrer Leibesfrucht auswirkt. Der Schutz der werdenden Mutter in der Gesellschaft, insbesondere im Arbeitsleben, sollte unter diesem Gesichtspunkt neu überdacht werden. Vor allem aber sollten sich werdende Mütter selbst dieser Tatsache bewußt sein und nicht nur möglichst giftfrei (Alkohol, Nikotin, Medikamente) leben, sondern auch versuchen, eine positive seelische Erlebniswelt zu gestalten.

Suggestionswirkung in Imprägnationsphasen

Das sind frühe Entwicklungsphasen, die innerhalb streng begrenzter Zeitabläufe beginnen und sich abschließen. Was innerhalb dieser Phasen imprägniert (engraphiert) wird, ist irreversibel, und Versäumnisse oder Fehlimprägnierungen sind weder nachzuholen noch abzuändern. Mit Sicherheit kann davon ausgegangen werden, daß viele sogenannte primäre krankhafte Störungen (siehe Seite 195) ihre Ursachen in Fehlentwicklungen innerhalb dieser Phasen, die beim Menschen aus ethischen Gründen so gut wie unerforscht sind, haben. So weiß man, daß bei höherentwickelten Tieren die Stunden und Tage nach der Geburt von ungeheurer Bedeutung sind für das Erlernen lebenswichtiger Verhaltensmuster. Konrad LORENZ entdeckte z. B. 1935 die sogenannte »Nachfolgeprägung« bei Nestflüchtern (Gänse usw.): Ein junges, eben geschlüpftes Küken prägt sich innerhalb der ersten Minuten nach dem Schlüpfen das erste bewegte Objekt ein, das es vor sich sieht, und folgt diesem von da an unbeirrt. Da es sich bei diesem Objekt normalerweise um die Mutter des Kükens handelt, ist diese Reaktion zweckmäßig. Wir sehen allerdings deutlich an diesem Beispiel, daß für die Einprägung eines solchen Verhaltensmusters keineswegs so komplexe, logisch erfaßte Empfindungen erforderlich sind, wie wir sie aufgrund unserer menschlichen Vorstellungswelt vielleicht vermuten würden. Das Küken erlebt und erkennt also durchaus seine Mutter nicht als artähnlichen, gefiederten Körper, der sich ihm liebevoll zuwendet; allein die Eigenschaft »bewegtes Objekt« reicht ihm für sein Nachfolgeverhalten aus! Besonders schwerwiegend ist dabei der Umstand, daß die Prägung irreversibel ist. Zieht man vor dem geschlüpften Küken eine leere Schachtel her, wird es diese als »Mutter« ansehen, ebenso kann es ein Mensch sein, der dann später sogar als »Artgenosse« angebalzt wird.

Wie gesagt, sind aus verständlichen Gründen diese Imprägnationsphasen beim Menschen so gut wie unerforscht, doch sollten die bekannten Tatsachen zu denken geben und Grund genug sein, jede unnatürliche Behandlung von Kleinkindern tunlichst zu vermeiden, um keine irreversiblen Schäden durch mögliche Fehlimprägnationen bzw. das vollständige Versäumen natürlicher Erfahrungsbildung in diesen Phasen zu riskieren.

Mit an Sicherheit grenzender Wahrscheinlichkeit werden solche Schäden gesetzt durch die unnatürliche, materialistisch rationell-sterile Behandlung der Neugeborenen in manchen modernen klinischen Kreißsälen, die mehr Gebärfabriken gleichen, als daß sie dem Geburtsvorgang etwas von seiner Natürlichkeit belassen würden. Die sofortige Trennung von Mutter und Kind nach der Geburt ist nur eine der Ausgeburten lebensferner pseudowissenschaftlicher Überheblichkeit, die sich mit ihrem bescheidenen Wissensschatz über die Natur erhaben dünkt und, hier trifft der Vergleich, als Ei der Henne überlegen sein will. Wohltuend hebt sich von diesen Praktiken das Bemühen anthroposophischer Kliniken ab, sowohl den Geburtsvorgang als auch die nachgeburtliche Phase so natürlich wie irgend möglich zu belassen.

Schon heute kann man als sicher annehmen, daß z. B. die primäre Homophilie in vielen Fällen als Ursache eine irreversible Fehlprägung in der entsprechenden Imprägnationsphase hat.

Suggestionswirkung durch Identifizierung

Die spezifischen Verhaltensmuster der Identitätsfigur werden erlernt und nachgeahmt. Bereits an früherer Stelle wurde ausgeführt, daß auf diese Weise viele sogenannte »ererbte« Krankheiten übertragen werden. Bereits das Kleinkind engraphiert auch die krankheitsspezifischen Verhaltensmuster seiner Identitätsfigur und ekphoriert sie später zwangsläufig durch den Teilreiz des erreichten Alters. Dazu gehören Fehlverhalten wie Rauchen usw. ebenso wie somatische Symptomatiken, z. B. eine Arthrose. Daß durch diesen Vorgang auch altersspezifische Verhaltensschemata, wenn nicht das Altern überhaupt, begründet sein könnten, wurde bereits angeschnitten.

Suggestionswirkung durch Erziehung

Durch die Erziehung können nicht nur viele direkte Leidenssuggestionen gesetzt werden, indem z. B. seit vielen Generationen die Mutter ihrer Tochter immer wieder darlegt, welch beklagenswertes Schicksal es sei, eine Frau zu sein, da alle Frauen das furchtbare Joch der schmerzhaften Monatsblutungen und des Kinderkriegens mit allen seinen Unbilden zu tragen haben. So wird aus vollkommen natürlichen Vorgängen nicht nur ein Schreckgespenst gemacht, sondern mit Sicherheit auch indirekt der Grundstein gelegt für viele Störungen, die durch Hemmung der Persönlichkeitsentwicklung zustande kommen. Minderwertigkeits- und Schuldkomplexe mit allen zwangsläufig folgenden und oft beabsichtigten Fehlentwicklungen werden ausgelöst durch Anerziehung unnatürlicher hemmender oder antreibender Moral- und Wertvorstellungen entweder durch die Familie selbst oder durch staatliche, kirchliche und gesellschaftliche Institutionen.

Einen weiteren Kardinalfehler, der auch heute noch in der »Erziehung« weit verbreitet ist, stellt das Schlagen der Kinder dar. Um keine Zeit mit Erklärungen befohlener Verhaltensweisen zu verlieren oder weil man nicht in der Lage ist, diese zu geben, werden körperliche Bestrafungen ausgesetzt und Zuwiderhandlungen mit Schlägen geahndet. Hierdurch bildet sich im Unterbewußtsein des Kindes die Vorstellung, daß seelisches Fehlverhalten körperliche Folgen hat und daß der Körper als minderwertiger Bestandteil des gesamten Menschen anzusehen ist (wie es auch in vielen Religionen nicht nur z. B. durch Geißelungspraktiken u. a. m. zum Ausdruck kommt) und ein Mittel zur Buße moralischer Verfehlungen darstellt. Hiermit ist der Grundstein gelegt für die autosuggestive, unterbewußte Somatisierung ebenfalls anerzogener Schuldkomplexe oder tatsächlicher Fehlverhalten und der daraus entstehenden krankhaften Störungen.

Suggestionswirkung durch die Umwelt

Hierunter fallen alle toxischen, physikalischen und mechanischen Einwirkungen, denen der durch diese Einwirkungen Erkrankte meist aus einem eigenen oder umweltbedingtem seelischen Fehlverhalten heraus ausgesetzt ist und denen er zum Teil auch als Sehender und Denkender in der heutigen Zeit nicht mehr wirklich entrinnen kann. Denn was nutzt z. B. ein biologischer Anbau, wenn schon die Verseuchung der Niederschläge so groß ist, daß die Toxizitätsgrenzen allein dadurch schon überschritten werden? Ein weiteres Beispiel sind die Suchtfolgekrankheiten. An ihnen sehen wir schon, wie tief letztlich alle Ursachen in der frühpersönlichen Entwicklung verwurzelt sind und wie die meisten Ursachen ineinander übergreifen.

Direkte Verbalsuggestion

Hier muß zur Schande eines großen Teils des Personenkreises, dessen selbstgewählte Aufgabe die Heilung von Menschen ist, der aber leider allzuoft von den Wirkungen der Suggestion keine Ahnung hat, nochmals hervorgehoben werden, daß viele dieser krankheitsauslösenden Negativsuggestionen iatrogen gesetzt werden. Beispiele wurden bereits genannt. Das bedenkliche Gesicht bei der Diagnose, die suggestive Erzeugung oder Verstärkung einer Symptomatik durch die Diagnose, die Negativprognose mit dem sicher ungewollten Effekt einer Prophezeiung, die sich selbst erfüllt, während nach dem Motto »*Quod licet Iovi non licet bovi**« von denselben Leuten als verbrecherischer Unfug oder Aberglaube verurteilt wird, wenn Zigeunerinnen auf dem Jahrmarkt das gleiche tun, nämlich den Patienten an seine Symptomatik binden (»Das verlieren Sie nicht mehr, solange Sie leben!«). Auch negative Äußerungen während einer Operation werden vom Unterbewußtsein des Patienten, wie sich durch die Hypnoanalyse beweisen läßt, trotz Vollnarkose aufgenommen und im Sinne einer indirekten, also besonders stark wirksamen Suggestion (die Narkose kommt ja einem hypnoiden Stadium gleich) verarbeitet. Oft in guter Absicht verbreitet, aber ebenso im Sinne einer indirekten Negativsuggestion wirksam, werden durch die Massenmedien krankhafte Störungen ausgelöst, indem entsprechende Verhaltensschemata suggeriert werden (Altersbeschwerden) oder durch einseitige Berichterstattungen regelrechte Massen-Zwangsphobien (Krebs) entstehen. Aufgrund dieser einseitigen, von materialistischen Denkweisen geprägten Berichterstattungen wird z. B. beim Krebs zwischen den Zeilen, in denen hin und wieder eine »unbegreifliche Wunderheilung« erwähnt wird, bei jedem Leser die Negativsuggestion engraphiert, daß eine Krebserkrankung praktisch das sichere vorzeitige Todesurteil bedeute. Durch das Eintreffen des Teilreizes Krebserkrankung wird dann der durch die Medien vorgezeichnete Ablauf einschließlich Tod ekphoriert!

Verbale Suggestion sind mehr oder weniger direkt auch die Werbungen mittels der Massenmedien für krankheitsauslösende Verhaltensweisen und Toxine.

Ebenso fallen unter diese Rubrik die Lektüre so mancher »Gesundheitsbücher« durch suggestible Personen sowie all die Negativsuggestionen seitens Bekannter (»Du siehst aber krank aus!«) und natürlich zum großen Teil auch die kommerzielle Wahrsagerei.

Persönliche Unreife

Wurde eine der fünf psychogenetischen Entwicklungsstufen (Seite 182) nicht vollständig vollzogen, resultiert daraus ein Steckenbleiben in den Problematiken dieser Stufe, das erst durch eine Nachreifung überwunden werden kann.

* Was Jupiter erlaubt ist, ist nicht dem Ochsen erlaubt.

Dysmorphophobie

Darunter versteht man tatsächliche oder überbewertete oder eingebildete physische Mängel. Infolge von Hemmungen und Minderwertigkeitsgefühlen, die bis zum Selbstvernichtungswunsch führen können, kann die Dysmorphophobie ernst zu nehmende Ursache vieler organischer und psychischer Symptomatiken sein. Allerdings entsteht sie vor allem auf dem Boden einer ohnehin gestörten Persönlichkeit.

Innere Konflikte

Das Bedürfnis, etwas zu tun, das nicht mit der eigenen oder allgemeinen Moral in Einklang steht, führt meist entweder aufgrund mangelnder Reife oder einer falschen Erziehung zu störungsauslösenden Komplexen und Fehlverhalten.

Frühere Erlebnisse

Unüberwundene Erlebnisse sind als die sogenannten »eingeklemmten Affekte« eine der häufigsten Ursachen psychogener Störungen. Daß solche Erlebnisse zu eingeklemmten Affekten werden, mag in vielen Fällen wiederum an der mangelnden persönlichen Reife oder einer falschen Erziehung liegen, infolge deren die entsprechenden Situationen nicht richtig verarbeitet werden konnten. Aus diesem Grunde werden sie dann durch »Vergessen« in das Dunkel des Unterbewußtseins verwiesen, wo sie zwar das Wachbewußtsein nicht mehr ständig an das eingebildete oder tatsächliche eigene Fehlverhalten erinnern, aber deswegen schlecht ekphorierbar werden, womit auch die Chancen für eine gesunde Verarbeitung auf den Nullpunkt sinken. Im Unterbewußtsein arbeiten diese eingeklemmten Affekte dann ungestört weiter, können sich ausbreiten und symptomatische Reaktionsketten auslösen.

Unverarbeitete Erlebnisse müssen natürlich nicht immer Fehlverhalten zur Ursache haben, sondern können auch tatsächliche Schicksalsschläge sein, wie z. B. der Tod eines nahestehenden Menschen.

Motivierung

In vielen Fällen besteht eine unbewußte Motivierung für, wohlgemerkt, tatsächlich vorhandene krankhafte Störungen. Es kann die Krankheit ein Hilfeschrei des sich allein oder vernachlässigt Fühlenden sein, um Mitleid und Beachtung zu erregen; sie kann der letzte Ausweg sein, um einer unangenehmen Situation zu entgehen, oder die erforderliche Begründung für den Rentenantrag darstellen.

Daß natürlich in diesen Bereich auch die meisten nur eingebildeten Krankheiten ohne physiologischen Hintergrund fallen, liegt auf der Hand, jedoch ist der Weg von der Einbildung bis zur physiologischen Verwirklichung nicht weit.

Selbstbestrafung

Hier spielt ursächlich wieder die Frage der Erziehung und Persönlichkeitsreife eine gewichtige Rolle. Tatsächliches oder eingebildetes schuldhaftes Verhalten löst im Unterbewußtsein, das den anerzogenen Verhaltensmustern entspricht, den Wunsch nach Selbstbestrafung aus, dem aus Gründen bewußter Logik in den meisten Fällen nicht unmittelbar entsprochen wird. Wo dies mit Beichte und Buße oder mit der Selbststellung eines Straftäters und dem Aufsichnehmen des Urteils erfolgt, hat eine schuldtilgende Reinigung (Katharsis) stattgefunden, und es kann nicht zur Einklemmung des affektgeladenen Erlebnisses kommen. Da in unserer Zeit einerseits die rationalen Überlegungen, die es verhindern, sich solchen für das betroffene Individuum unlogisch scheinenden Strafmaßnahmen auszusetzen, mehr und mehr die Oberhand gewinnen, andererseits aber die suggestive Wirkung der durch die staatliche, kirchliche und familiäre Erziehung eingeprägten Verhaltensnormen stark genug ist, um beim Andersverhalten Schuldkomplexe hervorzurufen, kommt es zu einem lawinenartigen Anwachsen dieser eingeklemmten Schuldgefühle. Die Selbstbestrafung durch eine Erkrankung ist daher als Selbstreinigungsversuch des Unterbewußten anzusehen. In diesem Sinne bildet eine krankhafte Störung oft den Ersatz für eine nichterfolgte seelische Problembewältigung, und es spricht H. MÜLLER-ECKHARD, der im übrigen das Wesen der Suggestion vollkommen mißversteht, nicht zu Unrecht von der »Krankheit, nicht krank sein zu können«.

In der Anamnese kommen Selbstbestrafungstendenzen oft zum Ausdruck, wenn viele Operationen und Unfälle durchgemacht wurden, wenn der Zahnarzt aufgefordert wird, gesunde Zähne zu ziehen usw.

Diese masochistische Haltung offenbaren auch Straftäter, die sich durch den bekannten verlorenen Knopf, das am Tatort liegen gelassene Feuerzeug und andere »leichtsinnige«, man möchte fast sagen freudsche Indizien selbst zum Erkennen geben, um durch die unbewußt gewünschte Entdeckung und Bestrafung ihre Schuldgefühle zu tilgen.

Die Organsprache

Der Volksmund kennt viele Redewendungen, die seelische Erlebnisse und Empfindungen somatisieren. Das ist zum »Aus-der-Haut-Fahren«; da »bleibt mir die Luft weg«; das »bricht mir das Herz«, »macht mein Herz schwer«; das »bereitet mir Kopfzerbrechen«; das »schlägt mir auf den Magen«; das »geht mir an die Nieren«; »mir läuft eine Laus über die Leber«; ich war »starr vor Schreck«; das kann ich doch »nicht mitanhören, -sehen, nicht mitmachen, nicht unterschreiben« usw., um nur einige zu nennen. So einfach es klingen mag: diese Organsprache kann als ständige Autosuggestion die Somatisierung seelischer Belastungen veranlassen und so ernsteste krankhafte Störungen hervorrufen; es sollten deshalb solche wertvollen Hinweise in der Schilderung des Patienten, die ja in seiner Sprache – auch Organsprache – gegeben wird, genügende Beachtung finden. So manche Ursache für eine Hautkrankheit, für Asthmaleiden, Herzstörung, Migräne, Magenbeschwerden, Nierensteine, Hepatitis, Lähmung, Hör- oder Sehstörung, Schreibkrampf usw., um die oben angeführten Beispiele zu übersetzen, kann auf diese Weise ohne große Umwege entdeckt werden.

Der psychosomatische Entlastungsschmerz

Vor allem durch die anerzogene Vorstellung bedingt, daß der Körper seelische Problematiken verantworten und verarbeiten müsse (z. B. Schläge für kindliches Fehlverhalten), aber vielleicht auch durch natürliche unterbewußte psychosomatische Wechselbeziehungen können tiefgreifende seelische Schmerzen dazu führen, daß ein körperlicher Entlastungsschmerz erzeugt wird, der die Aufmerksamkeit etwas von jenen ablenkt und so sie leichter ertragen hilft. Diese äußerst wichtige, bisher kaum beachtete Ursache ist sicher nicht immer vom angeführten Motiv des »Hilfeschreis«, des Auf-sich-aufmerksam-Machens ganz zu trennen. So stellen beispielsweise die kindlichen Nabelkoliken sicher eine Störung dar, die zumeist Anteile beider Ursachen enthält.

Allgemeines zur Patientenbehandlung

Hieraus ergibt sich, daß in der Psychotherapie, wie bei jeder anderen Behandlungsweise, die Götter vor die Therapie die Diagnose gestellt haben, die allerdings mit den Hilfsmitteln Hypnoanalyse usw. wesentlich erleichtert werden kann. An erster Stelle steht also die diagnostische

Anamnese, mit der versucht wird, den Beginn und die näheren Umstände der Störung möglichst genau zu eruieren.

Alle Äußerungen des Patienten geben uns wertvolle Anhaltspunkte. Dazu gehören Aussehen, Gestalt, Kleidung, Händedruck, Stimme und Stimmlage, Sprache und Wortschatz, Bewegungen, Mimik und Gesichtszüge, Schriftbild, Hautfarbe, Gewebsturgor usw. Jede kleine Einzelheit bildet einen wichtigen Mosaikstein für das Gesamtbild.

Das Verhalten des Behandlers ist ebenso von ausschlaggebender Wichtigkeit für eine erfolgreiche Anamnese. Da auch der Patient den Behandler beobachtet, kann ein Fehlverhalten dazu führen, daß der Patient wie ein Echo das reflektiert, von dem er glaubt, daß es der Therapeut hören oder sehen will.

Der Patient, der ohnehin oft Schwierigkeiten hat, sich auszudrükken, muß also ermutigt werden, sich »von der Seele zu reden«. Das wird er tun, wenn er den Eindruck hat, daß der Therapeut ihn ernst nimmt, ihm zuhört, ihn versteht und Zeit für ihn hat.

Jeder einzelne dieser vier Punkte ist so eminent wichtig, daß er unabdingbar ist für eine gute Anamnese. Der Patient wird freundlich und aufmerksam behandelt, mit seinem Namen angeredet; die Fragen an ihn sollen offen und indirekt gestellt werden, um keine Antwort vorzugeben. Beim Zuhören ruhig auch längere Pausen lassen, oft kommt erst dann das Wichtige. Zwischenbemerkungen, die Verständnis ausdrükken, knapp und in indirekter Fragestellung halten. Durch Ruhe das Gefühl der Sicherheit und Zeit für den Patienten geben. Dies sind einige der wichtigsten Grundregeln, die jeder Behandler nach seiner individuellen Art mit Leben erfüllen muß. Es würde hier zu weit führen, ausführlicher auf diese Dinge einzugehen. Lange Erörterungen z.B. über die Nützlichkeit oder Hinderlichkeit des weißen Mantels oder des besten Blickwinkels (= Sitzwinkels) zwischen Behandler und Patient mögen sinnvolle Details erbringen, die aber nicht annähernd die Bedeutung der vorerwähnten, im Sinne des menschlichen Verständnisses mit Leben erfüllten Regeln haben.

Die passive Untersuchung zur Differentialdiagnose psychischer Störungsbilder

Mit passiver Untersuchung will ich alle diagnostischen Erhebungen bezeichnen, die aufgrund eines relativ passiven therapeutischen Verhaltens nur durch die unaufgeforderten Äußerungen des Patienten gemacht werden können. Die erste Aufgabe ist, wie dargelegt, den Patienten unbefangen und ohne Lenkung ausführlich seine Beschwerden und Kümmernisse schildern zu lassen, wobei er in allen seinen Äußerungen sorgfältig beobachtet wird. Wir holen ihn selbst aus dem Wartezimmer ab und erhalten so schon die ersten Anhaltspunkte: Welchen Platz hat er sich ausgesucht? Zeigt er Schwierigkeiten bzw. Startschmerz beim Aufstehen? usw. Die Begrüßung wird ebenfalls durch Betrachtung des Patienten diagnostisch verwertet: Ist sein Händedruck fest oder lasch, kalt oder warm, trocken oder schwitzend, sein Turgor fest oder schlaff? usw. Dann bittet man den Patienten, Platz zu nehmen. Wieder bietet der Weg zum Stuhl, das Setzen usw. Gelegenheit, den Patienten zu beobachten und diagnostische Merkmale festzuhalten. Der Patient wird nun mit einer indirekten offenen Fragestellung bzw. Aufforderung wie »Nun erzählen Sie mal!« oder »Und was führt Sie zu mir?« zum Bericht ermuntert. Ich habe schon erwähnt, daß auch die Pausen in der Erzählung von diagnostischem Wert sind und oft bedeutungsvolle Aussagen hervorrufen, weil diese meist erst nach einem inneren »Anlauf« ausgesprochen werden können. Es wäre deshalb ein grober Kunstfehler in der Anamnese, den Patienten durch eigene Intervention zu stören oder ihm über diese Pausen hinweghelfen zu wollen.

Abgesehen von der Aussage gibt uns so auch die Art der Schilderung die ersten diagnostischen Anhaltspunkte.

Die »somatische« Patientengruppe

Sie gibt eine knappe rein somatisch-symptomatische Schilderung am roten Faden. Mit der Bezeichnung »somatische Patientengruppe« will ich nicht sagen, daß sich bei solchen Patienten nicht auch eine Psychogenese hinter der Somatik verbergen kann; da wir aber in den Praxen auch den Aufwand zum Ergebnis ins Verhältnis setzen müssen und nicht die Möglichkeit haben, jeden Patienten davon zu überzeugen, daß z.B. seine des Seelischen spottende materialistische Weltanschauung bzw. die seiner ihn beeinflussenden Umgebung und die so ausgelösten Suggestionen und Fehlverhalten die eigentliche Ursache für seine Beschwerden darstellen, lohnt sich diese Unterscheidung trotzdem.

Glücklicherweise haben wir ja in der Spagirik, der Homöopathie, der Phytotherapie, der Zelltherapie, der Akupunktur und nicht zuletzt der Magnetopathie auch organbezogene Heilweisen in der Hand, die die seelischen Bereiche über die kosmischen Beziehungen miterfassen, entsprechen sie doch dem paracelsischen Grundsatz: »Gestirn wird durch Gestirn, Organ durch Organ geheilt.« Selbstverständlich haben auch

z. B. Neuraltherapie, Chiropraktik, physikalische Anwendungen usw. ihre Berechtigung innerhalb der natürlichen Heilweisen. Daß zuweilen Chemotherapie und Chirurgie im Sinne einer Notbremse logische und unumgängliche Konsequenz sein müssen bei krankhaften Störungen, die letzten Endes ausgelöst wurden durch Fehlhaltungen, die aus dem gleichen Boden wuchsen wie die chemotherapeutische Medizin, bestätigt in einem erweiterten Sinne den obenzitierten Satz »Gestirn heilt Gestirn« oder noch deutlicher dessen HAHNEMANNsche Abwandlung: *»Similia similibus curantur.«** Schon manchem erfahrenen Therapeuten wird es aufgefallen sein, wie oft ein sonst sicheres Homöopathikum an einem grobschlächtigen Materialisten wirkungslos verpuffen kann, da hier zwar das äußere Arzneimittelbild, nicht aber die innere Einstellung zum Simile paßte.

Diese erste somatische Patientengruppe werden wir im allgemeinen deshalb auch einer entsprechenden somatischen Behandlung zuführen.

Die neurotische Patientengruppe

Patienten dieser Gruppe geben mit mehreren längeren Zwischenpausen eine erlebnisgebundene Darstellung mit Situationsschilderungen und freien Assoziationen, d. h. die Symptomatik wird mit Dingen in Zusammenhang gebracht, die nicht offensichtlich damit zu tun haben (»Immer, wenn ich nach Hause komme, überfallen mich diese Schmerzen«). Die neurotische Persönlichkeit ist geprägt von dynamischen Fehlverarbeitungen von Daseinsforderungen und hat immer Fehlentwicklungen durchlaufen. Wesentliches Merkmal ist vor allem auch die Ambivalenz der Symptomatik. Unmotivierte Angst wechselt ab mit Übermut, Minderwertigkeitsgefühle ohne ersichtlichen Anlaß wechseln mit Überwertigkeitsideen, Hemmungen mit Enthemmung, Kontaktstörungen mit Distanzlosigkeit, Entscheidungsschwächen mit diktatorischem Verhalten in der nächsten Umgebung. Unter den Oberbegriff der Neurose fallen die Zwangsneurosen, die Hysterie und die Phobien.

Vorbeugend sei gleich an dieser Stelle gesagt, daß es natürlich grundverkehrt wäre, nun jeden, der den Anschein einer solchen Symptomatik zeigt, als Neurotiker abzustempeln. Erinnern wir uns der gaußschen Normalverteilungskurve, aus der, wenn es einem nicht schon der gesunde Menschenverstand sagt, klar ersichtlich ist, daß wohl kaum ein

* Samuel HAHNEMANNS Ähnlichkeitsregel besagt, daß Stoffe, die am gesunden Menschen in hohen Dosen gewisse Krankheitssymptome erzeugen, in kleinen Dosen Krankheiten mit ähnlichen Symptomen heilen.

biologischer Organismus in allen Beziehungen das absolute Normalmaß einhalten wird, was ja auch Voraussetzung für die Evolution durch Mutation ist. Diesem glücklichen Umstand haben wir es u. a. zu verdanken, daß wir alle verschieden sind und nicht in einer trostlos langweiligen Welt leben müssen. Abweichungen nach beiden Seiten des Normalmaßes sind daher erst dann als pathologisch anzusehen, wenn sie auf den Betroffenen einen Leidensdruck ausüben! Nicht ohne Grund geht unter den Psychotherapeuten das geflügelte Wort »Wir Normalneurotiker« um, mit dem recht anschaulich ausgedrückt wird, daß wir alle mehr oder weniger ausgeprägte (meist noch im normalen Streubereich befindliche) neurotische Verhaltensweisen an uns haben. Genau das gleiche gilt selbstverständlich auch für alle anderen nichtneurotischen Symptomatiken. Letztlich ist Krankheit pathologische Übersteigerung normaler physiologischer Vorgänge oder Verhaltensweisen.

Die persönlichkeitsgestörten Patienten

Sie geben ebenfalls eine erlebnisgebundene, aber gestreute und nicht zum Konflikt hinführende Darstellung. Wir sprechen hier von den P s y c h o s e n, die im Gegensatz zu den Neurosen meist nicht erworbene, sondern anlagebedingte seelische Fehlverhalten sind. Oft findet sich eine vegetative Stigmatisierung oder auch eine erbliche Belastung (Anamnese ergibt Sonderlinge in der Familie). Es kommt bei den Psychotikern zu einer Inkohärenz des Denkens und Handelns sowie zur Ablösung von der Realität mit Rückzug auf sich selbst und zur Vorherrschaft eines den Phantasieproduktionen untertanen Innenlebens. Eine recht treffende Unterscheidung zwischen psychotischem und neurotischem Charakter kommt im folgenden Psychiaterwitz zum Ausdruck: »Der Neurotiker baut das Luftschloß [Übermut, überwertige Pläne, ohne daß diese aufgrund der Entscheidungsschwäche und der einwechselnden Minderwertigkeitsgefühle zur Ausführung gelangen], der Psychotiker wohnt darin [abgelöst von der Realität und zurückgezogen auf sein Phantasieleben], und der Psychiater kassiert die Miete.«

Unter den Oberbegriff der Psychosen fallen die Schizophrenie, die Hebephrenie, die Katatonie und die Paranoia.

Die Patienten mit endogenen Depressionen (Zyklothymie)

Sie geben eine unbestimmte und nicht vom Fleck kommende langsame Schilderung. Ihre Äußerungen sind hilflos und allgemein. Es sind die Patienten, die außer »Mir ist so weh« kaum etwas herausbringen. Unter diese Gruppe fallen besonders auch Schlafgestörte. Ein wesentliches Merkmal, das hauptsächlich bei endogen Depressiven zu finden ist, besteht darin, daß die Beschwerden morgens stärker sind als abends.

Die Beziehungsstörungen

Hier sind die Patienten lediglich als Symptomträger einer kranken Beziehung anzusehen. Der Konfliktbereich Liebe bzw. Partnerschaft, aber auch Familie verdient deswegen eine Sonderstellung, weil eine Behandlung ohne den mitbeteiligten Partner wenig erfolgversprechend ist. Eine Beziehungsstörung verlangt also immer auch eine Beziehungsbehandlung, d. h. Partnerbehandlung. Die Schilderung des Symptomträgers führt meist bald auf die kranke Beziehung hin.

Ist man sich nach der Anamnese noch nicht völlig im klaren, ob eine Somato- oder Psychotherapie angezeigt scheint, kann am Ende der ersten Konsultation wie beiläufig die Frage an den Patienten gerichtet werden: »Haben Sie sich eigentlich schon einmal Gedanken darüber gemacht, ob es nicht vom Seelischen herkommen könnte?« Wird dieser Satz bei der nächsten Konsultation aufgenommen, ist ein Versuch mit der Psychotherapie vermutlich lohnenswert.

Die aktive Untersuchung

Wenn die Möglichkeiten der passiven Untersuchung ausgeschöpft sind, und zwar erst dann, soll der Therapeut aktiv durch direkte Fragestellungen und Untersuchungen eingreifen, um weitere Voraussetzungen für die Diagnose zu erarbeiten. Die folgenden Fragen bilden ein analytisches Grundgerüst zur Psychotherapie, indem sie oft nahezu direkt zur auslösenden Situation, Problematik, Person oder Zeit hinführen. Selbstverständlich müssen die Antworten in ihrer Bedeutung für die Symptomatik analytisch überprüft werden, bevor sie für die Therapie verwendet werden können.

Die Frage nach dem genauen Zeitpunkt des Störungsbeginns mit Orientierungspunkten. Da hier meist aufgrund der Verdrängung der Ursache eine genaue Angabe nicht gemacht werden kann, läßt man sich die Zeit vor dem Symptomausbruch schildern. Eine Versuchungs- oder Versagungssituation ist meist sicherer Hinweis auf die auslösende Ursache. Hat der Symptomträger noch kaum je im Hinblick auf die Störung befriedigend gelebt, sprechen wir von einer primären Störung. Im anderen Falle, bei der sekundären Störung, kann sich der Patient erinnern, vor deren Auftreten im Hinblick darauf befriedigend gelebt zu haben. Sekundäre Störungen (meist neurotischer Natur) sind als in der individuellen Entwicklung bedingte Fehlsteuerungen einer Therapie meist leichter zugänglich als primäre Störungen (meist psychotischer Natur), deren Ursache Vererbung, Fehlentwicklung oder affektive Erlebnisse in Imprägnationsphasen oder frühkindlichen Entwicklungsstadien oder auch frühere Inkarnationen sein können.

Die Frage nach der frühesten Erinnerung führt manchmal direkt zur auslösenden Zeit, Person oder Situation hin.

Die Frage nach der größten Schwierigkeit (dem größten Verzicht, Konflikt) des Patienten.

Die Frage: »Haben Sie Angst?«, verbunden mit der Klärung wovor.

Die Frage: »Was träumen Sie?« Auch Tagträume, besonders aber öfters wiederholte Träume sind interessant.

»Was ist Ihr größter Wunsch? (Was würden Sie tun, wenn Sie wieder gesund wären?)« Die Antwort auf diese Frage führt oft direkt an die Angstsituation des Patienten hin, die ihn daran hindert, wieder gesund zu werden. Das kann eine geplante Verehelichung, eine Berufssituation u. a. m. sein, der unterbewußte Hindernisse entgegenstehen.

»Wer steht Ihnen am nächsten? Was können Sie an diesem Menschen nicht leiden? Wer ist Ihnen am unsympathischsten? Warum?« Durch diese Fragestellungen kommen oft unterbewußte Widerstände gegen den Partner zum Ausdruck, denn, wie D. LANGEN in seinem Buch *Schlafstörungen* am Beispiel des Schnarchens treffend sagt, stört am Partner nicht nur das Schnarchen, wenn sein Schnarchen stört. In jeder solchen als störend empfundenen Eigenschaft schwingt eine Affektbesetztheit mit.

»Was würden Sie anders tun, wenn Sie nochmals auf die Welt kämen?« Schuldgefühle und Versagungshaltungen kommen in der Antwort zum Ausdruck.

Nochmals sei darauf hingewiesen, daß vor der Verwertung aller Antworten für die Therapie analytisch die Beziehung zur Symptomatik sichergestellt sein muß. Einige der Antworten, besonders die auf die Frage nach den Träumen, müssen, z. B. im Sinne von C. G. JUNGS Archetypen, symbolisch gedeutet werden.

Der handgeschriebene Lebenslauf bildet außerdem eine wertvolle Hilfe, besonders wenn eine anschließende Analyse geplant ist; er ist eine sogenannte biographische Anamnese. Der Patient wird aufgefordert, in einem Lebenslauf alle wichtigen seelischen Ereignisse festzuhalten, und kommt dadurch, oft zum erstenmal in seinem Leben, zum bewußten

Nachdenken über seine gesamte seelische Problematik und Symptomatik, was allein schon Anlaß für eine gewisse kathartische Wirkung sein kann. Bei der späteren Analyse bietet der Lebenslauf, der auch graphologisch ausgewertet werden kann, ein nicht nur chronologisch wertvolles Gerüst.

Die autohypnotischen und die gemischt auto-/heterohypnotischen Verfahren

Auto- und Heterohypnose unter medizinischen Gesichtspunkten

Da einerseits, wie wir gesehen haben, prinzipiell jede Heterohypnose katalysatorisch über eine Autohypnose zustande kommt und andererseits eine reine Autohypnose undenkbar ist, da auch die autohypnotische Versenkung und die in ihr gegebenen Suggestionen letztlich aufgrund heterogenetischer Umwelteinflüsse zustande kommen, handelt es sich bei beiden Formen nicht um grundsätzlich qualitativ andersartige Zustände, sondern um quantitativ graduell verschiedene Formen des gleichen Phänomens.

Für die Therapie mit auto- oder heterohypnotischen oder gemischten Verfahren ist festzuhalten, daß die Beherrschung autosuggestiver Verfahren, insbesondere des autogenen Trainings, dem therapeutischen Ziel einer heterohypnotischen Behandlung zugute kommt, indem leichter tiefere Hypnosestadien erreicht und die heterohypnotischen therapeutischen Suggestionen autohypnotisch unterstützt werden können, während auf der anderen Seite eine heterohypnotische Unterstützung die Effektivität des autogenen Trainings beträchtlich steigern kann. Diese Tatsache haben sich vor allem E. Kretschmer und D. Langen mit der Verbindung beider Verfahren in der gestuften Aktivhypnose zunutze gemacht. Sie kann aber auch verwertet werden, indem Patienten z. B. in der Praxis hypnotisch behandelt werden und zu Hause das autogene Training durchführen. In der folgenden Gegenüberstellung gebe ich eine grobe Übersicht von den Vor- und Nachteilen beider Verfahren, wenn man sie isoliert betrachten will (s. Seite 198):

Das autogene Training

Das von J. H. Schultz begründete autogene Training hat heute zu Recht in der medizinischen Anwendung die weitaus größte Bedeutung unter den autohypnoiden Verfahren und soll deshalb hier gebührend besprochen werden. Trotzdem verweise ich auf das im Literaturnachweis angeführte Werk von J. H. SCHULTZ für den näher Interessierten.

	VORTEILE	NACHTEILE
Autogene Verfahren	Durch Mitarbeit des Patienten größerer Wunsch nach Erfolgserlebnis. Möglichkeit, unabhängig vom Therapeuten zu sein. Keine Angst vor Beeinflussung durch den Therapeuten. Weniger Möglichkeit der Beeinflussung durch therapiegefährdende Auto- und Fremdsuggestionen.	Mehr Zweifel an der Wirksamkeit. Bei ungenügender Überwachung unter Umständen gefährlich. Lange Zeitspanne vom Erlernen bis zur Wirksamkeit. Wahrscheinlich schwächere Wirksamkeit.
Heterogene Verfahren	Sofortige Wirkung, daher bei akuten Störungen angezeigt. Stärkere Suggestivwirkung. Bessere Überwachung. Bei den hypnoanalytischen und hypnokathartischen Verfahren praktisch ausschließlich einsetzbar.	Abflachung bei alleiniger längerer Anwendung. Widerstand gegen Fremdeinfluß. Mehr Widerstand infolge therapiekonträrer auto- und heterosuggestiver Einflüsse.

Mit dem autogenen Training (autogen = von sich selbst aus) schuf J. H. SCHULTZ eine Methode, die im Gegensatz zu den heterogenen Methoden die bereits angeführten Vorteile der Unabhängigkeit vom Therapeuten, der geringeren Angst vor der fremden Beeinflussung, der besseren Mitarbeit des Patienten an der Therapie durch das angestrebte Erfolgserlebnis und der geringeren Gefahr der Beeinflussung durch therapieentgegengesetzte Auto- und Fremdsuggestionen verwirklichen sollte.

Außerdem vertrat er den Standpunkt, daß allein die Umschaltung in den hypnoiden Zustand durch die gegebene psycho-physische Entspannung eine größere therapeutische Wirkung habe als die spezifischen Suggestionen. Die Entspannung bzw. Versenkung wird erreicht durch die konsequente Konzentration der Vorstellung auf somatische Entspannungsstufen, die sich dann reflektorisch auf den Gesamtorganismus übertragen.

Das autogene Training wird in die Übungen der Unterstufe und der Oberstufe unterteilt, wobei die Unterstufe zumeist in der medizinischen Indikationsstellung zur Anwendung kommt und Vorbedingung für die Oberstufe ist. Die Oberstufe erinnert an die östlichen Versenkungsmethoden und ist ein Weg zur Selbsterkenntnis und -verwirklichung.

Die Vorbereitung des Patienten

Wie bei den anderen hypnotherapeutischen Verfahren geht das einführende Gespräch der ersten therapeutischen Übung voran. Eventuell mit dem Pendelversuch kann der Patient auf die Wirkungsweise der Suggestion vorbereitet werden. Ein kurzer, umrißhafter Überblick schließt die Vorbereitung ab. Will man das autogene Training an mehrere Patienten gleichzeitig vermitteln, was durch eine gegenseitige Anregung vorteilhaft sein kann, sollten die einzelnen Gruppen in der Unterstufe etwa 12 bis maximal 60, in der Oberstufe nicht über 12 Teilnehmer umfassen.

Die Körperhaltung beim autogenen Training

Das autogene Training kann im Sitzen oder im Liegen durchgeführt werden. Wichtig ist vor allem, daß die eingenommene Stellung bequem und ohne Muskelanspannung beibehalten werden kann. Im Liegen wird man deshalb die Rückenlage mit seitlich angelegten Armen und angenehm unterstütztem Kopf bevorzugen, wobei beengende Kleidungsstücke geöffnet oder abgelegt werden sollten und man sich zudecken kann. Im Sitzen kann man sich in einem Sessel mit Kopfstütze bequem zurücklehnen und die Unterarme lose auf den Oberschenkeln aufliegen lassen. Auf einem Stuhl oder Hocker nimmt man die sogenannte Droschkenkutscherhaltung ein, die ein nahezu ermüdungsfreies, ungestütztes Sitzen ermöglicht, indem man den Oberkörper leicht nach vorn beugt und den Kopf auf die Brust sinken läßt, während die Unterarme bei leicht gegrätscht nebeneinander aufgestellten Beinen wiederum auf den Oberschenkeln liegen. Die Augen sind bei allen Stellungen geschlossen.

Das Zurücknehmen

Wie bei anderen Suggestionsmethoden müssen die Suggestionen nach Beendigung der einzelnen Übungen desuggeriert, d. h. zurückgenommen werden. Da das autogene Training zu Hause ohne therapeutische Beaufsichtigung durchgeführt werden soll, muß dieser Punkt den Patienten besonders einprägsam erläutert werden, um Gefahren im Alltagsleben durch unterwache Zustände aufgrund mangelhaften Zurücknehmens zu vermeiden; dieser Punkt steht deshalb zweckmäßigerweise nach dem Einnehmen der Übungsstellung am Beginn der Erläuterungen. Da es sich beim autogenen Training um eine Selbstversenkung durch reflektorische Ausbreitung einer vorgestellten somatischen Entspannung handelt, wird auch die Rücknahme somatisch, in diesem Falle über eine Muskelanspannung durchgeführt.

Bei noch geschlossenen Augen werden die Unterarme dreimal hintereinander mit kräftig geballten Fäusten ruckartig und angespannt bis zu einem gedachten Anschlag an die Schultern geführt. Beim dritten Mal wird tief eingeatmet, dann öffnet man die Augen, atmet aus und entspannt die Muskeln.

Dieses Zurücknehmen wird grundsätzlich immer durchgeführt, außer wenn sich an das autogene Training eine längere Ruhe von mindestens drei Stunden anschließen soll. Es muß also nicht zurückgenommen werden, wenn das autogene Training z. B. abends vor dem Einschlafen durchgeführt wird.

Die Übungshäufigkeit und -dauer

Täglich soll dreimal trainiert werden. Die Übungsdauer beträgt anfangs etwa zwei Minuten. Generell gilt der Grundsatz, daß ein häufigeres kürzeres Üben sinnvoller ist als ein selteneres längeres Üben. Jede einzelne Übung sollte etwa acht bis vierzehn Tage trainiert werden, bis man zur nächsten übergeht. Das Erlernen der Unterstufe dauert zwei bis drei Monate.

Die Durchführung der Übungen

Nachdem die entsprechende Stellung eingenommen wurde, erfolgt eine passive Konzentration auf die Formel der jeweiligen Übung, indem man sich diese Formel vorstellt bzw. im Geiste hersagt. Wichtig ist, sich wörtlich genau an den Formelinhalt zu halten. Dabei soll die Verwirklichung des Formelinhalts nicht erzwungen werden, also nicht durch aktive Leistung zustande kommen.

Die Nachbesprechung

Wie auch bei der Heterohypnose erfolgt beim autogenen Training eine Nachbesprechung der unter therapeutischer Aufsicht durchgeführten Übungen, die genutzt werden kann, um die vom Patienten tatsächlich empfundenen Gefühle und seine entsprechenden Schilderungen suggestiv im Sinne des Übungsziels zu verstärken. Auch die zu Hause durchgeführten Übungen werden jeweils zu Beginn der nächsten Sitzung besprochen. Hierfür kann eine Protokollführung sinnvoll sein.

Wird bei den ersten Übungen das Ziel nicht gleich erreicht, ist das kein Grund zur Entmutigung. Durchaus positiv ist es zu werten, wenn z. B. statt des in der ersten Übung vorgegebenen Schweregefühls im rechten Arm etwa ein Schweregefühl im linken Arm auftritt (das deutet auf verkappte Linkshänder) oder statt der Schwere zuerst ein Kribbeln empfunden wird.

Patienten, die konstant »gar nichts« empfinden und dies selbstgefällig provokativ äußern, aber auch die zu sehr Bemühten, die meist mehr erwarten, als sie anfangs empfinden können, und deshalb ihre Empfindungen »übersehen«, können mit der sogenannten Sesselbefragung auf den richtigen Weg gebracht werden. An einem Beispiel soll die Sesselbefragung verdeutlicht werden. Nehmen wir an, ein Patient äußert nach wiederholter Übung der ersten Formel »Der rechte Arm ist ganz schwer«, daß er gar nichts empfinden könne. Man läßt dann den Patienten bei geschlossenen Augen die Sitzstellung des autogenen Trainings einnehmen und fragt ihn, wo er seine Arme habe. Die verwunderte Antwort heißt natürlich: »Auf den Oberschenkeln.« Nun fragt man ihn, woher er das wisse. Meist wird er antworten: »Weil ich sie selbst dahin gelegt habe.« Man fragt ihn dann weiter, ob er es auch bemerken würde, daß seine Arme auf den Oberschenkeln liegen, wenn er nicht wüßte, daß er sie dorthin gelegt hat, und wenn ja, woran er das dann fühlen würde. Entweder direkt oder auf Umwegen kommt früher oder später die sinngemäße Antwort: »Weil die Arme auf die Schenkel drücken.« Jetzt ist der Weg zum beabsichtigten Beweis nicht mehr weit, und wir müssen den Patienten nur noch fragen: »Warum drücken die Arme auf die Schenkel?« Die Antwort: »Weil sie schwer sind, wegen der Körperschwere« usw., die der Patient dann gibt, macht ihm meist im gleichen Augenblick klar, daß er nun dort ist, wo wir ihn haben wollten, daß er nämlich selbst zugegeben hat, eine Schwere der Arme zu empfinden, was er vorher bestritt. Diese Erkenntnis verstärkt man nun, indem man dem Patienten erklärt, daß das Schweregefühl, wie alles, was im autogenen Training stattfindet, physiologisch begründet ist und daß es nur darauf ankomme, sich auf das ohnehin vorhandene natürliche Schweregefühl zu konzentrieren. Die Ausführlichkeit dieser Befragung hat einen viel besseren Merk- und Erklärungswert als z. B. die einfache Feststellung, daß es reiche, die Schwere des normalen Körpergewichts zu empfinden.

Anderen Patienten, die schnell zu einem deutlich verstärkten Schwereerlebnis kommen und nach der Begründung fragen, kann gesagt werden, daß es infolge der Suggestivwirkung zu einer Mehrdurchblutung und dadurch zu einer tatsächlichen Schwerezunahme komme.

Die Ruhetönung

Die Ruhetönung stellt eigentlich bereits die erste Übung dar und geht stets allen anderen Übungen voran. Der Trainierende stellt sich die Formel »Ich bin ganz ruhig« vor. Wie bereits bei der Hypnoseeinleitungstechnik (Seiten 110f.) beschrieben, kann es auch hier wertvoll sein, diese Übung über die Atmung zu erleichtern, indem man die Konzentration auf die Atmung hin und damit von den Vorstellungsinhalten des Alltags weglenkt. Die meisten Patienten werden die Ruheübung leichter realisieren können, wenn sie sich vorstellen, daß sie Ruhe ein- und Unruhe ausatmen, als wenn sie sich ihre Ruhe nur abstrakt vorstellen. Später kann diese Hilfe wegfallen.

Die psychotherapeutischen Grundübungen der Unterstufe

Nach der jeweils vorangegangenen Ruhetönung »Ich bin ganz ruhig« folgen zunächst die Schwerevorstellungen. Die erste Übung heißt: »Der rechte Arm ist ganz schwer.« Bei der Vermittlung an die Patienten ist es wichtig, den Übungen ihren autogenen Charakter zu belassen und nach den erforderlichen Erläuterungen nur sparsam Formeln vorzusprechen; sodann fordert man den Patienten auf, den Formelinhalt selbständig weiter zu imaginieren. Die Abstände zwischen den jeweiligen weiterführenden Übungen sollen ein bis zwei Wochen betragen, so daß der Patient jede Übung zu Hause zwanzig- bis vierzigmal durchgeführt hat, bevor man zur nächsten übergeht. Die zweite Übung »Beide Arme sind ganz schwer« löst die erste Übung ab, die damit wegfällt. Auch hier wird selbstverständlich, wie bei allen weiteren, die Ruhetönung an den Anfang gestellt. Wurde nach der ersten Übung das Schweregefühl im linken statt im rechten Arm empfunden, empfiehlt es sich, sofort auf die zweite Übung überzugehen. Ebenso, wenn das Schweregefühl von Anfang an in beiden Armen empfunden wird. Andererseits soll die nächste Übung nicht begonnen werden, bevor die vorhergehende nicht ein befriedigendes Ergebnis erbracht hat.

Schon hieraus ist zu ersehen, wie wichtig es ist, daß das autogene Training nicht aus einem der unzähligen oft oberflächlichen Bücher oder von einer Schallplatte bzw. einem Tonband erlernt wird, da nur eine individuelle Überwachung zum besten Ergebnis führen kann und zudem in den meisten dieser Bücher und Tonträger die Wichtigkeit der Rücknahme viel zu kurz kommt. Geeignete Bücher, Übungshefte oder Tonbänder sollten nur zur Unterstützung und Wiederholung des persönlich Vermittelten benutzt werden.

Die dritte Übung »Arme und Beine sind ganz schwer« ersetzt wiederum die zweite und wird nach der Realisierung abgelöst von der vierten, »Ganzer Körper schwer«. Empfindet der Patient dieses generalisierte Schwereerlebnis, kann es verkürzt durch die Übung »Schwere« eingeleitet werden. Inzwischen wird der Patient meist auch soweit sein, daß man die Formel »Ich bin ganz ruhig« durch »Ruhe« ersetzen kann.

Nach Abschluß dieser ersten Stufe übt der Patient also jeweils etwa eine halbe Minute »Ruhe« und dann »Schwere«. Diese Übungen gehen nun allen folgenden immer voran.

Auf die gleiche Weise wie die Schwereempfindung wird daraufhin die Wärmeempfindung konditioniert. Nach »Ruhe–Schwere–« folgt: »Der rechte Arm ist ganz warm.« Unter jeweiligem Weglassen der vorhergehenden Wärmeübung wird dann wieder über »Beide Arme sind ganz warm«, »Arme und Beine sind ganz warm« und »Ganzer Körper warm« fortgeschritten bis zur Radikalisierung der Formel in »Wärme«. Selbstverständlich ist auch hier der individuelle Fortschritt in der Realisierung der vorgegebenen Empfindungen der Maßstab für die Schnelligkeit des Vorgehens.

Mit der Übungsfolge »Ruhe–Schwere–Wärme«, die innerhalb von ein bis zwei Minuten erlernt sein sollte, beherrscht der Patient die psychotherapeutischen Grundübungen.

Die Organübungen der Unterstufe

An die psychotherapeutischen Grundübungen, die allen weiteren Übungen des autogenen Trainings vorangehen, schließen sich die Organübungen an. Diese bestehen in einer beruhigend-suggestiven Hinlenkung auf Atmung, Herz, Sonnengeflecht und Kopf. Weil damit gleichzeitig eine Erhöhung der Aufmerksamkeitsspannung in Richtung auf das angesprochene Organ verbunden ist, sollte beim autogenen Training bei einer vorhandenen Organstörung die entsprechende Übung zunächst ausgelassen werden (im Gegensatz hierzu kann bei der Heterohypnose auch einmal anders verfahren und der direkte Weg beschritten werden). Ein Asthmatiker sollte also nicht zuerst die Atemübung, ein Herzkranker nicht sofort die Herzübung usw. gelehrt bekommen. Man kann die entsprechende Übung eventuell am Schluß anfügen, muß dann aber die Auswirkungen sorgfältig beobachten. Unter Umständen empfiehlt es sich, bis zu einem späteren Stadium ganz darauf zu verzichten. Diese Vorbehalte gelten insbesondere für die Herzübung.

Die normale Fortführung nach »Ruhe–Schwere–Wärme« bildet als erste Organübung die Formel »Die Atmung ist ganz ruhig«. Diese Formel kann dann durch »Es atmet mich« ersetzt werden. Hierdurch wird gut ausgedrückt, daß man sich der physiologischen Atmung ruhig und gelöst hingibt. Die Organübungen werden jeweils beibehalten, die Übung verlängert sich also mit jeder dazukommenden Formel!

Die zweite Organübung heißt: »Das Herz schlägt ganz ruhig und kräftig.« Wird das Wort kräftig als unangenehm empfunden, wenn z. B. der Übende auch im Wachbewußtsein einen sich ab und zu störend bemerkbar machenden kräftigen Herzschlag hat, wählt man besser die Formel »Das Herz schlägt ruhig und regelmäßig«. Um das Herzgefühl, über welches die meisten Menschen nicht verfügen, leichter bewußtzumachen, kann während der ersten Übungen, die dann besser im Liegen durchgeführt werden, von Beginn an die rechte Hand locker über der Herzgegend ruhen.

Als dritte Organübung kommt hinzu: »Das Sonnengeflecht ist strömend warm.« Der Übende sollte dabei wissen, daß es sich beim Sonnengeflecht (Solarplexus) um das größte vegetative Nervenzentrum des Menschen handelt, das praktisch alle Bauchorgane beeinflußt. Auch diese Übung wird anfangs besser im Liegen durchgeführt. Oft bestehen zu Beginn Schwierigkeiten, die Wärme zu empfinden, da die angesprochene Bauchgegend unterbewußt mit sexuellen Vorstellungen assoziiert wird (das Sonnengeflecht versorgt auch die Geschlechtsorgane), welche der auch in unserer Zeit noch anhaltenden Leibfeindlichkeit entgegenstehen. Diese Übung verfolgt nahezu am deutlichsten den Zweck, in Beziehung auf unseren Körper von einer überintellektualisierten Einstellung zur Annahme einer natürlichen Leiblichkeit zurückzufinden. Ihre große Bedeutung wird vor allem auch klar, wenn man sich vergegenwärtigt, daß die Bauchorgane bedeutende seelische Bezugspunkte für psychosomatische Wechselwirkungen sind, deren Entspannung tiefgreifende Heilreize auslösen kann (siehe hierzu die Ausführungen zu »Magen-Darm-Erkrankungen«, Seiten 327f.).

Die vierte und letzte Organübung heißt: »Die Stirn ist angenehm kühl.« Die Stirnkühle wird als Gegensatz zur Wärme des Körpers empfunden und symbolisiert gewissermaßen die Kühle des Intellekts gegenüber der Wärme der körperlichen Funktionen, aber auch eine gewisse Minderung der Tätigkeit des Bewußtseins (Kühle entspricht schwächerer Durchblutung) und damit die Umschaltung auf das Vegetativum im Sinne der Leerhypnose.

Mißempfindungen, die während der Organübungen aufgrund affektiver Ladung eines Wortes oder eines ganzen Formelinhaltes bei einzelnen Patienten auftreten, können durch individuelle entsprechende Umredigierung der Formel beseitigt werden, wie es am Beispiel der Herzübung geschildert wurde. Kann sich ein Patient unter dem Sonnengeflecht nichts vorstellen und hilft auch eine entsprechende Erklärung nicht weiter, kann man auf »Bauch« oder »Leib« ausweichen. Bei Patienten mit Migräne sollte statt der Stirnkühle geübt werden: »Der Kopf ist frei und leicht!«

Grundsätzlich sollte man aber aufgrund der Tatsache, daß J. H. Schultz seine Formeln und sein Vorgehen nach reicher Erfahrung und reiflicher Überlegung festgelegt hat, von dem von ihm vorgezeichneten Weg nur in begründeten Fällen abweichen. Solche Ausnahmefälle zu erkennen und dann entsprechend zu reagieren ist allerdings eine der Hauptaufgaben des Therapeuten bei der Vermittlung des autogenen Trainings.

Die Organübungen müssen jeweils mindestens vierzehn Tage trainiert werden, bevor mit der nächsten Übung weitergegangen wird. Bestehen »Überleitungsschwierigkeiten« zwischen den einzelnen Formeln, kann jeweils »Ich bin ganz ruhig« oder »Ruhe« dazwischen eingeschoben werden. Jede einzelne Organübung dauert etwa eine Minute.

Bei der Organübung der Stirnkühle kann es bereits zu optischen Wahrnehmungen während des Trainings kommen, wie sie in der Oberstufe auftreten. Auch hieran sehen wir, daß J. H. Schultz mit seinem autogenen Training keine künstliche Methodik, sondern eine folgerichtig aufgebaute, gleichsam der Natur abgelauschte Versenkungsform vorgestellt hat.

Die formelhaften Vorsatzbildungen

Wenn der Patient die psychotherapeutischen Grundübungen und die Organübungen beherrscht (meist nach zwei bis drei Monaten), können spezifische Suggestionen, die auf den einzelnen Patienten und seine Symptomatik abgestimmt sind, in das Training einbezogen, d. h. am Schluß angehängt werden. Folgerichtig nennt man diese Suggestionen im autogenen Training Vorsatzbildungen, da es sich ja im Idealfall um autogene Vorsätze und nicht um heterogene Suggestionen handelt. Die Regeln für die Formulierung der formelhaften Vorsätze sind im wesentlichen die gleichen wie bei den hypnotischen Suggestionen (Seiten 144 ff.). Diese Regeln sind fast noch ausgeprägter anzuwenden als bei der Heterohypnose. Störungen sollen nicht direkt angesprochen, sondern über erwünschte Charakterinhalte neutralisiert werden. Im Gegensatz zu den heterohypnotischen Suggestionen werden die Vorsatzbildungen in der Gegenwartsform gebildet, falls das Zeitwort nicht ohnehin aufgrund der angestrebten Kurzform wegfällt. Die Abfassung der Formeln erfolgt auf jeden Fall zusammen mit dem Patienten, wobei der Behandler möglichst nur in Abstimmung mit dem Patienten redigierend unterstützt. Später kann der Patient allein die Abfassung übernehmen. Beispiele sind: »Zigaretten sind ganz gleichgültig« oder »Rauchen gleichgültig bei Sicherheit und Selbstvertrauen«. Anfangs sollte nur eine Formel einbezogen werden, später dann kann eine weitere dazugenommen oder, nach dem erreichten Erfolg, ausgetauscht werden. Personen, welche die Unterstufe des autogenen Trainings bereits gut beherrschen, sind durchaus auch in der Lage, sich mittels der formelhaften Vorsatzbildung selbst mehr oder weniger sofort wirksame Suggestionen, z. B. zur Schmerzausschaltung, zu erteilen.

Die Leistungen der Unterstufe

Mit dem autogenen Training wird auch ohne gezielte entsprechende Übung eine allgemeine Selbstruhigstellung in allen Lebensbereichen erzielt. Auf Wunsch kann der Übende aber auch eine gezielte Beruhigung in affektiven Erlebenssituationen erzielen, indem er sich allein die Formel »Ich bin ganz ruhig« vergegenwärtigt. Im Gegensatz zum bewußten Versuch des Niederkämpfens von Gefühlswallungen erzeugt diese Übung keine Gegenspannung, sondern es wird durch die tatsächlich erzielte körperliche Gelöstheit der Affektwelle sozusagen der Resonanzboden entzogen. In den meisten »akuten« Situationen kann natürlich nicht die typische Übungshaltung eingenommen werden. J. H. SCHULTZ empfiehlt in solchen Fällen, die Entspannung über den Schultergürtel bewußt herbeizuführen, indem man beim Ausatmen im Stehen (oder Sitzen) den Schultergürtel passiv nach vorn absinken läßt. Dadurch kommt es zu einer Entspannung im Schulternackenfeld, die sich reflektorisch über den ganzen Organismus ausbreitet. Die vorgestellte Formel »Ich bin ganz ruhig« unterstützt den Entspannungsvorgang. Auch nach einer solchen Übung sollte zurückgenommen werden. Das kann in diesem Falle mit einer isometrischen, äußerlich nicht erkennbaren Muskelanspannung der Arme erfolgen.

Allein schon aufgrund des erreichten hypnoiden Zustandes und der damit verbundenen Selbstruhigstellung kommt es zu einer intensiven Erholung. Dies kann auch in Phasen erhöhter körperlicher Anspannung oder mangelnden Schlafes genutzt werden, indem durch prophylaktische oder eingeschobene Übungen die körperliche und geistige Spannkraft zunimmt.

Wie auch in der Hypnose können im autogenen Training kataleptische Zustände erzeugt werden. Da dies aber nur demonstratorischen Wert hat, soll hier nicht weiter darauf eingegangen werden.

Mit gezielten formelhaften Vorsatzbildungen lassen sich Sinneserlebnisse beeinflussen. Die Konzentration auf bestimmte Empfindungen kann wesentlich gesteigert werden, und es wird dadurch ein bewußt intensives, tiefes Erleben erwünschter Eindrücke ermöglicht. Andererseits können unerwünschte Empfindungen stark reduziert oder ausgeschaltet werden. Zur Erzielung von Analgesie empfiehlt sich z. B. bei Schmerzen der äußeren Körperregionen der Vorsatz: »Die Backe [Trigeminus] ist ganz kühl.« Bei inneren Schmerzen kann eine Hyperämie als auslösende Entspannungsreaktion durch den Vorsatz »Der Magen ist strömend warm und frei von Schmerz« erzeugt werden. Wie bei der Prokaininjektion F. Hunekes kommt es zu einem reflektorisch wirkenden Entspannungsfeld, das die Spannung als wesentlichen Bestandteil des Schmerzphänomens lösen kann.

Eine Steigerung der Sinneserlebnisfähigkeit und damit z. B. auch des künstlerischen Empfindens läßt sich auch in der Innenschau erreichen.

Durch die Übungen können Gedächtnisleistungen gezielt verbessert werden. Meist genügt hierfür nach der vorherigen Wachkonzentration auf den gesuchten Begriff oder Gegenstand eine allgemeine, möglichst tiefe Versenkung.

Weiterhin kann durch das autogene Training die allgemeine persönliche Leistungsfähigkeit auf künstlerischen, beruflichen, schulischen, sportlichen und anderen Gebieten erheblich gesteigert werden. Dies beruht zum einen darauf, daß hinderliche Hemmungen und Ängste abgebaut werden, zum anderen darauf, daß eine verbesserte Konzentration auf die gewünschte Leistung ermöglicht wird.

Die therapeutischen Leistungen der Unterstufe des autogenen Trainings werden in Kapitel 8 behandelt und ähneln im wesentlichen denen der anderen Suggestionstherapien. In der Natur des autogenen Trainings liegt es, daß es aufgrund der relativ langen Zeitspanne vom ersten Üben bis zum Beherrschen nicht für akute Vorgänge eingesetzt werden kann, wenn es der Patient nicht schon beherrscht. Außer Zweifel steht wohl auch, daß der Einfluß der heterohypnotischen Suggestion tiefreichender ist, einerseits wohl aufgrund der damit erreichbaren tieferen hypnotischen Stadien, andererseits liegt ein Grund vielleicht darin, daß unser

Organismus im Laufe seiner Entwicklungsgeschichte gelernt hat, sich äußeren Einflüssen anzupassen, während die inneren Bedingungen relativ konstant und damit weniger bedeutend blieben.

Die Technik der Oberstufe

Das Erlernen der Oberstufe setzt ein gutes Beherrschen der Unterstufe voraus, das normalerweise nach sechs bis zwölf Monaten erreicht ist. Die Übungen der Unterstufe müssen durch eine fast schlagartige Umschaltung in ein bis zwei Minuten intensiv realisiert werden können. Charakteristisch ist das Gefühl der schwebend leichten Kühle im Kopf über der warmen, schweren Masse des Leibes, das oft bildhaft vom Übenden als Mondnacht usw. empfunden wird. Die Oberstufenübungen erfordern eine Versenkungsdauer von einer halben bis einer Stunde und sollten täglich einmal durchgeführt werden.

Nachdem die Unterstufenübungen realisiert sind, wird die Oberstufe durch die von der Fixationseinleitung bei der Hypnose und anderen Meditationsverfahren her bekannte Blickrichtung der Augen nach oben innen angebahnt. Bei geschlossenen Augen blickt man sozusagen auf den Punkt zwischen den Augenbrauen. Hierdurch wird schnell eine erhebliche Vertiefung des Hypnoids erreicht, wodurch die Leistungen der Unterstufe intensiviert werden können. Sollen durch die Übungen keine Leistungen physiologischer Art erbracht, sondern der besondere seelische Zustand als Ausgangsbasis für eine Innenschau und meditative Versenkung benutzt werden, wird die Oberstufe nach Realisierung der Unterstufenübungen nicht mit der Fixation nach oben innen, sondern mit den folgenden Techniken weitergeführt:

In der ersten Aufgabe der sogenannten Farbschau wird versucht, das gesamte Gesichtsfeld (bei geschlossenen Augen) mit einer beliebigen Farbe auszufüllen. Die Farbe kann man sich fest vorgeben oder aber auch einen sich von selbst einstellenden Farbeindruck abwarten. Die imaginierte Farbe erscheint bei den einzelnen Übenden in den verschiedensten Formen: als atmosphärisches Blau, als blauer Himmel, als Rotlicht oder auch als farbiger, meist in den Umrissen unbestimmter Gegenstand usw. Die auf diese Weise gesehenen Farben werden als »Eigenfarbe« bezeichnet und sind in diesem Sinne psychoanalytischer Deutung zugänglich. Interessanterweise gelingt es einigen Versuchspersonen nicht, die vorgenommene Farbe zu imaginieren, und es erscheint statt dessen ein anderer Farbeindruck, oder die vorgenommene Farbe mischt sich mit der zweiten bzw. geht in diese über. In diesen Fällen wird wohl die tatsächlich gesehene und nicht die gewählte »Lieblingsfarbe« als Eigenfarbe anzusehen sein.

Als Weiterführung dieser Übung werden Farben vom Therapeuten vorgegeben, wobei alle Spektralfarben durchgeübt werden, bis die Teilnehmer in der Lage sind, die gewünschten Farben sicher zu erleben. Bei der analytischen Verwertung der Farberlebnisse spielt selbstverständlich neben den Farben auch die Art der Erscheinung bzw. der Formen und Gegenstände, an die sie eventuell gebunden sind, eine Rolle. Für die Farbschau werden durchschnittlich etwa drei Wochen Übung benötigt.

Als zweite Aufgabe folgt die O b j e k t s c h a u. Die Übungsteilnehmer sollen dabei bestimmte Objekte vor ihrem geistigen Auge erscheinen lassen. Macht diese Aufgabe anfangs Schwierigkeiten, kann man, wie bei der Farbschau, zuerst beliebige Objekte erscheinen lassen und nach dem Gelingen dieser Versuche zu bestimmten Vorstellungen übergehen. Auch die eingehende Betrachtung eines Gegenstandes vor der Übung trägt dazu bei, daß dieser dann während der Übung »vor dem geistigen Auge« leichter erscheint, indem er sozusagen erinnert wird. Dieser kleine, schon in den alten buddhistischen Meditationsübungen empfohlene Kunstgriff kann auch zum besseren Gelingen der Farbschau beitragen. Als nützlicher Nebeneffekt stellt sich bald eine allgemeine Schärfung der Beobachtungsgabe ein. Meist dauert es vier bis sechs Wochen, bis die Objektschau befriedigend gelingt.

Diese Übung ist die Vorstufe für das nun folgende Sehen von a b s t r a k t e n B e g r i f f e n, wie »Zufriedenheit« oder »Glück«. Die durch die abstrakte Objektschau erhaltenen Resultate lassen sich bereits im Sinne der Tagtraumtechnik symbolhaft deuten und auswerten und stellen in vielen Fällen schon traumähnlich ein kathartisches Erleben, d. h. Verarbeiten, dar.

Nach der Objektschau folgt als dritte Übung das Erleben des E i g e n g e f ü h l s. Der Übende versucht, sich den von ihm am tiefsten gewünschten Gefühlszustand bildhaft vorzustellen. Die erhaltenen Bilder geben vielfältige Anhaltspunkte zu einer analytischen Deutung und Aufarbeitung. Die Übenden sind inzwischen meist weit genug fortgeschritten, um selbst die Inhalte ihrer Visionen in ihren Bedeutungen zu erfassen, und kommen so zu einer intensiven Erfahrung ihres Innenlebens, die sich auf mannigfache Weise positiv in ihrem Alltagsleben auswirkt.

Als nächstes wird die E i n f ü h l u n g s f ä h i g k e i t in andere Menschen konditioniert, indem sich der Übende einen zunächst beliebigen anderen

Menschen so plastisch und lebendig wie möglich vorzustellen versucht. Meist gelingt dies anfangs besser mit relativ gleichgültigen als mit nahestehenden Menschen. Auch unsympathische Personen lassen sich leichter vorstellen. Dabei erscheinen die Vorgestellten plastisch und handelnd ähnlich wie im Traum. Diese Technik kann genutzt werden, um durch das öftere Vorstellen von Personen, zu denen die Beziehungen affektbesetzt sind, eine reinigende Neutralisierung zu erreichen, aber auch, um anhand der Beobachtungen Rückschlüsse auf das eigene Wesen zu ziehen.

Als letzte Oberstufenübung folgen die Fragen an die Versenkung. Ähnlich wie östliche Meditationsformen zielt die Oberstufe des autogenen Trainings nicht nur auf eine Bewältigung alltäglicher Problemstellungen, sondern auf eine Erfassung des Menschseins und individueller Erkenntnisbildung hinsichtlich der Stellung des Menschen im Kosmos, also auf die Bildung einer Weltanschauung.

In anerkennenswerter, ja idealistischer Einstellung weist J. H. Schultz darauf hin, daß das Ziel der Psychotherapie nicht damit erfüllt sein kann, wenn störungsfreies Leisten und Genießen wiederhergestellt wurde. Er erkannte in der Nichtbewältigung existentieller Fragen eine ständige Gefahr zur Neurosenbildung und stellte deshalb eine sechsfach gestufte Problemliste auf, deren Forderungen mit der Oberstufe des autogenen Trainings bewältigt werden können. Als diese sechs »Existentialwerte« sieht er folgende an: »Mens sana in corpore sano«, der gesunde Geist im gesunden Körper, steht als erste Voraussetzung allen weiteren voran. An zweiter Stelle nennt er die störungsfreie Betätigung in Leistung und Genuß als individuelles Glück und an dritter Stelle die kollektive Vernunft mit dem Ziel der Sicherheit. An vierter Stelle kommt die Todessicherheit aufgrund der Überzeugung der kosmischen Behauptung, die letztlich zu einer individuellen Weltanschauung hinführt. Fünfte Aufgabe ist die Selbsterkenntnis mit dem Ziel der Freiheit. Auf der Erlangung dieser Voraussetzungen baut sich dann die Selbstverwirklichung als höchstes Ziel psychotherapeutischer Leistungsmöglichkeit im besten Sinne auf.

Wenn auch die an erster Stelle genannte Forderung »Mens sana in corpore sano« die anderen Ziele bereits in sich enthält, ist diese stufenweise Gliederung und das diesen Stufen entsprechende Vorgehen mit Sicherheit eine natürliche und effektive Basis zu ihrer Verwirklichung. Dementsprechend werden die «Fragen an die Versenkung« gestellt: »Das Bild des Todes« – »Unsterblichkeit« – »Sinn des Lebens« – »Wie bin ich?« – »Was mache ich falsch?«. Insbesondere diese letzterwähnte

Übung und ihre Ergebnisse, aber auch alle vorangegangenen vermitteln Einzelerkenntnisse, die wie Mosaiksteinchen zu einem Gesamtbild der eigenen Persönlichkeit beitragen.

Demgemäß werden die Übungen der Oberstufe individuell und gleichberechtigt nebeneinander oder nacheinander eingesetzt, indem z. B. eine Aussage, die durch die Farbschau erhalten wurde, in der nächsten Versenkung mittels der Objektschau gefestigt, vertieft oder präzisiert werden kann.

Die aufgrund der erhaltenen Aufschlüsse erarbeitete Selbsterkenntnis bildet den Angelpunkt für die Hauptaufgabe der Oberstufe: die Selbstverwirklichung. Anders wie bei der Unterstufe, in der mit der »formelhaften Vorsatzbildung« Wünsche und Beschwerden sozusagen symptomatisch direkt angesprochen werden, versucht man in der Oberstufe, die zugrunde liegende Persönlichkeit entsprechend zu wandeln bzw. die Voraussetzungen für ihre Durchsetzung zu schaffen. Aus den erlangten Einsichten und erwünschten Charakterinhalten wird daher eine Persönlichkeitsformel gebildet, die dann in der Versenkung regelmäßig geübt wird. Mit dem Wandel des Menschen, seiner Umgebung, seiner vordringlichen Probleme und Erkenntnisse, kann selbstverständlich auch die Persönlichkeitsformel einem Wandel unterzogen sein, indem sie den entsprechenden Bedürfnissen gemäß angepaßt oder neu aufgestellt wird. Solche Formeln können z. B. lauten: »Ich bin frei«, »Ich bin sicher«, »Ich entscheide selbst« oder »Leben ist Wandel«.

Die Leistungen der Oberstufe

Wie bereits erwähnt, ermöglicht die Oberstufe eine Intensivierung der auch schon durch die Unterstufe erreichbaren Leistungen Ruhigstellung, Erholung, Gedächtnisleistungen und der therapeutischen Anwendung; darüber hinaus führt sie zu persönlichen Leistungssteigerungen, besonders auch auf künstlerischem Gebiet, zur Verbesserung der Empfindungs- und Mitempfindungsfähigkeit, zum Vermögen, Erlebnisse und Situationen dem ihnen angemessenen Stellenwert entsprechend einzuordnen und mitzufühlen, zur Auseinandersetzung mit Existenzängsten und -problemen und ihrer Verarbeitung.

Die Leistungen der Oberstufe führen zur Selbsterkenntnis und Selbstverwirklichung als Basis einer nicht nur aus psychotherapeutischer Sicht wünschenswerten psycho-physischen Gesundheit, sondern geradezu zu dem für den Menschen erstrebenswerten Idealzustand körperlich-seelischen Gleichgewichts.

Die gestufte Aktivhypnose

Das von E. KRETSCHMER initiierte und von D. LANGEN in seine heutige Form fortentwickelte Verfahren der »gestuften Aktivhypnose« strebt eine Vereinigung der Vorteile des hetero- und des autohypnotischen Verfahrens, bei gleichzeitiger Ausschaltung deren Nachteile an. Da dieses Ziel in vieler Hinsicht tatsächlich erreicht wurde, nimmt sie in der modernen Suggestionstherapie eine äußerst bedeutende Stellung ein und soll deshalb in Technik und Anwendung ausführlich geschildert werden. Trotzdem wird für den näher Interessierten auf die im Literaturnachweis angeführte Monographie von D. LANGEN hingewiesen.

Voraussetzungen und Verfahrensmerkmale

Die gestufte Aktivhypnose läuft immer gekoppelt an eine analytische, zeitlich befristete Erarbeitung einer Charakter- und Situationsdarstellung. Hieraus wird ein Fokus erarbeitet und dem Patienten Einblick in den Konfliktaufbau und die angestrebte Lösung gegeben, die über eine psychotherapeutische Fokusbehandlung und entsprechende psychagogische Führung verwirklicht werden soll. Um die Mitarbeit des Patienten zu sichern, wird versucht, die Suggestivbehandlung mit weitgehend autogenem Charakter durchzuführen. Durch die besondere Methodik wird eine den heterogenen Verfahren ähnliche Versenkungstiefe erreicht und durch individuelle, flexible Überwachung und Führung und heterogene Unterstützung die Nachteile eines nur autogenen Verfahrens vermieden.

Vorbereitung des Patienten

Wie bei den anderen hypnotherapeutischen Verfahren geht der ersten Anwendung das einführende Gespräch voran, das gegebenenfalls mit einem Suggestibilitätsbeweis (Pendelversuch) gekoppelt werden kann. Im Gegensatz zum autogenen Training wird die gestufte Aktivhypnose, mit Ausnahme der Vermittlung der Grundübungen, immer in individuellen Sitzungen durchgeführt.

Die psychotherapeutischen Grundübungen

Der erste Schritt der Therapie besteht in der Vermittlung der psychotherapeutischen Grundübungen des autogenen Trainings. Wie dort beschrieben, werden die Übungen dem Patienten gelehrt, bis er in der

Lage ist, innerhalb einer Minute auf »Ruhe–Schwere–Wärme« umzuschalten. Im Gegensatz zum autogenen Training kann das Erlernen der Übungen etwas beschleunigt werden, indem der Behandler bei den gemeinsamen Sitzungen ausführlich vorspricht und auf diese Weise eine heterosuggestive Unterstützung gibt. Um den autogenen Charakter zu erhalten, darf aber nur der tatsächliche Text der jeweiligen Formel ohne bildhafte, in der Hypnose übliche Ausschmückung oder sonstige Abänderung vorgesprochen werden. Fortschritte, die über den jeweiligen Übungsstand hinausgehen, also Generalisationen der Schwere- oder Wärmeempfindungen, sind sofort zu berücksichtigen und die Übungen entsprechend dem bereits erreichten Stadium anzupassen. Auf diese Weise kann bei täglichen Sitzungen das Erlernen der psychotherapeutischen Grundübungen in längstens drei Wochen erfolgen. Bei zwanghaft Strukturierten, die nichts empfinden wollen, können die Sesselbefragung des autogenen Trainings und der Einschluß der Atemübung, wie sie auf den Seiten 110f. beschrieben ist, die Schwierigkeiten überwinden helfen. Die Organübungen werden nicht vermittelt. Allerdings steht es der Therapie mit der gestuften Aktivhypnose nicht im Wege, wenn ein Patient das autogene Training vollständig beherrscht.

Die Fixationsübung

Nachdem der Patient die psychotherapeutischen Grundübungen sicher beherrscht, wird die erreichte hypnoide Umschaltung durch die Fixation weiter vertieft. Er wird darauf hingewiesen, daß die Fixation eine beträchtliche Vertiefung der eigenen Versenkungsleistung herbeiführt; es gilt, so Schreckreaktionen und Angstgefühlen vorzubeugen. Ob man hier von Hypnose oder vertiefter Ruhe sprechen will, hängt vom Einzelfall ab. Nachdem sich der Patient also auf die übliche Weise auf »Ruhe–Schwere–Wärme« konzentriert hat, fordert man ihn auf, ohne zu blinzeln, seine Fingerspitze anzusehen, bis sich die Augen von selbst schließen. Im Gegensatz zu der auf den Seiten 95ff. beschriebenen Fixationsmethode wird keine verbale Unterstützung gegeben. Die physiologisch ablaufenden Vorgänge sind selbstverständlich die gleichen und führen aufgrund der Tatsache, daß der Patient von den vorangegangenen Übungen bereits die Suggestivwirkung kennt, selbsttätig zum Lidschluß. Lediglich wenn der Lidschluß nicht innerhalb von ungefähr einer Minute erfolgt, kann er durch die an vorerwähnter Stelle beschriebene Führungshand oder das langsame Bewegen des fixierten Fingers zu den Fußspitzen des Patienten hin unterstützt werden. Um keine Mißempfindungen durch zu langes Fixieren aufkommen zu lassen, kann im äußersten Falle auch die verbale Aufforderung »Schließen Sie die Augen!« erfolgen.

Die wandspruchartigen Leitsätze

Wie bei der formelhaften Vorsatzbildung im autogenen Training werden in der gestuften Aktivhypnose mit noch mehr Betonung auf diesen Teil der Therapie die wandspruchartigen Leitsätze erarbeitet. Ausarbeitung und Formulierung erfolgen zusammen und in Übereinstimmung mit dem Patienten nach den bereits bekannten Grundregeln für die Abfassung der Suggestionen. Die aus der analytischen Bearbeitung erhaltenen fokalen Problematiken, in der Regel die Leitsymptome, werden über die wandspruchartigen Leitsätze in zwei Stufen zur Indifferenz gebracht, und es wird eine Stärkung der dazu erforderlichen und vom Patienten aus eigener Kraft nicht erreichbaren Charaktereigenschaften versucht. Die erarbeiteten Leitsätze werden dann in der Versenkung vom Patienten imaginiert. Ein Beispiel: »Alkohol gleichgültig bei Sicherheit und Selbstvertrauen.«

Das Zurücknehmen

Wie bei der Heterohypnose geschieht das Zurücknehmen verbal, z. B. wie auf den Seiten 138f. beschrieben. Da der Patient die größtenteils autogene Versenkung ohne verbalen Kontakt mit dem Hypnotisator selbsttätig durchgeführt hat, muß vor der verbalen Zurücknahme erst eine Konditionierung an die Stimme des Hypnotisators erfolgen, etwa durch: »Sie hören mich jetzt wieder ganz deutlich zu Ihnen sprechen« usw.

Zeitdauer, Nachgespräch

Bei der gestuften Aktivhypnose wird die Dauer der einzelnen Sitzung von anfangs wenigen Minuten bis auf eine halbe Stunde oder eine Stunde langsam gesteigert. Da D. LANGEN die Ansicht vertritt, daß die psychophysische Ruhigstellung durch die nahezu absolute Streßlosigkeit eine größere therapeutische Wirkung im Sinne eines Heilreizes ausübt als die spezifischen Suggestionen, scheint es logisch, die Dauer der einzelnen Übungen möglichst weit auszudehnen. Andererseits muß vor einer »Hypnosesucht« ebenso gewarnt werden; es ist deshalb, wie bei allen suggestiven Maßnahmen, eine sorgfältige Kontrolle durch den Behandler erforderlich.

Nach jeder Sitzung läßt man den Patienten seine Empfindungen schildern. Spontan erhält man dann Hinweise auf ein Verlorengehen des Zeitgefühls und eine teilweise Erinnerungslosigkeit sowie auf ein Absinken der Intensität körperlicher Empfindungen. Diese Angaben sind eine gute Kontrolle für die erreichte Tiefe der Versenkung, ohne daß man während der Hypnose zu Kontrollsuggestionen wie Katalepsie oder Levitation greifen muß. Aus der teilweisen Amnesie und den anderen Merkmalen ist zu ersehen, daß die Hypnosetiefe bei der gestuften Aktivhypnose im allgemeinen zwischen den Stadien der Hypotaxie und des Somnambulismus eingeordnet werden kann.

Therapieverlauf

Nach anfänglichen häufigen Sitzungen überläßt man die Durchführung der Übungen mehr und mehr dem Patienten allein, wobei er angeregt wird, wie beim autogenen Training dreimal täglich je zwei bis drei Minuten zu Hause zu üben. Die Abstände zwischen den Sitzungen werden nach und nach vergrößert. Längere Übungsdauern sollten, genauso wie die Vertiefung der Versenkung durch die Fixation, in der Regel den Sitzungen unter therapeutischer Aufsicht vorbehalten bleiben. In Ausnahmefällen, die von der behandlerischen Seite dies erforderlich scheinen lassen und in denen der Patient die notwendigen Voraussetzungen mitbringt, kann man von dieser Regel abgehen und die Fixation wie beim autogenen Training einüben lassen. Der Patient schaut hierbei, nachdem er die Schwere-Wärme-Empfindung realisiert hat, bei geschlossenen Augen gleichsam von innen auf den Punkt zwischen den Augenbrauen und erzeugt so die sonst durch die Fixation auf die Fingerspitze hervorgerufene Konvergenz. Nach kurzer Zeit kommt es dann infolge einer selbsttätigen Entspannung dieser Schielhaltung zur Vertiefung der Umschaltung. Bei diesem Verfahren ist eine besonders sorgfältige Rücknahme ebenso unbedingt erforderlich, wie eine häufige Kontrolle durch den Behandler. Hier empfiehlt sich auch das Terminerwachen durch die sogenannte »Kopfuhr«, eine Leistung, die auch durch das autogene Training zu erzielen ist. Der einfache, im Anfangsstadium gefaßte Vorsatz, zu einer bestimmten Zeit zu erwachen, reicht für die meist minutengenaue Realisierung aus. Die Rücknahme erfolgt dann wie beim autogenen Training. Selbstverständlich werden auch bei der gestuften Aktivhypnose die Suggestionen dem Therapieverlauf angepaßt.

Die Leistungen

Die Anwendung der gestuften Aktivhypnose empfiehlt sich wegen ihres besonderen Charakters immer dann, wenn das autogene Training zu starr und zu langwierig erscheint und wenn ein größeres Gewicht auf die suggestive Beeinflussung bei Erhaltung des autogenen Gesamtcharakters gelegt wird. Der Heterohypnose ist die gestufte Aktivhypnose besonders dann überlegen, wenn sich ein längerer Behandlungsverlauf abzeichnet und wenn bei zwanghaften Patienten Widerstände gegen rein heterogene Verfahren zu erwarten sind.

Die therapeutischen Leistungen sind denen der Heterohypnose ähnlich. Daß jener die analytischen Hypnoseverfahren vorbehalten bleiben, ist aufgrund der Technik selbstverständlich.

Die Indikationen der gestuften Aktivhypnose werden auf den Seiten 264 ff. mit aufgeführt. Schwerpunkte sind die Suchttherapie und die Behandlung seelischer Störungen (Neurosen).

Die Ablationshypnose

Bei der Ablationshypnose (*ablatio* = Ablösung) handelt es sich um eine Heterohypnose ohne Anwesenheit des Hypnotisators. Die Einleitung erfolgt über die Koppelung an Schlüsselreize, die während der ersten normalen heterohypnotischen Sitzungen eingeprägt wird. Dabei kann es sich um Farbtafeln, Tonfolgen, Schlüsselworte usw. handeln. Bei der zu Hause durchgeführten Hypnose reicht dann die Auslösung des Schlüsselreizes zur Einleitung der Hypnose aus. Die hypnotischen Suggestionen werden über ein vom Hypnotisator besprochenes Tonband gegeben. Ebenso erfolgt die Rückführung aus der Hypnose über das Tonband. Die Vorteile der Ablationshypnose liegen darin, daß der Patient ohne große Eigenanstrengung innerhalb kürzester Zeit die Wirkung der Hypnotherapie intensivieren kann, indem er die Übungen zu Hause entsprechend oft durchführt. Ebenso scheint ein solches Verfahren wünschenswert, wenn der Patient aufgrund einer weiten Anreise den Behandler nicht in der erforderlichen Häufigkeit aufsuchen kann.

Vorbehalte zur Ablationshypnose

Ohne Zweifel birgt aber dieses Verfahren durch die Art der Einleitung über einen Schlüsselreiz die Gefahr in sich, daß es zu einer Spontanhypnose im Alltagsleben kommen kann, weil der Schlüsselreiz oder eine ähnliche Reiz- oder Teilreizsituation zufällig auftritt. Zudem ist das Verfahren naturgemäß sehr starr und erfüllt nicht in ausreichender Weise die Forderung nach einer ständigen Anpassung an den Therapiefortschritt. Da wir außerdem wissen, daß eine Mitarbeit des Patienten in jedem Falle einer fertig servierten Konserve vorzuziehen ist, würde in allen Fällen, in denen dies möglich erscheint, der Therapie mit der gestuften Aktivhypnose gegenüber der Ablationshypnose der Vorrang zu geben sein.

Technik

Sollte aus den besonderen Umständen heraus trotzdem die Anwendung der Ablationshypnose zweckmäßig erscheinen, empfehle ich, die Einleitung nicht an ein bestimmtes Symbol oder Signal als Schlüsselreiz zu koppeln, sondern in den einführenden Hypnosen die posthypnotisch wirksame Suggestion zu geben, daß es zur Einleitung ausreiche, bei geschlossenen Augen der Stimme des Hypnotisators zu folgen, und daß sich die hypnotische Ruhe einstellen werde, sobald der Hypnotisator bzw. seine Stimme Worte dieses Inhalts spreche. Auf diese Weise entgeht man den Gefahren einer Spontanhypnose, die aufgrund der üblichen Technik zweifellos vorhanden sind. Ebenso empfehle ich, die Einleitung und noch mehr die Desuggerierung etwas ausführlicher als bei einer normalen Hypnose auf Band zu sprechen, um besonders die Nachteile einer bei Ablationshypnosen oft zu beobachtenden unzureichenden Desuggerierung zu vermeiden. Das Band (am besten eine Seite einer C-60-Kassette) wird nach einer Zeitvorgabe von ein bis zwei Minuten zur Ruhetönung mit einer ausführlichen Einleitung, den therapeutischen Suggestionen und einer besonders sorgfältigen Rückführung besprochen. Als zusätzliche Sicherheitsmaßnahme kann der Patient in den ersten Sitzungen zudem die Suggestion erhalten, daß er die Ablationshypnose von selbst zurücknehmen könne, sobald sich etwas Unvorhergesehenes ereigne. Für dieses selbständige Zurücknehmen eignet sich am besten das vom autogenen Training her bekannte Zurücknehmen, das mit dem Patienten eingeübt wird.

Der Patient legt sich zu Hause auf eine Couch oder in das Bett, schaltet das mit der Zeitvorgabe besprochene Tonband ein und führt zur Ruhetönung bei geschlossenen Augen die bekannte Atemübung durch. Nach ein bis zwei Minuten erfolgt über das Tonband die verbale Einleitung, und er muß sich nur noch auf die Stimme konzentrieren, die ihn dann bis zur Rückführung leitet. Der günstigste Zeitpunkt für die Durchführung der Ablationshypnose ist die Zeit vor dem Einschlafen.

Selbstverständlich ist der Inhalt der auf Band gesprochenen Suggestionen dem Therapieverlauf ständig anzupassen.

Einzel- und Gruppenhypnose unter medizinischen Gesichtspunkten

Wie wir bereits wissen, wird das autogene Training im allgemeinen in Gruppen bis zu zwölf Teilnehmern vermittelt. Bei der Unterstufe können es sogar noch mehr sein (bis zu 60). Da ja in diesem Falle die durchgeführten Übungen für alle Teilnehmer gleich sind, entsteht kaum eine Problematik, sondern es wird im Gegenteil das als »psychische Ansteckung« bekannte Phänomen zur Intensivierung der erstrebten Empfindungen genutzt. Hier scheint der Grundsatz zu gelten, daß – eine entsprechende Persönlichkeit des Hypnotisators mit starker suggestiver Kraft vorausgesetzt – die Wirkung der Suggestionen um so intensiver wird, je größer die Gruppe ist. Diese gegenseitige Potenzierung kann bei der Massenhypnose (politische und religiöse Veranstaltungen, große Sportereignisse usw.) bis zur selbsttätigen Rückschaltung auf archaische Verhaltensmuster führen, so daß Friedrich SCHILLERS Wort »Jedoch der schrecklichste der Schrecken / Das ist der Mensch in seinem Wahn…« seine Bestätigung findet.

Aus den Massenpsychosen nicht nur des Mittelalters kennen wir diese Erscheinung z. B. als »Werwolfepidemie«, Hexenwahn usf.; wir finden sie aber auch wieder in der jeder logischen Überlegung unzugänglichen Begeisterung für Kriegshetzereien aller Seiten zu allen Zeiten. Psychische Ansteckung ist es zum großen Teil auch, die bei gemeinschaftlich erlebten Darbietungen, wie z. B. im Theater, zu überschwenglicher Begeisterung hinreißen kann, die diese Darbietungen bei alleiniger Betrachtung nicht in der gleichen Form ausgelöst hätten.

Wiederum war F. A. MESMER einer der ersten, die die Wirkungssteigerung von Empfindungen durch gegenseitige Übertragung für die Krankenbehandlung bewußt anwendeten, indem er, bestimmt nicht nur aus Zeitersparnisgründen, große Patientengruppen um das von ihm magnetisierte »Baquet« versammelte. Er nahm als Grund für diese Erscheinung eine Fluidumübertragung an. Nachdem wir heute wissen, daß eine telepathische Übermittlung möglich ist, wenn auch in den Ursachen letztlich noch nicht erklärbar, und daß die Sensitivität für telepathische Einflüsse im Stadium hypnoider Umschaltung gesteigert vorhanden ist, kann vermutet werden, daß auf diese Weise eine gegenseitige Potenzierung der Empfindungen bei Gruppenerlebnissen stattfindet. Ebenso lehrt uns die Erfahrung an zahlreichen Beispielen, daß ein Gruppenerlebnis, gleich welcher Art, geeignet ist, einen hypnoiden Zustand herbeizuführen. Es kann daher nach meiner Ansicht aus diesen beiden eng miteinander verknüpften Wirkungen geschlossen werden, daß es durch die Gruppe, vielleicht im Sinne einer Frequenzabstimmung (vielleicht auch durch den archaischen Teilreiz »Herde«, der den Engrammkomplex »Herdenverhalten« auslöst), zu einer Erleichterung oder sogar automatischen Erlangung des Hypnoids kommt und daß dieses und die hineingegebenen Inhalte wiederum über eine Frequenzabstimmung und mögliche telepathische Übertragung potenziert und weiter vertieft werden. Läßt man die Gruppenteilnehmer sich untereinander an den Händen fassen (Kettenhypnose), scheint die Übertragung zusätzlich erleichtert und verstärkt zu werden. Das gleiche Phänomen kennen wir bei telepathischen Übertragungen, die leichter gelingen, wenn die sendende der empfangenden Person eine Hand auf die Stirn legt.

Die Vorteile der Gruppenbehandlung

Die Vorteile der Gruppenbehandlung liegen also in der durch die psychische Ansteckung erfolgenden Erleichterung der Erreichung des Hypnoids sowie in einer zwischen den Gruppenteilnehmern stattfindenden potenzierenden psychischen Übertragung der Suggestionsempfindungen. Ein weiterer Punkt, der für die Gruppenbehandlung spricht, ist das durch den Anblick erlebte positive Beispiel, das beim Zuschauer eine Engrammbildung mit dem Inhalt des Gesehenen veranlaßt, die dann bei ihm durch den wiederkehrenden Schlüsselreiz der gleichen Übung die gleichen Abläufe ekphoriert. Diese Tatsache macht man sich bei schwach Suggestiblen zunutze, indem man sie entweder bei einer anderen Hypnose zusehen oder die ersten Übungen in der Gruppe erleben läßt. Als dritter Faktor spricht für eine Gruppe, daß der einzelne hier mehr Ansporn zur Mitarbeit findet, da er durch die Leistungen der anderen Teilnehmer einem gewissen Wettbewerb ausgesetzt ist, den er kaum als Letzter abschließen will. In Fällen, bei denen das autogene Training wegen der Zwanghaftigkeit des Patienten einer Heterohypnose vorgezogen wurde, bildet die Anonymität der Gruppe und die durch sie bedingte geringere Bindung an den Therapeuten einen weiteren Vorzug. Fünfter und letzter Punkt ist die bereits erwähnte beachtliche Zeitersparnis.

Die Nachteile der Gruppenbehandlung

Ist die Gruppe aufgrund ihrer angeführten Vorteile für das autogene Training geradezu ideal, so haften ihr doch in der Therapie individueller Krankheitsgeschehen schwerwiegende Nachteile an. Abgesehen davon, daß selbstverständlich auch negative Beispiele übertragen werden können (z. B. berichtet D. LANGEN von einer Gruppenhypnose, bei der ein Teilnehmer einem anderen zuflüsterte: »Schlafen Sie auch nicht? Ich glaube, das ist alles Affentheater!«), ermöglicht die Gruppe aus verschiedenen Gründen kein individuelles Eingehen auf den einzelnen Kranken.

Zum einen wäre es für den Therapeuten kaum möglich, die individuellen Belange für jeden einzelnen Teilnehmer einer Gruppe ausreichend zu überblicken, da schon die Konzentration auf einen einzigen Patienten bei einer durchschnittlichen Heterohypnose eine erhebliche Leistung darstellt, zum anderen würde das therapeutische Eingehen auf die Symptomatik eines Teilnehmers im Beisein der Gruppe natürlich eine grobe Indiskretion bedeuten. Auch das Verfahren, die Hypnoseeinleitung gemeinsam mit der Gruppe durchzuführen und dann von Patient zu Patient zu gehen, um ihm seine spezifischen Suggestionen ins Ohr zu flüstern, wie es zum Teil gemacht wird, halte ich nicht für empfehlenswert. Abgesehen davon, daß auch hier der Behandler eine ungeheure Konzentrationsleistung erbringen müßte, wissen wir, daß in der Hypnose eine Steigerung der Sinnesempfindlichkeit um das Mehrfache suggestiv erzeugt werden kann. Ohne besondere Suggestion wird dabei die Aufmerksamkeitsspannung in Richtung auf die Stimme des Hypnotisators, über die ja der hypnotische Rapport aufrechterhalten wird, intensiv gesteigert und dadurch natürlich auch ermöglicht, daß die hypnotisierte Gruppe die geflüsterten Suggestionen, die nicht für sie bestimmt sind, ebenfalls mithört.

Für die Psychotherapie liegt ein weiterer Nachteil in der Tatsache, daß die persönliche Bindung zwischen Patient und Therapeut, deren Wert erst in neuerer Zeit mit dem Begriff der Interaktion gebührend erfaßt wurde, in der Gruppe viel weniger stark sein kann als bei einer Einzelbehandlung.

Anwendungsbereiche

Aus den Ausführungen geht hervor, daß die Gruppe die ideale Übungsform für das autogene Training darstellt, wobei in der Oberstufe die

Teilnehmerzahl auf höchstens zwölf beschränkt sein soll. Bei schwach Suggestiblen kann unter Umständen ein Gruppenerlebnis einer geplanten Einzeltherapie vorangestellt werden.

Für die Therapie individueller Krankheitsgeschehen ist die Einzelbehandlung in jedem Falle vorzuziehen.

Die analytischen und diagnostischen Hypnosetechniken

Die Möglichkeiten der in der Hypnose erzielbaren Hypermnesie und gleichzeitigen Herabsetzung der Schranken zum Unterbewußtsein legen es nahe, die Hypnose auch im analytischen Bereich vorrangig einzusetzen. Daß dies trotzdem, und obwohl kein wirklich stichhaltiges Gegenargument angeführt werden könnte, so wenig geschieht, liegt ohne Zweifel an den Nachwirkungen der aus persönlichen Gegebenheiten bedingten schlechten Beziehung S. Freuds, des Mitbegründers der modernen Psychoanalyse, zur Hypnose. Da bekanntlich die Jünger alles noch viel besser und genauer machen wollen als ihr Meister, ohne so genau darauf zu sehen, warum er was machte, und da namentlich in der Medizin die wissenschaftliche Tradition in hohen Ehren gehalten wird, konnten sich die fraglos erfolgreichen hypnoanalytischen Ketzer bisher nicht auf breiter Basis durchsetzen. Nach bewährter Methode spricht man nicht über sie oder, wenn schon, etwas indigniert. Die Ergebnisse einer klassischen Analyse, die heute in den USA bereits zwischen 500 und 1 000 Therapiestunden in Anspruch nimmt, sind mit der Hypnoanalyse in fünf bis zehn Prozent der üblichen Zeit zu erreichen. Wenn die Anhänger der klassischen Psychoanalyse die Hypnose abwertend als »zudeckendes Verfahren« bezeichnen, kann dies daher nur auf Unkenntnis oder Unterschätzung der mit der Hypnoanalyse gegebenen Möglichkeiten beruhen.

Der Praktiker, der nicht nur symptomzudeckend vorgehen will und deshalb in den meisten Fällen seiner Therapie eine Analyse voran oder begleitend zur Seite stellen muß, hat mit der Hypnoanalyse und ihren weiterführenden Methoden ein geradezu ideales Verfahren in der Hand, das in kurzer Zeit und ohne allzu große, mit vielen Irrmöglichkeiten behaftete Umwege symbolhafter Deutungen zu klaren Aussagen führt und nach meiner festen Überzeugung auch da noch Ergebnisse zeitigt, wo die herkömmliche klassische Analyse trotz ihres enormen Aufwandes sowohl an Zeit als auch an finanziellen Opfern nicht mehr zum Ziel führen kann.

Die Hypnoanalyse

In der Hypnoanalyse wird der Patient in frühere Altersstufen zurückversetzt, um in seiner Erinnerung damalige störungsauslösende Erlebnisse wieder ablaufen zu lassen und dem Behandler schildern zu können (Altersregression), oder direkt nach den auslösenden seelischen Ursachen seiner Erkrankung befragt.

Die Indikationen

Da mit der Hypnoanalyse sehr frühe Altersstufen, bei günstiger Konstellation selbst vorgeburtliche Erlebnisse, wieder zutage gefördert werden können, empfiehlt sich ihre Anwendung vor allem bei der Kurzzeittherapie primärer und anderer Störungen, deren auslösende Ursachen in frühen oder weiter zurückliegenden Lebensabschnitten vermutet werden können. Die als Ursache ermittelten Erlebnisse werden dann interpretiert und einer kathartischen Behandlung bzw. der Hypnotherapie mit indifferenzierenden und umpolenden Suggestionen zugeführt. Ein gewisser kathartischer Effekt ergibt sich schon oft durch die Analyse allein, da es sich ja bei den störungsauslösenden, weit zurückliegenden Ursachen in der Regel um nicht mitgewachsene Problematiken der damaligen Altersstufen handelt, die für das jetzige Leben der Patienten oft keinerlei affektiven Bezug mehr haben und die dann zuweilen schon durch ihre Ekphorierung und Verdeutlichung ihre Wirkungsbasis verlieren. Allerdings sind in den meisten Fällen bei länger anhaltenden Störungen die symptombezogenen Kreisläufe so stark engraphiert, daß allein durch den wiederkehrenden Teilreiz einer bestimmten Tätigkeit oder Empfindung der gesamte erlernte Symptomkomplex stets wieder ekphoriert wird (Circulus vitiosus), so daß die hypnotherapeutische Behandlung dann die Neutralisierung der Engrammwirkung zum Ziel haben muß.

Eine weitere Anwendung der Hypnoanalyse stellt die Überprüfung von Resultaten aus anderen analytischen Verfahren, z. B. der Traumdeutung, dar.

Die Voraussetzungen und die Technik

Eine erfolgreiche Hypnoanalyse, besonders wenn weit und sehr weit zurückliegende Lebensabschnitte wiederempfunden werden sollen, verlangt ein tiefes Hypnosestadium. Da das Stadium des Somnambulismus meist nicht in der ersten Hypnose zu erreichen ist, wird mit der

Hypnoanalyse normalerweise erst nach der vierten oder fünften Sitzung begonnen werden können. Dies ist auch deshalb ratsam, weil dann schon eine tiefere Beziehungsbildung zwischen Patient und Behandler stattgefunden hat, aus der der Patient das erforderliche Vertrauen schöpfen kann, um sich dem Behandler sozusagen als Beichtvater rückhaltlos zu offenbaren.

Besteht die Gefahr, daß mit der Analyse sehr tiefgreifende und aufwühlende Erlebnisse, wie z. B. eine Vergewaltigung, hervorgerufen werden oder daß bei zwanghaften Patienten die aufsteigenden Gefühle und Erinnerungsbilder zur Hervorrufung oder Verschlimmerung von Zwangszuständen beitragen könnten, ist die vorherige Konditionierung einer suggestiv erzeugbaren selektiven Amnesie unerläßlich. Da die Amnesie für gewöhnlich ohnehin als automatischer Bestandteil des somnambulen Stadiums auftritt, bereitet dies keine großen Schwierigkeiten. Um sicherzugehen und den Patienten entsprechend zu konditionieren, empfiehlt sich, in den der Analyse vorangehenden Hypnosen wie bei der später besprochenen Tagtraumtechnik des katathymen Bilderlebens (Seiten 235 ff.) einige »Traumbilder« zu erzeugen und diese dann durch entsprechende Suggestion selektiv in der Erinnerung zu löschen. Man gibt also z. B. die Suggestion: »Nach der Hypnose werden Sie nur noch wissen, daß Sie auf einer Wiese gelegen haben. Jede Erinnerung an die Wiese selbst wird vollkommen ausgelöscht sein. Sie haben nach der Hypnose vollkommen vergessen, wie die Wiese aussah und was sie dort erlebten. Sie wissen nur noch, daß Sie auf einer Wiese lagen, alles andere ist ausgelöscht« usw. Nach der Hypnose wird dann durch entsprechendes Schildernlassen des in der Hypnose Erlebten die Realisierung insbesondere der Amnesiesuggestion kontrolliert. Erst wenn diese sicher gelingt, sollte mit der eigentlichen Hypnoanalyse begonnen werden. Auch bei Analysen, die vorher keine derartigen Zwischenfälle erwarten lassen, kann vorsichtshalber dieses Vorgehen zur Regel gemacht werden.

Die Hypnose wird auf die übliche Weise eingeleitet, wobei man besonderen Wert auf die vertiefenden Suggestionen legt. Will und kann man der Sachlage nach direkt vorgehen, erhält der Patient nach den vertiefenden Suggestionen z. B. die Anweisung: »Sie gehen jetzt weiter und weiter zurück, bis Sie drei Jahre alt sind. Immer weiter und weiter gehen Sie zurück, bis in das Alter von drei Jahren. Sie werden dann denken, handeln und fühlen wie mit drei Jahren und alles vergessen haben, was seitdem geschehen ist. Wenn Sie drei Jahre alt sind, wird sich zum Zeichen Ihre rechte Hand erheben. Immer weiter gehst du zurück, bis du drei Jahre alt bist, gehe zurück, immer weiter und weiter... Du wirst kleiner und kleiner, bis du wieder ein kleiner Junge mit drei Jahren bist, gerade drei Jahre alt, und du denkst, handelst und fühlst wie damals. Alles, was seitdem geschah, ist vollkommen vergessen...«

Diese Suggestionen werden wiederholt, bis der Patient zum Zeichen des Erreichens der gewünschten Altersstufe die Hand hebt. Gegebenenfalls muß das Hypnosestadium weiter vertieft werden. Wenn das Zeichen erfolgt, wird geprüft, ob die Regression tatsächlich erreicht ist, indem Kontrollfragen gestellt werden. Bei einer vollständigen Regression entsprechen sämtliche Empfindungen und Äußerungen, also auch Ausdrucksweise und Wortschatz (bei schriftlicher Äußerung auch das Schriftbild), der entsprechenden Altersstufe. Man fragt den Patienten, wo er ist, was er tut und läßt ihn ein Datum nennen bzw. ihn seine Mutter nach dem Datum fragen. Nun kann der Patient die Suggestion erhalten, daß er alles, was man ihn fragt, ohne zu überlegen und ganz gelöst beantworten kann und daß er sich nun an alle Einzelheiten und Erlebnisse erinnert, die ihn belasten. Auf diese Weise kann, soweit erforderlich, Jahr für Jahr zurückgegangen werden oder auch eine gezielte Hinlenkung auf einzelne Zeiträume und Probleme gegeben werden. Die Antwort läßt man am besten direkt verbal geben; unter Umständen muß die Suggestion erteilt werden, daß er (der Patient) sich gut mit Worten verständlich machen kann, wenn er in der erreichten Altersstufe normalerweise der Sprache noch nicht mächtig wäre. Die Schilderung des Erlebten kann auch schriftlich gegeben werden (in automatischer Schrift), jedoch ist der verbalen Schilderung wegen ihrer Direktheit, wo möglich, der Vorzug zu geben.

Sind aufgrund der Sachlage affektive Reaktionen beim Wiedererleben der durch die Analyse hervorgerufenen Ereignisse zu befürchten, empfiehlt sich ein indirektes Vorgehen, bei dem der Patient die entsprechenden Szenen gleichsam als Zuschauer miterlebt. Besonders bewährt hat sich hierfür das Bild des Theaters, Kinos oder Fernsehprogramms, in dem der Patient die entsprechenden Szenen vorgeführt bekommt und schildert, was er sieht. Eine andere Möglichkeit besteht in der Suggestion, daß man den Patienten in den Kellerraum des Unterbewußtseins hinabsteigen läßt oder hinauf auf den Dachboden, wo er an der Wand oder in alten Truhen Bilder vorfindet, die die Ereignisse darstellen, die zu seiner Störung geführt haben. Dieses zuletzt geschilderte indirekte Vorgehen empfiehlt sich insbesondere auch dann, wenn kein Anhaltspunkt für die Zeit, in der sich das auslösende Ereignis abspielte, oder seiner Art bekannt ist.

Eine weitere Möglichkeit besteht darin, den Patienten nach der Ja-nein-Methode zu befragen. Obwohl diese Methode auf den ersten Blick umständlicher anmutet als das direkte verbale Schildernlassen, kann sie insbesondere auch dann, wenn wenig Anhaltspunkte gegeben sind, unter Umständen sogar schneller zum Ergebnis führen. Der Patient erhält die Suggestion, daß sein Unterbewußtsein die Antworten geben werde, indem es für »ja« seine rechte Hand und für »nein« seine linke Hand anheben lasse. Auf diese Weise ist gleichzeitig eine gewisse Distanz zum Affektgehalt des Gefragten gegeben, da ja das Unterbewußtsein, sozusagen stellvertretend, die Antworten mit der Hand gibt. Entsprechende Fragestellungen können dann etwa lauten: »Ist ein früheres seelisches Erlebnis die Ursache für Ihre jetzigen Beschwerden? Hat sich dieses Erlebnis vor Ihrem zwanzigsten, zehnten, fünften usw. Lebensjahr ereignet? – Hat dieses Erlebnis mit Ihrem Vater, Ihrer Mutter [usw.] zu tun? – Wurden Sie bestraft?« usw. Wenn es wünschenswert und möglich erscheint, kann in diesem Stadium die suggestive Aufforderung ergehen, das bewußte Erlebnis verbal zu schildern, wobei selbstverständlich auch durch die entsprechenden Suggestionen die Möglichkeiten hierfür geschaffen werden müssen, indem man z. B. sagt: »Sie sehen jetzt dieses Erlebnis ganz klar vor sich, als ob Sie es nochmals miterleben würden [oder: als ob Ihnen ein Film darüber vorgespielt würde], und Sie können mir jetzt ganz genau erzählen, was Sie sehen. Erzählen Sie jetzt!«

Katharsis während der Analyse

Wurde zuvor schon dargelegt, daß allein durch das Ekphorieren während der Analyse bereits eine gewisse kathartische Wirkung erfolgt, können darüber hinaus traumatische Erlebnisse, die den Grundstein zu späteren Störungen gelegt haben, während der Analyse direkt angegangen werden, indem man sie, sofort nach der Schilderung, der Altersstufe entsprechend erklärt und auf diese Weise überwinden hilft (siehe auch Seiten 233ff.).

Hypnoanalytisch unzugängliche Affekte

Wurde z. B. durch Befragung mit der Ja-nein-Methode oder aufgrund der sonstigen Analyse des Falles festgestellt, daß ein eingeklemmter Affekt auslösende Ursache für die vorliegende Störung ist, kann dieser Affekt aber in der Hypnoanalyse nicht ekphoriert werden, weil sich das Unterbewußtsein weigert, ihn preiszugeben, kann der Behandler versuchsweise die therapeutische Suggestion erteilen, daß das Unterbewußtsein des Patienten das betreffende Problem erkennen und von selbst verarbeiten werde, ohne es weiterhin in seelische oder körperliche Symptome umzusetzen.

Die Reinkarnationshypnose

Unter der Reinkarnationshypnose verstehen wir die seelische Rückversetzung eines Menschen mittels des somnambulen Hypnosezustandes in ein früher von ihm als dasselbe Individuum gelebtes Dasein. Da wir uns allein mit der Annahme der Möglichkeit dieses Satzes wieder auf ein wissenschaftlich äußerst umstrittenes, wenn nicht sogar hochmütig belächeltes Gebiet begeben, sei hier nochmals an meine Vorbemerkungen zu dem der Parapsychologie gewidmeten Abschnitt erinnert, die doch vielleicht manchen skeptischen Leser nicht völlig unbeeindruckt ließen.

Nach der Reinkarnationslehre geht der Geist eines Individuums nach dem Tode seiner sterblichen diesseitigen Verkörperung in einen rein geistigen Aggregatzustand über, aus dem heraus er sich von neuem verkörpern und in das diesseitige Leben eintreten kann oder muß. So könnten wir das individuelle irdische Leben mit einem Regentropfen vergleichen, der eine abgegrenzte Einheit bildet, solange er von den – hier mit dem Geist gleichzusetzenden – Formkräften in seinem Gefüge und Aufbau erhalten bleibt, und die Lebensdauer wäre dann die Zeitspanne, in der es den Tropfen abgesondert gibt, bis er, vom Himmel fallend, sich auf der Erd- oder Wasseroberfläche auflöst. Dies bedeutet den Verlust seiner körperlichen Individualität, indem er seine Tropfengestalt aufgeben muß und sich wieder vereinigt mit anderen Wassermolekülen, und somit seinen Tod als körperliches Individuum. Aber dieses Aufhören der Existenz als körperliche Einheit stellt sowenig wie beim Tode eines Menschen ein Aufhören der körperlichen Existenz, sondern ein lediglich durch die Umwandlung und Rückführung in die Urbeschaffenheit ermöglichtes Bereitstellen zur individuellen »Wiedergeburt« dar, indem die Moleküle des Tropfens über den Kreislauf des Wassers dem Meere zugeführt werden und von dort irgendwann wieder als Verdunstung nach oben steigen.

Um beim Gleichnis des Tropfens zu bleiben, besteht die Möglichkeit, daß seine energetischen Formkräfte auch nach seinem Aufschlag in ihrer Individualität erhaltenbleiben und als dieselben Kräfte nach Abschluß des Kreislaufes wieder einen Regentropfen zu bilden vermögen, der dann eine »Reinkarnation« des ersteren darstellen würde. Übertragen auf den Menschen hieße dies, daß es möglich wäre, als Reinkarnation eines Geistwesens oder einfach geistiger Entität wiedergeboren zu werden. Im Zusammenhang mit unserer Fragestellung interessiert es uns hier nicht, ob eine Reinkarnation zwangsläufig erfolgt, ob sie vollständig oder teilweise stattfindet oder unter welchen Vorbedingungen und wie sie sich vollzieht. Es sind dies Fragen, deren Beantwortung sich mehr auf weltanschauliche und Glaubensbegründungen als auf mit heutigen wissenschaftlichen Kenntnissen führbare Beweise stützen müßte.

Die Bedeutung der Reinkarnationslehre für die Psychotherapie

Allein die Tatsache, daß durch die Reinkarnationshypnose vielen Menschen geholfen werden konnte, denen alle Versuche mit anderen Methoden keine Linderung ihrer Leiden erbracht hatten, ist Anlaß genug, hier näher auf diese Technik einzugehen, wenn wir uns auch vorerst nur auf empirische Beobachtungen und daraus folgernde Vermutungen stützen können.

R. Steiner sagt: »Es ist durchaus so, daß wir in uns tragen in bezug auf die ganze geistige Art, in der wir stecken, die Impulse der längst verstorbenen Menschen, die da hereinwirken.« In der Sprache der modernen Psychologie könnten wir von eingeklemmten Affekten reden, die zeitlich nicht nur bis in frühkindliche Stadien, sondern in ein früheres Dasein zurückreichen können. Unverarbeitete affektive Erlebnisse aus einem früheren Leben, so z. B. eine ungetilgte Schuld oder vielleicht ein gewaltsamer Tod, können also hineinwirken in unser heutiges Leben, indem der Geist in seiner jetzigen Verkörperung weiter versucht, diese Probleme zu verarbeiten, und auf diese Weise auch krankhafte Symptomatiken erzeugen kann.

Die Voraussetzungen und die Technik

Mehr noch als bei der Hypnoanalyse ist bei der Reinkarnationshypnose das Stadium des Somnambulismus absolute Voraussetzung. Da man in den wenigsten Fällen ohne vorangegangene Hypnoanalyse eine Reinkarnationshypnose durchführen wird, ist das somnambule Stadium ohnehin schon konditioniert. In Ausnahmefällen, wenn sich nämlich schon in der Anamnese oder aus der sonstigen Analyse Anhaltspunkte ergeben, die eine belastende frühere Inkarnation möglich erscheinen lassen, kann sofort die Reinkarnationshypnose eingesetzt werden, wobei dann wie bei der Hypnoanalyse zu beachten ist, daß der Patient zunächst in einigen vorangehenden Sitzungen an das somnambule Stadium konditioniert und die Vertrauensbasis zum Behandler geschaffen wird.

Die Hypnose wird wie üblich eingeleitet, wobei besonderer Wert auf die vertiefenden Suggestionen gelegt wird. Wenn sich der Patient im somnambulen Stadium befindet, gibt man die Suggestion, daß er nun durch die Zeit zurückwandere, immer weiter und weiter zurück, bis er auf sein letztes Leben stoße. »Wir gehen jetzt immer weiter zurück, bis weit vor Ihre Geburt und vor Ihre Zeugung. Immer weiter und weiter verfolgen Sie die Jahre rückwärts, bis Sie auf Ihr letztes Dasein stoßen. Alles, was Sie erleben, können Sie mir ganz einfach berichten, ganz frei und gelöst können Sie mir erzählen, was Sie vor sich sehen. Sie gehen immer weiter und weiter zurück bis in Ihr letztes Dasein, die Jahre dazwischen eilen vorüber wie im Flug, und bald sind Sie in Ihrem letzten Dasein angelangt. Alles, was seitdem war, ist vergessen, und Sie können ganz frei und gelöst berichten, was Sie vor sich sehen. Sagen Sie, wer Sie sind und wo Sie sich befinden, welches Datum« usw.

Obwohl es in diesem Stadium ohne weiteres möglich ist, den Patienten, der sich ja im somnambulen Zustande befindet, die Augen öffnen und auch aufstehen zu lassen, um ihn so gleichsam auch eine motorische Schilderung seiner Erlebnisse geben zu lassen, sollte dies, wenn überhaupt, nur mit äußerster Vorsicht geschehen und wenn in etwa abgesehen werden kann, was der Somnambule tun wird, damit unvorhersehbare, unter Umständen gefährliche Zwischenfälle vermieden werden.

Gibt der Patient eine ungezielte Berichterstattung, die zwar von historischem Wert und Interesse sein kann, aber therapeutisch nicht weiterhilft, kann durch entsprechende Suggestion auch bei der Reinkarnationshypnose direkt zum störungsauslösenden Erlebnis hingelenkt werden. Eine solche Suggestion kann lauten: »Ganz klar sehen Sie jetzt Ihr letztes Leben [oder: Ihr Leben als...] vor sich, und in Ihrem Unterbewußtsein ist alles Belastende aus diesem Leben als Erinnerung gespeichert. Ganz frei und gelöst können Sie mir nun schildern, welche belastenden Erlebnisse aus diesem Dasein in Ihrem Unterbewußtsein weiterwirken« usw.

Dem Ermessen des Therapeuten ist es anheimgestellt, ob er angesichts der geschilderten Erlebnisse aus früheren Inkarnationen vor Rücknahme der Hypnose eine Amnesiesuggestion für angebracht hält. Bei sehr Sensiblen kann allein die Tatsache der Rückführung zu einem früheren Dasein Grund genug für eine Amnesiesuggestion darstellen, die dann, um einer unterbewußten Ausbreitung entgegenzuwirken, am besten in folgender Form gegeben wird: »Alles, was Sie in dieser Hypnose erlebt und vor sich gesehen haben, erscheint Ihnen jetzt wie ein Traum, wie ein Traum, der für Ihr heutiges Leben keinerlei Bezug hat. Dieser Traum wird nach der Hypnose vollkommen ausgelöscht und vergessen sein, wie weggewischt von der Tafel des Unterbewußtseins, vollkommen ausgelöscht und vergessen.«

Katharsis während der Reinkarnationshypnose

Dieser Punkt erlangt vor allem dann besondere Bedeutung, wenn aufgrund der Umstände eine Amnesie über die aus früheren Inkarnationen zutage geförderten Erlebnisse ratsam scheint und deshalb eine normale therapeutische Behandlung, bei der das Vorgehen mit dem Patienten abgesprochen wird, nicht durchführbar ist. Die »eingeklemmten Affekte« können hier also nicht durch separate therapeutisch-kathartische Hypnosen, eventuell in Verbindung mit autohypnoiden Verfahren, neutralisiert, sondern müssen direkt während der Reinkarnationshypnose angegangen werden. Auch hier gilt grundsätzlich, daß eine gewisse Katharsis allein durch das Ekphorieren des Affekts in der Hypnose bereits stattfindet. Die kathartische Wirkung kann verstärkt werden, indem man den Patienten die auslösende Situation (wie auch in der Hypnoanalyse) in der gleichen Sitzung immer wieder erleben läßt, bis eine erkennbare Lösung der affektiven Spannung eintritt. Zusätzlich kann das affektive Erlebnis während der Reinkarnationshypnose durch erklärende und neutralisierende Suggestionen entschärft werden.

Die diagnostische Hypnose

Diagnostische Hypnose beim Patienten

In Anlehnung an die Techniken der Hypnoanalyse wird der Patient in der diagnostischen Hypnose nach seiner Erkrankung bzw. den auslösenden Ursachen direkt befragt.

Nach der üblichen Einleitung sollte ein möglichst tiefes Hypnosestadium (Somnambulismus) angestrebt werden. Die Fragestellung an den Patienten kann nun direkt offen erfolgen, z. B. ganz einfach mit: »Woran leiden Sie?« und »Was hat zu Ihrem Leiden geführt?« oder auch nach der bereits mehrfach geschilderten Ja-nein-Methode: »Ist ein seelisches Erlebnis die Ursache für Ihre Erkrankung?« Die Antwort erfolgt verbal oder über eine andere Methode (Schreiben, Zeichen usw.). Der Unterschied zur Hypnoanalyse ist trotz der Ähnlichkeit des Verfahrens recht bedeutsam und liegt vor allem darin, daß während der diagnostischen Hypnose der Hypnotisator lediglich eine Art Protokollführer darstellt und nicht über eine analytische Deutung zu weiterführenden Fragen und zur Diagnose gelangt, sondern diese ganz dem Patienten überläßt.

Die Vertreter dieses Verfahrens gehen dabei von der Überlegung aus, daß der Patient im somnambulen Zustande über sein Unterbewußtsein Einblick in die psychischen und physischen Abläufe seines Organismus habe. Diese Überlegung scheint nicht so weit hergeholt, nachdem wir ja wissen, daß im Unterbewußtsein »eingeklemmte« Affekte neben anderen psychischen Ursachen letztlich Auslöser aller krankhaften Störungen sind. Die Schwelle zum Wachbewußtsein, die uns an der Erkenntnis der über unser Unterbewußtsein pathologisch wirkenden Einflüsse hindert, ist ja im tiefen Hypnosestadium ausgeschaltet. Ich erinnere hier auch an die Oberstufe des autogenen Trainings, in der als »Frage an die Versenkung« die Frage »Warum bin ich krank?« durchaus nicht außergewöhnlich ist.

Wie wir außerdem wissen, ist in der Hypnose auch die Empfindungsfähigkeit gegenüber dem Wachbewußtsein bis zum Vielfachen gesteigert. Diese Tatsache macht man sich in der diagnostischen Hypnose auch für die somatische Diagnose zunutze, da ja aufgrund der gesteigerten Empfindungsfähigkeit somatische Krankheitsvorstufen und krankhafte Prozesse – »Zirkulationsstörungen«, um mit F. A. Mesmer zu sprechen – auch dann lokalisiert werden können, wenn dies dem Wachbewußtsein nicht möglich ist. So kann auch bei der somatodiagnostischen Hypnose an den Patienten die Frage gestellt werden: »Woran leiden Sie?« oder: »Welches Organ ist erkrankt?« oder auch, bei der direkten Fragestellung, z. B.: »Ist Ihre Leber erkrankt?«

Einige Behandler gehen soweit, den Patienten nicht nur nach seiner Erkrankung, sondern auch nach dem für ihn passenden Heilmittel zu fragen: »Welches Medikament müssen Sie einnehmen, um wieder gesund zu werden?« oder: »Was müssen Sie tun, um wieder gesund zu werden?« Da in der Hypnose sicher ein Zugang zum kollektiven Unbewußten und damit ein intuitives Erfassen kosmischer Zusammenhänge möglich ist, scheint dieses Vorgehen nicht so absurd und unärztlich, wie es den mit der Materie weniger Vertrauten zunächst anmuten mag. Auch hier sei wieder an die Oberstufe des autogenen Trainings erinnert: »Wie werde ich gesund?« könnte eine »Frage an die Versenkung« lauten.

Zudem bietet die diagnostische Hypnose mit diesem Verfahren eine weitere, nicht zu verachtende Möglichkeit, die auf folgender Überlegung beruht: Da krankhafte Störungen seelische Ursachen haben, können sie auch nur über seelisch wirksame Methoden geheilt werden. Analog zu den sich im Dunkel des Unterbewußtseins abspielenden Vorgängen, die zur Symptomerzeugung führen, kann es gleichzeitig bei einigen Kranken zur Verankerung einer unterbewußten Vorstellung kommen, daß sie nur durch ein bestimmtes Verfahren, eine Person, ein Medikament usw. wieder von ihrem Leiden befreit werden können. Besonders deutlich wird dies in den Fällen, wo die krankheitsauslösende Ursache im direkten Bezug mit dem Heilmittel steht, so z. B. wenn ein sehr Suggestibler nach der Lektüre eines Kapitels aus einem »Gesundheitsbuch« nach und nach die Symptomatik einer Erkrankung an sich produziert (selbstverständlich, ohne sich der auslösenden Ursache bewußt zu sein), so wird ihm oft nur mit dem Medikament zu helfen sein, das in diesem Gesundheitsbuch als gegen die entsprechende Erkrankung wirksam genannt war, da der gesamte Engrammkomplex der Erkrankung in diesem Falle auch die Art und Weise der Heilung bereits umschließt und der Heilungsvorgang nur durch den Teilreiz des engraphierten Medikamentes ekphoriert werden kann.

Eine unterbewußte Festlegung auf das Heilmittel oder die Person des Heilers kann nicht nur in Fällen solch offensichtlicher Beziehungen zwischen krankheitsauslösender Ursache und Medikament bestehen, sondern prinzipiell bei allen Erkrankungen auch als von der auslösenden Ursache getrennter, autosuggestiver Vorgang zur Engraphierung eines entsprechenden »Heilungsengrammkomplexes« geführt haben. Eine Heilung wird dann auch hier nur möglich sein, wenn dieser »Heilungsengrammkomplex« durch einen darin enthaltenen Schlüsselreiz ekphoriert wird. Diesen Schlüsselreiz zu finden, kann die wichtigste Aufgabe der diagnostischen Hypnose bilden und durch die vordergründig recht banal klingende Frage: »Wie können Sie geheilt werden?« zum Ausdruck kommen.

Daß dieses Verfahren wie jedes andere die Möglichkeit eines Irrtums in sich trägt, soll ausdrücklich erwähnt werden, obwohl es selbstverständlich scheint. Insbesondere besteht die Gefahr, daß in einem leichteren Hypnosestadium, in dem das Bewußtsein nicht ganz ausgeschaltet, sondern wie beim Träumen lediglich herabgesetzt ist, falsche oder erst einer Deutung zugängliche Antworten gegeben werden, die dann irrtümlicherweise wörtlich aufgefaßt werden, oder daß vordergründige Vorstellungen des Patienten zum Ausdruck kommen. Zweifellos ist es deshalb unbedingt erforderlich, die Ergebnisse der diagnostischen Hypnose durch klinische Untersuchungen und andere Verfahren zu bestätigen.

Der Diagnostiker in Hypnose

Die gleichen Fragen, wie die oben angeführten, lassen sich auch dem Diagnostiker, der sich in Hypnose befindet, stellen. Mit wenigen Ausnahmen wird es sich hier um einen autohypnoiden Zustand handeln, in den sich der Behandler versenkt hat, um seine intuitiven Fähigkeiten zur Diagnosefindung zu verstärken, wobei er sich die Fragen selbst stellt. Über telepathische oder ähnlich geartete Übertragung vom Unterbewußtsein des Patienten oder durch das im Versenkungszustand eher ermöglichte Erfassen vorliegender Gegebenheiten und übergeordneter Zusammenhänge kosmischer Natur kann ein entsprechend begabter Behandler diagnostische Ergebnisse erhalten, die selbstverständlich ebenfalls einer strengen Prüfung mit den üblichen Kriterien der klinischen Untersuchung usw. unterzogen werden müssen.

Diagnostische Hypnose über ein Medium

Die dritte Möglichkeit besteht darin, daß der Behandler ein geeignetes Medium hypnotisiert, um die erwünschten Resultate zu erhalten. Dieser Weg wird vor allem dann beschritten, wenn außerhalb des Patienten und des Behandlers liegende Wesen zugezogen werden sollen, insbesondere von spiritistischen Behandlern, die sich auf diese Weise die Erfahrung verstorbener Therapeuten oder das Wissen sonstiger Verstorbener zunutze machen wollen. Die Fragestellung ist dann die gleiche wie oben, das andere Vorgehen wie auf Seite 175 beschrieben.

Die kathartischen Hypnosetechniken (Erlebnishypnosen)

Praktisch alle psychotherapeutischen Verfahren, gleich ob die Betonung auf der analytischen oder kathartischen Komponente liegt, haben aufgrund der äußeren Umstände ihrer Anwendung ein Hypnoid zur Basis, auch wenn der hypnotische Zustand von den Begründern der einzelnen Verfahren nicht ausdrücklich zur Voraussetzung gemacht wird. Es sollen deshalb hier auch diejenigen Verfahren, bei denen die Hypnose lediglich förderliches Hilfsmittel, nicht absolute Voraussetzung darstellt, zumindest angedeutet werden.

Wie schon in den vorangegangenen Abschnitten zum Ausdruck kam, wird durch die kathartischen (= reinigenden) Techniken der Affektgehalt eines unterbewußten Konfliktes durch das wiederholte Nacherlebenlassen und bzw. oder das erklärende Ausräumen, das auch mit aus der Situation entwickelten weiterführenden Projektionen unterstützt werden kann, neutralisiert. Da den klassischen kathartischen Verfahren meist keine gesonderte analytische Behandlung vorangeht – sie enthalten ja selbst eine analytische Komponente – werden neben feststehenden Rahmenbildsuggestionen als Ausgangspunkte für die rückblickenden und projektiven »Situationsspiele« auch Träume verwendet. Belastende und nicht mehr ausreichend erinnerbare Träume können in der Hypnose wiedererlebt werden lassen, um sie dann für die Katharsis zu verwenden. Im Gegensatz zur freudschen Traumdeutung geht man davon aus, daß Träume nicht nur zumeist aus frühen Persönlichkeitsentwicklungsphasen begründete, durch Tagesteilreizerlebnisse wieder ekphorierte Wünsche und Botschaften des Unterbewußtseins sind oder überhaupt Äußerungen unterbewußter seelischer Verarbeitungsabläufe vergangener Erlebnisse darstellen, sondern auch Ausdrücke unterschwelliger geistiger Handlungen, die quasi die vorausgenommene Realität testen, sein können.

Da bei den kathartischen Verfahren die Analyse, wie erwähnt, eine untergeordnete Rolle spielt, eignen sie sich in der alleinigen therapeutischen Anwendung vor allem zur Behandlung von noch nicht sehr weit zurückliegenden auslösenden Konflikten, also bei sekundären Störungen (siehe Seiten 195f.).

Die Hypnokatharsis

Diese Technik wurde von J. Breuer und S. Freud bereits zwischen 1880 und 1895 begründet. Sie verwirklicht am ausgeprägtesten das kathartische Anliegen, indem der Patient alles das, was er aufgrund irgendwelcher Hemmungen zu tun unterließ und was ihn daher belastet, während der Hypnokatharsis nachholen darf, ja sogar soll.

Wie schon mehrfach dargelegt, können unverarbeitete Konflikte durch ihr Weiterwirken im Dunkel des Unterbewußtseins zum Entstehen krankhafter Symptomatiken führen. Durch ein Wiedererlebenlassen dieser traumatischen Ereignisse, bei dem die daran geknüpften pathogenen Affekte wachgerufen und abreagiert werden, findet eine Verarbeitung und damit Reinigung von diesen Erlebnissen statt. Das Abreagieren erfolgt dabei vor allem über das Medium der Sprache, in der der Mensch ein Surrogat für die Tat findet. Eine zusätzliche Erleichterung wird, wie bei allen analytisch-kathartischen Methoden, genauso wie bei der Beichte und der weltlichen Gerichtsbarkeit dadurch erzielt, daß der Patient von der Qual des Geheimnisses befreit wird.

Die Hypnose bildet wiederum die Voraussetzung für die bessere Erinnerbarkeit der affektiven Situationen mit ihren Hemmungen, Wünschen und Ängsten, da sie die Zensur des Bewußtseins herabsetzt.

Die Anwendungsbereiche

Die Hypnokatharsis eignet sich vor allem für die Therapie von Störungen, deren auslösende Ereignisse noch nicht zu lange zurückliegen. Nicht zur Anwendung sollte sie gelangen beim Vorliegen akuter somatischer Erkrankungen, bei denen durch die entstehende starke seelische Erregung Komplikationen auftreten könnten, wie z. B. bei Angina pectoris, Colitis ulcerosa usw.

Die Technik

Der Patient wird auf die übliche Art in Hypnose versetzt, wobei man das Wort Hypnose besser nicht gebraucht, sondern ihm lediglich sagt, daß er in einen Ruhezustand gebracht wird, in dem er sich dann besser an die ihn belastenden Erlebnisse erinnern kann. Außerdem wird ihm erklärt, daß er, sobald er sich wieder klar an diese Erlebnisse erinnere, sie nochmals durchspielen solle, indem er diesmal aber alles das tun und vor allem sagen dürfe, was er aus irgendwelchen Gründen damals zu sagen versäumt habe. Er wird aufgefordert, hemmungslos alles das auszusprechen oder herauszuschreien, was er damals gerne getan hätte, zu lachen, zu weinen usw. Für die Hypnokatharsis wird ein leichtes bis mittleres Hypnosestadium angestrebt, da durch das in diesem Stadium mögliche gleichzeitige Erleben der damaligen Situation und des Bewußtseins der Gegenwart die Grundlage für die Aufarbeitung verbessert wird.

Nach der Hypnoseeinleitung erhält der Patient aus Sicherheitsgründen zunächst die Suggestion, daß er unter allen Umständen liegen bleiben müsse, bis man ihm sage, daß er wieder aufstehen könne. Daraufhin wird er durch entsprechende Suggestionen zum Konflikterlebnis hingeführt und aufgefordert (in der Hypnose) möglichst originalgetreu die Rolle seines damaligen Gegners zu spielen, um dann selbst das zu tun, was er damals gerne getan hätte. Durch das Hineinversetzen in die Rolle des Gegners wird, wie auch in der Oberstufe des autogenen Trainings durch die Übung des Vorstellens anderer Personen, bereits dem Affekt eine gewisse Spitze genommen.

Da sich nach der ersten Situationsschilderung und Antwort des Patienten eine gegenüber der Originalsituation veränderte Lage ergibt, kann der Therapeut daraufhin in die Rolle des Gegners schlüpfen, um das projektive Weiterführen des Rollenspiels wirklichkeitsnaher zu gestalten. Hierdurch eröffnet sich ihm darüber hinaus die Gelegenheit, einen gewissen Einfluß auf den weiteren Verlauf im Sinne des Therapiezieles zu nehmen, indem er nach und nach der Situation ihre affektive Ladung nimmt. Zudem ist es für den Erfolg der Therapie ausschlaggebend, daß der Patient fortwährend vom Behandler angespornt wird, sich hemmungslos abzureagieren. »Los, sagen Sie's ihm!«, »Schreien Sie's heraus!« und »Lassen Sie sich nichts gefallen!« so können die entsprechenden Aufforderungen lauten.

Erst wenn der Patient deutliche Zeichen der Erschöpfung zeigt, soll die Hypnokatharsis abgeschlossen werden, indem vor der Rückführung noch eine etwa fünf Minuten dauernde Ruhesuggestion erfolgt. In diese Ruhesuggestion kann zusätzlich ein reinigendes Bad eingebaut werden, das hilft, die Reste der Konfliktsituation »abzuspülen«.

Nach der Rückführung erfolgt als zweite Stufe der Behandlung im Wachzustand eine Besprechung der durchlebten Konflikte mit dem Patienten. Die aufgetretenen Problematiken werden nochmals gedeutet und erläutert, um die Herübernahme der Katharsis aus der Hypnose in das Wachbewußtsein zu verstärken und zu sichern.

Verständlicherweise können meist nicht in einer einzigen Behandlung alle eingeklemmten Konflikte auf diese Weise durchgespielt werden, so daß in der Regel auch für die Hypnokatharsis mehrere Sitzungen erforderlich sind.

Daß für die Anwendung dieses Verfahrens vom Therapeuten ein besonders hohes Maß an Verständnis und Anpassungsvermögen verlangt wird, geht aus dem Geschilderten hervor.

Das katathyme Bilderleben

Katathym bedeutet wunschbedingt, affektbedingt. Das katathyme Bilderleben (Bild-Erleben), auch als »Symboldrama« bezeichnet, ist eine Tagtraumtechnik, in der dem Patienten in einem leichten Hypnoid symbolhafte Rohbilder vorgegeben werden, die er dann durch ausschmückendes Erleben in traumähnlicher Weise erfüllt. Der Therapeut hat durch die analytische Deutung und sanft gelenkte Weiterführung die Möglichkeit, zur kathartischen Verarbeitung hinzuleiten. Für den näher Interessierten wird auf die im Literaturnachweis genannten Monographien von H. Leuner hingewiesen.

Die Anwendungsbereiche

Das katathyme Bilderleben steht aufgrund seiner analytischer Deutung zugänglichen, symbolhaften Aussagen zwischen dem direkten Vorgehen in der Hypnokatharsis und dem der Hypnoanalyse mit ihrer Betonung auf der Regression in frühere Altersstufen. Dabei bietet die besondere Technik des katathymen Bilderlebens den Vorteil, daß die aufsteigenden symbolischen Bilder auch symbolisch angegangen werden können, d.h. nicht unbedingt vor ihrer kathartischen Behandlung analytisch gedeutet werden müssen, und daß auf diese Weise ein ungestörtes und ununterbrochenes Ineinanderübergehen von der Produktion der Bilder zur therapeutischen Auseinandersetzung ermöglicht ist. Aufgrund dieser weitgespannten Möglichkeiten kann eine besondere Indikationsangabe kaum gemacht werden. Ein gewisser Schwerpunkt könnte vielleicht gesetzt werden bei der Behandlung zwanghafter Patienten und bei der Behandlung von Kindern, da in beiden Fällen der Umweg über das Symbol Analyse und Therapie erleichtern kann.

Die Technik und die Vorgabe der Motive

Am Anfang steht natürlich auch hier die Information des Patienten im einführenden Gespräch. Bei Kindern empfiehlt es sich, ihnen zu sagen, daß man ein Traumspiel mit ihnen machen wolle.

Für das katathyme Bilderleben reicht ein leichtes Hypnoid aus, so daß es im allgemeinen genügt, den Patienten eine bequeme Ruhestellung einnehmen zu lassen (sitzend oder liegend) und ihn aufzufordern, sich zu entspannen und die Augen zu schließen. Beherrscht er das autogene Training, kann man die Grundübungen »Ruhe–Schwere–Wärme« zur Umschaltung durchführen lassen. Bei unruhigen Patienten, denen die Entspannung Schwierigkeit bereitet, was meist in motorischer Unruhe, einem Zittern der Augenlider usw. deutlich wird, können zusätzliche Ruhesuggestionen gegeben werden. Die bei der Hypnoseeinleitung beschriebene Konzentration auf die Atmung erleichtert die Ruhetönung und wird dann, falls erforderlich, durch die Suggestion unterstützt, daß der Patient vollkommen gelöst und fern den alltäglichen Problemen auf einer Sommerwiese liege und sich ausruhe.

Sobald das Hypnoid erreicht ist, wird eines der sogenannten Hauptmotive vorgegeben, von denen wir hier die acht wichtigsten anführen wollen. Das erste Grundmotiv ist »die Wiese«, die als Ausgang jeder therapeutischen Sitzung dient. Der Patient wird also, nachdem er sich im somnolenten Ruhezustand befindet, aufgefordert, sich eine Wiese (ohne ausschmückende Adjektive) vorzustellen und zu schildern, was er sieht. Die Art der Wiese, die der Patient vor seinem geistigen Auge erblickt, die Anknüpfungen, die er in dem bildet, was er auf der Wiese sieht, z. B. einen Bach, ein Haus, Tiere, Pflanzen, die Nähe eines Waldes, eines Gebirges usw., die Witterung und auch sein eigenes Verhältnis zur imaginären Umgebung lassen bereits weitestgehende Rückschlüsse zu, die aufgrund des Symbolgehalts der geschilderten Bilder zu diagnostischen Einzelheiten hinführen. Aus der Wiese heraus können nun die weiteren Grundmotive entwickelt und vorgegeben werden, wobei es sich empfiehlt, möglichst den Imaginationen des Patienten die weiteren Motive anzupassen. Es sind dies: der Aufstieg auf einen naheliegenden Berg, von dessen Gipfel die Landschaft überblickt werden kann; die Verfolgung des die Wiese durchfließenden Baches bachauf- oder -abwärts; das Betreten eines auf oder bei der Wiese erblickten Hauses, das dann vom Keller bis zum Dachboden durchforscht wird; die Begegnung mit Beziehungspersonen, die real oder als Symbolgestalten gesehen werden können; die Beobachtung des Waldrandes von der Wiese aus, um die heraustretenden Gestalten zu beschreiben oder selbst hineinzugehen; das Besteigen eines Bootes, das am Ufer eines Sees auftaucht und in dem der Patient sich fortrudern läßt oder das Steuer selbst ergreift; eine Höhle, die erst von außen betrachtet wird, ob eine Symbolgestalt daraus hervortritt, und die man dann eventuell auch von innen erforschen läßt.

Die Symbolik

Es würde die Thematik dieses Buches sprengen, näher auf die Symbolgehalte der einzelnen Bilder einzugehen. Ich empfehle dem Interessierten das Studium der einschlägigen Literatur (S. Freud, C. G. Jung, A. Adler, H. Leuner usw.). Dennoch will ich im Folgenden einen kurzen Überblick zum Symbolgehalt der einzelnen Bilder geben und einen Eindruck von der Tragweite der mit den Imaginationen gemachten Aussagen vermitteln. Gleichzeitig weise ich aber nochmals darauf hin, daß hier ein analytisches Vorgehen weniger wichtig ist, da die Symbole auch als solche angesprochen und behandelt werden.

Die Wiese: Enge Begrenztheit und großflächige Unübersehbarkeit sind gleichermaßen Ausdruck von Verlassenheit und Einsamkeit. Die Art und Anzahl der selbständig assoziierten Motive geben Rückschlüsse über Phantasie und Intelligenz. Die Witterung, die Beschaffenheit des Grases und die sonstige Stimmung entspricht der Seelenstimmung des Patienten. Tiere auf der Wiese repräsentieren oft Beziehungsfiguren, die Kuh die Mutter, der Stier den Vater usw.

Der Berg: Die Höhe des Berges drückt die Höhe des Anspruchsniveaus des Patienten aus. Der Berg kann außerdem Vatersymbol sein. Der Rundblick über die Landschaft gibt Aufschluß über die Vergangenheit (hinten) und die zukünftigen Erwartungen (vorn).

Der Bach: Ein schöner, breiter Bach spricht für eine gesunde seelische Grundveranlagung, während ein schmales Rinnsal die Unterdrückung vitaler Triebe repräsentiert. Ein Versickern des Baches oder Hemmungen in seinem Verlauf weisen auf neurotische Tendenzen hin. Ein Bad im Quellwasser des Baches oder dessen Genuß kann tiefgreifende therapeutische Fortschritte im Sinne einer symbolischen Reinigung erbringen.

Das Haus: Die Art des Hauses, Schloß, Blockhaus, Wohnhaus, Geschäftshaus, Elternhaus usw. gibt ebenso Aufschlüsse wie das, was darin vorgefunden wird. Die begegnenden Personen, die Beziehung zu den einzelnen Zimmern (Schlafzimmer = Sexualsphäre etc.) lassen weitere Schlüsse zu.

Die Beziehungspersonen: Stier oder Elefant stehen meist für den Vater, die Kuh für die Mutter, andere wilde Tiere für sonstige Respektspersonen wie Lehrer usw. Der Patient kann dann durchaus auch gefragt werden, an wen ihn ein solches Tier erinnere, und wird dann meist die gemeinte Person spontan benennen können. Die Art des Auftretens dieser Tiere und ihrer Begegnung von seiten des Patienten gibt weitere Aufschlüsse.

Der Waldrand: Er dient meist als Hilfsmittel, um Symbolfiguren erscheinen zu lassen, indem man dort auf sie wartet. Er kann aber auch als schützender Unterschlupf auf der Flucht vor Angstsymbolen dienen.

Das Boot: Die Art des befahrenen Gewässers gibt ähnliche Aufschlüsse wie die Wiese. Ein kenterndes Boot läßt ähnliche Ängste für das Lebensschiff vermuten, der Retter stellt oft die unerreichte Identitätsfigur dar.

Die Höhle: Ist einerseits Bild für Schutz und Geborgenheit, aber auch, daran anknüpfend, als Uterussymbol sexuell bezugreich und kann direkt die weiblichen Sexualorgane repräsentieren. (Ebenso wie, anlehnend an das Vatersymbol Berg, der Turm phallischen Bezug aufweist.)

Die therapeutische Lenkung

Es ist keineswegs erforderlich, den Patienten zu allen angeführten Bildern hinzulenken, falls er sie nicht selbständig imaginiert. In vielen

Fällen würde ein solches Durchspielen aller Bilder ohnehin nur zu einem »Im-Kreise-Drehen« führen, indem der Patient seine Widerstände und Imaginationen durch alle Bilder hindurch mit der entsprechenden Symbolik wieder produziert.

Natürlich können die aus den einzelnen Sitzungen gewonnenen Inhalte dazu verwendet werden, um zu einem adäquateren Bild hinzulenken, das in Beziehung auf die Inhalte mehr Aussagen zuläßt. So wird man, wenn sexuelle Problematiken erkennbar sind, von der Wiese zum Haus oder zur Höhle hinlenken; wenn Angstfiguren auftauchen sollen, zum Waldrand usf. Das therapeutische Vorgehen im Sinne der Katharsis kann nun in vier Stufen vor sich gehen:

Das übende Vorgehen: Vor allem bei phobischen Syndromen wird der Patient einfach ermuntert, sich nach und nach an die symbolhaften angstbeladenen Tätigkeiten heranzuwagen, und es werden ihm kleine Hilfestellungen gegeben, bis er durch mehrmaliges Üben mit der Zeit seine Angst überwindet und die Widerstände aufgibt.

Die Symbolkonfrontation: Als Vorstufe für den nächsten Schritt wird der Patient vorsichtig darauf vorbereitet, die Konfrontation mit angst- oder affektgeladenen Symbolen zu ertragen. Indem man ihn im Schutze eines Busches, einer Höhle usw., seine Angstsymbole betrachten läßt, erfolgt die erste kathartische Auseinandersetzung mit ihnen.

Das regieführende Symboldrama: In Weiterführung der Symbolkonfrontation kann nun versucht werden, die Angstfiguren unschädlich zu machen, indem man probiert, sie zu Freunden zu gewinnen. Dies geschieht vor allem mit der einfachen Symbolsprache des Unterbewußtseins in der oralen Phase, mit der Technik des Nährens und Anreicherns. Der Patient wird angeregt, seine Angstfigur zu füttern. Will diese zunächst nichts annehmen, kann der Therapeut die Hilfssuggestion geben, daß er aber genau sehe, wie die Symbolgestalt Hunger habe und insgeheim nach dem angebotenen Futter hinschiele. So kann die Angstfigur mit der Zeit doch bewegt werden, das angebotene Futter zu vertilgen, und wird dann mit Futter angereichert, bis sie zufrieden, satt und damit ungefährlich (und moralisch zu Dank verpflichtet) ist. Als zweite Stufe folgt die Technik des Versöhnens und zärtlichen Umfangens, in der der Patient angeregt wird, körperliche Fühlungnahme zu seiner durch die Fütterung bereits umgänglich gewordenen Angstfigur aufzunehmen. Dies kann ein Streicheln, ein versöhnender Händedruck usw. sein. Diese Technik mag recht einfach, ja fast primitiv scheinen und ist dennoch durchaus nicht nur in der Sprache des Unterbewußten, sondern äußerst wirkungsvoll ebenso im »Wachbewußtsein« anzuwenden. Beispiele hierfür sind die aus der Politik und der Wirtschaft bekannten Festbankette, mit denen ebenfalls erfolgreich die Methode angewandt wird, die politischen oder geschäftlichen Angstfiguren zu nähren und anzureichern, um sie dann auch noch nach der »Versöhnung« zärtlich zu »umfangen«. Allerdings führt dabei oft das heterotoxische Einleitungsverfahren in Form von Alkohol, Nikotin usw., z. T. noch in Kombination mit anderen Verfahren, zu unterwachen Bewußtseinszuständen.

Das assoziative Vorgehen: Wie schon erwähnt, kommt es bei einigen Patienten zu selbständigen Assoziationen, die, vom Grundmotiv der Wiese ausgehend, zumeist dieselbe Problematik sozusagen in verschiedenen Bildangeboten wiederholen. Auch hier wird man in den verschiedenen Bildangeboten in der Hauptsache über das übende Vorgehen und das regieführende Symboldrama eine Lösung der Affektivität zu erreichen suchen.

Das therapeutische Verhalten

Der Behandler bleibt während der aufsteigenden Bilder des katathymen Bilderlebens möglichst passiv und stellt seine Zwischenfragen und hinlenkenden Suggestionen in knapper Form. Alle Zwischenbemerkungen werden so formuliert, als ob die Imaginationen des Patienten, auf die sie sich beziehen, Wirklichkeitscharakter hätten. Die Produktion der Bilder erfolgt oft recht schleppend, so daß der Behandler auch längere Pausen, die oft einen hinweisenden Charakter tragen, zulassen muß. Insgesamt muß das Verhalten des Behandlers darauf abgestimmt sein, daß das Schutzbedürfnis des Patienten (insbesondere bei der Behandlung von Kindern), das bei der Konfrontation mit dessen Angstsymbolen auftritt, von ihm befriedigt werden kann.

Die Altersprogression

In der Altersprogression wird dem auf übliche Weise in ein mittleres Hypnosestadium versetzten Patienten eine zukünftige Situation suggeriert, die man ihn dann schildern läßt. Dieses Verfahren ist nicht zu verwechseln mit dem Hellsehen in die Zukunft, da es nicht darauf ankommt, den realen Ablauf einer zukünftigen Situation zu erfahren, sondern den Patienten durch die Vorgabe eines Situationsmotives und eines späteren Datums zur Imaginationsbildung anzuregen.

Die geschilderten Imaginationen sind dann Ausdruck der unterbewußten Wünsche und Erwartungen an die Zukunft, die teilweise auch das Weiterbestehen pathologischer autosuggestiver Einflüsse verdeutlichen können. Die Aufgabe des Therapeuten ist es nun, die positiven Schilderungen und Ziele des Patienten entsprechend zu verstärken und suggestiv zu festigen, während die gegen die Interessen des Patienten laufenden Projektionen suggestiv umgelenkt werden müssen.

Der »hypnotische Exorzismus«

Wenn auch hier nicht der von der katholischen Kirche geübte Exorzismus gemeint ist, so hat letzten Endes auch jener die Wiederherstellung der psychischen und physischen Gesundheit des Besessenen zum Ziel und beinhaltet viele bedeutende Elemente der Hypnose. So stellt nach Auffassung der katholischen Kirche ein wesentliches Erkennungszeichen eines Besessenen die Tatsache dar, daß er paranormale Phänomene zu erbringen vermag (Hellsehen, Beherrschen von ihm zuvor unbekannten Sprachen usw.), was auch durch den hypnotischen Zustand erleichtert wird; weiter äußert er bzw. äußern die in ihn gefahrenen Teufel sich oft in »versteckten Reden« (Symbolsprache des Unterbewußtseins). Dem Exorzismus selbst geht meist eine Fastenperiode voran (autotoxische Einflüsse), und es soll der Besessene liegen (Ruhetönung). Der Exorzist (Autoritätsperson) hält ihm ein Kruzifix vor die Augen (Fixation) und beginnt daraufhin mit seinen monotonen Gebeten, die auch Aufforderungen an die bösen Geister enthalten, aus dem Besessenen auszufahren (Verbalsuggestion). Nach dem Exorzismus bleibt der vom Teufel Befreite für gewöhnlich noch einige Zeit schlafend liegen. (Übergang der Hypnose im natürlichen Schlaf, da keine besondere Rückführung erfolgt). Trotz dieser augenfälligen Ähnlichkeiten, die den Schluß nahelegen könnten, daß es sich bei den Besessenen und Umsessenen um Hysteriker, Epileptiker usw. handle, die die Anzeichen der Possessio und Obsessio aus pathologischen Zuständen heraus aufweisen, bleiben eklatante Unterschiede, die es geraten erscheinen lassen, kein vorschnelles Urteil über den römisch-katholischen Exorzismus abzugeben. So stellt z. B. eines der Hauptmerkmale der echten Possessio der Umstand dar, daß der Besessene auch auf den sogenannten »stillen Exorzismus« reagiert, den der Pfarrer nur in Gedanken betet. (Hier immer eine telepathische Hypnose annehmen zu wollen, erscheint konstruiert.) Diese Andeutungen sollen hier genügen, da der Exorzismus in dieser Form ohnehin nur Aufgabe der vom Bischof mit besonderem Auftrag versehenen Geistlichen ist. Sie mögen allerdings einen weiteren Mosaikstein für das vielgestaltige Bild menschlichen Geistes beitragen.

Der hypnotische Exorzismus hat seinen Namen von dem vorstehend beschriebenen und findet in der direkten Auseinandersetzung des Therapeuten mit den Angstgestalten seines Patienten statt, wobei man bemüht sein soll, diese »auszutreiben«.

Die Technik

Der Patient wird in ein mittleres Hypnosestadium versetzt und, ähnlich wie beim katathymen Bilderleben, angeregt, über eine Bildvorgabe (Waldrand usw.) seine Angstgestalten zu imaginieren. Handelt es sich dabei um Menschen oder menschliche und tierische Symbolgestalten, wird man selbstverständlich versuchen, diese nach der Technik des katathymen Bilderlebens durch das Nähren und Anreichern und anschließende Versöhnen unschädlich zu machen. Gelingt dies nicht oder insbesondere wenn es sich bei den Angstgestalten nicht um die üblichen Symbolfiguren, sondern um Teufel oder andere böse Geister handelt, denen mit dieser Technik nicht beizukommen ist oder die aus ethischen Gründen nicht ratsamerweise zu Freunden gemacht werden sollten, kann die Technik des »hypnotischen Exorzismus« einsetzen. Der Patient wird aufgefordert, die Angstgestalt so zu schildern, als ob er sie selbst darstellen würde, und übernimmt auf diese Weise die Rolle seiner eigenen Angstfigur, was nicht so unlogisch ist, wie es vordergründig scheinen mag, da diese ja in ihren wesentlichen Komponenten Produkt seiner Phantasie ist. Auf diese Weise wird, ähnlich wie in der Oberstufe des autogenen Trainings und in der Hypnokatharsis, durch das eigene Hineinversetzen des Patienten in die gegnerische Rolle bereits eine Bewußtmachung erzielt, die einen Teil des Affektgehaltes nimmt.

Der Therapeut übernimmt die Rolle des Exorzisten und befiehlt der Gestalt suggestiv, den Patienten in Zukunft in Ruhe zu lassen, nie wieder aufzutauchen usw. Entsprechende Suggestionen können lauten: »Laß ihn in Ruhe! Ich weiß, daß du ihm nichts tun kannst, und du weißt es auch! Heb dich fort! Ich befehle dir, nie wiederzukommen!« Selbstverständlich müssen auch hier die Suggestionen dem Situationsverlauf mit größter Einfühlung von seiten des Therapeuten angepaßt werden; auch kann diese Technik überhaupt nur dann zur Anwendung gelangen, wenn der Patient im Therapeuten eine Vaterfigur sieht (ähnlich dem exorzisierenden »Pater«), durch die er sein starkes Schutzbedürfnis während des Herbeizitierens seiner Angstfiguren befriedigt findet. In den meisten Fällen wird es sich empfehlen, den hypnotischen Exorzismus mit einer Amnesiesuggestion abzuschließen.

Das Hypnodrama

Beim Hypnodrama wird innerhalb einer Gruppe, die aus einem oder mehreren Patienten und einem Therapeuten, gegebenenfalls auch einem zweiten Therapeuten besteht, ein Patient, der zuvor in ein somnambules Hypnosestadium versetzt wurde, zum Hauptdarsteller einer Szene, die einen seiner Träume oder Konflikte darstellt. Die anderen Gruppenmitglieder bekommen von ihm die Rollen seiner Gegen- bzw. Mitspieler (er selbst und der Therapeut können erforderlichenfalls auch mehrere Rollen spielen). Die Darstellung führt zur Bewußtmachung und kathartischen Aufarbeitung vor allem von verdrängten Konfliktsituationen. Gleichzeitig kommt es zur Bildung diesbezüglicher positiver Engrammkomplexe, die später durch den Teilreiz zukünftiger ähnlicher Erlebnisse ekphoriert werden und diese richtungsweisend beeinflussen können.

Die Technik des Hypnodramas eignet sich vor allem bei tiefliegenden Konflikten und erfordert deshalb, ähnlich wie die Hypnoanalyse, eine vorsichtige »Dosierung«, um den Patienten nicht zu überlasten.

Andere Erlebnistherapieformen

Außer den erwähnten Verfahren gibt es noch andere, bei denen ein Hypnoid nur mehr oder weniger selbständig auftretende Begleiterscheinung ist, und die deshalb hier nicht eingehender besprochen werden sollen.

Es handelt sich dabei vor allem um die Technik des Psychodramas, welche wie das zuvor beschriebene Hypnodrama, jedoch ohne ausdrückliche Hypnose des Patienten abläuft (ein Hypnoid besteht durch die intensive Erlebnissituation ohnehin) und vor allem bei weniger tiefliegenden Konflikten zur Anwendung gelangt.

Auch die vor allem in der Therapie kleinerer Kinder beliebte Technik der verzauberten Familie, bei der das Kind mit einem vorgeblichen Zauberstab seine Familie beliebig verwandeln kann, schafft selbsttätig ein Hypnoid. Die aufgezeichneten oder geschilderten »Verwandlungsergebnisse« sind ähnlich den Symbolfiguren des katathymen Bilderlebens analytischer Deutung zugänglich, aber gleichzeitig auch Medium, um über weitere »magische« Umwandlungen therapeutische Ziele zu verwirklichen.

Die hypnotische Suggestionsbehandlung

In Weiterführung der analytischen und diagnostischen Techniken werden deren Ergebnisse, soweit sie einer parallelen kathartischen Behandlung nicht ausreichend zugänglich sind, als Basis für das direkte ursächliche oder symptomatische Angehen krankhafter Störungen mit hypnotischen Suggestionen verwendet. Außerdem kommt die Suggestionsbehandlung als Notfalltherapie und bei anderen, später näher beschriebenen Anwendungen, so z. B. bei der Anästhesiehypnose, zum Einsatz. Suggestionsbeispiele werden auf den Seiten 264 ff., wo nötig, mit genaueren Hinweisen für das Vorgehen gegeben, hier soll nur ein allgemeiner Verfahrensüberblick erfolgen.

Die Suggestionsbehandlung bei psychischen Symptomatiken

Die Suggestionsbehandlung psychischer Symptomatiken stützt sich, wie jede Psychotherapie, auf die vorangegangene oder begleitende analytische Diagnostik. Die zur Psychopathologie gegebenen Hinweise (Seiten 179 ff.) sind Voraussetzung für das Verständnis des Folgenden.

Anwendungsbereiche

Abhängig von der Art der Störung wird der Therapeut über die anzuwendende Methodik entscheiden, wobei die Suggestionsbehandlung immer dann angezeigt erscheint, wenn akute Vorgänge eine sofortige Unterstützung erforderlich machen, ebenso wie bei primären Störungen und charakterlichen Fehlhaltungen, die unter Umständen aus Imprägnationsphasen resultieren und allenfalls über eine hetero- oder autosuggestive Stützung der angestrebten Lebens- oder Charakterinhalte beeinflußt werden können.

Handelt es sich um irreversible Fehlprägungen, wie z. B. bei der primären Homophilie, kann die einzige Möglichkeit therapeutischer Intervention darin bestehen, den Leidensdruck zu mildern, indem die Beziehung zu der mit diskriminierenden Vorurteilen belasteten Umwelt durch charakterliche Stärkung des Patienten auf eine erträgliche Basis gestellt wird. Zwar ist dies nur eine Therapie am Symptomträger, der im Falle der primären Homophilie ja nicht seine Fehlimprägnation, sondern seine gestörte Umweltbeziehung als Leiden empfindet, aber im Interesse des einzelnen Patienten kann diese Therapie am Symptomträger oft erforderlich sein, da sie die einzige, wenn auch bescheidene Hilfsmöglichkeit darstellt. Auch bei allen anderen durch Beziehungsstörungen ausgelösten Konflikten und Störungen, ob sie nun aus den Bereichen Partnerschaft–Liebe–Familie oder Arbeit–Beruf herrühren, muß in der Praxis oft auf diese Weise vorgegangen werden, da eine Lösung des Konfliktes durch Behandlung oder Beendigung der kranken Beziehung oft nicht durchführbar ist. Denken wir an einen Arbeiter, der vielleicht schon seit vierzig Jahren unter seinem despotischen Chef leidet, an ein altes Ehepaar, das sich vielleicht schon seit der silbernen Hochzeit gegenseitig das Leben zur Hölle macht, oder an einen äußerlich benachteiligten Menschen, der sich aufgrund seiner Mißgestaltung in der Erfüllung seiner Sehnsüchte oft selbst stärker behindert, als sich dies aus der tatsächlichen Negativhaltung seiner Umwelt ohnehin ergeben würde. In allen drei Beispielen werden wir kaum in der Lage sein, die beteiligten Partner zur Beziehungstherapie zu bewegen, wenn es ihnen auch sicher gut anstehen und bekommen würde; der despotische Chef wäre sicher äußerst erstaunt, würden wir ihn auffordern, zur Behandlung seines Mitarbeiters sich miteinzufinden, und der vergrämte Ehepartner würde eine neue gegen ihn gerichtete Arglist seines Lebensgefährten vermuten, während das Einbeziehen der gesamten Umwelt des verwachsenen Menschen schlechterdings unmöglich ist. Ebenso ist in den gegebenen Beispielen eine Beendigung der Beziehung kaum durchführbar. Der Arbeiter wird keine andere Anstellung mehr finden und wäre wahrscheinlich auch zu unbeweglich, um sich in einer anderen Firma einarbeiten zu können (sonst hätte er es ja längst getan), einem Ehepaar nach der goldenen Hochzeit die Scheidung anzuraten, würde den Therapeuten selbst in den Ruf eines psychisch Gestörten bringen, und die Umwelt des Behinderten ist ohnehin überall die gleiche. So kann die Aufgabe der Therapie hier nur sein, überbewertete Konfliktauslöser auf ihren richtigen Stellenwert zurückzubringen und durch eine charakterliche Stärkung des Symptomträgers das Ertragen weiterbestehender Konfliktsituationen zu ermöglichen. In glücklichen Konstellationen kann dann, wenn ein solches therapeutisches Vorhaben gelingt, eine reflektorische Partnerbeeinflussung stattfinden und auf diesem Wege eine »Gesundung« der kranken Beziehung erfolgen. Allein aus den oben angeführten Beispielen ist ersichtlich, wie wenig für solche Menschen, die einen erheblichen Teil der Patienten mit allen möglichen, selbstverständlich auch somatischen Symptomatiken ausmachen, mit Medikamenten getan werden und wie eine psychotherapeutische Behandlung hier der einzige Ausweg sein kann.

Bei allen Beziehungsstörungen ist natürlich die Mitbehandlung des

Partners vorzuziehen, wo immer dies möglich ist; dadurch wird die Erfolgsaussicht der Therapie bedeutend günstiger. Dies ist besonders dann ausschlaggebend, wenn ein überwiegendes Fehlverhalten des Partners die Störung hervorruft, wie dies meist bei kindlichen Patienten der Fall ist, die unter fehlerhaften Erziehungsmethoden im weitesten Sinne zu leiden haben. Hier bilden die Symbolfiguren aus dem katathymen Bilderleben oft einen guten Anhalt, um die Eltern über die Erklärung der Inhalte zu einer Teilnahme an der Therapie zu bewegen, die sich z. B. unspezifisch auf das autogene Training erstrecken kann.

Eine weitere Domäne der Suggestionstherapie stellen die sogenannten bedingten Reflexe dar, die I. P. Pawlow mit seinen bereits erwähnten Tierversuchen erforschte. So bekam ein Hund sein Fressen über einen längeren Zeitraum jedesmal mit einem bestimmten Klingelzeichen vorgesetzt. Nach kurzer Zeit genügte dann das Klingelzeichen allein, um bei dem Hund die Speichelsekretion auszulösen. Es wurde also ein Engrammkomplex engraphiert (Fressen/Klingelzeichen–Speichelsekretion), der dann allein durch den Teilreiz des Klingelzeichens ekphoriert wurde. Genau das gleiche geschieht bei länger bestehenden psychischen oder somatischen Störungen, indem Symptome als Teile von Engrammkomplexen an bestimmte Situationen oder Tätigkeiten gebunden werden und auch nach der Verarbeitung der auslösenden psychischen Ursachen oder der medikamentösen, chirurgischen oder sonstigen Beseitigung organischer Grundlagen beim Auftreten des Teilreizes der entsprechenden Situation oder Tätigkeit wieder ekphoriert werden und die Störung so weiterbestehen machen. Da es sich hier um autosuggestive Einflüsse handelt, ist es auch logisch, diesen Circulus vitiosus mit der Suggestionstherapie zu durchbrechen. Es handelt sich hier eigentlich gar nicht um eine echte Suggestion, sondern vielmehr um eine Dehypnotisation! So mag manches Huneke-Phänomen in der Neuraltherapie der anästhetischen Wirkung des Prokain zuzuschreiben sein, indem dadurch ebenfalls eine Durchbrechung des Circulus vitiosus erfolgte, die zur autosuggestiven Dehypnotisation führte (womit nicht gesagt sein soll, daß die Neuraltherapie nicht auch über andere Mechanismen wirkt).

Grundsätze bei der Anwendung

Wie erwähnt, sollen die spezifischen Anwendungen bei den einzelnen Indikationen in Kapitel 8 behandelt werden. Das hier Geschilderte bezieht sich auf Grundsätzliches und gilt im wesentlichen auch für das später beschriebene Vorgehen in der Suggestionsbehandlung somatischer und gemischter Symptomatiken.

Nicht nur, wo es grundsätzlich um die Therapie primärer Persönlichkeitsstrukturen geht, die generell nur in Kombination mit autohypnoiden Suggestionstechniken erfolgversprechend ist, sondern auch überall da, wo tatsächliche Konflikte aus irgendwelchen Bereichen während und nach der Therapie weiterbestehen, muß es Ziel der Therapie sein, neben den direkt gegen die Symptomatik und die Ursachen gerichteten Suggestionen eine Unterstützung des Patienten in Richtung auf seine Ermutigung und Kräftigung anzustreben, die ihn in den Stand versetzt, änderungsfähige Umweltbedingungen zu ändern und feststehende besser zu ertragen. Auf diese Weise können viele sonst zwangsläufige Rezidive vermieden werden, da der Patient ja nach Beendigung der Therapie den suggestiven Einflüssen seiner Konflikte wieder allein und auf sich selbst gestellt ausgesetzt ist. Diese Forderung hat schon J. H. SCHULTZ in einzigartig klarer Weise formuliert, worauf ich bereits bei der Behandlung des autogenen Trainings hingewiesen habe. Sie kann ohne Bedenken zum Postulat für die gesamte Psychotherapie erhoben werden, da ja jeder Patient allein schon durch sein Patientsein beweist, daß er Daseinsforderungen und -problematiken unzureichend verarbeitet. Freilich sind uns in der Praxis in vieler Hinsicht Grenzen gesetzt, und es wird in vielen Fällen eine schwerpunktmäßige Therapie den ärgsten Leidensdruck lindern müssen.

Die Fokaltherapie

So gibt es auch in der Psychotherapie das Verfahren der Fokusbehandlung, bei dem in Abstimmung mit dem Patienten ein als Brennpunkt der krankhaften Störung erscheinendes Hauptproblem herausgearbeitet und direkt behandelt wird, um auf diese Weise eine reflektorische Selbstheilungstendenz für die übrige Symptomatik auszulösen. Einer solchen symptomorientierten Fokaltherapie sind vor allem sekundäre, noch nicht sehr lange bestehende Störungen zugänglich. Die Suggestionen erfolgen nach den beschriebenen Regeln, wobei vor allem zu beachten ist, daß im Vordergrund das Bemühen um die Indifferenzierung affektiver Auslöser zu stehen hat.

Die Fokaltherapie gliedert sich in die folgenden Grundschritte (nach H. G. RECHENBERGER): Nach einer genauen Anamnese wird mit dem Patienten anhand der Leitsymptomatik ein Fokus erarbeitet und ihm ein Einblick in die Psychogenese und den Aufbau der Störung gegeben. Als zweiter Schritt werden alle Möglichkeiten zur Lösung des Konfliktes zusammen mit dem Patienten in allen Konsequenzen durchgearbeitet. Als dritter Schritt wird dann die vom Patienten gewählte Möglichkeit mit der Psychotherapie unterstützt (auch Stärkung des Charakters im Sinne der erwünschten Eigenschaften durch autohypnoide Verfahren und heterosuggestive Unterstützung). Den letzten Schritt bildet die Ablösung vom Therapeuten und der Therapie, die ausschleichend erfolgt.

Die Symptomverschiebung

Das Phänomen der Symptomverschiebung, das wir vom somatischen Bereich durch die ausgezeichneten Darstellungen H. H. RECKEWEGS in seiner Homotoxinlehre kennen, begegnet uns vielfach auch in der Psychotherapie, wenn z. B. aus der Anamnese ersichtlich ist, daß ein Zählzwang zum Waschzwang und dann zur Alkoholkrankheit »verschoben« wurde.

Immer wieder trifft von seiten der Freudianer die Suggestionstherapie der Vorwurf, lediglich ein symptomzudeckendes Verfahren zu sein, welches eine solche Verschiebung zwangsläufig zur Folge habe. Dies kann natürlich immer dann, wenn eine nicht ursächliche Behandlung stattfindet, wie wenn z. B. im somatischen Bereich aus dem chemotherapeutisch kupierten Hautausschlag ein Asthma wird, tatsächlich auch durch eine nur symptomorientierte Psychotherapie, wenn auch nicht zwangsläufig, geschehen. Einerseits ist aber die Suggestionstherapie nicht grundsätzlich eine Arbeit am Symptom, sondern, wie wir gesehen haben, meist Bestandteil einer zweigleisigen Psychotherapie, die durch die Anwendung hypnotischer Techniken auch im analytischen Bereich entscheidend zur Aufdeckung der Störungsursachen beitragen kann und damit die beste Voraussetzung für eine ursächliche Behandlung in sich trägt, andererseits kann eine symptomorientierte Fokaltherapie durchaus, wie bei einem sanierten Zahn, zur Auslösung einer Selbstheilungstendenz ohne Symptomverschiebung führen.

Das von einigen Therapeuten in der Fachliteratur empfohlene Vorgehen, dem Patienten ein harmloses Restsymptom zu belassen, um eventuell weiterbestehende Störungsfaktoren darauf hinzulenken und damit die gefürchtete Symptomverschiebung zu vermeiden, kann nicht gutgeheißen werden, da diese Restsymptome als Teilreize bewirken können, daß der gesamte Symptomkomplex von neuem ekphoriert wird.

Die Suggestionsbehandlung bei somatischen und gemischten Symptomatiken

Sicher ist in den vorangegangenen Kapiteln klar zum Ausdruck gekommen, daß nach meiner Überzeugung jedes krankhafte Geschehen im tiefsten Grunde psychogenetischer Natur ist, deshalb habe ich in der Überschrift zu diesen Ausführungen bewußt die Bezeichnung somatische und gemischte Symptomatiken gewählt, um der Differenzierung, die schon durch den Begriff der »psychosomatischen Erkrankung« zum Ausdruck kommt, zu entgehen. Dennoch ist es selbstverständlich geboten, akute somatische Symptomatiken anders anzugehen, als »nur« psychische Störungen und deshalb entsprechende Unterscheidungen vorzunehmen (siehe hierzu auch die Ausführungen zur Psychopathologie).

Anwendungsbereiche

Detaillierte Indikationshinweise werden in Kapitel 8 gegeben. Grundsätzlich können nahezu alle somatischen Symptome direkt suggestiv angegangen werden, sicher wird es aber in vielen Fällen im Verhältnis zum Aufwand oder mit Rücksicht auf die Dringlichkeit des Eingriffs ratsam sein, eine medikamentöse, chirurgische oder sonstige Behandlung vorzuziehen, wobei die Hypnosebehandlung, wie erwähnt, durchaus auch Notfalltherapie sein kann (z. B. bei Colitis ulcerosa und im Status asthmaticus). Der Hauptanwendungsbereich der Suggestionstherapie liegt bei somatischen und gemischten Symptomatiken deshalb da, wo die Psychogenese am offensten aufscheint, wo sozusagen der Weg von der Idee zur körperlichen Verwirklichung, zum Symptom, am kürzesten ist. Dies ist nicht nur bei einer bestimmten Gruppe von krankhaften Störungen (siehe Seiten 264 ff.), sondern auch bei einer bestimmten Patientengruppe der Fall. Die Gesichtspunkte, die hier für eine Psychosomatik im engeren Sinne sprechen, sind: neurasthenischer Konstitutionstyp (Irisdiagnose), vegetative Labilität, Überempfindlichkeit der sensorischen Eintrittspforten, zwanghafte und bzw. oder introvertierte Persönlichkeiten und vorangegangene Schicksalssituationen.

Grundsätze bei der Anwendung

Hier gilt im wesentlichen das für die Anwendung bei psychischen Symptomen Beschriebene ebenfalls. Oft mehr noch als dort wird ein somatisches Symptom einen starken Leidensdruck auf den Patienten ausüben oder auch eine unmittelbare Gefahr bedeuten, so daß schon vor der Analyse und ursächlichen Therapie Sofortmaßnahmen durch direkt symptomgerichtete Suggestionen (auch hier neutralisierend) eingeleitet werden müssen. Das sollte natürlich nicht dazu verführen, daß die Therapie nach eingetretener Besserung des Hauptsymptoms als erfolgreich und abgeschlossen angesehen wird, und eine vorsichtige Aufklärung des Patienten kann erforderlich sein, um einen vorzeitigen Behandlungsabbruch durch ihn selbst zu verhindern, sobald er sich vom ärgsten Leidensdruck befreit sieht.

Sehr viel weniger noch als bei der Suggestionsbehandlung psychischer Symptome kann bei der Behandlung somatisch manifester Erkrankungen nach der erfolgten Ausräumung ihrer psychischen Ursachen unbedingt ein sofortiges Verschwinden der Beschwerden erwartet werden. Zum einen ist natürlich auch hier die Möglichkeit des Weiterbestehens eines Circulus vitiosus gegeben, der durch spezielle Suggestionen neutralisiert werden muß, zum anderen kann z. B. bei einem bereits Jahre oder Jahrzehnte andauernden Asthma bronchiale mit bestehenden Thoraxveränderungen und Emphysem nicht damit gerechnet werden, daß mit der Beseitigung der psychischen Ursache durch die Hypnosetherapie gleichzeitig die sofortige Ausheilung und Symptomrückbildung erfolgt. Der Patient wird nach vielen Hypnosen zu einer Erleichterung und Anfallsfreiheit gelangen, während die generelle Besserung der organischen Grundlage für die Lungentätigkeit Monate und Jahre in Anspruch nimmt und nur innerhalb der allgemeinen Regenerationsfähigkeit des betreffenden Organismus überhaupt möglich ist. Wunder sollten deshalb auch von der Hypnotherapie nicht erwartet werden.

Neben den in den Einzelindikationen beschriebenen gezielten Suggestionen gibt es einige Standardsuggestionen, die bei allen Anwendungen eine günstige Wirkung entfalten können. Dazu gehört vor allem die schon erwähnte, von B. STOKVIS stammende Formulierung: »In diesem vertieften Ruhezustand erholt sich das gesamte Nervensystem!«, die bei Colitis ulcerosa lebensrettend sein kann.

Vor allem bei diffusen organischen Beschwerden mit Generalisationstendenz ohne erkennbare organische Grundlage empfiehlt sich die Suggestion: »Alle körperlichen Erscheinungen [Beschwerden] werden gleichgültig« (D. LANGEN). Besonders bei an der Suggestionswirkung Zweifelnden kann es nützlich sein, zur Vermeidung von negativen Autosuggestionen gegen die Therapie, in der Hypnose ein Leitsymptom der Störung bewußt suggestiv zu verstärken und den Patienten damit erleben zu lassen, wie einfach seine Symptomatik suggestiv hervorgebracht werden kann. Hierdurch gelingt es meist, ihn zu überzeugen, daß sie auch einer suggestiven Behandlung zugänglich ist.

Auch bei der Suggestionsbehandlung somatischer Störungen durch autosuggestive und gemischte Methoden (autogenes Training und gestufte Aktivhypnose) gilt der Grundsatz, daß der Herausarbeitung der formelhaften Vorsatzbildungen bzw. der wandspruchartigen Leitsätze zur Stärkung der erwünschten Charaktereigenschaften und damit der ursächlichen Behandlung die Indifferenzsuggestion für den entsprechenden Körperteil vorangehen muß.

Die Anästhesiehypnose als Narkoseunterstützung oder -ersatz

Wie wir bereits gesehen haben, ist in der Hypnose die Beeinflussung sämtlicher Empfindungen, also auch der Schmerzempfindung, möglich. Diese Tatsache macht man sich nicht nur in der Behandlung von Schmerzzuständen, die Symptome psychischer oder somatischer Störungen sind, zunutze, sondern auch zur Anästhesieerzeugung bei chirurgischen Eingriffen sowie zur Lösung von Verspannungen und Verkrampfungen und zur Schmerzminderung bei Geburten. Der Bogen der Möglichkeiten reicht dabei vom suggestiven Abbau übermäßiger Schmerzhinwendung bis zur suggestiv erzeugten absoluten Anästhesie, die die gleiche völlige Empfindungslosigkeit zu erbringen vermag, wie sie sonst nur noch durch die Leukotomie (Durchtrennung der Verbindung der weißen Hirnsubstanz zwischen Präfrontallappen und übrigem Gehirn, bei strengster Indikationsstellung u. a. zur Ausschaltung schwerster Schmerzzustände) erzielt werden kann. Die Anästhesiehypnose übertrifft somit noch die Wirkung der stärksten Narkotika.

Bei einem Operationsteam wird der Aufwand einer hypnotischen Anästhesie kaum größer sein als der einer durch Narkotika erzeugten, wenn der Narkosearzt mit der Hypnose betraut wird. Dabei bietet sie aber den unschätzbaren Vorteil, daß sie keinerlei toxische Belastung für den Organismus mit sich bringt und dadurch chirurgische Eingriffe auch dann noch durchführbar sind, wenn ein geschwächter Organismus durch die Belastung der üblichen Chemonarkose gefährdet wäre. Natürlich fällt auch der übliche »Narkosekater« bei der hypnotischen Anästhesie weg. Eine wesentliche Erleichterung für den Chirurgen stellt auch die Tatsache dar, daß bei den in Hypnose durchgeführten Eingriffen, vor allem nach entsprechender Suggestion, weniger Tendenz zur Wundblutung besteht, ähnlich wie in der Narkose mit Blutdrucksenkung.

Den Umstand, daß der Patient auch in der Chemonarkose während der Operation über sein Unterbewußtsein das Gesprochene als indirekte Suggestion aufnimmt, kann man sich während der hypnotischen Anästhesie nicht nur dadurch zunutze machen, daß das Operationsteam entsprechend instruiert wird und vor allem keine ungewollten Negativsuggestionen gibt (so mancher »zum Nachsehen« eröffnete Kranke, der ohne therapeutische Maßnahme wieder verschlossen wurde, weil sich während des Eingriffs zeigte, daß nach den Regeln der Kunst eine chirurgische Behandlung sinnlos oder undurchführbar war, mag seinen schnellen Exitus nach der Operation nicht nur dem fortgeschrittenen Stadium seiner Erkrankung, sondern auch den während des Eingriffs von seinem Unterbewußtsein aufgenommenen indirekten, ungewollten Negativsuggestionen verdanken), sondern auch, daß der »Hypnonarkosearzt« neben den Anästhesiesuggestionen allgemein positive, unterstützende und kräftigende Suggestionen gibt.

Der Anwendung der Hypnose für die Anästhesieerzeugung kommt ein weiterer förderlicher Umstand entgegen: die Situation, in der sie zur Anwendung gelangt, stellt immer einen Ausnahmezustand dar (Operation, Zahnarzt, Geburt), der den Patienten besonders suggestibel macht (Motivation).

Die Narkoidhypnose

Hierunter verstehen wir eine Narkose ohne Verwendung irgendwelcher Chemonarkotika allein durch die Hypnose. Sie ist vor allem dann indiziert, wenn, wie z. B. bei schweren Verbrennungen oder Herz-Kreislauf-Belastungen, eine Chemonarkose aufgrund ihrer Toxizität den Organismus zu stark belasten würde. Da jedoch eine wenn auch geringe Gefahr besteht, daß während eines Eingriffs die Hypnose infolge irgendwelcher Umstände unterbrochen wird, sollte die Narkoidhypnose nur bei strenger Indikationsstellung zur Anwendung gelangen.

Die Hypnoseeinleitung erfolgt, damit ein möglichst tiefes Stadium erreicht wird, am besten mit der fraktionierten Methode; falls es die Umstände zulassen, ist es natürlich sinnvoll, wenn eine Hypnose oder zumindest ein Gespräch vorangegangen ist, in dem der Hypnotisator sich von der Suggestibilität des Patienten überzeugen konnte.

Nach der Einleitung und den vertiefenden Suggestionen wird der betreffende Körperteil zunächst durch gezielte Indifferenzsuggestionen aus dem Bewußtsein gerückt, unterstützend schließen sich Kältesuggestionen an, die an die erstrebte Gefühllosigkeit gekoppelt werden. Entsprechende Suggestionen können (unter mehrfacher leicht abgewandelter Wiederholung) lauten: »Völlig gelöst liegen Sie da, wie auf einer Sommerwiese, auf der Sie sich ausruhen. Nur meine Stimme ist wichtig für Sie, und alles, was ich Ihnen sage, wird genau eintreffen. Alles, was um Sie herum vorgeht, ist gleichgültig, und ganz gelöst geben Sie sich dieser tiefen Ruhe hin und horchen auf meine Stimme. Ich streiche jetzt mit meiner Hand über Ihr rechtes Bein, und Sie werden gleich spüren, wie mit jedem Strich Ihr Bein kälter und kälter wird. Ganz kalt und gefühllos wird Ihr Bein, mit jedem Strich immer kälter und gefühlloser. Vollkommen gleichgültig wird Ihr Bein, so als ob es nicht mehr zu Ihnen gehören würde, und verbleibt in diesem Zustand, bis ich Ihnen sagen werde, daß das Gefühl langsam zurückkehrt« [diese letzte Suggestion halte ich in Verbindung mit der Indifferenzsuggestion vor allem bei Eingriffen an den Extremitäten für wichtig, um unterbewußten Amputationsängsten vorzubeugen]. »Ganz kalt und vollkommen gefühllos ist Ihr Bein schon geworden, vollkommen gleichgültig, und Sie hören nur auf meine Stimme und werden Ihr Bein erst wieder spüren, wenn ich es Ihnen sage« usw.

Die erreichte Anästhesie kann nun durch einen Einstich mit einer Injektionskanüle überprüft werden. Wie schon erwähnt, wird die Einstichstelle nicht bluten. Gegebenenfalls kann die Annahme der Suggestionen erleichtert werden, indem der Hypnotisator vorgibt, eine anästhesierende Injektion zu machen, und tatsächlich einen »Leereinstich« vornimmt oder nur simuliert, um der Suggestion eine pseudologische Unterstützung zu geben.

Außer den während des Eingriffs ständig zu wiederholenden Anästhesiesuggestionen erfolgt, wie angedeutet, eine Ablenkung des Patienten durch Hinführung zu Ruhebildern (entsprechende Lieblingsbeschäftigungen des Patienten sollten zuvor im Gespräch eruiert worden sein, um dann durch die Suggestion dieser vertrauten Bilder die Vorstellbarkeit zu erleichtern), und es werden stärkende und positiv stützende Suggestionen eingeflochten wie z. B.: »In diesem vertieften Ruhezustand erholt sich das gesamte Nervensystem. Dieser vertiefte Ruhezustand regeneriert den gesamten Organismus und stärkt die körpereigenen Abwehrkräfte.« In den Suggestionen sollte kein direkter Bezug zum Eingriff hergestellt werden, damit nicht die Aufmerksamkeit auf das Geschehen gelenkt wird.

Die Rückführung aus der Hypnose erfolgt wie normal, wobei die Anästhesiesuggestion, wenn es ratsam erscheint, um postoperative Schmerzzustände abzuschwächen, nicht zurückgenommen werden muß, da sich ihre Wirkung von selbst nach und nach abschwächt.

Die Hypnonarkose

Hierunter verstehen wir eine durch Hypnose unterstützte Chemonarkose. Gegenüber der normalen Narkose können 30 bis 50 Prozent der Narkotika eingespart werden, was zu einer wesentlich geringeren toxischen Belastung des Organismus führt. Andererseits besteht aufgrund der verwendeten Narkotika kaum die Gefahr, daß der Patient während des Eingriffs aus der Hypnose »erwacht«, doch bleiben alle anderen bereits angeführten Vorteile der hypnotisch induzierten Anästhesie erhalten (geringere Belastung des Organismus, positive suggestive Beeinflussung während des Eingriffs, geringeres Bluten).

Aus diesen Gründen würde die Hypnonarkose eigentlich die »Narkose der Wahl« in allen Fällen sein, wo die Voraussetzungen des suggestiblen Hintergrunds sie zulassen; sie wird aber, vor allem aus Unkenntnis, relativ wenig eingesetzt. Die Anwendung ist die gleiche wie bei der Narkoidhypnose, nur mit dem Unterschied, daß das dort nur verbal und scheinbar applizierte Narkotikum tatsächlich verabfolgt wird, wenn auch in entsprechend reduzierter Dosierung.

Die Hypnose bei kleinchirurgischen und diagnostischen Eingriffen

Sie kommt zur Anwendung beim Zahnarzt, HNO-Arzt, Urologen usw. Auch hier, besonders beim Zahnarzt, ist wegen der zumeist vorhandenen Angst (infolge der allgemeinen Negativsuggestion) vor der Behandlung und des intensiven Verlangens nach Hilfe eine Ausnahmesituation gegeben, welche die Suggestibilität wesentlich erhöht und dadurch die Möglichkeiten der Therapieunterstützung durch suggestiv erzeugte Anästhesie usw. verbessert. Nicht nur die Anästhesiesuggestion kann in diesem Bereich nützlich sein, sondern vor allem auch die suggestive Unterdrückung des die Behandlung störenden und für den Patienten unangenehmen Würgereflexes bei der Berührung des Gaumenzäpfchens.

Die Suggestionen sind ähnlich aufgebaut wie die zuvor erwähnten. Die in diesem Bereich ohnehin gegebene halbliegende Stellung des Patienten erleichtert die zwanglose Ruheeinstimmung. Die meisten Suggestionen lassen sich nach Art von Wachsuggestionen aus dem Gespräch heraus entwickeln, wobei der Patient aufgefordert werden kann, die Augen zu schließen. Für die Unterdrückung des Würgereflexes reicht meist eine bestimmt ausgesprochene Wachsuggestion aus, während eine normale Hypnoseeinleitung über die Fixation erfolgen sollte, wenn eine tiefgreifende Anästhesie erzeugt werden soll. Zweckmäßigerweise wird hier nicht von Hypnose, sondern von einem vertieften Ruhezustand gesprochen.

Eine gewisse Schwierigkeit besteht darin, daß der Arzt sich schwer gleichzeitig auf seine Arbeit und auf die Suggestionen konzentrieren kann. Abhilfe bietet hier die Benutzung eines Tonbandes mit Standardsuggestionen (eventuell beruhigende Musikunterstützung), das der Arzt selbst besprochen hat, und die Verwendung von Kopfhörern, die gleichzeitig die angstbeladenen Geräusche der Behandlungsapparaturen fernhalten. Die Einleitung sollte natürlich persönlich erfolgen, um Spontanhypnosen auszuschließen. Nützlich ist, wenn der Patient das autogene Training beherrscht; er wird sich dann in den meisten Fällen ohnehin die entsprechenden Autosuggestionen geben. Bei Kindern kann unterstützend die Suggestion erteilt werden, daß sie sich ihr Lieblingsfernsehprogramm vorstellen sollen (ähnlich der Tagtraumtechnik des katathymen Bilderlebens).

Die Hypnose in der Geburtshilfe

Auch bei der Geburt handelt es sich, wiewohl ein natürlicher Vorgang, um eine angstbesetzte Situation, wodurch wiederum die Suggestibilität gefördert wird. Wie wir schon gesehen haben, führen Negativsuggestionen über Generationen in der Erziehung und durch Umwelt, Medien usw. zur Bildung und Verstärkung des Engramms, daß es sich hier um einen ungeheuer schmerzhaften Vorgang handle. H. G. Rechenberger spricht von der »Höheren-Töchter-Mentalität«, die immer noch der Grundtenor in den Erziehungskünsten vieler Mütter ist und die in der Vermittlung der Anschauung gipfelt, daß eine Frau das notwendige Übel des männlichen Sexualismus über sich ergehen lassen müsse, um sich damit ihre Versorgung zu erkaufen. Diese Haltung kommt auch in dem heute noch in der sogenannten Rechtsprechung verankerten »Kranzgeld« zum Ausdruck. Es liegt auf der Hand, daß eine so beeinflußte Frau nicht nur Schwierigkeiten haben wird in ihrer menschlichen Lebenserfüllung, sondern auch kaum ein gesundes Verhältnis zu ihrer Geschlechtlichkeit finden kann und ihre Konflikte über das ohnehin negativ emotionell geladene Geschlechtliche somatisieren wird. Neben Frigidität, Periodenschmerzen, Myomen usf. können natürlich auch übermäßige Beschwerden bei Geburten die Folge sein. Bei der Lösung dieser suggestiv erzeugten Spannungen mit der Hypnose handelt es sich also im Grunde auch um eine Desuggerierung!

Daß die Hypnose auch wegen ihrer fehlenden Toxizität jeder anderen

Narkoseunterstützung bei der Geburtshilfe vorzuziehen ist, erfordert keine nähere Erläuterung, da kaum ein Medikament nicht die Gefahr einer Schädigung des Kindes in sich trägt.

Auch hier muß nicht von Hypnose gesprochen werden, sondern reichen im allgemeinen Ruheübungen wie die Hinlenkung auf die Atmung und das erwartete Kind aus. Zusätzliche Suggestionen können die allgemeine Gelöstheit und die suggestive Koppelung der Wehen an Müdigkeit und Ruhe beinhalten. Sinnvoll ist natürlich ein Erlernen des autogenen Trainings schon während der Schwangerschaft. Neben der allgemeinen Ruhigstellung und Spannungslösung kann beim autogenen Training vor allem die freudige Erwartung des Kindes in den Mittelpunkt gestellt werden. K. H. Lukas hat in seiner *Psychologischen Geburtserleichterung* ausführliche Techniken erarbeitet.

Die Hypnose in Kombination mit anderen Therapieverfahren

Die Hypnose läßt sich mit nahezu allen anderen Therapieverfahren kombinieren, und es erfolgt durch eine sinnvolle Kombination eine gegenseitige Befruchtung und Potenzierung der Wirkung. Zum einen gewinnt der Suggestionseinfluß durch die logische bzw. pseudologische Erklärung (pseudologisch bei Placebos oder nur scheinbar verabfolgten Medikamenten), daß das andere Verfahren mithilft, an Wirksamkeit, zum anderen findet tatsächlich eine breitere Abdeckung des Beschwerdebildes statt.

Magnetopathie

Die Magnetopathie nimmt unter den mit der Hypnose kombinierbaren Behandlungsverfahren eine Sonderstellung ein, da sie, wie wir gesehen haben, sich vollkommen zwanglos in die Therapie einbauen läßt, und eine Unterstützung der Suggestionen mit haptischen Reizen schon im Sinne einer Bewußtseinshinlenkung auf das angesprochene Organ oder den Körperteil und einer Somatisierung der verbalen Suggestion auch ohne mesmerischen Hintergrund sinnvoll erscheint. Darüber hinaus haben beide Verfahren noch weitere entscheidende verbindende Gemeinsamkeiten, die ihre Verbindung auch in der Behandlung nahelegen. So ist sowohl die Hypnose als auch die Magnetopathie ein Heilverfahren ohne stoffliches (materielles) Medium, ohne Medikament also, und ohne materiellen Eingriff in den Körper des Patienten. Beide

Verfahren bieten außerdem die Möglichkeit, die mit ihnen beabsichtigte Suggestionswirkung (im weitesten Sinne) ausschließlich den Wünschen des Patienten anzupassen und so keine unbeabsichtigten und unerwünschten zwangsläufigen Nebenwirkungen und Therapieschäden zu erzeugen. Für das Verständnis dieses Satzes erinnere ich an meine These, daß alle Therapieverfahren überhaupt im weitesten Sinne suggestiver Natur sind, da ja immer eine Beeinflussung des Patienten stattfindet, ansonsten wären sie wirkungslos. Daß die im Falle einer krankhaften Störung erwünschte Beeinflussung z. B. bei vielen Chemotherapeutika nur eine von deren Wirkungen ist, die von den anderen nicht isoliert werden kann, ist bekannt. Es werden deshalb mit der Einnahme solcher Medikamente auch Suggestionen gegeben und zwangsläufig angenommen, die nicht nur weder vom Therapeuten noch vom Patienten erwünscht sind, sondern in Form der unerwünschten Nebenwirkungen sogar oft den Interessen des Patienten direkt zuwiderlaufen.

Die mit den Händen durchgeführte Behandlung, von der das »Behandeln« seinen Namen hat, ist auch geschichtlich nicht erst seit dem wissenschaftlichen Wiederentdecker F. A. MESMER mit der Hypnose verbunden. Bereits die in der Bibel berichteten Wunderheilungen zeigen die Einheit vom »Handauflegen« und der »Verbalsuggestion«.

Es würde den Rahmen des Themas sprengen, die magnetopathische Technik hier ausführlich zu erläutern. Wesentliche Hinweise wurden bereits bei der Erörterung der haptischen Verfahren (Seiten 101 ff.) gegeben, Grundlagen wurden bei der Fluidumtheorie (Seiten 37 ff.) besprochen. Der Behandler, der sich berufen fühlt, das Verfahren nicht nur als haptische Unterstützung einzusetzen, möge sich in den Werken F. A. MESMERS näher informieren.

Andere Verfahren

Die Kombination mit anderen Therapieverfahren ist recht einfach, indem in einer anschließenden oder vorangehenden Hypnose die therapeutischen Maßnahmen in ihrer Wirkung suggestiv verstärkt werden oder indem, wo dies möglich ist, diese Maßnahmen direkt in der Hypnose durchgeführt werden (z. B. Akupunktur). Entsprechende Suggestionen können z. B. lauten: »Ich werde Ihnen nach dieser Hypnose ein Medikament verordnen, das die Wirkung der Hypnose unterstützt und Sie endgültig von Ihrem Herzklopfen befreien wird«, oder bei einmaligen Gaben von Homöopathika: »Ich werde Ihnen jetzt zusätzlich fünf Tropfen eines hochwirksamen Medikamentes auf die Zunge träufeln, die dazu beitragen, Ihr Herzklopfen wegzunehmen. Öffnen Sie jetzt den Mund und strecken Sie die Zunge heraus...« Genau so gut können mit der entsprechenden suggestiven Unterstützung neuraltherapeutische und andere Injektionen in Hypnose verabfolgt, Akupunkturnadeln gesetzt werden usf. Bekannte Wirkungen, die diese Maßnahmen auslösen, können dabei verbal angesagt und dadurch zur Verstärkung des Engramms, daß alle Suggestionen eintreffen, verwendet werden. So begleitet man z.B. eine neuraltherapeutische Injektion mit der Suggestion: »Sie werden gleich an der Injektionsstelle ein pelziges Gefühl spüren...« usw.

Ein wichtiger Grund, der für die Kombination der Suggestionstherapie mit anderen Therapieformen, vor allem mit medikamentösen Verfahren, wie Spagirik, Homöopathie usw. spricht, ist die Tatsache, daß insbesondere dem einfachen Patienten durch das materielle Medium des Medikamentes die Annahme der Suggestion und ihre Umsetzung auf seine körperlichen Beschwerden wesentlich erleichtert wird.

Alle diese Grundsätze auch außerhalb der eigentlichen Hypnotherapie in der Behandlung mit anderen Verfahren zu berücksichtigen, ist eine der Künste, die einen guten Behandler ausmachen. Die Art der seelischen Führung eines Patienten, die Weise, eine Arznei zu verordnen oder eine Behandlung durchzuführen – alles Handlungen voll von suggestiven Elementen – ist mit ausschlaggebend für die therapeutische Wirksamkeit. Nochmals sei darauf hingewiesen, daß jede therapeutische Maßnahme im weiteren Sinne n u r suggestiver Natur und im engeren Sinne a u c h suggestiver Natur ist.

Vergleichende Darstellung zwischen der Beeinflussung eines Patienten mit 1. Suggestionstherapie und 2. Therapie mit einem trizyklischen Antidepressivum am Beispiel einer reaktiven Depression

1.

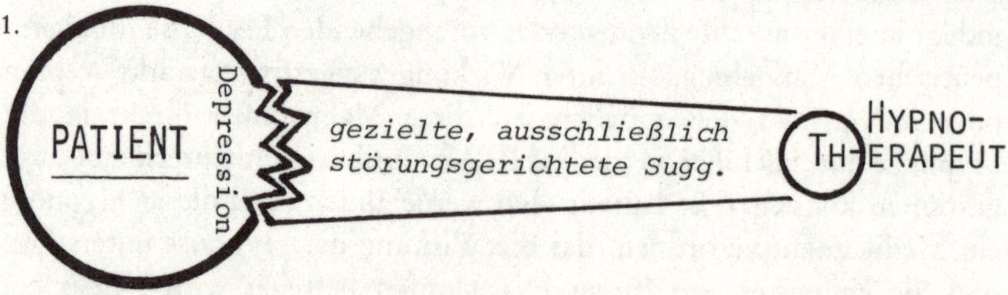

Mit der Suggestionstherapie werden lediglich störungsgerichtete Suggestionen ohne unerwünschte und unkontrollierbare Nebenwirkungen erteilt!

2.

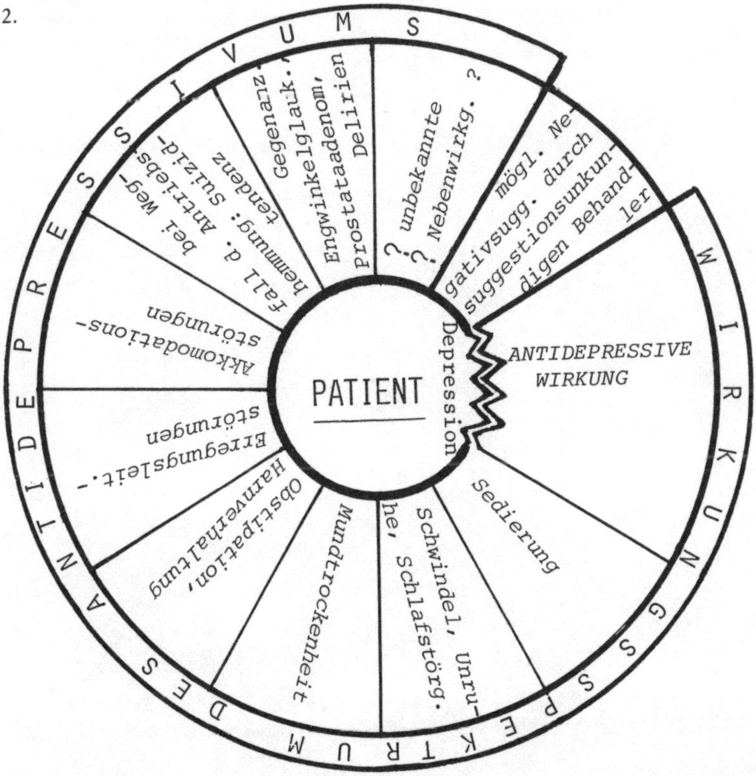

Beim trizyklischen Antidepressivum bildet die störungsgerichtete Wirkung eine untrennbare Einheit mit dem gesamten Wirkungsspektrum, das, wie am oben stehenden Beispiel ersichtlich wird, eine erhebliche Anzahl unerwünschter und schwer kontrollierbarer Nebenwirkungen (= Suggestionen) ebenfalls enthält.
Diese werden, nolens volens, mitverabfolgt!
Sinngemäß gilt dies für viele, wenn nicht die meisten anderen Chemotherapeutika ebenfalls.
(Quelle für Wirkungen, Neben- und Wechselwirkungen eines trizyklischen Antidepressivums: Rote Liste 1977/78)

8. Die Indikationen

Allgemeines

Wie J. H. SCHULTZ schon sagte, ist eine »Indikationsliste für die Hypnosetherapie kaum zu erstellen, da grundsätzlich alles funktionelle Geschehen des menschlichen Organismus hypnotisch abstimmbar ist«. Dennoch ist, wie wir gesehen haben, auch die Anwendung anderer Therapieformen angebracht und sinnvoll, da in der Praxis eine Behandlung nicht zuletzt am Verhältnis ihres Aufwandes zu dem zu erwartenden Ergebnis zu messen ist. Um dem Praktiker neben den unter den einzelnen Störungsbildern gegebenen Hinweisen (Seiten 264 ff.) und den in Kapitel 7 vorangeschickten Anmerkungen zur Psychopathologie noch einige andere Anhaltspunkte zu geben und damit auch seine Entscheidung, ob Suggestionstherapie oder nicht, zu erleichtern, seien hier noch einige allgemeine prognostische und therapeutische Besonderheiten angeführt.

Prognostische Kriterien

Der Übersichtlichkeit halber sollen die als prognostisch bedeutsam bekannten Kriterien in der folgenden Gegenüberstellung angeführt werden.

Prognostisch günstig	*Prognostisch ungünstig*
Akuter Beginn mit heftiger Symptomatik	Schleichender Beginn mit langsam sich steigernder Symptomatik
kurz bestehend	länger bestehend
gute hereditäre Voraussetzungen	schlechte hereditäre Voraussetzungen
jüngeres Lebensalter (mit Ausnahme kindlicher Zwangssyndrome)	höheres Alter
Intelligenz und Fähigkeit zur Introspektion	Uneinsichtigkeit und niedrige Intelligenzstufe

Prognostisch günstig	*Prognostisch ungünstig*
aktive Grundhaltung	passive Grundhaltung
Lebensbewältigung trotz Leiden gut	Lebensbewältigung schlecht
gute familiäre Konstellation	schlechte familiäre Konstellation
gute soziale Konstellation	schlechte soziale Konstellation
gutes Verständnis und Verständlichmachung des Therapeuten	schlechtes Verständnis und Verständlichmachung des Therapeuten

Selbstverständlich dürfen auch diese Kriterien nicht starr gehandhabt werden; es würde dem therapeutischen Auftrag zuwiderlaufen, einen Patienten, der mehrere prognostisch ungünstige Vorzeichen auf sich vereinigt, als hoffnungslosen Fall abzuschieben oder die Therapie mit einer negativen Erwartungshaltung zu beginnen.

Nicht zuletzt ist es ja auch gerade eine der wichtigsten Aufgaben der Psychotherapie, an der Wurzel zu arbeiten und auch die obengenannten prognostisch ungünstigen Grundlagen zu beeinflussen, soweit sich die Möglichkeit dafür bietet.

Besonderheiten in der Therapie

In der Suggestionstherapie und der Psychotherapie allgemein begegnen uns neben spezifischen Besonderheiten einige Erscheinungen wieder, die uns auch aus der Therapie somatischer Symptome mit anderen Behandlungsverfahren vertraut sind.

So kommt es oft zu unerwarteten Spontanheilungen, die durch verschiedene Ursachen ausgelöst werden können. Hauptsächlich zählen hierzu ein Wechsel im oder am Milieu, ein Gefordertwerden, eine Nachreifung der Persönlichkeit, der Zeitfaktor und nicht zuletzt eine unabsichtliche, unbewußt angenommene Suggestion, wie wir sie am Beispiel des »Moribundus« in extremer Weise schon kennengelernt haben. Weniger widersinnig als in diesem Beispiel kommt es öfters vor, daß der Patient eine zwar positive, aber vom Therapeuten nicht als Suggestion gemeinte und oft sogar als relativ nebensächlich erachtete Bemerkung aufnimmt, die er bewußt oder über das Unterbewußtsein als auslösenden Heilanstoß verarbeitet. Das kann z. B. durchaus die Bemerkung zur Sprechstundenhilfe sein, daß der nächste Termin erst in zwei Wochen vereinbart werden müsse, da die Besserung gute Fortschritte mache. Angesichts der Mühe, die sich der Behandler normalerweise mit allen erdenklichen Therapieverfahren gibt, um einem Patienten zu helfen, ist es natürlich geradezu absurd, wenn solche scheinbare Nebensächlichkeiten zuweilen das vorher für unmöglich Gehaltene zu vollbringen und die oft kaum noch erhoffte Besserung doch noch einzuleiten vermögen. Erklärbar ist dieses Phänomen wohl nur mit dem Wort »Glaube«. Bei allen unseren Bemühungen bleibt es letztlich dem Patienten vorbehalten, was er glaubt, d. h. in diesem Falle, welche Fremdsuggestion er auch autosuggestiv umsetzt. »Dein Glaube hat dir geholfen!« sprach Jesus.

Zwei Drittel der Kranken werden unabhängig von der Therapie von selbst wieder gesund, und die Hälfte des restlichen Drittels wird zum »unheilbar Kranken« oder stirbt, ohne sich um unsere Behandlungsversuche zu scheren, meinte der Psychiater A. Forel und bezeichnete es schon als schönen Erfolg, beim verbleibenden Sechstel Linderung oder Besserung durch die Therapie hervorzurufen.

Die sogenannte Erstverschlimmerung ist uns vor allem aus der Therapie mit spagirischen und homöopathischen Heilmitteln bekannt. Analog tritt sie auch in der Psychotherapie zuweilen auf und ist dann zumeist ein Zeichen, daß der auslösende Konflikt getroffen wurde. Da das Unterbewußtsein des Patienten die Störung ja produziert hat, bestehen fast immer nicht zu unterschätzende unterbewußte Tendenzen, an diesem Produkt festzuhalten.

Besonders bei weiblichen Patienten kommt dies oft auch darin zum Ausdruck, daß sie sich in ihren Therapeuten »verlieben«. Der unterbewußte Hintergrund ihres Verhaltens ist ihnen dabei natürlich nicht klar, und sie sind von der Echtheit ihrer Gefühle oft überzeugt. Analytisch gesehen weist jedoch ein solches Verhalten darauf hin, daß der Therapeut dem Konflikt nahe ist. Mit dem »Verlieben« wird dann der Versuch gemacht, die Autorität des Therapeuten zu untergraben, um die Therapie zu blockieren. Das beste Heilmittel ist hier, dem Patienten die Zusammenhänge klarzulegen.

Ein anderes Problem ist das des Rezidivs (Rückfalls). Wie bei jeder anderen Therapie wird der Patient nach seiner »Heilung« wieder in die suggestive Umwelt, auf sich selbst gestellt, entlassen. Nur in wenigen Fällen, wie bei der Beziehungsbehandlung, können wir einen Teil der Umwelt in die Therapie einbeziehen, meistens wirken die krankmachenden Einflüsse weiter. Am ehesten noch in der Psychotherapie besteht die Möglichkeit, diese Tatsache zu berücksichtigen, indem eben nicht nur das Symptom und der auslösende Konflikt, sondern auch die charakterliche Grundlage behandelt wird, um den Patienten über die Basis der Selbsterkenntnis zur Selbstverwirklichung und gesunden Welt- und Umweltannahme hinzuführen. Daß dieses höchste Ziel aller therapeutischen Bemühungen sehr selten verwirklicht werden kann, liegt an vielerlei Ursachen. Zeit, Geduld, Erkenntnis, Geld oder auch einfach psychische Voraussetzungen sind Prämissen, die beim Therapeuten, beim Patienten und bei den Krankenkassen oft nicht in ausreichendem Maße anzutreffen sind. So bleibt der Idealfall nicht nur für den Patienten, sondern auch für den Therapeuten zumeist Wunschtraum, und die Behandlung muß unter den Begrenzungen, die das mehr oder weniger starke Vorhandensein der obigen Prämissen setzt, durchgeführt werden, was ein schwerpunktmäßiges Vorgehen bedeutet.

Die so als gebessert Entlassenen sind natürlich keine Geheilten, und es sollte die Therapeuten, die um diese Zusammenhänge wissen müßten, am wenigsten entmutigen, sie mit den gleichen oder anderen Beschwerden in der Praxis wiederzufinden.

Am schnellsten erliegen den krankmachenden Suggestionen der Umwelt die Patienten wieder, die am leichtesten zu behandeln sind: die erhöht Suggestiblen. Die Therapie muß hier also vor allem auch auf eine Festigung der Eigenständigkeit zielen. Umgekehrt sind Patienten, die mühevoller zu therapieren waren, meist besser gegen Rezidive gefeit.

Vor allem Suchtkranke werden wir, da sie ja auch zum erhöht suggestiblen Personenkreis gehören (leicht beeinflußbar durch Nikotin- und sonstige Werbung), oft in der Praxis wiedersehen. Diesen Patienten, wie es oft geschieht, mangelnde Willensstärke oder fehlenden Besserungswillen vorzuwerfen, ist natürlich barer Unsinn, offenbart sich an ihnen doch so deutlich wie sonst kaum an andern das Dilemma der Begrenzung behandlerischen Bemühens. Wird einem somatisch Kranken seine Symptomatik leicht verziehen und er deswegen auch noch bedauert, begegnet der Suchtkranke in der Regel angewidertem Unverständnis. Die beiden aufgrund ihrer Psychogenese zu behandeln, stößt hier wie da auf riesige Hindernisse, und es wird im Falle des »unheilbar Kranken« dem Therapeuten und dem Patienten eher verziehen als im Falle des »Alkoholsüchtigen«, wenn die Hindernisse stärker waren als die zur Heilung eingeräumten Möglichkeiten.

Die Therapie spezifischer Störungsbilder

In diesem Abschnitt werden praktische Hinweise für die Suggestionstherapie einzelner Krankheitsbilder gegeben. Um die Übersichtlichkeit zu wahren, sind die meisten Indikationen alphabetisch geordnet; nur einige eng zusammengehörende Gruppen wurden geschlossen behandelt.

Gesuchte Krankheitsbezeichnungen sind im Sachregister nachzuschlagen. Da dieser Abschnitt vor allem für den Therapeuten bestimmt ist, wurde die gebräuchliche Fachnomenklatur verwendet. Andere Bezeichnungen sind ebenfalls im Sachregister angeführt.

Es sind nur Krankheitsbilder aufgenommen worden, bei denen bereits Erfahrungen mit der Suggestionstherapie bestehen, die in der Literatur belegt sind (siehe Literaturverzeichnis) oder meiner eigenen Praxis entstammen.

In Kurzform sind bei den einzelnen Krankheitsbildern in der jeweils selben Reihenfolge zu folgenden Aspekten Hinweise gegeben:

BEZEICHNUNG DES KRANKHEITSBILDES/ABKÜRZUNGEN

P: = Häufige Ursachen in der Psychogenese

B: = Besonderheiten bei der Behandlung

S: = Empfehlenswerte Suggestionen (bei Anwendung des autogenen Trainings = AT oder der Heterohypnose = HH). Die angeführten Suggestionsbeispiele müssen selbstverständlich den individuellen Umständen des Einzelfalles angepaßt und den gegebenen Regeln entsprechend genügend oft und abgewandelt wiederholt werden.

E: = Erfahrungsgemäße Erfolgsaussichten bei Anwendung der jeweils empfehlenswerten Suggestionsverfahren.

Folgende Suggestionsverfahren sind abgekürzt genannt:

AT = *Autogenes Training*
GAH = *Gestufte Aktivhypnose*
HA = *Hypnoanalyse*
HH = *Heterohypnose*
KB = *Katathymes Bilderleben*

Andere Verfahren erscheinen nicht abgekürzt.

Bei den Erfolgsaussichten heißt:

w = *wenig Erfahrung mit diesem Krankheitsbild*
– = *keine guten Erfolgsaussichten bei diesem Krankheitsbild*
\+ = *befriedigende Erfolgsaussichten*
++ = *gute Erfolgsaussichten*

Es bedeutet also zum Beispiel HH ++, daß bei Anwendung der Heterohypnose gute Aussichten auf Besserung oder Heilung des entsprechenden Krankheitsbildes bestehen.

In der Natur des Themas liegt es, daß seine vollständige Behandlung nicht möglich ist und daher auch nicht angestrebt werden konnte. Es sind daher auch alle im Folgenden gegebenen Hinweise nicht mehr als mögliche Anhaltspunkte für die Behandlung ähnlicher Störungsbilder. Keinesfalls sind sie als starre Richtlinien zu verstehen, und es müssen immer die besonderen Umstände des Einzelfalles die Entscheidung des Therapeuten über Diagnose und Behandlung veranlassen. Ebensowenig bedeutet das »++« nach einem Krankheitsbild, daß der Erfolg bereits vor Therapiebeginn feststünde oder das »w«, »–« oder gar das Fehlen eines Störungsbildes in der Indikationsliste, daß ein Versuch von vornherein aussichtslos wäre. Verwandte Bilder können dann vielleicht Hinweise geben.

Es folgen nun die einzelnen Störungsbilder.

Abort, habitueller/Neigung zur Fehlgeburt

P: Emotionale Faktoren, z. B. unbewußte Widerstände gegen das Kind, das Kinderkriegen oder den Vater. Es kann sich also um den Versuch handeln, etwas Unerwünschtes auszustoßen (siehe auch Hyperemesis gravidarum).

B: Bei den ersten Anzeichen ist unter Umständen noch Hilfe durch mehrstündigen hypnotischen Schlaf möglich.

S: Schlaf- und Ruhesuggestionen.

E: HH w.

Adnexitis, rezidivierende/Entzündung der Gebärmutteranhänge

P: Sexuelles Verhinderungsmotiv u. a. m.

B: Behandlung des Grundkonflikts. AT palliativ zur medikamentösen Therapie.

S: AT allgemein (Sonnengeflechtübung) und spezifische Formeln wie z. B.: »Unterbauch warm und frei von Schmerz« oder »Unterbauch warm und gelöst«.

E: AT w.

Aerophagie/Luftschlucken

P: Bedingte Reaktion u. a. Vor allem bei Kindern auch unbewußter Artefakt zur Erzeugung von körperlichen Entlastungsschmerzen (in diesem Falle Bauchschmerzen, siehe auch Nabelkoliken) bei seelischen Konflikten.

B: Ein leichtes bis mittleres Hypnosestadium ist meist ausreichend.

S: HH: »In diesem vertieften Ruhezustand erholt sich das gesamte Nervensystem. Ich streiche jetzt mit meiner Hand über Ihren Hals,

Ihre Brust und Ihren Magen, und dadurch lösen sich auch hier alle Muskelverkrampfungen, vor allem an der Speiseröhre. In Zukunft werden nur noch Speisen und Getränke die Speiseröhre passieren, und der Schluckvorgang bleibt ganz normal und natürlich.« AT: »Ich schlucke nur noch Speisen und Getränke und der Magen ist ganz frei von aller Luft.« Gegebenenfalls auch Grundkonflikt behandeln.
E:AT +, HH ++.

Allergie

Physiologie: Eiweißkörper oder an Eiweiß gekoppelte Nichtproteine führen als sogenannte »Antigene« nach Resorption im Organismus zur Bildung von Antikörpern, die bei erneutem Kontakt mit dem Allergen allergische Reaktionen hervorrufen können. Wir unterscheiden Inhalationsallergene, die über den Respirationstrakt aufgenommen werden (Asthma, Heuschnupfen, siehe dort), Nahrungs- und Arzneimittelallergene, die über den Verdauungstrakt aufgenommen werden (Asthma, Magen-Darm- und Hautreaktionen u. a., siehe dort), Hautallergene, die über Berührungskontakt aufgenommen werden (Asthma, Hautreaktionen), Injektions- und Implantationsallergene, die durch iatrogene Maßnahmen verabreicht wurden (Asthmaanfälle, Quincke-Ödem, Anaphylaxie) sowie Invasions- und bakterielle Allergene, die durch Würmer, Trichinen, Bakterien usw. in die Blutbahn gelangen (Fokalinfektionen, Rheuma, Arthritis, Myelitis, Neuritis, Gefäßspasmen, Schockzustände usf., siehe dort).

P: Aus der vorangegangenen Aufstellung geht hervor, wie vielgestaltig die Somatik allergischer Störungen sein kann, und es gibt aus der neueren Forschung begründete Hinweise, daß auch die physiologische Entwicklung vieler anderer, bisher in dieser Hinsicht unerkannter oder anderen Mechanismen zugeschriebener Krankheitsbilder auf allergischen Vorgängen beruht.

Die bei der Allergie ablaufenden Prozesse habe ich deswegen kurz angeführt, weil wir am Erscheinungskomplex der allergischen Erkrankungen so deutlich wie sonst kaum die logische und konsequente Physiologie in der Somatisierung einer seelischen Grundhaltung im Sinne einer Entsprechungslehre erkennen. Hier ist es die seelische Grundhaltung der Abschirmung nach außen, die mittels der materiellen Antigene nur die körperliche Umsetzung »psychischer Antigene« produziert. Genauso wie der allergisch reagierende Organismus in einer überspannten Weise auf den Kontakt mit Antigenen antwortet und damit versucht, sich gegen äußere Einflüsse stärker als gewöhnlich abzuschirmen, ist auch die seelische Grundhaltung des Allergikers die einer inneren Distanz zur Umwelt. Insbesondere beim Asthmatiker kommt diese Haltung nicht nur in der Distanzierung durch die physiologische Antigen-Antikörper-Reaktion, sondern auch in der äußeren Symptomatik zum Ausdruck. Die Schlechtigkeit der Welt, mit der er sich nicht identifizieren kann, »nimmt ihm die Luft weg« und hindert ihn, seinen edlen Atem in diese schlechte Welt zu verströmen. Meist hat auch der Allergiker (oft bei Arthritikern) Schwierigkeiten, seine Gefühlsäußerungen nach außen zu zeigen (kann meist schlecht weinen).

Andere Ursachen können natürlich auch z. B. bedingte Reflexe sein, d. h. Ekphorieren des Gesamtbildes der Symptomatik durch einen wiederkehrenden Teilreiz des durch irgendwelche Ursachen ausgelösten ersten Symptombefalles. So kann z. B. eine im Säuglingsalter durchgemachte Atemnot durch Bedeckung des Kopfes mit einem Kissen später zur »Allergie« gegen Bettfedern führen, welche als wiederkehrender Teilreiz (Kissen) des damaligen Erlebnisses den gesamten Komplex der Atemnot ekphorieren können, obwohl nicht sie (die Bettfedern), sondern die Tatsache des Bedecktseins damals zur Atemnot führten. In anderen Fällen ist die Symptomatik autosuggestiv von der Identitätsperson erlernt (»vererbt«) worden, und der Teilreiz des entsprechenden erreichten Alters brachte sie zur Auslösung. Auch eine direkte Umsetzung von Konflikten in die Organsprache kommt in Frage (»Das verschlägt mir den Atem.« – »Das juckt mich.«).

B: Wiewohl durch HH in den meisten akuten Zuständen eine schnelle Erleichterung erzielt werden kann, bedarf die ursächliche Behandlung zumeist der Analyse und da, wo es sich nicht um einen Konflikt oder bedingten Reflex handelt, der charakterlichen autosuggestiven Veränderung durch AT oder GAH. Im Vordergrund der Behandlung stehen Indifferenzsuggestionen gegen das Allergen oder die auslösende Situation, allgemeine Suggestionen der Ruhe und Ausgeglichenheit und Suggestionen, die direkt gegen die Symptomatik gerichtet sind (nur bei der HH, z. B. gegen Atemnot, Schmerzen, Juckreiz, Bewegungseinschränkung). Durch ein wiederholtes Erlebenlassen des Allergens bzw. der auslösenden Situation in der Hypnose bei gleichzeitigen stützenden Indifferenz- und Ruhesuggestionen kommt es zu einer kathartischen Wirkung und zu einer Immunisierung ähnlich der des Besredka-Verfahrens (langdauernde Zufuhr kleiner Allergenmengen). Die ursächliche Behandlung strebt die auto-/heterosuggestive

Änderung der Grundhaltung bzw. die Verarbeitung des auslösenden Erlebnisses an.

S: Hinweise bei den entsprechenden einzelnen Störungsbildern (alphabetisch geordnet).

E: Hinweise bei den entsprechenden Störungsbildern.

AMAZONENKOMPLEX

P: Suggestive Einflüsse durch Erziehung, Identifizierung und bzw. oder Umwelt, Protestreaktion gegen das Leistungsdenken der Gesellschaft, die den Mann aufgrund höherer psychophysischer Belastbarkeit höher bewertet, bzw. Protestreaktion gegen diese Einstufung. Oft tiefere Ursache von Vaginismus, Frigidität, Anorgasmie, Menstruationsstörungen, pubertärer Anorexie und anderen Störungsbildern (siehe dort).

B: Nichtdirektives Vorgehen, besonders durch männliche Behandler. Erforderlichenfalls HA. Autosuggestive Verfahren zur Selbsterkenntnis.

S: Den Umständen des Einzelfalles entsprechend; siehe auch Einzelindikationen.

E: HH und AT +.

AMENORRHÖ/AUSBLEIBEN DER REGELBLUTUNG

P: Amazonenkomplex, Erziehungseinflüsse, Pseudogravidität, bedingter Reflex (auch durch Antikonzeptiva), sonstige Konflikte und Umwelteinflüsse.

B: Unterscheidung zwischen primärer und sekundärer Amenorrhö und gegebenenfalls Einsatz der HA. Die Monatsblutung nicht in der Hypnose hervorrufen, sondern durch ephypnotische Suggestion an einen bestimmten Monatstag (vorzugsweise den zuvor üblichen) koppeln. Der Monatstag stellt dann jeweils den Teilreiz zur Ekphorie des Engrammkomplexes Monatsblutung dar. In die Suggestionen werden die von der Patientin geschilderten Begleitumstände (Empfindungen) während der früheren Menstruationen eingebaut. Da es sich hier oft um hysterisch strukturierte Persönlichkeiten handelt, ist entsprechende Vorsicht vor allem bei der HH geboten. Für die ephypnotischen Suggestionen sollte Somnambulismus angestrebt werden.

S: HH: »Alle äußeren Einflüsse sind in Zukunft für Ihre Monatsblutung gleichgültig. Ich werde jetzt den normalen Ablauf Ihrer Monatsblutung wieder in Gang setzen, so daß Sie in Zukunft an jedem ...ten eines Monats [genauso wie früher] Ihre Monatsblutung haben werden.

Sie fühlen jetzt meine Hände auf Ihrem Leib, und unter meinen Händen entwickelt sich ein intensives Gefühl der Wärme. Der ganze Beckenbereich wird immer stärker und stärker durchblutet, und alle Verspannungen lösen sich. Durch diese intensive Durchblutung normalisieren sich alle Vorgänge im Beckenbereich, und Sie werden in Zukunft ganz regelmäßig an jedem ...ten eines Monats Ihre Regelblutung haben [genauso wie früher]. Sie empfinden dann eine Wärme und Schwere im Unterleib, und die Durchblutung wird ganz intensiv gesteigert, so wie jetzt unter meinen Händen. An jedem ...ten eines Monats wird sich ganz von selbst dieses Gefühl bei Ihnen einstellen und Ihre Regelblutung auslösen« usw.

AT: »Unterleib strömend warm.«

E:HH ++, AT+.

Amnesie/Gedächtnislücke

P:Die Amnesie ist in Form eines teilweisen Gedächtnisverlustes bei allen Menschen im Wachbewußtsein mehr oder weniger ausgeprägt anzutreffen. Reizabläufe vergangenen Geschehens werden als Engrammkomplexe in der Mneme gespeichert und erst durch einen wiederkehrenden Teilreiz als mnemische Erregung von neuem ekphoriert. Die Hervorrufung einer solchen mnemischen Erregung kann beim Menschen mittels seiner Vorstellung bewußt erzeugt werden. Ob eine solche Ekphorie letztlich immer ihre Wurzeln in unterbewußt wahrgenommenen wiederkehrenden Teilreizen hat und dadurch ihren bewußten Anstoß findet, kann wohl nicht endgültig geklärt werden. Wahrscheinlich ist aber, daß man sich den wiederkehrenden Teilreizen, die den Anstoß zur Ekphorie einer mnemischen Erregung bilden, nicht nur zufällig aussetzt oder entzieht. Besonders im unterbewußt veranlaßten Meiden solcher Erlebnisse liegt der Hauptgrund für die mangelnde Ekphorierbarkeit der Originalreize und damit die Ursache, daß diese zu »eingeklemmten Affekten« werden. Die pathologische Steigerung dieses an sich natürlichen Verhaltens findet darin ihren Ausdruck, daß der Betreffende nicht nur dem ihm unangenehmen Originalerlebnis ähnliche Reize bewußt oder unbewußt meidet, um eine mnemische Erregung (und damit die Konfrontation mit einem ähnlich unangenehmen Erlebnis) zu umgehen, sondern auch eine solche Erregung durch seine Vorstellung zu vermeiden sucht, indem dieses Erlebnis, ähnlich wie ein Bazillus, abgekapselt und dadurch unekphorierbar gemacht wird. Auf diese Weise können, besonders wenn das betreffende Erlebnis eng mit anderen Abläufen verknüpft ist, recht ausgedehnte Erinnerungslücken zustande kommen. Die partielle Amnesie stellt demnach eine der Hauptursachen in der Psychogenese krankhafter Zustände dar, da durch die mangelhafte Ekphorierbarkeit ein gesundes kathartisches Wieder- und Nacherleben einer belastenden Situation nicht ermöglicht wird, und bildet zudem eines der Hauptprobleme für die Psychotherapie, indem sie Anamnese und Analyse erschwert.

Abgesehen von dieser bis zu einem gewissen Grade als normal anzusehenden partiellen Amnesie, die in nahezu jeder psychotherapeutischen Behandlung eine Rolle spielt, kann eine bewußte Erinnerungslücke, die z. B. nach einem Schock aufgetreten ist, und u. U. die gesamte Vergangenheit des Patienten vor diesem Erlebnis umfaßt, einen isolierten Leidenszustand darstellen.

Die Erinnerung sonst »vergessener« Gedächtnisinhalte kann außerdem dann wünschenswert sein, wenn sich zunächst als nebensächlich erachtete und deshalb vergessene Erlebnisse nachträglich als wichtig erweisen, so z. B. bei der Beobachtung von Vorgängen im Zusammenhang mit einem Verbrechen usw.

B: Die Behandlung erfolgt mit der Hypnoanalyse, wobei ein somnambules Stadium anzustreben ist. Bei Erinnerungslücken wird von der nächstliegenden vorhandenen vor- oder nachherigen Erinnerung ausgegangen. Unter Umständen empfiehlt es sich, mehrere Hypnosen direkt aufeinander folgen zu lassen, wobei jeweils die in der vorhergehenden Hypnose erhaltenen Teilinhalte aufbauend verwertet und suggestiv weitere Erinnerungen daran geknüpft werden. Stellt die vorhandene Amnesie einen isolierten Leidenszustand dar und ist nicht nur verdrängter Affekt, der analytisch-kathartisch angegangen wird, suggeriert man die Erinnerungsfähigkeit am besten posthypnotisch.

S: HH: »Sie sind jetzt wieder in ... und sehen ganz genau vor sich, wie ... Alle wichtigen Einzelheiten können Sie erkennen. Nach der Hypnose werden Sie sich klar an alles erinnern und werden es schildern können.«

E: HA und HH +.

Anorexia nervosa/pubertäre Magersucht

P: Diese zumeist bei pubertierenden Mädchen und jungen Frauen auftretende Störung stellt im allgemeinen eine Verweigerung der Annahme der Geschlechtsrolle dar, die in verschiedenen Ursachen begründet sein kann (siehe auch Amazonenkomplex). Mit der Unterbindung der ausreichenden Nahrungszufuhr sollen die Entwicklung typisch weiblicher Attribute wie der Brüste und das weitere Hineinwachsen in die weibliche Rolle verhindert werden. Bei den oft narzißtischen Patientinnen geht zuweilen gleichzeitig und folgerichtig mit der Anorexie eine Amenorrhö einher. In der Anamnese zeigt sich häufig eine starke Beziehung zur Großmutter, die eine Übernahme der ungenügenden Ablösung der Mutter von ihrer Mutter durch die Patientin dokumentiert und durch die auch eine tatsächliche oder vorgestellte mangelnde Zuwendung von seiten der Mutter zum Ausdruck kommt. Zuweilen führt auch die als negatives Beispiel der weiblichen Rolle empfundene Situation oder Verhaltensweise der Mutter direkt zur Ablehnung dieser als gegenüber der männlichen nachteilig empfundenen Rolle.

B: Die Therapie wird in den meisten Fällen die Annahme der weiblichen Rolle zum Ziele haben und daher von einer Analyse begleitet werden müssen, die die Gründe für deren Ablehnung aufdeckt. Als zweigleisiges Verfahren empfiehlt sich hier besonders das KB. Bei fortbestehender häuslicher Beziehung sollte möglichst die Mutter in die Therapie einbezogen werden (Beziehungsbehandlung). Von entscheidender Bedeutung für den Erfolg der Behandlung der Anorexia nervosa ist, wie in diesem Maße bei kaum einer anderen Störung, das ausgewogen gute Verhältnis des Behandlers zur Patientin, das von einer sachlichen Zuneigung geprägt sein sollte, ohne eine allzu große persönliche Hingabe von beiden Seiten zuzulassen.

S: KB: Kathartische und Indifferenzsuggestionen gegenüber den auslösenden Ursachen.

AT: Stärkung der wünschenswerten Charakterinhalte und der Selbsterkenntnis.

HH: Als Sofortmaßnahme können posthypnotisch wirksame Suggestionen auch gegen das Symptom eingesetzt werden: »Ich berühre jetzt mit meinen Händen Ihre [deine] Magengegend, und Sie spüren ganz deutlich, wie sich unter meinen Händen die Durchblutung steigert. Magen und Darm normalisieren sich, und Sie verspüren langsam ein Hungergefühl. Der Appetit auf eine schmackhafte Mahlzeit wird immer stärker und stärker, und sofort nach der Hypnose werden Sie das Bedürfnis haben, eine Mahlzeit zu sich zu nehmen, die Ihnen ausgezeichnet schmecken wird...« usw. Selbstverständlich muß auch bei der HH der Schwerpunkt der Suggestionen auf der Behandlung der durch die Analyse eruierten Problematik liegen.

E: KB ++, HA und HH ++, unterstützend AT, eventuell auch GAH.

APHONIE/STIMMLOSIGKEIT

P: Somatisierung der volksmundlichen Redewendung »Es verschlug ihm die Sprache«. Angst vor dem Sprechen (Aussagen) in gewissen Situationen, die sich generalisiert und somatisiert, Schockzustände usw.

B: Grundkonflikt behandeln, Selbstsicherheit stärken und Hemmungen abbauen. Bei Erwartungsängsten (Redner) Indifferenzsuggestionen (siehe auch Phobien).

S: HH: »Ich werde Ihnen jetzt die Sprache wiedergeben, indem ich mit meiner Hand Ihren Kehlkopf berühre und dadurch die Nervenstörung beseitige.« Oder: »Indem ich Ihnen jetzt eine Kehlkopfpinselung mache, beseitige ich den Katarrh, der zu Ihrer Stimmlosigkeit geführt hat.« Anschließend sofort: »Sie können jetzt wieder mit lauter Stimme sprechen, ganz frei und gelöst können Sie jetzt wieder sprechen. Sprechen Sie!« Zusätzlich individuelle Suggestionen zur Behandlung des Grundkonflikts.

E: HH ++.

APOPLEXIE/HIRNSCHLAG

P: Fehlhaltungen, die über eine falsche Lebensführung die entsprechenden organischen Schädigungen erzeugten. Eine dem Insult oft vorangegangene seelische Erregung war dann selbstverständlich nur noch der Tropfen, der das volle Glas zum Überlaufen brachte.

B: Kaum können die geschädigten Hirnareale durch die Suggestionstherapie wiederhergestellt werden. Es gibt aber drei wichtige und erfolgversprechende Ansatzpunkte für die Hypnosebehandlung nach der Apoplexie, sofern diese mit der verbliebenen Konzentrationsfähigkeit des Patienten überhaupt noch möglich ist:

1. *Die Verhinderung weiterer massiver Schädigungen* durch die Beeinflussung des entsprechenden Fehlverhaltens (s. Suchttherapie).

2. *Die Überwindung des Schockerlebnisses* und der dadurch oft vorhandenen Übersteigerung der Symptomatik. Die Hypnose bietet hier die Möglichkeit, durch suggestive Aufforderung zur Vollziehung der beeinträchtigten Bewegungsabläufe sicher festzustellen, inwieweit Einschränkungen somatisch begründet oder nur autosuggestiver Natur sind. In der Hypnose realisierbare Bewegungen werden dann auf das Wachbewußtsein übertragen. Durch Suggestionen, die den Lebensmut festigen bzw. neu begründen, wird der Selbstaufgabe entgegengewirkt, in die diese Kranken sonst leicht verfallen. Hier empfiehlt sich als Aufgabe für den Patienten in mancherlei Hinsicht das AT.

3. *Die Unterstützung des Wiedererlernens der beeinträchtigten motorisch-sensorischen Abläufe.* Nach allerneuesten Forschungen hat sich hier besonders bewährt, die gestörten Bewegungsabläufe dem Patienten vor der Hypnose anhand entsprechender, das Typische dieser Bewegungen schildernder Strichzeichnungen zu verdeutlichen. Die Bewegungen werden dann in HH und AT geübt. Auch das Vormachen der Bewegungen kann nutzvoll sein, um die entsprechenden Engrammkomplexe in ungeschädigten Hirnarealen neu zu bilden, die dann in der Hypnose, eventuell mit Hilfsmobilisation, vertieft und ekphoriert werden. Die Suggestionen erfolgen mit posthypnotischer Wirksamkeit.

S: »Sie haben gesehen, wie der rechte Arm nach oben genommen wird, und ich streiche jetzt mit meiner Hand über Ihren Arm, um die Durchblutung und Nervenversorgung wieder zu verbessern. Ganz deutlich fühlen Sie meine Hand, und mit jedem Strich verbessert sich die Durchblutung und Nervenversorgung Ihres Armes, so daß die alte Kraft wieder zurückkehrt. Ihr Arm ist jetzt schon so kräftig geworden, daß Sie ihn wieder anheben können. Heben Sie ihn hoch! [Hier eventuell Hilfestellung geben.] Immer besser und besser gelingt es, immer höher können Sie ihn heben« usw. Nach diesen heterohypnotischen Suggestionen erfolgt die posthypnotisch wirksame Konditionierung: »Genauso wie jetzt in der Hypnose werden Sie Ihren Arm auch nachher wieder anheben können« usf. Eventuell kann eine Armlevitation erzeugt werden, die ohne Desuggestion in das Wachbewußtsein hinübergenommen wird, um seitens des Patienten durch die wachbewußte Anschauung das Erfolgserlebnis und seine Überzeugung, daß er die Bewegung ausführen kann, zu vertiefen. Die Rücknahme der Levitationssuggestion erfolgt dann als Wachsuggestion. Sinngemäß gilt dies auch für alle anderen Bewegungsabläufe. Daran können dann stützende Suggestionen angeschlossen werden wie z. B.: »Sie sehen, wie Sie durch Ihre Bemühungen und mit Hilfe der Hypnose die Folgen der Erkrankung nach und nach überwinden. Sie werden deshalb alle erforderlichen Übungen mit großem Eifer durchführen, um bald Ihre Leistungsfähigkeit wiederzuerlangen.«

E: HH +, kombiniert mit AT (innerhalb der organischen Möglichkeiten).

Appetitmangel

(Siehe auch Anorexia nervosa.)

P: Zuweilen Ausdruck allgemeiner Lebensunlust, oft als Begleitsymptom tiefgreifender organischer Leiden. Abneigung gegen bestimmte Speisen oder Speisengruppen manchmal durch affektbesetzte Erlebnisse begründet.

B: Suggestionen gegen das Symptom und Stärkung des Lebensmutes unter Zuhilfenahme des AT. Falls erforderlich, HA.

S: Wie bei der Anorexia nervosa. HH: »Ich berühre jetzt mit meinen Händen Ihre Magengegend« usf.

E: HH +.

Arthritis

(Siehe auch Allergie.)

P: Die Arthritis, die nach neueren Erkenntnissen zum allergischen Formenkreis gehört, bietet neben den unter »Allergie« bereits erwähnten Somatisierungen (Abkapselung nach außen) noch weitere offensichtliche psychosomatische Entsprechungen. Die Persönlichkeitsstruktur des Arthritikers ist meist von einer gewissen innerlichen Steife und Unbeweglichkeit gekennzeichnet, die im äußeren Charakterbild wenig in Erscheinung tritt und ihre somatische Parallele in der Unbeweglichkeit der Gelenke findet. Weitere Merkmale sind oft ein außergewöhnlicher Ehrgeiz und eine unterdrückte Aggressivität, deren körperliche Ausübung wiederum durch die Gelenksteifigkeit verhindert wird. Verhinderungsmotive sind als Auslöser vor allem dann zu prüfen, wenn es sich um eine isolierte Gelenksaffektion handelt, die ihrem Träger bestimmte (ungeliebte) Tätigkeiten erschwert.

B: Da in den meisten Fällen bereits manifeste Gelenksveränderungen vorliegen, richtet sich die Suggestionstherapie primär gegen die Schmerzen und den gesteigerten Tonus der betroffenen Muskulatur. Durch HA, HH und AT kann außerdem das psychische Grundproblem angegangen werden.

S: AT: »Die Gelenke sind warm und frei von Schmerz.« – »Der Rücken ist warm und frei von Schmerz.«

HH: »Ihre Gelenke werden jetzt strömend warm [eventuell haptische Unterstützung], und die gesteigerte Durchblutung beseitigt die Entzündung und die Schmerzen. Nach der Hypnose werden die Gelenke warm und frei von Schmerz bleiben.« Außerdem die individuellen Suggestionen gegen die Grundproblematik.

E: HH und AT +.

Asthma bronchiale

(Siehe auch Allergie.)

P: Auch hier handelt es sich meist um eine Erkrankung des allergischen

Formenkreises. Die Persönlichkeit des Asthmatikers ist zumeist geprägt von einem tiefen Wunsch nach menschlichem Kontakt und Anlehnung (Austausch!), dem aber wegen der zugrunde liegenden hohen Selbstwertvorstellungen und der Übertragung der eigenen »Moralregeln« auf die als schlecht empfundene Umwelt kaum zufriedenstellend entsprochen werden kann. Dieser mangelnde menschliche Austausch führt zur sinnbildlichen Somatisierung in der Schwierigkeit, den Atem mit dieser schlechten Welt auszutauschen. Eine überbetonte Mutterbindung mag durch die Begründung der Unselbständigkeit und die Messung der Umwelt an den mütterlichen Wertnormen eine der Ursachen für den überstarken Wunsch nach intensivem menschlichen Kontakt und gleichzeitig seiner schweren Verwirklichbarkeit in vielen Fällen darstellen und ist oft auch tatsächlich in der Anamnese zu finden. Ein häufiges Merkmal ist auch die Schwierigkeit, sonstige »Exkrete« von sich zu geben. Obstipation findet sich ebensooft wie die Unfähigkeit zum Weinen. Hieraus könnte ebenfalls auf die überwertige Erziehung rückgeschlossen werden, die es dem Asthmatiker nicht erlaubt, seine »wertvollen« Äußerungen (einschließlich Atmung) abzugeben.

Selbstverständlich kann das Asthma auch eine sogenannte vererbte, tatsächlich aber erlernte Störung sein. Auch bedingte Reflexe spielen eine große Rolle, ebenso eingeklemmte Affekte.

B: Das Asthma stellt eine der Hauptindikationen für die Hypnosebehandlung dar, und im Status asthmaticus ist die symptombezogene HH die Therapie der Wahl! Aus der Vielfältigkeit der Psychogenese ist allerdings zu ersehen, daß die Grundbehandlung nahezu immer von der Hypnoanalyse begleitet werden muß.

Ein Asthmatiker, der während eines Anfalles unvermittelt gefragt wird, wie alt er ist, nennt dabei oft zu seiner nachherigen Überraschung ein viel jüngeres Alter, in das im allgemeinen sein Grundkonflikt zurückzudatieren ist, und gibt so einen wertvollen anamnestischen Hinweis. Da sich die Behandlung gewöhnlich über einen längeren Zeitraum erstreckt, ist unbedingt die Erlernung eines autohypnoiden Verfahrens zusätzlich zur heterohypnotischen Soforthilfe und Stützung zu empfehlen, auch um die manchmal erforderliche Veränderung charakterlicher Grundhaltungen zu erleichtern. Es eignet sich deshalb besonders die GAH in Verbindung mit der reinen HH als Soforthilfe.

Bei Asthma bronchiale muß besonders, wie auch bei anderen somatisch manifesten Krankheitsbildern, beachtet werden, daß die erfolgreiche Suggestionsbehandlung der auslösenden seelischen Ursache natürlich nicht sofort ein eventuell vorhandenes Emphysem oder einen asthmatischen Thorax beseitigt, dessen Ausheilung, wo überhaupt noch möglich, Monate und Jahre dauern kann. Eine erreichte Anfallsfreiheit ist deshalb bereits als sehr positives Resultat zu werten, auf dem weiter aufgebaut werden kann. Selbstverständlich muß auch der Patient über diese Zusammenhänge informiert sein, daß er sich nicht durch unerfüllbare Wundervorstellungen Negativautosuggestionen aussetzt.

Sind die Asthmaanfälle offensichtlich an eine bestimmte Situation oder Tätigkeit gebunden, die »allergisierend« wirkt, kann das suggestive Erlebenlassen der auslösenden Situation bzw. Tätigkeit in der Hypnose mit der begleitenden Suggestion, daß die Atmung frei und leicht geht und es auch nach der Hypnose in solchen Situationen so bleiben werde, dazu beitragen, daß auch im Wachbewußtsein die allergische Reaktion nach und nach verschwindet, da sich dann das Engramm bildet, daß diese Situation ohne allergische Reaktion vertragen werden kann. Bei »ungläubigen« Patienten, die Gefahr laufen, durch ihre Skepsis gegenüber der Wirksamkeit der Hypnotherapie sich ständig Negativautosuggestionen auszusetzen, kann es nützlich sein, in Hypnose einen kurzen Anfall suggestiv zu erzeugen, um dem Patienten dann zu erklären, daß die Anfälle durch die hypnotische Suggestion vermieden werden können, wie er miterleben konnte, daß sie dadurch hervorgerufen werden können. Asthmatiker sind relativ gut suggestibel.

S: AT: Atemübung zum Schluß erlernen! »Die Atmung ist ganz ruhig.« – »Atmung frei und ruhig.« – »Atmung frei und gleichgültig.«

HH: »Die Atmung wird ganz frei und leicht. Ganz von selbst atmen Sie frei und leicht, und die Atmung wird vollkommen gleichgültig. Alle äußeren Einflüsse sind in Zukunft für Ihre Atmung gleichgültig. Jeder Atemzug bringt Ruhe und Gelassenheit. In jeder Situation bleibt die Atmung ganz von selbst frei und ruhig...« usw. Auch eine haptische Unterstützung kann wertvoll sein. Im Status asthmaticus hilft die in tiefer Hypnose gegebene Suggestion: »Das Keuchen hört jetzt auf, und Ihre Atmung wird frei und leicht.« Auch hier kann eine haptische Unterstützung gegeben werden. Suggestionen der Wärme im Zwerchfellgebiet und Nasenbeinbereich helfen ebenfalls, eine schnelle Erleichterung zu erreichen. Eine post- bzw. ephypnotische Konditionierung kann über einen bestimmten Schlüsselreiz erfolgen: »Sie legen jetzt Ihre Hände ineinander, und die Atmung wird wunderbar ruhig und frei. Jedesmal, wenn Sie in Zukunft so die Hände ineinander legen, werden Sie sofort wunderbar ruhig, und die Atmung ist dann ganz von selbst leicht und frei.« Nach individuellen Gesichtspunkten gleichlaufende analytisch-kathartische Behandlung.

E: HA, HH und AT +, GAH ++.

Bandscheibenbeschwerden

P: Alibi zur Vermeidung unliebsamer Betätigungen. »Kreuzschmerzen« werden oft als Ausrede gegen den Geschlechtsverkehr gebraucht. Genauso, wie Unfälle oft aus psychischen Fehlhaltungen heraus ausgelöst sind, führen psychogene Dauerverspannungen oder ungeschickte Bewegungen oft zu Luxationen und anderen tatsächlichen Schäden.

B: Organisch manifeste Schäden müssen selbstverständlich entsprechend (chiropraktisch usw.) behandelt werden. Die Suggestionsbehandlung ist aber immer sinnvoll, um vorhandene Verspannungen symptomatisch zu lösen und durch die Beeinflussung des Grundkonfliktes Rezidiven entgegenzuwirken.

S: AT: »Der Rücken ist strömend warm und frei von Schmerz.« Der Rücken wird jetzt strömend warm, und alle Verspannungen lösen sich. Schmerzen wandeln sich in Wärme.« Analytisch-kathartische Behandlung des Grundkonfliktes.

E: AT +, HH + (falls noch keine organische Bandscheibenschädigung vorliegt).

Blepharospasmus/Lidkrampf

P: Bedingter Reflex, z. B. nach Konjunktivitis, traumatisch (Schock), Organsprache (»Das kann ich nicht mit ansehen«).

B: Bei bedingten Reflexen und traumatischer Ursache direkte Suggestion gegen das Symptom, sonst analytisch-kathartisches Vorgehen. In somnambuler Hypnose kann festgestellt werden, inwieweit eventuell eine durch Suggestionstherapie nicht reversible organische Schädigung vorliegt, da eine psychogene Lidlähmung der entsprechenden Suggestion weicht.

S: In tiefer HH: »Sie spüren jetzt ganz deutlich die Einwirkung meiner Hand über Ihrem Auge, und die Durchblutung und Nervenversorgung in Ihrem Auge beginnt sich wieder zu normalisieren. Alle Verspannungen weichen, das Augenlid wird wieder ganz gut beweglich und läßt sich jetzt wieder ganz normal öffnen. Öffnen Sie die Augen!«

E: HH +.

Blindheit

P:F. A. Mesmer behandelte bereits 1777 die in frühester Kindheit erblindete achtzehnjährige Pianistin Maria Theresia Paradis mit Erfolg. Die bis dahin unbekannten Gesichtseindrücke führten jedoch für die Sehungewohnte zur Unsicherheit im Klavierspiel. Heute wissen wir, daß durch frühe Erblindung wahrscheinlich entscheidende Imprägnationsphasen für die Entwicklung der reflektorischen Verarbeitung der Gesichtseindrücke versäumt werden, die dann nicht mehr nachzuholen sind. So wurde z. B. in Versuchen mit jungen Katzen festgestellt, daß neugeborene Tiere, die über eine längere Zeit in mit senkrechten Streifen austapezierten Zylindern gehalten wurden, später nur senkrechte Konturen wahrnehmen konnten, während Katzen desselben Wurfes, die man in mit waagerechten Streifen austapezierte Zylinder gegeben hatte, später nur noch waagerechte Konturen wahrnehmen konnten. Auch von Geburt an blinde Menschen, die durch einen chirurgischen Eingriff im fortgeschrittenen (nicht kindlichen) Alter die Sehfähigkeit erlangten, wurden durch ihre neue Fähigkeit mehr verwirrt als bereichert. Ein so Operierter schloß z. B. beim Überqueren einer belebten Straße immer die Augen, um sich besser zurechtzufinden. Ebenso fühlen sich diese Menschen in verdunkelten Zimmern am wohlsten. Für F. A. Mesmer bedeutete, aufgrund der Unwissenheit der damals maßgeblichen wissenschaftlichen Welt über diese Zusammenhänge, die erfolgreiche Behandlung der hysterisch blinden Pianistin paradoxerweise den Niedergang seines medizinischen Rufes in Wien, so daß er gezwungen war, die Stadt zu verlassen. Uns zeigt das parallele Verhalten der Patientin F. A. Mesmers mit den heute Operierten, wie tiefgreifend die Ähnlichkeit im Erscheinungsbild bei hysterischer und organischer Blindheit ist und daß auch bei gesichert scheinender Diagnose sich ein Versuch mit der Suggestionstherapie lohnen kann. Noch indizierter ist die Hypnose natürlich dann, wenn kein organischer Befund erhoben werden kann. Die Ursache einer psychogenetischen Erblindung kann vielfältiger Natur sein und muß analytisch ergründet werden. In manchen Fällen handelt es sich um Organsprache: »Das kann ich nicht mehr mit ansehen!«

B:Bei einäugiger hysterischer Blindheit hilft der bereits erwähnte Trick mit der schwarzen Tafel und den roten und grünen Buchstaben, die durch eine Brille mit je einem roten und grünen Glas gelesen werden (siehe Seiten 148 f.), um den hysterisch Blinden herauszufinden, der im Gegensatz zum organisch Blinden alle Buchstaben lesen kann.

In tiefer somnambuler Hypnose kann die direkt symptomgerichtete Suggestion gegeben werden. Zur Vermeidung von Verschiebungen empfiehlt sich ein analytisch-kathartisches begleitendes Vorgehen.

S: HH: »Ich halte jetzt meine Hände über Ihre Augen, und ganz deutlich empfinden Sie, wie eine intensive Wärme in Ihre Augen hineinstrahlt. Unter der Strahlung meiner Hände beginnt sich die Durchblutung und Nervenversorgung Ihrer Augen wieder zu normalisieren. Ihre Augen werden jetzt wieder ganz normal durchblutet, und die Sehfähigkeit kehrt langsam zurück. Wenn ich Sie nachher auffordere, die Augen zu öffnen, werden Sie wieder ganz klar und deutlich sehen können, genauso wie früher. Öffnen Sie jetzt die Augen!«

E: HH + (nur bei psychogener Blindheit).

Brustumfang, mangelnder weiblicher
(Siehe auch Dysmorphophobie.)

P: Hier kann, wie bei der Amenorrhö und der Anorexia nervosa, ein versteckter Amazonenkomplex die Ursache sein. Da die unter einem als zu gering empfundenen Brustumfang leidenden Patientinnen bewußt dieses unterentwickelte Attribut ihrer Weiblichkeit als Mangel und keineswegs im Sinne des Amazonentums positiv empfinden, kann eine ursächliche Behandlung nur mit Hilfe der HA erfolgen, da mit Sicherheit ein eventuell vorhandener auslösender psychischer Konflikt weit zurückzudatieren ist.

B: Da der Erfolg einer Suggestionsbehandlung nicht sicher ist, wird die Therapie von vornherein auch darauf hinzuarbeiten haben, daß die Patientin zum Annehmen ihrer Äußerlichkeit gebracht wird. In vielen Fällen, besonders bei Pubertierenden, handelt es sich ohnehin oft eher um eine Dysmorphophobie (siehe dort) als um einen objektiv vorhandenen Mangel, und es wird dann die Therapie von Anfang an in diese Richtung zielen müssen.

Allerdings besteht auch bei einem echten Mangel an Brustumfang die Möglichkeit der suggestiven Beeinflussung. Am besten hat sich bewährt, den Patientinnen heterohypnotisch zu suggerieren, daß sich die Brustentwicklung wie in der Pubertät wieder einstellen werde. Als autogene Suggestion kann die regelmäßige Vorstellung des erwünschten Brustbildes helfen. Vorhandene Widerstände gegen die Annahme der weiblichen Rolle müssen selbstverständlich ebenfalls therapiert werden.

S: HH: »Ihre Hormondrüsen werden jetzt wieder genauso wie in der

Pubertät arbeiten und das Wachstum Ihrer Brüste anregen. Ihre Brust wird langsam wieder zu wachsen beginnen und der Brustumfang nach und nach zunehmen« usf.

E:HH w.

BURSITIS/SCHLEIMBEUTELENTZÜNDUNG

P: Verhinderung, eine unerwünschte Tätigkeit auszuführen.

B: Therapie des Grundkonfliktes. Suggestion gegen das Symptom. Behandlung organischer Veränderungen.

S: HH z. B.: »Der Ellbogen wird strömend warm und frei von Schmerz. Die gesteigerte Durchblutung beseitigt die Entzündung, und die Schwellung klingt ab.«

E:HH w.

CHARAKTERFEHLHALTUNGEN

P: Entwicklungsstörungen usw.

B: Es muß grundsätzlich analytisch vorgegangen werden und die Mitarbeit des Patienten über die Zuhilfenahme eines autogenen Verfahrens (AT, GAH) erreicht werden.

S: AT/HH, dem individuellen Fall entsprechend.

E: AT/HH, AT/GAH begrenzt.

CHOREA MINOR/NERVENERKRANKUNG MIT ZUCKUNGEN

P: Vielgestaltig.

B: Der Hypnosebehandlung ist wohl hauptsächlich die Chorea imitatoria zugänglich, die in der Vorgeschichte meist keine rheumatische Erkrankung aufweist. Ein Versuch kann mit kathartischen Verfahren wie dem KB (meist junge Patienten) und direkt gegen das Symptom gerichteter HH gemacht werden. Außer bei der Chorea imitatoria ist die Hypnose nur Begleittherapie!

S: HH: »In diesem vertieften Ruhezustand erholt sich das gesamte Nervensystem. Ich streiche jetzt mit meinen Händen über Ihre [deine] Arme und Beine und löse damit die Muskelverspannungen. Arme und Beine werden ganz gelöst und ruhig« usf.

E:HH w.

COLITIS ULCEROSA/DICKDARMENTZÜNDUNG UND MORBUS CROHN

(Morbus Crohn = Ileitis regionalis, Enteritis terminalis. Siehe auch Magen-Darm-Erkrankungen.)

P: Nach neueren Forschungen sind auch diese Erkrankungen dem allergischen Formenkreis zuzurechnen (siehe Allergie), wobei körpereigene Allergene eine bedeutende Rolle spielen. Das Persönlichkeitsbild des Allergikers gilt also auch hier; darüber hinaus kommt eine gewisse, gegen den eigenen Organismus gerichtete selbstzerstörerische Komponente hinzu (körpereigene Allergene). Die meist zwanghaft strukturierten Patienten befinden sich oft in einer als bedrohlich empfundenen Angstsituation.

B: Die Colitis ulcerosa (ebenso Morbus Crohn) stellt eine Hauptindikation für die Hypnosetherapie dar, da die durch sie erzielten Ergebnisse die anderer Maßnahmen, einschließlich der chirurgischen Intervention, bei weitem übertreffen. Die Therapie wird zudem durch die erhöhte Suggestibilität des Colitis-Kranken (autotoxische Einflüsse?) erleichtert. Wegen des lebensbedrohlichen Zustandes, den eine akute Dickdarmentzündung hervorruft, muß die Therapie anfangs ganz aus HH gegen die Symptomatik bestehen und ein analytisches Vorgehen wegen der möglichen Erstverschlimmerung und des Zeitverlustes zunächst zurückgestellt werden. Im Vordergrund steht die durch den hypnotischen Zustand an sich erzielte psychophysische Streßlosigkeit, die daher auch entsprechend lang ausgedehnt (unter Umständen hypnotischer Heilschlaf) und suggestiv verstärkt werden soll. In zweiter Linie folgen erst die spezifischen Entspannungssuggestionen auf den Darmtrakt. Erst wenn eine erhebliche Besserung des Zustandes des Patienten durch die Appetitzunahme und das Abnehmen der blutigen und schleimigen Stühle erkennbar ist, kann mit einer Fokaltherapie der erarbeitete Konflikt direkt hetero- und autosuggestiv angegangen werden, um die Besserung zu festigen und Rezidive zu vermeiden.

S: HH: »In diesem vertieften Ruhezustand erholt sich das gesamte Nervensystem. Der Leib wird gut durchblutet und strömend warm. Alle Verspannungen lösen sich, und die Entzündung klingt ab. Die Besserung schreitet immer weiter fort und wird in den nächsten Tagen daran ersichtlich sein, daß Sie wieder mehr Appetit bekommen und die Durchfälle abnehmen.« Die Suggestionen können haptisch unterstützt werden. Nach Besserung individuelle Fokusbehandlung und Charakterstärkung durch AT.

E: HH ++.

Commotio cerebri/Gehirnerschütterung

P: Abgesehen davon, daß psychische Fehlhaltungen einen Unfall mit Gehirnerschütterung auslösen können, soll hier vor allem darauf hingewiesen werden, daß ein andauerndes postkommotionelles Syndrom oft einen psychischen Schock zur Ursache haben kann. Erscheinungen, die nach der üblichen Therapie weiterbestehen, sollten deshalb zumindest versuchsweise einer Hypnosebehandlung zugeführt werden.

B:Symptomgerichtete Heterohypnose (meist Lähmungen, amnestische Zustände, siehe dort), eventuell kathartische Suggestionen.

S: Individuell.

E:HH w.

Delirium tremens/durch Alkoholentzug ausgelöste Psychose bei Trinkern

P:Nach einer Entziehungsbehandlung.

B:Medikamentöse Unterstützung angezeigt.

S: Symptomgerichtet.

E:HH w.

Depressionen

P:Zumeist handelt es sich um exogene reaktive Depressionen, also zum Teil überschießende Verarbeitungen schicksalshafter Geschehnisse (Verlust eines nahestehenden Menschen, Begleitsymptom oder Folge schwererer Erkrankungen).

Die endogenen Depressionen sind vordergründig motivlos, sie äußern sich als periodisch auftretendes Symptom der »Zyklothymie« (Zyklophrenie) und anderer Zustände in Form von Antriebslosigkeit, Schlafstörungen, Obstipation, hypotonen Störungen, Organsymptomen, traurigen Stimmungslagen u. a. In der Analyse lassen sich zumeist wahnhafte Schuld- und Versündigungsideen nachweisen.

B:Bei den reaktiven Depressionen kann die heterohypnotische Suggestion direkt mithelfen, daß das auslösende Ereignis besser verarbeitet und der mangelnde Lebensmut wieder gestärkt wird. Hierzu empfiehlt sich die Mitanwendung des AT. Handelt es sich um die Reaktion auf den Verlust einer menschlichen Beziehung, wird durch die mit der Hypnotherapie entstehende neue Beziehung Patient–Behandler dazu beigetragen, einen Ersatz zu schaffen, der eine zusätzliche Überbrückungshilfe bildet, bis der Zeitfaktor seine Heilwirkung entfalten kann. Bei religiösen Patienten kann über deren Glauben, der in die hypnotischen Suggestionen einbezogen werden kann, eine Linderung erzielt werden. So bietet auch die Hoffnung auf ein »Wiedersehen nach dem Tode« großen Trost und kann beim Gläubigen gestärkt werden.

Zyklothyme und hirnorganische Depressionszustände sind höchstens vom erfahrenen Psychotherapeuten und nur mit äußerster Vorsicht zu behandeln, da besonders in den zyklischen Umschwungphasen eine erhöhte Suizidneigung besteht. Hilfe kann nur eine Behandlung auf analytischer Basis bringen.

S: HH: Bei reaktiven Depressionen direkt gegen das Symptom, z. B.: »Sie wissen nun, daß es der Wunsch Ihres verstorbenen Mannes war, daß Sie ihm ein gutes Andenken bewahren und vor allem Ihr eigenes Leben richtig weiterführen. Diese Erkenntnis gibt Ihnen neue Zuversicht und Lebensmut.« Falls andere Angehörige vorhanden sind, auch auf diese Bezug nehmen: »Auch Ihre Kinder sind jetzt darauf angewiesen, daß Sie im Sinne Ihres Mannes mit neuem Lebensmut die Lage meistern.« (Gefordertwerden hilft, Symptome zu überwinden.)
AT: »Jeder Atemzug hebt den Lebensmut.«
Endogene Depressionen: Individuelle analytisch-kathartische Behandlung, nur von erfahrenen Psychotherapeuten, möglichst im klinischen Rahmen.

E: Reaktive D.: HH und AT +, zyklothyme D.: HA, HH und AT begrenzt.

Dermatitis factitia/künstlich erzeugte Hautkrankheit

P: Diese Störung nimmt als Artefakt unter den anderen, nachfolgend als »Dermatosen« behandelten Hauterkrankungen eine Sonderstellung ein und wird hier deshalb getrennt beschrieben.

Ständige Manipulationen an der Haut führen zu entzündlichen Erscheinungen, wie periorale Dermatitiden durch Belecken der Lippen, Läsionen der Wangenschleimhaut durch »Kauen« daran oder Entzündung der Zunge durch unablässiges »Betasten« der Zähne (häufig bei Prothesen). Auch vorhandene Ekzeme oder ein Pruritus können durch das Kratzen an den juckenden Hautstellen zu zusätzlichen Hautschäden führen. Während im letzteren Falle die Behandlung der Grunderkrankung, wie unter Dermatosen beschrieben, im Vordergrund steht, liegen die psychischen Ursachen bei den »reinen« Artefakten oft in einer Selbstbestrafung oder stellen sie eine Ersatzreaktion dar. Da die Patienten meist leicht zwanghaft strukturiert sind, lassen sich oft andere Zwangshandlungen in der Vorgeschichte finden. Handelt es sich um bewußte Schädigungen, um Vorteile, wie Befreiung von Arbeit o. ä. zu erlangen, ist eine Therapie wenig aussichtsvoll (siehe auch Rentenneurosen).

B: Eruierung des Grundkonfliktes mittels Hypnoanalyse. Beeinflussung der charakterlichen Grundhaltung mit AT. Symptomgerichtete Suggestionen in HH und AT.

S: AT: »Ruhe und Gelassenheit machen Kratzen gleichgültig.« – »Die Haut bleibt rein und frei.«

HH: »Indem ich jetzt meine Hand über Ihre linke Wange halte, steigert sich die Durchblutung in diesem Gebiet und die Wangenschleimhaut wird nach und nach abheilen und dann ganz normal und glatt sein. Das Kauen an der Wange ist ab sofort in jeder Situation gleichgültig, weil die Wange wieder angenehm glatt bleiben soll. Ganz normal und glatt wird die Wange wieder, und das Kauen daran bleibt in jeder Situation gleichgültig.« Daneben selbstverständlich individuelle charakterstärkende und konfliktgerichtete Suggestionen.

E: AT +, HA/HH +.

DERMATOSEN/HAUTERKRANKUNGEN

P: Das unter angehenden Medizinern geflügelte Wort »Werden Sie Dermatologe, Sie verlieren nie einen Patienten durch Tod oder Heilung!« zeigt trotz der darin enthaltenen Übertreibung deutlich das Dilemma der konservativen Behandlung vieler Hauterkrankungen, die sich auch heute noch zum größten Teil auf lokale Anwendungen erstreckt und damit nicht nur die organismische Einheit und die Tatsache, daß die Haut eines der bedeutendsten Ausscheidungsorgane des Körpers (auch für seelische Noxen) ist, unberücksichtigt läßt, sondern auch eine Einwirkung auf seelische Ursachen höchstens durch die jedem Medikament anhaftende suggestive Placebowirkung oder eine entsprechende Haltung des Therapeuten ausübt. Die Hypnosetherapie kann dem erwähnten Satz etwas von seiner Gültigkeit nehmen, wenn auslösende Konflikte und Ursachen analytisch erfaßt und kathartisch behandelt werden.

Die Organsprache bietet mit den Redewendungen »Es reizt mich« und »Es juckt mich« usw. Anhaltspunkte. Allergische Reaktionen, auch auf Personen oder Situationen, sind ebenso in die Überlegungen einzubeziehen wie Identifizierung (oft »vererbt«), Selbstbestrafung, Ersatz für Selbstbefriedigung (Jucken und Kratzen), bedingte Reflexe u. a. m.

B: Wegen der meist vorhandenen Chronizität der Erscheinungen empfiehlt sich neben dem analytischen Vorgehen in den meisten Fällen die Heranziehung eines autogenen Verfahrens (AT, GAH) zur Unterstützung der HH.

Die analytisch erzielten Ergebnisse werden kathartisch angegangen, gegebenenfalls charakterstützende Begleitsuggestionen eingesetzt. Gegen die Hautsymptome erfolgen direkte HH-Suggestionen. Bei generalisierten Ekzemen konzentriert man sich zunächst auf eine isolierte Körperregion, z. B. den rechten Unterarm, da der Suggestionserfolg dann leichter zu erreichen ist. Nach einer Besserung oder Abheilung des beeinflußten Bezirks können die Suggestionen nach und nach auf die noch befallenen Körperflächen ausgedehnt werden, wobei die jeweils erzielte Teilheilung beispielhaft in die nächsten Suggestionen eingebaut wird. Im Vordergrund steht neben den Suggestionen des angestrebten Hautzustandes, Glätte und Reinheit, die an Kühle (AT) oder auch bessere Durchblutung (HH) gekoppelt werden, und der Beeinflussung des Juckreizes, der hypnotisch wie ein Schmerzzustand, mit dem er ja auch verwandt ist, behandelt wird, die Suggestion von Indifferenz gegenüber dem befallenen Körperteil und auch dem Juckreiz. Ähnlich wie beim Asthma kann auch hier bei der Behandlung »ungläubiger« Patienten eine vorübergehende Verstärkung der Symptomatik in der Hypnose nützlich sein, um negative Autosuggestionen gegen die Behandlungsmethode nicht aufkommen zu lassen. Die Suggestion des Ameisenlaufens über den betreffenden Körperteil leistet hierzu gute Dienste. Das so erzeugte verstärkte Kribbeln und Jucken wird dann suggestiv wieder zurückgenommen und daran die Aussage gekoppelt, daß genauso auch die anderen Erscheinungen auf Geheiß des Hypnotisators verschwinden werden. Hervorragend eignen sich magnetische Striche zur Unterstützung der Behandlung.

S: AT: »Die Haut ist kühl und reizfrei.« – »Der Arm ist ruhig und kühl.«

HH: »Ich halte jetzt meine Hand über Ihren rechten Unterarm, und Sie spüren ganz deutlich, wie meine Hand in Ihren Arm hineinstrahlt. Unter meiner Hand verbessert sich die Durchblutung, und mit der gesteigerten Durchblutung werden mehr und mehr Abwehrstoffe an die erkrankte Haut herangetragen. Ganz deutlich empfinden Sie die Strahlung meiner Hand und die gesteigerte Durchblutung, indem Ihr Arm intensiv warm wird. Unter dem Einfluß der verstärkten Abwehr klingen alle Reize und Entzündungserscheinungen ab. Alle krankheitserregenden Stoffe werden bekämpft und ausgeschieden. Auf diese Weise wird die Haut Ihres Armes nach und nach wieder ganz glatt und rein. Ganz normal, gesund und glatt wird die Haut, so daß Sie überhaupt nicht mehr an Ihren Arm und die Hauterscheinungen denken müssen. Ganz gleichgültig wird die Haut, da sie jetzt schon zu heilen anfängt. Der Heilungsprozeß wird auch nach der Hypnose ganz von selbst weitergehen« usf. Gegen den Juckreiz kann gegebenenfalls die Suggestion angeschlossen werden: »Als Zeichen der begonnenen Heilung werde ich jetzt den Juckreiz völlig aus Ihrem Arm herausnehmen, indem ich meine Hand nochmals hineinwirken lasse. Jucken und Kratzen werden jetzt immer gleichgültiger, da die Haut abheilt und Sie nicht mehr darüber nachdenken müssen. Ganz angenehm glatt und rein wird die Haut.«

E: AT, HA und HH ++, auch GAH.
Erfolgreich behandelt wurden auf die oben beschriebene Weise: Dermatitis infectiosa, Ekzeme, Erytheme, Erythrodermia ichthyosiformis congenitalis, Keratoma plantare, Kopfschuppen, Neurodermitis, Pigmentstörungen, Pruritis, Psoriasis, Urtikaria.
(Dermatitis factitia, Haarausfall, Hyperhidrosis, Nägelkauen, Verrucae, siehe dort.)

Diabetes mellitus/Zuckerharnruhr

P: Fehlhaltungen, die zur Überernährung und zu sonstigen falschen Lebensgewohnheiten führen (Dysstreß usw., siehe auch Suchtkrankheiten) und ihre Ursachen.

B: Palliativ zur Senkung der Streßhaltung und Unterstützung der Einhaltung gesünderer Lebensgewohnheiten, der Diät usw. Ob die in der Hypnose grundsätzlich mögliche Senkung des Blutzuckerspiegels von so anhaltender Wirkung ist, daß sie für die Therapie nutzbar gemacht werden kann, wurde noch nicht ausreichend untersucht. Entsprechende Suggestionen, auch im AT, können nutzbringend sein. Da bekannt ist, daß auch schwere Fälle von Diabetes allein durch die Gewichtsreduktion und die strenge Einhaltung einer guten Diät, wie z. B. der Schnitzer-Intensivkost, erheblich gebessert werden können, empfiehlt sich, das Schwergewicht der Hypnotherapie auf die Unterstützung der Diät und Gewichtsabnahme zu legen (siehe Suchtkrankheiten, Adipositas etc.).

S: AT: »Die Bauchspeicheldrüse ist strömend warm.«
HH: Siehe Suchtkrankheiten, Adipositas. Gegen das Symptom: »Unter meiner Hand werden jetzt alle Bauchorgane strömend warm durchblutet und normalisieren sich ihre Funktionen. Besonders die Bauchspeicheldrüse beginnt wieder besser zu arbeiten, und die Insulinabsonderung wird normalisiert.«

E: AT w, HH w, zur Unterstützung der vorgeschriebenen Diät AT und HH +.

DIALYSE-PATIENTEN/PATIENTEN MIT KÜNSTLICHER NIERE

P: Vielfältig. Meist ungesunde Lebensgewohnheiten (Organsprache: »Es geht mir an die Nieren«).

B: Hauptsächlich zur Minderung der Streßbelastung bei der Dialyse. Angezeigt sind HH und AT. Auch zur Vermeidung weiterer Schädigungen durch falsche Lebensführung (siehe Suchtkrankheiten).

S: Individuell, siehe Suchtkrankheiten. Indifferenzsuggestionen gegenüber Dialyse.

E: AT und HH im Rahmen einer Persönlichkeitsstützung und zur Erleichterung der Dialysebelastung +.

DIARRHÖ/DURCHFALL

(Siehe auch Magen- und Darmerkrankungen.)

P: Organsprache: »Das schlägt mir auf den Magen [Darm].« In vielen Fällen drückt der Stuhlgang eine Verhinderungsmotivation angesichts ungeliebter oder angstbesetzter Situationen aus (»Vor Angst in die Hose machen«). Die Patienten mit Diarrhö leiden meist unter einem mangelnden Selbstbewußtsein und fühlen sich überfordert. Ist die Störung Begleiterscheinung z. B. der Colitis ulcerosa (siehe dort), muß selbstverständlich die Grunderkrankung behandelt werden. Nach der organischen Ausheilung einer solchen Grundstörung kann die Diarrhö als isolierte bedingte Reaktion weiterbestehen. Wichtig sind auch die Ernährungsgewohnheiten und nicht zuletzt der zumeist durch eine falsche Erziehung erzeugte Stuhlgangfetischismus, wobei dann jede auch aufgrund anderer Nahrung sich einstellende physiologische Unregelmäßigkeit sofort als alarmierendes Symptom betrachtet und damit die seelische Grundlage zur lawinenartigen Eskalation der Symptomatik gelegt wird (wie auch häufig bei der Obstipation). Wenn z. B. F. X. MAYR formulierte, daß jeder Stuhl, der wegen seiner zu weichen Konsistenz den Anus verschmutze, bereits als pathologisch anzusehen sei, ist dem entgegenzuhalten, daß bei einigen afrikanischen Stämmen der Nahrungsdurchlauf nur etwa acht Stunden dauert – gegenüber 24 bis 48 Stunden in unseren Breiten –, ohne daß der aufgrund dieser Tatsache weichere Stuhlgang pathologisch wäre.

B: Stärkung des Selbstbewußtseins durch AT. Suggestion der Indifferenz gegenüber den Verdauungsvorgängen. Symptomatisches und eventuell analytisches Vorgehen. Wie bei allen Störungen muß selbstverständlich auch hier klinisch abgeklärt werden, ob organische Veränderungen zugrunde liegen, die dann keine Kontraindikation für die

Hypnosebehandlung darstellen, aber gegebenenfalls eine zusätzliche Therapie erfordern!

S: AT: »Der Darm arbeitet ruhig und regelmäßig.« – »Der Leib bleibt ruhig und warm.«

HH: »Das Sonnengeflecht wird jetzt unter der Strahlung meiner Hand ganz warm und ruhig. Diese Ruhe speichert sich im Nervensystem und normalisiert die Arbeit des Darmes. Der Darm arbeitet in Zukunft ganz ruhig und regelmäßig. Alle äußeren Ereignisse sind für den Darm gleichgültig und werden durch die gespeicherte Ruhe neutralisiert. Der Stuhlgang wird wieder nach und nach ganz von selbst normal und so gleichgültig, daß Sie nicht mehr daran denken müssen.«

E: AT und HH + (eventuell HA).

Durchblutungsstörungen

P: Fehlhaltungen, die zu Nahrungsmittel- und Nikotinabusus führten (bei angiosklerotischen Störungen). Die angiospastischen Durchblutungsstörungen beruhen zumeist auf psychogenen Einflüssen bei einem oft hereditär prädisponierten Nervensystem (Locus minoris resistentiae). Wenn auch vordergründig Witterungs- oder sonstige periodische Einflüsse mitbeteiligt sind (z. B. auch bei der jeweils an den Wochenenden auftretenden »Sonntagsmigräne«, siehe Migräne), läßt sich doch häufig eine übertrieben genauigkeitsliebende Charakterhaltung nachweisen, die auf ein seelisches Mißfallen mit einer Verkrampfung, hier der Gefäße, reagiert. Diese angiospastischen Durchblutungsstörungen sind nicht nur die Ursache minderdurchbluteter Extremitäten, sondern auch minderdurchbluteter Organe, wobei es dann z. B. beim Magen durch die Senkung des pH-Wertes zu einer Selbstverdauung der Magenschleimhäute (= Ulcus) kommt und andere Organe unter dem Sauerstoffmangel oder auch einem erhöhten Sauerstoffangebot (Migräne) leiden.

B: Aus den obigen Ausführungen ist ersichtlich, daß die Einbeziehung der besseren Durchblutung in die Suggestionen bei allen Organstörungen und nicht nur bei entsprechenden äußerlich erkennbaren Symptomen, wie es kalte Hände oder Füße sind, ratsam ist. Dies kam auch in den bisherigen Suggestionsbeispielen zum Ausdruck, indem meist die Wärme und Durchblutungssteigerung als Basissuggestion zur Begründung des tatsächlichen physiologischen Ablaufes den spezifischen Organsuggestionen vorangestellt wird. Während bei den angiosklerotischen Störungen die Hypnotherapie vor allem Hilfestellung geben kann, um die weitere Zufuhr der entsprechenden Noxen zu verhindern (siehe Suchttherapie), muß bei der angiospastischen Störung neben den symptomgerichteten Suggestionen (die auch im ersten Falle eine Erleichterung bringen können) die Behandlung der ursächlichen Charakterhaltung im Vordergrund stehen. Hierzu sollte auch das AT vermittelt werden.

S: AT: »Wärme« bzw. spezifische Formel: »Die Füße sind ganz warm.« – »Das Sonnengeflecht ist strömend warm.«
HH: »Ich streiche jetzt mit meinen Händen über Ihre Arme, und Sie spüren deutlich, wie mit jedem Strich ein intensives Wärmegefühl in Ihre Arme und Hände einzieht. Immer besser und besser wird die Durchblutung, alle Verkrampfungen lösen sich, und alle Mißempfindungen schwinden mit der strömend warmen Durchblutung. Auch nach der Hypnose werden Arme und Hände strömend warm bleiben, und alle äußeren Einflüsse bleiben gleichgültig.« Daneben die individuelle ursächliche Behandlung.

E: AT und HH +.

Dysmenorrhö/schmerzhafte Regelblutung

P: Wie bei der Amenorrhö können auch hier Erziehungseinflüsse, bedingte Reflexe, ein Amazonenkomplex und andere Konflikte die Ursache sein.

B: Der Behandlung wird zumeist die Hypnoanalyse vorangehen oder diese begleiten müssen. Bei den direkt symptomgerichteten Suggestionen empfiehlt es sich, nicht sofort eine völlige Beschwerdefreiheit, sondern ein allmähliches Nachlassen der Mißempfindungen zu suggerieren, da ersteres nicht immer sofort zu verwirklichen ist. Auch die Anwendung des AT ist sinnvoll.

S: AT: Oft reicht das unspezifische regelmäßige Üben. Als spezielle Suggestion: »Die Periode geht leicht, sie ist ganz gleichgültig.«
HH: Oft ist auch hier die Leerhypnose zur direkten Symptombekämpfung ausreichend. Spezielle Suggestion: »In diesem vertieften Ruhezustand erholt sich das gesamte Nervensystem. Der Unterleib wird strömend warm und gut durchblutet [eventuell haptische Unterstützung], alle Mißempfindungen schwinden durch die verbesserte Durchblutung. Auch nach der Hypnose bleibt der Unterleib angenehm warm, alle äußeren Einflüsse sind gleichgültig.«

Daneben die individuelle Konfliktbehandlung.

E: AT +, HA/HH ++.

Dysmorphophobie/Angst, missgebildet zu sein

P: Während tatsächliche körperliche Mängel oder Mißbildungen, soweit indiziert, einer chirurgischen Behandlung zugeführt werden sollten, kann die Hypnotherapie überall da eingreifen, wo eine chirurgische Behandlung nicht möglich oder mit zu großen Risiken verbunden wäre, und vor allem in denjenigen Fällen der pubertären Dysmorphophobie, bei welchen meist unauffällige körperliche Abweichungen oder auch nur Abweichungen vom derzeit gültigen modischen Idol die zumeist infolge falscher Erziehung vorhandenen Minderwertigkeitsgefühle zu existenzbedrohlichen Depressionen steigern können.

B: Da nahezu in allen Fällen ein mangelndes Selbstwertgefühl vorhanden ist, wird die Behandlung in erster Linie den Aufbau der Persönlichkeit zum Ziel haben müssen. Gegebenenfalls müssen auslösende Konflikte durch die Hypnoanalyse ergründet werden. Mit der Gesprächstherapie wird dem Patienten klargemacht, daß für die Wertschätzung eines Menschen vor allem sein Wesen und nicht seine Äußerlichkeiten ausschlaggebend sind und daß die Menschen, welche über Äußerlichkeiten nicht hinwegsehen können, ohnehin keine guten Freunde sind. Diese Einsicht kann dann suggestiv unterstützt werden.

Bei der Überbewertung kleiner äußerlicher Unregelmäßigkeiten wird die Therapie darüber hinaus die Richtigstellung der eigenen Beurteilung anstreben, indem dem Patienten dargelegt wird, daß alle biologischen Größen innerhalb eines relativ weiten Streubereiches als normal und damit auch als ästhetisch anzusehen sind. Auch hier hilft eine hypnotische Unterstützung der Gesprächstherapie (die ja selbst im weiteren Sinne auch suggestiver Natur ist).

Einen dritten Ansatzpunkt bietet die Hypnotherapie in der Möglichkeit der Beeinflussung verschiedener Äußerlichkeiten. Fettleibigkeit (siehe Suchtkrankheiten, Adipositas), Anorexia (siehe dort), »mangelnder« weiblicher Brustumfang (siehe dort), Warzen (siehe Verrucae), Pigmentstörungen (siehe Dermatosen), Haarwuchs (siehe dort) und andere Äußerlichkeiten sind der Suggestionstherapie zugänglich. Inwieweit ein Minder- oder Riesenwuchs suggestiv beeinflußt werden kann, ist meines Wissens noch nicht nachgewiesen, Versuche in dieser Richtung scheinen mir aber aufgrund der physiologischen Möglichkeiten der Hypnose durchaus lohnenswert.

Darüber hinaus führen die Annahme der eigenen Gestalt und die Festigung des Selbstwertgefühls allein schon zu einem sichereren, offeneren und damit gefälligeren Auftreten, das wiederum durch die Umwelt reflektiert wird und so den Therapieerfolg weiter verstärkt.

Die Dysmorphophobie stellt also eine Indikation ersten Ranges für die Hypnosetherapie dar.

S: AT Oberstufe.

HH: Individuelle symptomgerichtete und kathartische Suggestionen (siehe auch Einzelindikationen), z. B.: »Sie haben jetzt erkannt, daß die Körpergröße für den persönlichen Wert eines Menschen völlig gleichgültig ist. Aus diesem Grunde können Sie in Zukunft auch unter körperlich größeren Menschen vollkommen sicher und selbstbewußt auftreten. Hänseleien lassen Sie gleichgültig, da sie nur von geistig weniger Bemittelten kommen können, die Ihnen ohnehin gleichgültig sind.« Gegebenenfalls Suggestionen zur Beeinflussung der individuellen Störung und grundlegender Konflikte.

E: AT (Oberstufe) und HH (gegebenenfalls mit HA) ++.

Dysstress/krankmachende Überlastung

P: Wer sich über die normalen und gesunden Reize des Eustreß hinaus ständig massiven Stressoren aussetzt, handelt zumeist unter dem Zwang zur Selbstbestätigung aufgrund tiefliegender Selbstwertkonflikte und bzw. oder strebt damit mehr oder weniger bewußt eine Ersatzbefriedigung für nicht gefundene oder unerreichte Lebensziele an.

Als Zwischenstufe zwischen seelischer Ursache und somatischer Umsetzung spielt der Dysstreß in Form körperlicher Überforderungen oder einseitiger Verschiebungen eine gewichtige Rolle in der Entstehung großer Gruppen von Krankheitsbildern, wie den Herz-Kreislauf-Störungen, Magen-Darm-Störungen, Drüsenstörungen (Schilddrüse, Pankreas, Leber usw.), Nervenstörungen, Krebsleiden u. a.

B: Die Oberstufe des AT oder andere Meditationsformen, wie z. B. die anthroposophische, können helfen, geeignete Lebensziele zu finden und Berichtigungen in der Wertigkeitsskala herbeizuführen. Hierdurch wird gegenüber krankmachenden Stressoren und Verhaltensweisen eine zunehmende Indifferenz erreicht, die auch durch spezifische Suggestionen unterstützt werden kann. In vielen Fällen ist ein analytisches Vorgehen zur Überwindung eines vorhandenen Grundkonfliktes angezeigt.

Einen zweiten Ansatzpunkt bietet die Suggestionstherapie in der Möglichkeit, durch Indifferenzsuggestionen, aber auch durch Konzentrationssteigerung, Umweltstressoren besser ertragen und erfolgreicher verarbeiten zu lassen.

S: AT Oberstufe, Fragen an die Versenkung wie »Sinn des Lebens?«, anthroposophische Meditation (ohne gezieltes Vorgehen). AT Unterstufe: regelmäßige Ruheübung, Suggestionen wie: »Ruhe bringt Kraft.« – »Arbeitsärger gleichgültig, innere Ruhe wichtig.«
HH: Individuell analytisch. Als symptomgerichtete Unterstützung z. B.: »In diesem vertieften Ruhezustand erholt sich das gesamte Nervensystem. Wie von einem hohen Turm herab sehen Sie nun auf die Probleme des Alltags. Sie haben einen ausgezeichneten Überblick, und alles erscheint Ihnen relativ klein und fern. Von Ihrem hohen Turm herab können Sie nun ganz gelassen Ihre Entscheidungen treffen und nur noch die Dinge beachten, die es Ihnen wert sind. Mit jedem Atemzug vertieft sich Ihre innere Ruhe und Gelassenheit« usw.
E: AT Unterstufe und Oberstufe, anthroposophische Meditation, HA/HH ++.

ENKOPRESIS/EINSTUHLEN
P: Wie bei Enuresis.
B: Detto. (KB).
S: Sinngemäß abgewandelt wie bei Enuresis.
E: AT +, KB +, HH +.

ENURESIS/EINNÄSSEN
Man unterscheidet Enuresis diurna, Einnässen tagsüber, und Enuresis nocturna, (nächtliches) Bettnässen.
P: Das Bettnässen als sekundäre Störung stellt wie das Einstuhlen im allgemeinen eine unterbewußte Protestreaktion gegen die erziehende Person, zumeist also gegen die Mutter, dar. Als »Racheakt« bietet es die Gelegenheit zum Widerspruch, ohne offen als Widerspruch zu erscheinen.

Die primäre Enuresis findet sich meist bei extrem tief schlafenden, zwanghaft strukturierten Kindern.
B: Neben der symptomatischen Behandlung muß vor allem die Konfliktfindung im Vordergrund stehen. Hierzu eignet sich am besten das KB, das gleichzeitig die Möglichkeit zur kathartischen Verarbeitung bietet. Bei kleineren Kindern kann auch die Technik der »verzauberten Familie« Anhaltspunkte liefern. Vor allem aber wird es in den meisten Fällen ratsam sein, die erziehende Person mit in die Therapie einzubeziehen, z. B. das AT miterlernen zu lassen und offensichtlichen erzieherischen Fehlhaltungen entgegenzuwirken.

Für die symptomgerichtete heterohypnotische Behandlung hat sich am besten bewährt, alle Anzeichen der Blasenfüllung und des Wasserlassens intensiv zu verstärken und an das Aufwachen und Auf-die-Toilette-Gehen mit posthypnotischer Wirksamkeit zu koppeln. Je nach den Umständen des Einzelfalles kann entschieden werden, ob es angebracht scheint, das Kind bei Erfolg mit suggestiver Verstärkung seines Stolzes darüber zu »belohnen«. Natürlich sollte auch darauf geachtet werden, daß das Kind abends nicht mehr viel trinkt.

S: KB: Individuelles Vorgehen.
AT: Erlernen der Unterstufe zur allgemeinen Ruhigstellung.
HH: »Ich lege dir jetzt meine Hand auf den Bauch, und du wirst dadurch in Zukunft immer ganz deutlich spüren, wenn sich deine Blase füllt und du auf die Toilette gehen mußt. Du wirst in Zukunft immer darauf achten, was es für ein Gefühl ist, wenn die Blase gefüllt ist und wenn du den Drang zum Wasserlassen verspürst. Dieses Gefühl wird dich dann immer dazu bringen, daß du sofort auf die Toilette gehst. Auch in der Nacht wirst du ganz von selbst sofort aufwachen, wenn du das Gefühl hast, daß sich die Blase füllt, und wirst auf die Toilette gehen, weil du willst, daß das Bett trocken bleibt. Ganz von selbst wird dich die volle Blase aufwecken, und du kannst erst auf der Toilette Wasser lassen.« Zusätzlich eventuell: »Du wirst dann immer ganz stolz sein, daß das Bett trocken bleibt, wenn du auf der Toilette warst, und anschließend gleich wieder einschlafen.«

E: KB ++, HH ++.

Enzephalitis/Gehirnentzündung

P: In der Literatur werden Teilerfolge bei der hypnotischen Ruhigstellung von Patienten mit hyperkinetischer Enzephalitis geschildert (Kauders). Vor allem sind aber auch die postenzephalitischen Symptome wie z. B. Blickkrämpfe, die aufgrund bedingter Reflexe und anderer Ursachen weiterbestehen können, einer Suggestionsbehandlung zugänglich.

B: AT und HH gegen die Symptomatik und zur allgemeinen Ruhigstellung.

S: Individuell.

E: AT und HH +.

Epilepsie/Fallsucht

P: Seelische Spannungszustände, die sich über ein meist hereditär prädisponiertes Nervensystem als Locus minoris resistentiae äußern. Zum Teil auch »erlernte Vererbung«.

B: Es empfiehlt sich die Vermittlung des AT zur allgemeinen Ruhigstellung. Heterohypnotische Suggestionen können oft einen Anfall auch dann noch verhindern, wenn es für eine Medikamentengabe schon zu spät ist (in der Aura). Eine mittlere Hypnosetiefe ist meist ausreichend. Im Vordergrund der heterohypnotischen Suggestionen steht das Erinnernlassen fröhlicher und positiver Situationen. Dieses Erinnern positiver Erlebnisse kann an einen posthypnotisch wirksamen Teilreiz gekoppelt und dann vom Patienten über den Teilreiz (z.B. Ballen der Faust) beim Herannahen der Aura bewußt ausgelöst werden.

Die Patienten, besonders Jugendliche, sind oft adipös. Die Behandlung des Übergewichtes kann ebenfalls einen positiven Einfluß auf das Leiden ausüben (siehe Suchtkrankheiten, Adipositas).

S: HH: »Sie ballen jetzt Ihre rechte Hand ganz fest zur Faust, und nun können sie sich ganz genau erinnern, wie ... [ein entsprechendes positives Erlebnis wurde vor der Hypnose vom Patienten erfragt]. Ganz genau können Sie sich jede Einzelheit dieses schönen Erlebnisses wieder vergegenwärtigen. Sie sind dabei völlig gelöst und ruhig. Jedesmal wenn Sie in Zukunft auf diese Weise Ihre Hand zur Faust ballen, werden Sie sofort spüren, wie eine tiefe Ruhe und Gelöstheit in Sie einzieht, und Sie werden sich dann wieder ein schönes Erlebnis in jeder Einzelheit ins Gedächtnis rufen können.«

E: HH w.

Erschöpfungszustände

P: Siehe Dysstreß.

B: Im wesentlichen wie beim Dysstreß. Suggestionen des Lebensmutes und der neuen Lebenskraft. Vermittlung des AT.

S: HH: »Sie können sich jetzt vorstellen, daß Sie nach einer langen Wanderung auf einer Wiese liegen und sich ausruhen. Nur noch Ihre Ruhe und meine Stimme sind jetzt wichtig, und alles, was ich sage, wird genau eintreffen. Sie liegen ganz gelöst und in tiefer Ruhe auf einer Urlaubswiese, und alle Sorgen und Probleme des Alltags rücken immer weiter weg, sie sind wie Wolken, die am Horizont davonziehen und ganz klein und gleichgültig werden. In diesem vertieften Ruhezustand erholt sich das gesamte Nervensystem. Mit jedem Atemzug nehmen Sie tiefe Ruhe, frische Kraft und frischen Lebensmut auf. Wenn ich Sie nachher aus der Hypnose erwecke, werden Sie sich fühlen, wie nach einem tiefen und erquickenden Schlaf, ganz frisch und ausgeruht und vollgetankt mit frischer Kraft, mit tiefer Ruhe und neuem Lebensmut.«

E:HH +. Die Dauer des Erfolges hängt natürlich, insbesondere bei zugrunde liegenden organischen Leiden, von der Möglichkeit der Beeinflussung der auslösenden Ursache ab.

Facialislähmung/Gesichtslähmung

(Siehe auch Lähmungen.)

P:Bedingter Reflex, z. B. nach Schock oder Trauma. Erlernte Störung.

B:Symptomgerichtete HH (Somnambulismus), erforderlichenfalls HA.

S:HH: »Ganz deutlich spüren Sie jetzt die Strahlung meiner Hand über Ihrer linken Wange. Unter meiner Hand steigert sich die Durchblutung, und die gesamte Wangenmuskulatur wird strömend warm. Infolge der verbesserten Durchblutung wird auch die Nerventätigkeit wieder normalisiert, und alle Verspannungen in der linken Gesichtshälfte lösen sich. Die Muskulatur wird wieder völlig normal beweglich, und alle Bewegungen der linken Gesichtshälfte werden sich in Zukunft wieder gleichlaufend mit der rechten vollziehen. Alle Ursachen, welche die Verspannungen herbeiführten, werden jetzt vergessen und haben keinen Einfluß mehr. Ganz normal beweglich ist Ihr gesamtes Gesicht wieder, und sämtliche Bewegungen werden sich ganz von selbst in beiden Gesichtshälften gleichlaufend vollziehen. Diese normale Beweglichkeit wird auch nach der Hypnose anhalten« usf. Bei ausgedehnteren Lähmungen kann es angebracht sein, die Suggestionen vorerst auf kleinere Bezirke zu beschränken und dann, je nach erreichtem Erfolg, nach und nach auszudehnen oder auch ein langsames Rückkehren der Beweglichkeit zu suggerieren. Auch das Ausführenlassen der gestörten Bewegung in der Hypnose durch entsprechende suggestive Aufforderung kann dienlich sein.

E:HH + (bei psychogener Lähmung).

Fluor albus/Weissfluss

P:In vielen Fällen kann es sich hierbei um ein unterbewußtes sexuelles Verhinderungsmotiv handeln. Der Fluor soll dann die Frau Männern oder sich selbst gegenüber geschlechtlich unattraktiv erscheinen lassen; er findet sich daher oft bei einer verklemmten Einstellung zur Sexualität oder bei belastenden früheren oder andauernden Sexualkontakten, bei Angst vor Schwangerschaft usw. Weitere Ursachen können bedingte Reaktionen oder Erlernen sein, ebenso andere suggestive Umwelteinflüsse.

B:Die Anamnese führt oft über die Angabe des ersten Auftretens zum auslösenden Erlebnis. Gegebenenfalls kann die HA weitere Anhaltspunkte liefern, sie muß aber selbstverständlich zurückhaltend eingesetzt werden, damit nicht zu stark affektbeladene Ereignisse intensiv reaktiviert werden. Es erfolgen dann kathartische Suggestionen, die durch symptomgerichtete unterstützt werden können.

S: HH: Individuell z. B.: »Sie wissen nun, daß der Ausfluß keine körperliche Ursache hat, sondern aufgrund Ihrer früheren Angst vor einem außerehelichen Kind begründet wurde. Da diese Angst jetzt keine Bedeutung mehr hat, wird auch der Ausfluß in den nächsten Tagen verschwinden« usf.

E:HH, eventuell mit HA +.

GALLENKOLIK

P:Meist Folge von durch Fehlhaltungen bedingter falscher Ernährung. Anfälle können dann nach besonders opulenten Mahlzeiten oder aber auch aufgrund vorangegangener seelischer Erregungen ausgelöst werden.

B:Schmerzen und Verspannungen können durch direkte heterohypnotische Suggestion beeinflußt, bzw. gelöst werden. Diätetische Maßnahmen lassen sich unterstützen (siehe Suchtkrankheiten, Adipositas, Alkohol, Nikotin).

S: Falls der Patient das AT beherrscht: »Die Galle ist ganz ruhig und warm [und frei von Schmerz].«
HH: »Ich lege jetzt meine Hand auf die Gallengegend und Sie werden gleich spüren, wie sich unter der Strahlung meiner Hand eine wohltuende strömende Wärme entwickelt. Das ganze Gebiet wird jetzt strömend warm durchblutet und alle Verspannungen lösen sich. Alle Nervenfunktionen normalisieren sich und mit der Lösung der Verspannungen schwinden auch die Schmerzen. Mit jedem Strich meiner Hand weichen Verspannungen und Schmerzen usf.« Gegebenenfalls auch Indifferenzsuggestionen gegen auslösende seelische Ursachen.

E:HH + (bei Dyskinesien der Gallenwege).

GLAUKOM/GRÜNER STAR

P:Seelische Spannungszustände. Organsprache: »Das kann ich nicht mitansehen.«

B:Zur Verbesserung der erhöhten Druckverhältnisse hat sich das unspezifische AT bewährt.

S: AT allgemein.

E:AT w.

Globus hystericus/Klossgefühl im Hals

P: Organsprache: »Mir steckt ein Kloß im Hals.« Meist im Rahmen allgemeiner vegetativer Labilität (homöopathisches Ignatia-Bild).

B: Behandlung des Gesamtbildes durch stützende Suggestionen und AT. Symptomgerichtete HH. Differentialdiagnose cave »Kalter Knoten«!

S: HH: »Nachdem Sie jetzt verspürt haben, wie unter der Einwirkung meiner Hand das gesamte Sonnengeflecht strömend warm durchblutet wurde und sich alle Verspannungen gelöst haben [Hand unterhalb des Sternums des Patienten einwirken lassen], streiche ich jetzt mit meiner Hand bis zum Hals hinauf. Mit jedem Strich werde ich alle Verkrampfungen mehr und mehr herausnehmen, und der gesamte Bereich wird angenehm ruhig und gelöst. Damit schwindet auch das Kloßgefühl, und der Hals ist wieder vollkommen frei. Auch nach der Hypnose...« usf. Dazu individuelle charakterstützende Suggestionen.

E: HH, in Kombination mit AT zur Festigung +.

Haarausfall

P: Organsprache: »Das raubt mir die letzten Haare auf dem Kopf.« – »Ich könnte mir die Haare ausraufen.« Oft führen seelische Belastungen auch über eine Dysfunktion der Schilddrüse zum Haarausfall.

B: HH gegen Grundstörung.

S: HH: Individuell. Unterstützend empfiehlt sich die symptomgerichtete Suggestion: »Unter der Einwirkung meiner Hände intensiviert sich jetzt die Durchblutung der Kopfhaut. Dadurch wird die Tätigkeit der Talgdrüsen normalisiert, und der Haarboden wird wieder besser ernährt. Die Haarwurzeln kräftigen sich und das Haarwachstum verstärkt sich wieder.«

E: HH w.

Hämophilie/Bluterkrankheit

P: Verschlimmerung der Symptomatik durch seelische Belastung.

B: Palliativ durch streßmildernde Suggestionen und AT. Auch gegen die Blutung gerichtete Suggestionen bei kleineren chirurgischen Eingriffen.

S: AT Unterstufe allgemein.
HH: Siehe Hämorrhagie, außerdem individuell gegen Ängste und Probleme.

E: HH w.

Hämorrhagie/Blutung

P: Hautblutungen können psychisch ausgelöst werden wie z. B. die durch Glaubensversenkung autosuggestiv hervorgerufenen Wundmale der Stigmatisierten. Organisch begründete Blutungen können psychisch übersteigert werden.

B: Sowohl Blutungen unter der Haut als auch Blutungen bei kleineren Wunden und chirurgischen Eingriffen können durch direkt gegen das Symptom gerichtete HH beeinflußt werden. Es empfiehlt sich, bei äußeren Blutungen auf das betreffende Areal ein Gefühl der Kälte und Empfindungslosigkeit suggestiv zu übertragen.

S: HH: »Indem ich jetzt über Ihr Bein streiche, werden Sie gleich spüren, wie Ihr Bein mit jedem Strich kälter und empfindungsloser wird, völlig taub und empfindungslos wird das Bein. Ganz kühl und taub. Dic Blutgefäße schließen sich, und die Blutung beginnt zu stocken.« Beim Nasenbluten: »Die Nase wird ganz kühl und blutleer.«

E: HH +.

Hämorrhoiden

P: Eventuell Ernährungs- und Bewegungsfehlverhalten. Unter Umständen sexuelle Motive.

B: Mit dem AT.

S: AT allgemein und spezifisch, z. B.: »Stuhlgang weich, After reizfrei.«

E: AT w.

Herzstörungen

P: Wie die große Anzahl volksmundlicher Redewendungen schon zeigt, ist das Herz eines der Hauptbezugsorgane seelischen Erlebens. »Das geht mir ans Herz.« – »Mein Herz wird schwer.« – »Vor Schreck blieb mir fast das Herz stehen.« – »Mir krampft sich das Herz zusammen.« – »Mir blutet das Herz.« – »Das Herz fiel ihm in die Hosentasche.« – »Ein Herz haben für etwas«, »sich ein Herz nehmen«, »jemanden ins Herz schließen« usw. sind Wendungen, deren Somatisierung naheliegt. Märchen wie »Das gläserne Herz« und Wörter wie »beherzt«, »herzlos« und »herzlich« dokumentieren die enge Verbindung alles Seelischen mit dem Herzen, und auch die Brust ist als Sitz dieses Organes Bezugsort vieler entsprechender Ausdrücke, deren Wirklichkeit wohl jeder von uns schon an sich verspürt hat. »Mir schnürt es die Brust zusammen.« – »Die Brust wird schwer.« – »Aus voller Brust.« Diese somatischen Bezeichnungen vermitteln psychische Empfindungen. Aufgrund dieser tiefliegenden Verankerungen in der Etymologie scheint hier die Organsprache, so deutlich wie sonst kaum, tatsächliche Zusammenhänge zu bezeichnen. Alle Fehlhaltungen, die ja letzten Endes immer psychogen sind, können also in Form des Dysstreß zu funktionellen und organisch manifesten Herzbeschwerden führen; ebenso natürlich auch schicksalshafte Erlebnisse. Häufig, insbesondere bei den Angstzuständen der Infarktpatienten, handelt es sich um bedingte Reaktionen. Bei nahezu allen Herzstörungen spielt die Angst eine gewichtige Rolle (siehe Phobien) und muß daher mit im Vordergrund der Therapie stehen. Die meisten Herzpatienten sind, wie schon aus der Organsprache hervorgeht, von überdurchschnittlich ängstlichem und gefühlsbetontem Verhalten. Oft besteht eine überstarke Mutterbindung und stellt die Herzsymptomatik einen Wunsch nach Umsorgung und Zuwendung dar. Auch iatrogene Negativsuggestionen sind häufig, insbesondere bei ohnehin ängstlichen Patienten, Auslöser von »postdiagnostischen« Herzbeschwerden.

B: Bei organisch bereits manifesten Herzstörungen kann das AT, die HH und die GAH zu wesentlicher Besserung des Krankheitsbildes führen; man sollte sich dadurch aber keinesfalls dazu verleiten lassen, eine notwendige medikamentöse Therapie zu vernachlässigen.

Da neben einer meist erforderlichen analytisch-kathartischen Behandlung immer auch eine Langzeiteinwirkung mit dem Ziel der Beeinflussung der Lebensführung in Hinsicht auf eine Minderung des Dysstreß und das Bemühen um eine Indifferenzierung und Senkung der pathologischen Aufmerksamkeit gegenüber dem Herzen wird einhergehen müssen, empfiehlt sich das AT und die GAH, während die HH mehr der direkten Beeinflussung bedingter Reflexe vorbehalten und gegen spezifische Ängste und Konflikte gerichtet werden kann. Auch die Ausschaltung von Noxen (siehe Suchtkrankheiten) gehört zur Behandlung vieler Herzstörungen, z. B. der Angina pectoris.

Viele Herzkranke haben eine mehr oder weniger bewußte Angst vor der Hypnosebehandlung und entwickeln daher Widerstände, die sich gegen den schlafähnlichen Versenkungszustand richten, der in ihrer Vorstellung der Bewußtlosigkeit gleicht und ihnen damit die Kontrolle über ihre Herztätigkeit entzieht. Oft findet sich daher bei Herzkranken auch ein gestörtes Verhältnis zum Schlaf. Es empfiehlt sich deshalb, zumindest anfangs nicht von Hypnose, sondern von vertiefter Ruhebehandlung zu sprechen und nur langsam und allmählich in mehreren Hypnosen von der Somnolenz in die Hypotaxie überzuleiten. Das Stadium des Somnambulismus ist hier ohnehin nicht erforderlich.

Weniger Widerstände sind beim AT und bei der GAH zu erwarten, da der Patient hier in höherem Maße die Selbstkontrolle behält. Im Sinne der angestrebten Indifferenzhaltung ist es hier aber wichtig, die Herzübung »Das Herz schlägt ganz ruhig und kräftig« entweder ganz wegzulassen oder an den Schluß der anderen Organübungen zu stellen und erforderlichenfalls individuell etwas anzupassen oder abzuschwächen. So wäre es natürlich widersinnig, einen Patienten, der darüber klagt, daß ihm bei jeder Aufregung das Herz »bis zum Halse schlägt«, einen kräftigen Herzschlag einüben zu lassen. Hier kann man das Wort »kräftig« ganz weglassen oder durch »regelmäßig« ersetzen.

Patienten mit einer dekompensierten Herzinsuffizienz dürfen wegen der im hypnoiden Zustande möglichen Acidoseerhöhung weder dem AT noch einer anderen Hypnotherapie zugeführt werden!

S: Allgemein: AT/GAH zunächst: »Herzschlag in jeder Situation gleichgültig« oder kürzer: »Herz gleichgültig«. Erst, wenn diese Übung gut realisiert wird, kann erforderlichenfalls direkt die Normalisierung über eine entsprechende Übung angestrebt werden, wie z. B.: »Das Herz schlägt ruhig und frei« oder »Herzschlag ruhig und regelmäßig«. Daneben werden der individuellen Charakterhaltung und Konfliktsituation angepaßte Vorsatzbildungen bzw. Leitsätze geübt.

HH: Auch hier muß neben den allgemeinen Indifferenzsuggestionen immer eine individuelle Therapie der auslösenden Ängste und Konflikte erfolgen. Eine symptomgerichtete Suggestion könnte lauten: »In diesem vertieften Ruhezustand erholt sich das gesamte Nervensystem. Sie atmen tief und ruhig, und alle äußeren Einflüsse werden immer gleichgültiger. Der ruhige und regelmäßige Rhythmus der Atmung überträgt sich jetzt mehr und mehr auch auf den Herzschlag. Der Herzschlag wird vollkommen ruhig und regelmäßig, so wie es jetzt die Atmung ist. Sie konzentrieren sich ganz auf die Atmung und ganz von selbst bleibt der Herzschlag ruhig und regelmäßig. Allmählich wird es vollkommen gleichgültig, an den Herzschlag zu denken, da er wieder ganz von selbst ruhig und normal ist« usf.

E: Bei psychischen Störungen AT/GAH ++, HA/HH +, bei organisch manifesten Störungen palliativ.

Mit Erfolg behandelt wurden bisher folgende Störungsbilder:

Angina pectoris psychica (= Phrenokardie): GAH ++. Angina pectoris vera: Palliativ.

Aortenstenose: Zur Ruhigstellung.

Arrhythmie: Direkte HH. Therapie des Grundkonflikts.

AV-Block: Ruhigstellung. Direkte HH zur Erhöhung der Kammerfrequenz.

Beklemmungsgefühle: AT/GAH ++.

Bradykardie: Direkte HH.

Brustschmerz: AT/GAH.

Extrasystolie: Positive Suggestionen heiterer Erlebnisse.

Herzinfarkt: Schmerzbekämpfung, Überwindung des Schocks, Einhaltung der entsprechenden Lebensweisen wie Diät, Streßminderung und Sauerstoffzufuhr.

Herzinsuffizienz: Ruhigstellung. Bei dekompensierter Herzinsuffizienz wegen der möglichen Acidoseverschiebung nicht oder nur mit äußerster Vorsicht anzuwenden.

Herzklopfen: Indifferenzsuggestionen.

Herzödeme: Suggestion des Trinkens, ohne Flüssigkeit zuzuführen, darauf ephypnotische Suggestion des Wasserlassens.

Herzschmerzen.

Tachykardie.

HEUSCHNUPFEN

P: Siehe Allergie.

B: Grundkonflikt und Charakterhaltung wie bei Allergie behandeln. HH gegen das Symptom. Auch AT und GAH.

S: AT/GAH: »Nase kühl und frei.«
HH: »Die Atmung wird leicht und frei, und die Schleimhautreizung klingt ab. Alle äußeren Reize bleiben für Ihre Atmung gleichgültig. Angenehm kühl und frei bleiben alle Schleimhäute« usf. Eventuell haptische Unterstützung.

E: AT/GAH +, HH +.

HYPERCHOLESTERINÄMIE/ÜBERHÖHTE BLUTFETTWERTE

P: Erhöhte Blutfettwerte kommen oft durch psychogene Ernährungsfehler zustande.

P: Unterstützung der Diätmaßnahmen (siehe auch Suchtkrankheiten, Adipositas). Direkte Suggestionen gegen den erhöhten Blutfettspiegel, vorwiegend im AT.

S: Siehe Suchtkrankheiten, Adipositas.
AT: »Blutfett normal.«

E: AT w.

HYPEREMESIS/HÄUFIGES ERBRECHEN

P: Unterbewußt ein Versuch, etwas Unangenehmes oder Unbekömmliches auszustoßen (auch unangenehme Situationen). Andere mögliche Ursachen sind bedingte Reaktionen, suggestive Erziehungseinflüsse, organsprachliche Somatisierungen (»Mir wird es übel, wenn ich daran denke«) und selbstverständlich auch organisch manifeste Zustände. Ein künstliches Gebiß kann ein äußerer Anlaß sein.

Bei Kindern handelt es sich oft um eine Protesthaltung gegen die Erziehungsperson.

B: Beim postprandialen Erbrechen empfehlen sich, falls der Patient durch die mangelnde Ernährung bereits geschwächt ist, längere hypnotische Schlafkuren, aus denen der Patient nur zum Essen erweckt wird. In schweren Fällen kann eine Hypnose nach jeder Mahlzeit erforderlich sein.

Bei kindlichen Patienten sollte möglichst die Erziehungsperson mitbehandelt werden.

Da die Hyperemesis gravidarum (Schwangerschaftserbrechen) außer in den Fällen anerzogener Verhaltensweisen, bedingter Reaktionen usw. meist ein Ausdruck dafür ist, daß der Schwangerschaft gewisse seelische Widerstände entgegengebracht werden, sie also auch einen unterbewußten Versuch darstellt, etwas Unangenehmes auszustoßen, kann die Behandlung im wesentlichen ähnlich erfolgen wie beim postprandialen Erbrechen. Die Basis der Behandlung bildet ein analytisch-kathartisches Vorgehen. Symptomgerichtet leistet der hypnotische Zustand an sich im Sinne einer Ruhigstellung schon gute Dienste. Spezifische Suggestionen sollten vorzugsweise in einem tieferen Hypnosestadium erteilt werden.

S: HH: »Sie konzentrieren sich ganz auf die Atmung und atmen tief und ruhig ein und aus. Diese gelöste Ruhe, die Sie jetzt aufnehmen, konzentriert sich auf Ihre Magengrube [eventuell haptische Unterstützung], und alle Verkrampfungen lösen sich. Genauso wie jetzt werden Sie in Zukunft immer tiefe Ruhe aufnehmen, wenn Sie sich auf Ihre Atmung konzentrieren [Ruheübung vermitteln], und jede aufkommende Übelkeit wird dann sofort wieder abklingen« usw. Hilfestellung leisten auch Suggestionen des vertieften Nachtschlafes. Im somnambulen Stadium kann die Suggestion gegeben werden: »Sie werden in Zukunft jeder Mahlzeit ganz freudig entgegensehen und sie mit Appetit und Genuß zu sich nehmen. Es wird Ihnen dann unmöglich sein, sich zu erbrechen, auch wenn Sie sich noch so sehr bemühen.« Bei Schwangeren eventuell: »Sie werden sich in Zukunft von Tag zu

Tag mehr auf Ihr Kind freuen, und Ihr Unterbewußtsein wird deshalb alles tun, Ihr Kind ausreichend mit Nahrung zu versorgen, so daß ganz von selbst die Übelkeit und das Erbrechen nach dem Essen allmählich aufhören werden.«

E:HA und HH ++.

HYPERHIDROSIS/ÜBERMÄSSIGES SCHWITZEN

P:Siehe Dermatosen.

B:Siehe Dermatosen. HA, symptomgerichtete Suggestionen in HH und AT.

S:AT: »Die Haut ist ganz ruhig, trocken und kühl. Schwitzen ist ganz gleichgültig.«

E:AT +, HA/HH +.

HYPERMENORRHÖ/ÜBERSTARKE REGELBLUTUNG

P:Wie beim psychogenen Fluor (siehe dort) kann der Wunsch, als Sexualpartner unattraktiv zu erscheinen, eine Rolle spielen. Aber es kann auch ein Versuch sein, Unangenehmes auszuscheiden, wie bei der Hyperhidrosis und der Hyperemesis. Ebenso sind Erziehungseinflüsse und bedingte Reaktionen denkbar.

B:Analytisch-kathartisches Vorgehen. Bei symptomgerichtetem Vorgehen ist möglichst Somnambulismus anzustreben.

S:HH: »Sie spüren jetzt meine Hände auf Ihrem Leib und wie sich unter meinen Händen eine angenehme Wärme entfaltet. Durch die Einwirkung meiner Hände wird die Durchblutung wieder normalisiert, und indem ich jetzt nach oben streiche, leite ich das überschüssige Blut aus dem Unterleib wieder zurück in den Magenbereich. Sie spüren jetzt ganz deutlich, wie Ihre Magengrube angenehm warm durchblutet wird und wie die Blutfülle aus dem Unterleib weicht. Die Durchblutung ist wieder ganz normal, und daher wird sich auch Ihre Monatsblutung wieder völlig normalisieren« usf.

E:HA/HH +.

HYPERTHYREOSE/ÜBERSTEIGERTE SCHILDDRÜSENTÄTIGKEIT

P:Wenn es auch kaum direkte etymologische Hinweise, wie z. B. beim Herzen, auf die enge Verwandtschaft zwischen der Schilddrüsentätigkeit und dem seelischen Geschehen gibt (man könnte lediglich die enge Beziehung zwischen Thymusdrüse [Thymos = Seele] und Schilddrüse anführen, z. B. ist bei Basedow die Thymusdrüse vergrößert), so haben doch neuere Forschungen erwiesen, daß der Thyroxinspiegel einen erheblichen Einfluß auf die allgemeine Ängstlichkeit hat. Aus diesem Grunde stellt eine Fehlfunktion der Schilddrüse oft einen entscheidenden Schritt in der Somatisierung seelischer Konflikte dar. So handelt es sich z. B. bei der chronischen Thyreoiditis Hashimoto um eine Autoaggressionserkrankung, so daß auch die unter »Allergie« besprochenen Gesichtspunkte berücksichtigt werden sollten.

B: Versuch einer Umstimmung mit AT. HH gegen die Symptomatik, gegebenenfalls HA.

S: AT: »Die Schilddrüse arbeitet ganz ruhig und faul.«
HH: Individuell.

E: AT und HH w.

Hypertonie/Bluthochdruck

P: Meist führen risikoreiche Verhaltensweisen (siehe Suchtkrankheiten) zu dieser Störung. Einen zusätzlichen Faktor bilden die leichte Erregbarkeit und die körperliche Inaktivität dieses Patientenkreises. Die bestehende Angst vor der Symptomatik und den gefürchteten Folgen reicht meist nicht aus, den Patienten zur Aufgabe seines Risikoverhaltens zu bewegen, und stellt sogar einen Anteil des sich ergebenden Circulus vitiosus dar.

B: Da die Behandlung neben der symptomgerichteten schnellen Blutdrucksenkung, die oft schon allein durch das unspezifische AT oder die Leerhypnose hervorgerufen wird, vor allem die Ausschaltung der Hauptrisikofaktoren und damit meist eine erhebliche Änderung der Lebensgewohnheiten zum Ziele haben muß, empfiehlt sich von vornherein die Unterstützung durch eine autogene Methode (siehe Suchtkrankheiten). Die systolischen Werte können im allgemeinen besser beeinflußt werden als die diastolischen. Diese Erfahrung scheint auch darin zum Ausdruck zu kommen, daß der renale Hochdruck der Suggestionstherapie kaum zugänglich ist. Neben einer erforderlichen analytisch-kathartischen, charakterstützenden und symptomatischen Behandlung liegt die Aufgabe auch in der Durchbrechung des Circulus vitiosus, also in der Ausschaltung bedingter Reaktionen.

S: AT: Allgemeine Ruhigstellung und individuelle charakterstärkende Vorsätze.
HH: »In diesem vertieften Ruhezustand erholt sich das gesamte Nervensystem. Alle Spannungen lösen sich und auch die Blutgefäße werden frei und gelöst. Diese tiefe Ruhe wird im gesamten Nervensystem gespeichert und bewirkt, daß alle Muskeln angenehm gelöst

bleiben, insbesondere sind alle Verspannungen aus den Blutgefäßen gewichen. Das Blut kann jetzt leicht hindurchströmen, so daß der Blutdruck ganz von selbst sinkt. Alle äußeren Einflüsse bleiben gleichgültig, die Blutgefäße sind auch nach der Hypnose frei und gelöst« usf. Daneben individuelle Suggestionen (siehe auch Suchtkrankheiten).

E:AT/GAH +, HH +.

HYPNOSEREFRAKTÄRE

P:Bei allen »Hypnoserefraktären«, die trotz ausreichender Intelligenz und Konzentrationsfähigkeit zunächst nicht in Hypnose gelangen, kann davon ausgegangen werden, daß noch mehr oder weniger bewußte Widerstände gegen die Hypnose vorhanden sind. Ist eine hinlängliche Aufklärung vorangegangen, handelt es sich nahezu immer um zwanghaft strukturierte Patienten, die eine tiefverwurzelte Angst vor Fremdbeherrschung oder »Selbstaufgabe« in sich tragen. So vorbelastete Patienten sollten natürlich in dieser Richtung besonders gründlich über das Wesen der medizinischen Hypnose informiert werden. Der Satz der dann zunächst noch Refraktären liegt nach meiner Erfahrung unter fünf Prozent.

Die Erfordernisse der Praxis bringen es mit sich, daß man aufgrund einer Hauptindikation oder als Ultima ratio auch Patienten der Hypnosebehandlung zuführen will oder von solchen der Wunsch dazu geäußert wird, die aufgrund mangelnder Voraussetzungen dafür eigentlich nicht oder kaum geeignet sind. Mag es in vielen Grenzfällen noch gelingen, bei entsprechender Sorgfalt die Hypnose zu erreichen, so z.B. bei noch nicht zu weit fortgeschrittener seniler Konzentrationsschwäche, bei nicht allzu umfassenden Hirnschäden usw., wird doch ein guter Teil dieser Patienten trotz guten Willens von beiden Seiten und gewissenhaften Vorgehens das Ziel nicht erreichen.

B:Bei beiden Patientengruppen empfiehlt sich eine den Umständen angepaßte gründliche Aufklärung über das Wesen der medizinischen Hypnose sowie eine sorgfältige Engrammbildung über den Hypnoseablauf (durch genaue Erklärung oder besser Beiwohnenlassen an anderen Hypnosen). Auch darin ähneln sich beide Gruppen, daß Wortwahl und Vorgehen stärker als im Normalfall auf Verständnis und Annahme durch den Patienten abgestimmt sein müssen. Besonders wichtig scheint auch die Voraussetzung eines tiefen Vertrauens zum Behandler zu sein, das von solchen Patienten oft erst relativ spät empfunden wird. Die Einleitung erfolgt unter Zuhilfenahme einer ausgedehnten Ruhetönung mit der Möglichkeit, diese für die Konditionierung an die Stimme des Hypnotisators zu nutzen, bei möglichst günstigem, suggestibilitätsfördernden Hintergrund.

Während bei der zweiten Patientengruppe hiermit die Möglichkeiten meist erschöpft sind und nur mit der Anwendung der fraktionierten Einleitung und in einer öfteren Wiederholung ein neuer Versuch unternommen werden kann, lassen sich praktisch alle Angehörigen der ersten Gruppe in Hypnose versetzen, wenn die ursächliche Hypnoseangst eruiert und im Gespräch ausgeschaltet werden kann. Eine weitere und meist effektivere, weil schnellere Methode stellt die GAH dar, die für diesen Patientenkreis den Vorteil bietet, daß sie den autogenen Charakter weitestgehend wahrt und damit der Angst vor dem »Unkontrollierbaren« und »Beherrschtwerden« keinen Angriffspunkt läßt.

S: Siehe Seiten 108ff. (Einleitung) und Seiten 212ff. (GAH).

E: Zunächst »Refraktäre« mit den zur Hypnose erforderlichen Voraussetzungen: GAH ++, pathologisch Konzentrationsschwache oder Schwachsinnige –.

HYPOCHONDRIE

P: (Hypochondrium = Gebiet unter den Rippen.) Diese Patienten neigen zur übersteigerten Selbstbeobachtung und werten jedes »Seitenstechen« und jede körperliche Unpäßlichkeit als Symptom einer ernsthaften Erkrankung. In vielen Fällen stellt die Hypochondrie eine durch körperliche Beschwerden larvierte Depression dar. Die körperliche Symptomatik ist hier recht deutlich ein Ersatzziel für das Verlangen nach persönlicher Erfüllung, die auf anderen Gebieten nicht gefunden werden konnte.

B: Die Anamnese macht meist schon ohne Analyse eine Versagungssituation deutlich. Die Behandlung muß neben den gegen die Beschwerden gerichteten Hilfssuggestionen vor allem eine Änderung der charakterlichen Grundhaltung über ein autogenes Verfahren anstreben.

S: AT Unter- und Oberstufe mit individuellen Vorsatzbildungen und Fragen an die Versenkung.
HH: »Alle körperlichen Symptome werden gleichgültig.« Individuelle Stärkung.

E: AT und HH +.

HYPOTONIE/BLUTUNTERDRUCK, TONUSMANGEL

P: Allgemeine Antriebslosigkeit (Tonusmangel). Meist zusammen mit einer generalisierten vegetativen Labilität. Die mit der Hypotonie einhergehenden Symptome führen oft zur Verstärkung der ohnehin bestehenden Angst vor der Symptomatik und führen auf diese Weise zum Circulus vitiosus.

B: Symptomgerichtete HH und AT. Verminderung der Aufmerksamkeit auf die Symptomatik.

Vorsicht bei Hypotonie unter 90 mm/Hg systolisch wegen der im hypnotischen Zustande möglichen Acidoseverschiebung!

S: AT allgemein.

HH: »In diesem vertieften Ruhezustand normalisiert sich das gesamte Nervensystem. Die frische Kraft, die Sie mit jedem Atemzug aufnehmen, teilt sich den Blutgefäßen mit, und die Blutversorgung im gesamten Körper wird verbessert.«

E: HH w.

Hysterie

P: Die hysterisch strukturierte Persönlichkeit spielt eine selbstgewählte Rolle, um von der Umgebung Beachtung (Mitleid oder Bewunderung) zu erreichen. Bei längerem Bestehen eines hysterischen Syndroms rücken dem Patienten die auslösenden Ursachen seines Verhaltens mehr und mehr aus dem Bewußtsein, und es nimmt für ihn sein Rollenspiel nach und nach Wahrheitscharakter an. Dieser Wandlungsprozeß vollzieht sich schließlich so schnell, daß dem Hysteriker das Rollenhafte gar nicht mehr zum Bewußtsein kommt und auf alle Reizsituationen mit übersteigerten Reaktionen geantwortet wird. Die Grundlage für hysterisches Verhalten ist oft in der Erziehung (Erlernen von der Identitätsperson) zu suchen.

Die Bezeichnung Hysterie leitet sich aus dem griechischen *hysteron* = Gebärmutter her, da die Ärzte des Altertums einen Zuhammenhang dieses Organs mit einer hysterischen Charakterstruktur annahmen. Wenn auch ein solcher (möglicherweise hormoneller) Zusammenhang nicht nachgewiesen wurde, tritt doch die Hysterie überwiegend bei Frauen auf.

B: Der Schwerpunkt der Behandlung liegt auf der Analyse. Daneben empfiehlt sich die Unterstufe des AT. Sowohl die HH als auch insbesondere die HA ist wegen möglicher Übersteigerung des Hypnoids und der Suggestionen *bei ausgeprägt hysterischen Persönlichkeiten mit Vorsicht einzusetzen!* Siehe auch Komplikationen bei der Hypnoserückführung Hysterischer (Seiten 139f.).

S: AT unspezifisch.

HH: Individuell.

E:AT und HH +.

Kardiospasmus/Krampf des Mageneingangs

P:Organsprache: »Der Bissen blieb mir im Halse stecken.« – »Ich kann nicht alles schlucken.« Meist Hinweis auf unbewältigte Konflikte, zuweilen auch bedingte Reaktion.

B:Therapie des Grundkonfliktes. Symptomgerichtete HH.

S:HH: »In diesem vertieften Ruhezustand erholt sich das gesamte Nervensystem, und alle äußeren Einflüsse werden gleichgültig. Ich streiche jetzt mit meiner Hand über Ihren Magen, über Ihre Brust und über Ihren Hals, und dadurch lösen sich auch hier alle Verspannungen und Verkrampfungen. Ganz frei und gelöst werden die Speiseröhre und der Mageneingang, und in Zukunft werden alle Getränke und Speisen ganz glatt hinuntergeschluckt.« Dazu individuelle Suggestionen zur Indifferenzierung oder Ausschaltung des Grundkonfliktes.

E:HH +.

Klimakterium

P:Die sich ankündigende Menopause kennzeichnet den Eintritt in das Senium und bildet oft den Anlaß einer Art später »Midlife crisis«, und die Angst vor Alter und Tod übersteigert dann manche natürliche Symptomatik. Sicher ist es kein Zufall, daß die Menopause durchschnittlich mit 49,3 Jahren, also kurz vor dem symbolträchtigen fünfzigsten Geburtstag eintritt, der auch bei vielen Männern mit dem »Klimakterium virile« eng verbunden ist. Obwohl natürlich die physiologische Ursache bei den Frauen unter anderem die nachlassende Östrogenerzeugung und bei den Männern die verminderte Testosteronbildung ist, kann angenommen werden, daß die suggestiven Einflüsse, die mit dem Altern verbunden sind, einen guten Teil zur Physiologie und Symptomatik des Klimakteriums beitragen.

B:Das AT kann zu einem allgemeinen Spannungsausgleich wesentlich beitragen. Die HH erbringt symptomgerichtet gute Erfolge bei der Linderung von Beschwerden wie Hitzewallungen, pektanginösen Zuständen, Schlaflosigkeit, depressiven Verstimmungen, Reizbarkeit und Antriebslosigkeit.

S:AT allgemein und symptomgerichtet, z. B.: »Die Stirn ist angenehm kühl.«

HH: Individuell symptomgerichtet.

E:AT und HH +.

Konzentrationsstörungen

P: Meist Erziehungseinflüsse, wenn sie nicht durch pathologische Intelligenzdefekte begründet sind. Vor allem spielt hier das in vielen Familien zur Alleinunterhaltung avancierte Fernsehen eine gewichtige Rolle. Die ständige Berieselung der Kinder mit meist recht simpel produzierten Konserven, welche gängige Klischees servieren und schon aufgrund ihrer Thematik nicht zum selbständigen Denken anregen, behindert zudem die Vorstellungsentwicklung des kindlichen Geistes auch insofern, daß Ton und Bild fertig und ohne die Notwendigkeit eigenen Mitgestaltens angeboten werden. Auf diese Weise führt das ständige Fernsehen zwar, je nach Programmwahl, zu einem relativ großen Wortschatz und bedingt auch zur Entwicklung logischer Fähigkeiten, zementiert aber durch allzu simple Kinder- und Erwachsenensendungen, durch die TV-Werbung usw., zum Teil bestimmt beabsichtigterweise, primitive Klischees und unterbindet sowohl die Entwicklung eigener Vorstellungskraft als auch die Übung der Kommunikationsfähigkeit. Die daraus hervorgehende Unselbständigkeit wird zwar oft überdeckt durch provokative, von den Werbe- und sonstigen Leitbildern einsuggerierte Verhaltensweisen (die im Grunde nur Ekphorie der entsprechenden Engrammkomplexe sind), kommt aber zum Ausdruck in der Schwierigkeit, sich selbständig auf die Lösung einer Aufgabe zu konzentrieren, auch wenn der logische Ablauf oder sogar die Lösung selbst bekannt ist. Eine weitere Folge ist oft eine übersteigerte Ich-Bezogenheit. Es soll hiermit keineswegs einer totalen Fernsehabstinenz das Wort geredet werden, vielmehr einer bewußten Auswahl tauglicher Programme und vor allem einer angemessenen persönlichen Zuwendung von seiten der Eltern und der Ermunterung der Kinder zu selbständigem Spielen, Lesen, Musizieren, Basteln usw.

B: Da eine starke Konzentrationsstörung eine HH sehr schwierig machen kann, andererseits aber diesen Menschen durch eine entsprechende Psychotherapie entscheidend zu helfen ist, empfiehlt sich hier vor allem eine geduldige Einübung des AT. Wenn diese Grundlage gebildet ist, können heterohypnotische Suggestionen dazukommen. Meist erbringt aber schon das AT allein eine bessere Erlebnisfähigkeit und Leistungssteigerung in Schule oder Beruf durch eine Steigerung der Konzentrationsfähigkeit und damit Nutzung der persönlichen Anlagen.

S: AT allgemein.

E: AT +.

Kopfschmerzen und Migräne

Diese beiden Störungsbilder sind hier zusammen behandelt, da sowohl Psychogenese als auch Suggestionsbehandlung in vielen Punkten ähnlich sind.

P: Physiologisch kommen Kopfschmerzen, falls sie nicht pathologische Veränderungen im Kopf selbst zur Ursache haben, meist durch extra- und intrakranielle Gefäßkrämpfe zustande. Einer initialen Vasokonstriktion folgt eine Dilatation und Dehnung der großen Kopfarterien mit einer gleichzeitigen Herabsetzung der Schmerzschwelle. Bei der echten Migräne ist auch eine allergische Komponente (auch durch seelische Allergene) anzunehmen. Da die Migräne oft periodisch auftritt und an die Menses oder Wetterlagen oder auch Wochentage (Sonntagsmigräne) gebunden ist, wird oft in diesen sicher mitauslösenden Faktoren fälschlicherweise die Ursache gesehen. Es handelt sich aber hier nur um den berühmten Tropfen, der das ohnehin volle Glas zum Überlaufen bringt, indem ein verkrampfter Organismus an seiner schwächsten Stelle, dem Gefäßsystem, zusätzlich belastet wird.

Der Migränepatient ist üblicherweise von einem perfektionistischen Vollkommenheitsstreben geprägt, das ihm zumeist selbst nicht bewußt ist und das auch äußerlich nur hie und da zum Vorschein kommt, da er sich tolerant, nachgiebig und gefällig gibt und sich auch tatsächlich dafür hält. Auf diese Weise führen alle Behinderungen seines perfektionistischen Strebens durch die nach außen tolerierte Umwelt zur Anhäufung innerer Verspannungen, die dann zuweilen aufgrund einer besonders starken seelischen Belastung oder eines dazukommenden Faktors wie Menses, Föhnlage usw. zur totalen Verkrampfung führen und damit zur Entladung kommen. Die schon erwähnte »Sonntagsmigräne«, die scheinbar paradoxerweise nur an den Wochenenden auftritt – genau dann also, da man annehmen müßte, daß die Erholung von den Anstrengungen der Woche einer Verkrampfung entgegenwirken würde –, ist ein fast sicherer Hinweis darauf, daß es ein Familienmitglied (meist der Ehepartner) ist, welches die perfektionistischen Bestrebungen des Migränekranken stört. Zusammenhänge mit der Menses deuten nicht nur auf eine erhöhte Belastung des Organismus, sondern zuweilen auch auf entsprechende Probleme mit dem Geschlechtspartner oder auf Schuldgefühle in Verbindung mit dem Geschlechtsverkehr hin.

Des weiteren findet sich beim Migräneleidenden oft auch eine ebenfalls versteckte Selbstwertunsicherheit, die ja zum Teil zugleich

Ursache für seinen Perfektionismus ist. Jede Kritik trifft ihn deshalb doppelt, auch wenn sie nicht negativ gemeint war.

Häufig befinden sich Migränepatienten in einer extremen (oder so empfundenen) beruflichen und bzw. oder familiären Forderungssituation, die ihnen kaum Gelegenheit zur Ruhe und zur Entfaltung der eigenen Persönlichkeit läßt. Dann stellt der Migräneanfall einen Fluchtversuch aus dieser Belastung dar. Man zieht sich nicht zur nicht durchsetzbaren Ruhe, sondern statt dessen zur respektierten Migräne zurück.

Migräne liegt oft in der Familie. Sicher vererbt die Mutter auf die Tochter die organische Disposition in Form einer Anfälligkeit für Gefäßspasmen. Vor allem aber wird die Tochter von ihrer mütterlichen Identitätsfigur neben den migränetypischen Verhaltensweisen auch die Anfallssymptomatik selbst erlernen. Die Erziehung zum Perfektionismus tut ein übriges.

Äußerlich ist dieser Migränepatient an einer tadellos gepflegten Erscheinung zu erkennen, die oft im scheinbaren Widerspruch steht zu seinem vordergründig äußerst toleranten Auftreten. Die häufiger betroffenen Frauen haben meist eine zierliche Statur, zumindest eine gute Figur, während migräneleidende Männer gewöhnlich einen athletischen Körperbau aufweisen.

Weitere Ursachen können in der Organsprache liegen: »Das bereitet mir Kopfzerbrechen.« – »Er weiß nicht mehr ein noch aus.« Auf diese Weise bilden die Kopfschmerzen eine Entschuldigung, der gefürchteten Situation auszuweichen. Selbstbestrafung, bedingte Reaktionen und verdrängte Konflikte oder traumatische Erlebnisse (Zangengeburt) können andere Ursachen sein.

Im weiteren Sinne zählen zu den psychischen Gründen für Kopfschmerzen auch Fehlverhalten wie ständige Überanstrengung, Nikotin- oder Alkoholmißbrauch usw., indem hierdurch Gefäßspasmen begünstigt werden.

Auch traumatische Kopfschmerzen, wie z. B. postkommotionelle (siehe Commotio cerebri), können durch die symptomgerichtete HH meist gebessert oder beseitigt werden, da es sich hier oft um bedingte Reaktionen handelt.

B: Die psychotherapeutische Behandlung bietet die besten Möglichkeiten, die Migränepatienten dauernd von ihrem Leiden zu befreien, ist aber gleichwohl mit Schwierigkeiten verbunden, da die meisten Patienten die seelische Ursache ihrer Beschwerden nicht einsehen und daher nur relativ wenige in eine psychotherapeutische Behandlung einwilligen. Skeptiker können, wenn sie sich zu diesem Versuch bereiterklären, leicht von der Psychogenese überzeugt werden, indem man einen leichten Anfall in Hypnose auslöst und ihnen dann erklärt, daß die Symptomatik durch die Hypnose ebenso zum Verschwinden gebracht wie hervorgerufen werden kann.

Die symptomgerichtete HH vermag einen Migräneanfall sofort wesentlich zu bessern, wenn nicht sogar zum Verschwinden zu bringen und ist daher sowohl aufgrund ihrer Wirksamkeit als auch wegen der fehlenden Toxizität jedem Kopfschmerzmedikament vorzuziehen. Die eigentliche Behandlung muß selbstverständlich die Veränderung der auslösenden Grundhaltung bzw. die Bewältigung eventueller Konflikte und anderer Ursachen zum Ziele haben. Als Behandlungsbasis ist zur Unterstützung der Entkrampfung immer das AT zu empfehlen, das mit der Stirnkühleübung auch gegen das Symptom Hervorragendes leistet. Erforderlichenfalls muß unterstützend die HA eingesetzt werden.

S: AT allgemein und: »Die Stirn [der Kopf] ist angenehm frei [von Schmerz].« Die Übung »Die Stirn ist angenehm kühl« darf erst verwendet werden, wenn das AT sicher realisiert wird, um keine Gegenreaktion auszulösen. In wenigen Fällen wird Wärme als angenehmer empfunden. Die Übung kann dann lauten: »Der Nacken ist angenehm warm, der Kopf bleibt frei von Schmerz.« Dazu individuelle Vorsatzbildungen.

HH: »In diesem vertieften Ruhezustand erholt sich das gesamte Nervensystem, und alle Probleme und Sorgen werden jetzt gleichgültig. Immer tiefer und tiefer lassen Sie sich hineingleiten in die hypnotische Ruhe, und alle Verspannungen und Verkrampfungen lösen sich. Ich halte jetzt meine Hände über Ihre Stirn, und Sie spüren deutlich, wie diese gelöste Ruhe von meinen Händen auch in Ihren Kopf hineinstrahlt. Alle Verspannungen und Stauungen lösen sich, und die Durchblutung in Ihrem Kopf beginnt sich zu normalisieren. Auf diese Weise lösen sich auch die Schmerzen und werden mit dem Blutstrom ausgeschieden. Ganz angenehm gelöst und schmerzfrei wird der Kopf. Auch nach der Hypnose bleiben alle äußeren Einflüsse gleichgültig, und die Besserung wird sich weiter vertiefen...« usf. Es kann auch eine Armlevitation erzeugt und das Gefühl der Leichtigkeit suggestiv auf den Kopf übertragen werden. Ebenso ist die suggestive Einwirkung auf das meist mitbetroffene Sonnengeflecht empfehlenswert.

E: HH in Verbindung mit AT und gegebenenfalls HA +.

KREBS

P: In der allgemeinen Ratlosigkeit auf der Suche nach der auslösenden Physiologie der Krebserkrankung sind in jüngster Zeit auch schulmedizinisch orientierte Forschergruppen auf die Möglichkeit der Beteiligung eines seelischen Traumas gestoßen. Wenn auch allein schon die Erwägung einer solchen Möglichkeit einen begrüßenswerten Fortschritt bedeutet, scheint man doch etwas im hergebrachten Denken verfangen zu sein, indem das bestimmte krebsverursachende Trauma, analog einem bestimmten Virus, gesucht wird. Tatsächlich deutet ja auch einiges auf die Beteiligung eines Virus hin, aber ob mit der Entdeckung eines solchen Erregers angesichts der Vielgestaltigkeit des Krankheitsbildes viel gewonnen wäre, ist eine große Frage. Wir alle kennen z. B. den zweifelhaften Wert der Grippeschutzimpfung und wissen auch recht genau, daß das Angehen eines Erregers eben nicht nur durch seine bloße Anwesenheit, sondern vor allem durch die entsprechende Disposition des befallenen Organismus ermöglicht wird. Eine Unzahl von Noxen, die im begründeten Verdacht stehen, die Krebsentstehung zu begünstigen, wurde inzwischen gefunden, und trotzdem erreichen viele Menschen, die sich sogar einer großen Anzahl solcher Noxen aussetzen, in Gesundheit ein gesegnetes Alter. Vielleicht wäre es deshalb sinnvoll, auch einmal festzustellen, was denn die Gesunden Besonderes an sich haben, daß sie keinen Krebs bekommen, anstatt nur zu suchen, warum die bereits Kranken befallen wurden. Dabei nützt es natürlich kaum, nur die wenigen von unseren Zivilisationsschäden noch weitgehend verschonten Gebiete mit ihren knoblauchverzehrenden Methusalems als Beispiel darzustellen, wie es von vielen Anhängern der Naturheilkunde getan wird (ohne daß ich die gewiß sehr heilsame Wirkung des Knoblauchs bezweifeln will), vielmehr könnte man vor allem versuchen festzustellen, worin sich diejenigen, welche ihre Gesundheit inmitten der üblichen Umweltbelastungen bis ins hohe Alter erhalten konnten, von ihren Mitmenschen unterscheiden.

Einen zweiten Ansatzpunkt kann vielleicht der alchimistische Grundsatz »Wie oben, so unten!« erbringen, den wir auch in der Entsprechungslehre der anthroposophischen Medizin (R. STEINER: *Entsprechungen zwischen Mikrokosmos und Makrokosmos*) wiederfinden. Schauen wir uns die bekannten physiologischen Vorgänge beim Krebs an, um eine psychologische Entsprechung zu erkennen, ähnlich wie bei der Allergie die Antikörperbildung eine körperliche Entsprechung der auslösenden seelischen Vorgänge darstellt.

Der Versuch, aus körperlichen Vorgängen seelische Entsprechungen zu erkennen, ist auch im Sinne der *Allomatie* Gustav EICHHORNS, die einen »morphologischen Äthermechanismus« annimmt und davon ausgeht, daß das Wirkende, auch bei allen krankhaften Störungen, nicht im Ei, sondern außerhalb dessen gesucht werden müsse.

Als herausragende Besonderheiten der Krebszelle fallen vier eng zusammengehörende Tatsachen auf:

1. Die Krebszelle ernährt sich im Gegensatz zur gesunden menschlichen Zelle nicht durch den oxydativen, sondern durch den anaeroben Abbau (Milchsäuregärung, siehe die Forschung Otto WARBURGS).

2. Die Krebszelle teilt sich ohne Rücksicht auf ihren Mutterorganismus, dessen Zellverband sie zumindest der Lokalisation nach angehört.

3. Eine Krebsgeschwulst bildet keinen integralen, durch sich selbst abgekapselten Zellverband, wie z. B. ein Organ oder auch eine gutartige Geschwulst, sondern neigt zum Zerfall und wird nur durch die Arbeit des körpereigenen Abwehrmechanismus und den mechanischen Druck der umgebenden Gewebe weitmöglichst von diesen abgekapselt. Das heißt, daß einzelne Krebszellen wie Einzeller auf Wanderschaft gehen.

4. Krebszellen weisen keine Differenzierung im Sinne iner organismischen Zugehörigkeit oder Aufgabe auf.

Damit vereinigt die Krebszelle vier wesentliche Charakteristika der Urzelle auf sich: die »Gärungsatmung«, die bei Einzellern natürliche Teilung ohne Rücksicht auf die Erfordernisse eines Zellverbandes, die bei Einzellern natürliche Unfähigkeit bzw. fehlende Absicht, einen Zellverband zu bilden oder einem solchen anzugehören, und folgerichtig auch deren nichtdifferenzierten Aufba. Nachdem also die Krebszelle in ihrem Aufbau und Verhalten als urzellerähnlich entlarvt wurde, muß die wesentliche und entscheidende Frage lauten: Wodurch wird eine Zelle veranlaßt, die Interessen ihres Mutterverbandes nicht mehr zu berücksichtigen und sich wie ein Einzeller zu benehmen? Daran anschließen muß sich die Frage, welcher Mechanismus diese Umschaltung ermöglicht und in Gang setzt.

Um eine mögliche Antwort auf diese beiden Fragen zu finden, müssen wir uns zunächst noch etwas in die Naturwissenschaft vertiefen und das zweite thermodynamische Gesetz von Robert MAYER genauer ansehen, das in der Formulierung von R. CLAUSIUS lautet: »Die Entropie strebt einem Maximum zu.« Unter dem Maximum der Entropie versteht man den Zustand eines Systems, der die der Wahrscheinlichkeit am nächsten kommende Verteilung von dessen Einzelbestandteilen darstellt. Auf ein praktisches Beispiel übertragen bedeutet das, daß in einem Zimmer mit einem erhitzten Ofen (System, das hier vereinfacht nur in seiner Komponente »Wärme« betrachtet werden soll) der Ofen nach und nach seine Hitze an die umgebende Zimmerluft abgibt, bis die Systembestandteile Ofen und Zimmerluft die gleiche Temperatur erreicht haben, indem sich die Zimmerluft entsprechend erwärmte und der Ofen entsprechend abkühlte. Theoretisch bestünde auch die Möglichkeit, daß die Wärmeverteilung unangepaßt verbleiben könnte, der Ofen also heiß und die Zimmerluft kalt bliebe oder sogar der Ofen noch heißer und die Zimmerluft noch kälter würde. Aufgrund der Größe des Systems, d.h. der Unzahl seiner Moleküle, ist aber die Wahrscheinlichkeit hierfür so gering, daß das Eintreten eines anderen als des gesetzgemäßen Zustandes keinesfalls erwartet werden darf. Dieses zweite thermodynamische Gesetz hat, wenn es volle Gültigkeit besitzt, weitestreichende Konsequenzen über seine mannigfaltigen von uns direkt fühlbaren Auswirkungen hinaus. So gibt es beispielsweise die Theorie eines »Wärmetodes« der Welt, die davon ausgeht, daß sich die im Weltall bestehenden Temperaturunterschiede zwischen den Sternen und dem interstellaren Raum sowie die vorhandene Materie nach und nach vermischen werden und daher im Endzustand der maximalen Entropie Materie und Temperatur im gesamten Weltall gleichmäßig verteilt sein würden, was die Existenz jedes Lebens erstens aufgrund der niedrigen Temperatur und zweitens aufgrund der Strukturlosigkeit unmöglich machen würde. Wenn auch diese Theorie aufgrund der neuesten kosmologischen Spekulation, daß der Weltraum trotz der Gültigkeit des zweiten thermodynamischen Gesetzes und trotz des ungeheuren Strahlungsstromes, der von der Sonne und den anderen Sternen ständig in ihn hineingestrahlt wird, aufgrund der unendlichen Ausdehnung des Universums seine Kälte bewahren würde, inzwischen zumindest in einem Punkt angezweifelt wird, bleibt als wichtigste Frage offen, warum es dann überhaupt erst zur Entwicklung von Leben und damit zur Negentropie kommen konnte.

Für die Möglichkeit der Entwicklung des Lebens auf unserer Erde ist sicher grundsätzlich das Temperaturgefälle zwischen der Sonne und dem Weltraum verantwortlich. (Hiermit ist natürlich noch nichts über die Entstehung der Negentropie im Universum überhaupt, also der Gestirne, Spiralnebel, schwarzen Löcher usw., gesagt. Wenn die Erörterung der verschiedenen Thesen hierzu auch im Zusammenhang mit dem winzigen von uns beleuchteten Bereich sicher interessante Gesichtspunkte erbrächte, würde das aber innerhalb dieses Rahmens sehr weit führen, und ich verweise daher auf die einschlägigen Ausführungen von A. Einstein. F. Hoyle, E. P. Hubble, F. Zöllner, W. Olbers, Friedmann, P. Jordan u. a.) Für unser Problem gilt es festzuhalten, daß sich unser Sonnensystem derzeit in einem Stadium der zunehmenden Entropie befindet, also auf dem Wege zur Entdifferenzierung, zur Unordnung oder, besser gesagt, zu dem Aufhören geordneter Unterschiede innerhalb des Systems. In diesem System stellt der Mensch mit seinem Zellstaat mit Sicherheit eines der höchstdifferenzierten Ordnungsgefüge dar. Es scheint mir deshalb nicht verwunderlich, wenn sich die kosmische Tendenz der Entdifferenzierung, also der Zunahme der Entropie, auch in einem nach den kosmischen Gesetzen geformten Abbild, dem Körper eines hochentwickelten, hochdifferenzierten Lebewesens, trotz des zuvor erwähnten Umstandes des Wärmegefälles unter bestimmten Voraussetzungen durchsetzt, wobei in unserem Fall die Rückführung der hochspezialisierten menschlichen Zelle zur Urzelle und damit zur Krebszelle ein Schritt dieser Entdifferenzierung wäre. Man könnte sogar auf den Gedanken kommen, daß der Krebs (dessen zunehmende Häufigkeit ja bekannt ist) den Anfang eines evolutionär-mutantischen Versuches darstellt, die Unsterblichkeit, die dem Vielzellerorganismus nicht zuletzt aufgrund der Differenzierung verlorenging, durch diese Entdifferenzierung wiederzuerlangen bzw. auch für einen Vielzellerorganismus zu erreichen.

Interessanterweise sieht die Anthroposophie die Krebserkrankung als Ausdruck eines Ich-Verlustes an, den man, so meine ich, im Gegensatz zur Ich-Entwicklung (hier sinngemäß: Negentropie) ebenfalls als Entdifferenzierung, also Zunahme der Entropie, bezeichnen könnte.

In Weiterführung dieses Gedankens ließe sich auch die Möglichkeit erwägen, daß ein vom Untergang bedrohter Vielzellerorganismus von einigen seiner ihm bis dahin dienenden Mitglieder »verlassen« wird, daß sich also einige Zellen angesichts des drohenden Untergangs des Gesamtverbandes, von dem sie über bisher unbekannte Mechanismen erfahren (Messenger-Ribonukleinsäure, Transfer-RNS?), auf ihr in ihrer genetischen Anlage immer noch als »Engrammkomplex« verankertes Dasein als Einzeller vor Jahrmilliarden »zurückerinnern« und das individuelle Überleben anstreben, indem sie aus dem Verband ausscheren und mit der Auslösung eines entsprechenden Teilreizes sozusagen den Gesamtkomplex des einzellerähnlichen Daseins samt Gärungsabbau, unbegrenzter Teilung, Undifferenziertheit und den anderen Urzellerverhaltensweisen wieder ekphorieren.

Denn wir müssen uns vor Augen halten, daß der Kampf ums

Dasein nicht nur vom Individuum nach außen geführt wird, sondern ständig auch innerhalb eines Organismus zwischen den einzelnen Zellverbänden, ja sogar zwischen den einzelnen Zellen stattfindet! Diese Hypothese wird u. a. durch die Tatsache gestützt, daß der vom baldigen Untergang bedrohte alternde Organismus im erhöhten Maße von Krebs befallen wird.

Die psychische Voraussetzung für eine Krebsdisposition wäre demnach die Selbstaufgabe oder ein Selbstzerstörungs- bzw. Todeswunsch, der in den meisten Fällen natürlich »nur« unterbewußt vorhanden sein wird. Tatsächlich läßt sich auch bei einer gewissenhaften Anamnese bei fast allen Krebskranken wenige Jahre vor der klinischen Entdeckung der Erkrankung ein bedeutungsvolles schicksalshaftes Erlebnis, wie z. B. der Verlust eines geliebten Angehörigen, nachweisen, das oft mit Schuldgefühlen verbunden wird und dem Betroffenen mehr oder weniger bewußt ein Weiterleben nicht wünschenswert erscheinen läßt. Diese anfangs normale Reaktion wird mit der Zeit zwar verdrängt, wirkt aber im »Dunkel des Unterbewußtseins« als Todeswunsch weiter. Der Umstand, daß auch kleine Kinder von dieser Erkrankung befallen werden, ist kein Gegenargument für diese These, wissen wir doch, daß ein einem Erwachsenen banal erscheinendes Erlebnis in der Psyche eines Kindes tiefstgreifende Eindrücke zu hinterlassen vermag.

Eine weitere Hypothese zur Krebsentstehung knüpft eng an die vorerwähnten Umstände an und geht davon aus, daß Krebszellen nur da entstehen und gedeihen, wo eine ausreichende Sauerstoffzufuhr zum Gewebe nicht mehr erfolgt. Wiederum ergibt sich die bei allen Krebserkrankungen gleichgültig ob die Zellschädigung durch toxische (Schadstoffe aus der Umwelt, Nahrung usw.), mechanische (ständige Reizung durch Druck, Verletzungen usw.), thermische (ständige Hitzeeinwirkung), Strahlungs- oder sonstige Einflüsse zustande kommt – identische Lage, daß Einzelzellen vom Untergang bedroht sind und vielleicht aufgrund ihrer ungenügenden Sauerstoffversorgung sich von der nicht mehr möglichen oxydativen Atmung »zurückerinnern« an die Milchsäuregärung und entsprechend umschalten. Zugleich mit dieser Umschaltung nehmen sie auch die anderen Charakteristika der Einzelzelle wieder an, wie die nicht mehr dem Gesamtverband unterstehende unkontrollierte Teilung, ekphorieren also durch den Teilreiz »Sauerstoffmangel« bzw. »Gärung« (anaerobe Glykolyse) den gesamten Engrammkomplex »Verhalten der Urzelle«.

Die Tatsache, daß andererseits allein durch hochkonzentrierte Sauerstoffzufuhr bisher keine Krebsheilung nachgewiesen werden konnte, stellt meines Erachtens aufgrund der obenangeführten Zusammenhänge im Gegensatz zur Meinung einiger Wissenschaftler keinesfalls eine Widerlegung dieser Entstehungsthese und damit der WARBURGschen Forschungen dar. Denn wenn der uralte Engrammkomplex »Urzellerverhalten« erst einmal ekphoriert wurde, läuft die pathologische Zellteilung über die DNS und mögliche Kettenreaktionen automatisch weiter, und der zugeführte Sauerstoff könnte dann mit einem verhältnismäßig schwachen Großhirnreiz verglichen werden, der auch nicht in der Lage ist, den vom entwicklungsgeschichtlich viel älteren Rautenhirn abhängigen Hypnosezustand zu durchbrechen.

Ebenso gilt dies für alle anderen Therapieverfahren, die nicht die pathologischen Zellen abkapseln und zerstören können, um deren weitere Teilung und Weitergabe ihres Urzellerengramms auf den übrigen Organismus zu verhindern. Diese Forderung scheint schwer durchführbar, da ja nach dem Gesagten einerseits möglichst darauf hingearbeitet werden muß, die Verbindung zwischen normalen und pathologischen Zellen zu durchbrechen, um die Krebszellen nicht zu ernähren und die Übermittlung ihrer Teilungsinformation an das gesunde Gewebe zu verhindern. Neben der im Vordergrund stehenden Abwehr scheint unter diesen Gesichtspunkten eine lokale Anwendung der therapeutischen Maßnahmen, die wahrscheinlich in erster Linie auf eine Zerstörung der pathologischen Zellen abzielen müssen, da eine Umpolung einer Krebs- zur normalen Zelle wohl nur in Ausnahmefällen unter Laborbedingungen vollzogen werden kann, der geeignetste Weg zu sein.

Unter diesem Aspekt gewinnt die Stahl- und Strahltherapie, zumal unter dem Schutz entsprechender biologischer Maßnahmen, einiges für sich. Für eine wahre Heilung dürfte aber vor allem die Fähigkeit des körpereigenen Abwehrmechanismus entscheidend sein, die Zellen in erster Linie »nachrichtentechnisch« zu isolieren und zu vernichten, was sicher mit besseren Voraussetzungen gelingen kann, wenn ein tief verankerter positiver Lebenswille den Organismus in diesem Bemühen unterstützt und vor allem auch die bekannten biologischen Ganzheitsmethoden, wie z. B. die Mistel-, Enzym-, Ernährungstherapie usw. mit zur Anwendung gelangen.

Da das Altern physiologisch letztlich ein Stoffwechselproblem ist, indem die extrazelluläre Flüssigkeit als Nährsubstanz gegenüber der Umwelt des Ureinzellers (Meer) ein verschwindend geringes Volumen aufweist und mit der Zeit durch die Ablagerung von Stoffwechselabbauprodukten inner- und außerhalb der Zellen deren Ernährung einschließlich der Sauerstoffversorgung mehr und mehr beeinträchtigt wird, widersprechen sich beide Hypothesen keineswegs. Selbstverständlich können auch andere Umstände neben dem Altern, nicht zuletzt psychische, zu einer Sauerstoffmangelversorgung oder anderen auslösenden Teilreizen führen.

Da in letzter Zeit auch der Einfluß vermehrt produzierter Wuchshormone diskutiert wird (bei den meisten Krebsleidenden läßt sich das Schwangerschaftshormon HCG-Beta vermehrt nachweisen), ist auch eine erhöhte Verletzungshäufigkeit, indem ja durch die beim Heilungsprozeß verstärkt erforderlichen Zellteilungen vermehrt Wuchshormone gebildet werden müssen, als krebsunterstützender Faktor denkbar. Auch in diesem Fall würde man annehmen können, daß ein seelischer Selbstzerstörungswunsch vorhanden ist, und wir erinnern uns hier auch an das Motiv der »Selbstbestrafung«.

Als Hauptpunkte einer möglichen Psychogenese des Krebses lassen sich deshalb im Sinne einer Entsprechungslehre der unterbewußte Wunsch nach Selbstzerstörung sowie eine Dissoziierung des seelischen Organismus festhalten.

Nur als Nebenprodukt dieser Ursachen ist die durch die Massenmedien und leider auch therapeutische Kreise geschürte Kanzerophobie zu sehen, deren suggestivem Einfluß sicher so mancher Krebs sein Leben und so mancher Kranke sein vorzeitiges Sterben zu verdanken hat, denn dieses Sterben ist ihm als Engrammkomplex in allen Einzelheiten bereits vorgezeichnet und braucht durch den Teilreiz »Diagnose« nur noch ekphoriert zu werden.

B: Eine psychiatrische Krebsbehandlung müßte also ihre Aufgabe vor allem auch in der Vorsorge sehen und mit dieser Vorsorge weit über das hinausgehen, was bisher als therapeutischer Bereich verstanden und zugebilligt wird. Neben einer Einflußnahme auf die zuständigen öffentlichen Organe mit dem Ziele der weitestmöglichen Ausschaltung aufgezwungener Noxen kann diese Aufgabe nur durch ein harmonisches Hinführen (nicht »Erziehen«) der jungen Menschen zu einem kosmischen Verständnis ihrer selbst und ihrer menschlichen Bestimmung erfüllt werden. Dies zu erreichen versuchen hieße aber wiederum, die Erde zum Himmel machen zu wollen...

Deshalb wird sich der Behandler auch weiterhin vor allem als Nothelfer betätigen müssen. Daß er auch in dieser Funktion und auch beim Krebs mit der Hypnotherapie ein tiefgreifendes Heilmittel in der Hand hat, bewies schon Heinrich Bick, der u. a. ein klinisch gesichertes Basalzellenkarzinom vom Typ Krompecher allein mit symptomgerichteter HH heilte. Hiermit will ich keineswegs zu einer Monotherapie von Karzinomen mit der Hypnose ermuntern, aber mit allem Nachdruck darauf hinweisen, daß die Hypnose hier einen beachtlichen Stellenwert einnehmen kann, der um so größere Bedeutung hat, als sie sich mit sämtlichen anderen Behandlungsverfahren kombinieren läßt. Einem geheilten Kranken wird es dann gleichgültig sein, ob er der Hypnose, dem Iscador, der Wärme-, Enzym- oder Nosodentherapie, der Ernährungsumstellung oder irgendeinem anderen Bestandteil einer sinnvollen Ganzheitstherapie, in welche die Hypnose hineingehört, seine Heilung zu verdanken hat. Der therapeutischen Aufgabe entspricht es zudem, nichts zu unterlassen, von dem man annehmen kann, daß es dem Kranken hilft. Gegenwärtig wird die Macht der Suggestion allerdings noch mehr für die Engraphierung negativer Erwartungshaltungen und auch für die Propagierung gefährdender Noxen und Verhaltensweisen mißbraucht.

Die Aufgabe der Suggestionsbehandlung liegt hier also in einer palliativen symptomgerichteten HH, in der analytisch-kathartischen Verarbeitung belastender Konflikte und Erlebnisse und in einer Neuorientierung, die mit Hilfe des AT, insbesondere der Oberstufe, unterstützt werden kann. In sehr fortgeschrittenen Fällen können die Schmerzbekämpfung durch HH und AT und die seelische Stützung im Vordergrund stehen. Weiterhin kann die Hypnotherapie die Ausschaltung schädlicher Noxen unterstützen (siehe Suchtkrankheiten). Symptomgerichtete Suggestionen sollen sehr häufig und in möglichst tiefer Hypnose erfolgen.

S: AT allgemein, besonders Oberstufe, Fragen an die Versenkung. HH individuell, z.B. bei Hautkrebs: »Sie haben jetzt gesehen, daß alles, was ich Ihnen in der Hypnose sage, ganz genau eintrifft. Genauso werden sich jetzt alle Abwehrkräfte des Körpers auf den Tumor [an der Nase etc.] konzentrieren. Die Ernährung des Tumors wird eingestellt, und seine Zellen werden zerstört, so daß er mit der Zeit immer kleiner und kleiner wird...« usf. Daneben die individuelle analytisch-kathartische und stützende Behandlung.

E: AT und HH w. Nochmals sei hier betont, *daß die alleinige Behandlung einer Krebserkrankung mit der Hypnose verantwortungslos wäre*, genauso wie es die alleinige Behandlung mit jeder anderen Methode in meinen Augen ist, da es die Methode schlechthin bisher nicht gibt, wohl aber eröffnet eine breite Kombination der in Einzelfällen als wirksam nachgewiesenen Verfahren gute Heilungsaussichten.

Kurzsichtigkeit

P: Suggestive Umwelteinflüsse (Alterssymptom). Organsprache: »Das kann ich nicht mitansehen.«

B: Da bekannt ist, daß die Empfindungsfähigkeit aller Sinne in der Hypnose beträchtlich gesteigert werden kann, ist es an sich klar, daß auch eine Myopie hypnotisch beeinflußbar ist. Inwieweit die in tiefer Hypnose gegebenen posthypnotisch wirksamen Suggestionen eine anhaltende Besserung erzielen können, ist noch wenig erforscht.

S: HH (Somnambulismus, bei geöffneten Augen): »Allmählich werden jetzt auch die kleinen Buchstaben auf dieser Tafel vor Ihren Augen deutlicher und deutlicher, weil sich die Verspannung Ihrer Augenmuskulatur löst und die Augen in der Lage sind, sich den verschiedenen Entfernungen anzupassen. Immer deutlicher erkennen Sie jetzt die Buchstaben der unteren Reihe, und diese Besserung Ihrer Sehfähigkeit wird auch nach der Hypnose anhalten« usf.

E: HH w.

Lachkrampf

P: Vor allem bei hysterisch Strukturierten. Meist stehen Angstvorstellungen dahinter. (Siehe auch die Anmerkungen über Lachanfälle bei der Hypnoseeinleitung.)

B: Symptomgerichtete HH mit Indifferenzsuggestionen, unter Umständen als Wachsuggestion. Analytische Aufdeckung der Grundangst und kathartische Behandlung. Da die Lachkrämpfe aufgrund der damit verbundenen Konzentrationserschwerung die Hypnose verhindern können, ist auch das AT zu empfehlen.

S: AT: »Lachen ist ganz gleichgültig.«
HH: »Sie können Ihrem Lachen jetzt ruhig freien Lauf lassen, es wird dann ganz gleichgültig.«

E: AT ++. HH, eventuell in Kombination mit HA ++.

Lähmungen

P: Psychogene Lähmungen sind meist Verhinderungsmotive. Auch nach Traumen können sie als bedingte Reaktion weiterbestehen, ebenso nach Erkrankungen (siehe auch Apoplexie und Poliomyelitis). Auch Angst vor Bewegungsschmerz (bei Rheuma und Arthritis und Arthrose) führt zuweilen zur psychogenen Immobilisation.

B: Die Zeit des Lähmungseintritts gibt meist den besten Hinweis auf die auslösende Ursache. Gegebenenfalls muß die HA zu Hilfe genommen werden. Bei bedingten Reaktionen und Schmerzangstlähmungen reicht die symptomgerichtete HH. Ausgedehnte Lähmungen werden am besten schrittweise »zurückgenommen«. Es sollte ein tiefes Hypnosestadium angestrebt werden.

Bei allen Lähmungen stellt die Hypnose das Mittel der Wahl dar, um in Zweifelsfällen psychogene von organisch begründeten Lähmungen zu unterscheiden und um bei organischen Lähmungen festzustellen, inwieweit ein möglicher seelischer Anteil einen verschlimmernden Einfluß ausübt. Wie bei der Apoplexie beschrieben, kann dann die Hypnose solche Einflüsse abbauen und noch vorhandene Bewegungsreserven aktivieren, aber auch das Wiedererlernen der gestörten Abläufe unterstützen.

Um den seelischen Anteil herauszufinden, werden in tiefer, somnambuler Heterohypnose symptomgerichtete Suggestionen zum Durchbrechen der Lähmung erteilt.

Wenn auch rein psychogene Lähmungen nicht sehr häufig auftreten, lohnt sich dieser Versuch schon um der Tatsache willen, daß für die wenigen Menschen, denen so geholfen werden kann, ihre wiedererlangte Beweglichkeit an ein glückliches Wunder grenzt. Als negatives Beispiel ist mir von einem Teilnehmer meiner Hypnoseseminare folgender Fall berichtet worden: Eine junge Frau war eines Morgens mit einer schlaffen Lähmung der unteren Extremitäten aufgewacht. Nachdem daraufhin eine Querschnittslähmung diagnostiziert wurde, fand sie sich zunächst mit diesem Schicksal ab, bekam aber bald darauf zusätzlich schmerzhafte Krampfzustände in den gelähmten Beinen! Dies allein hätte schon genügen müssen, den Verdacht einer hysterischen Lähmung zu wecken, denn wenn, wie bei der Querschnittslähmung, die Nervenbahnen zu den betroffenen Körperteilen unterbrochen sind, wie sollte es dann ausgerechnet dort zu Krampfzuständen kommen? Handelte es sich dagegen um eine hysterische Lähmung, konnten diese schmerzhaften Zustände als zusätzliche Aufmerksamkeitshinlenkung auf die betroffenen Glieder und damit als weiteres Anzeichen für die seelische Entstehungsursache gewertet werden. Ebenso hätte man die Krämpfe als unterbewußten Protest gegen die Lähmung auffassen können. Leider traf diese junge Frau aber unter all den Spezialisten, von denen sie untersucht wurde, auf keinen Hypnosekenner. Statt dessen wurde sie als medizinisches Wunder herumgereicht, da die entsprechenden Therapeuten offenbar eher geneigt waren zu glauben, daß an querschnittsgelähmten Gliedmaßen Krämpfe auftreten können, als an die Möglichkeit einer Psychogenese und den Einsatz eines außergewöhnlichen Heilverfahrens, nämlich der Hypnose, zu denken. Im letzten Akt dieses Dramas durchtrennte man der gequälten Patientin schließlich auf chirurgischem Wege die entsprechenden Nervenstränge, um die ihr unerträglichen Schmerzen zu beseitigen. Welche widersinnige und widerliche Konsequenz einem falschen Dogma zuliebe! Eine vielleicht mögliche Wiederherstellung mit Hilfe der Hypnose wurde dadurch selbstverständlich ausgeschlossen.

S: HH z. B. bei einer Armlähmung links: »Nachdem ich jetzt Ihren rechten Arm genauso schwer und steif gemacht habe wie Ihren linken, werde ich ihn jetzt wieder angenehm leicht und beweglich machen, indem ich mit meiner Hand von unten nach oben darüberstreiche. Mit jedem Strich meiner Hand weicht die Schwere und kehrt die Beweglichkeit zurück. Ganz angenehm leicht und beweglich ist Ihr rechter Arm jetzt wieder geworden. Heben Sie ihn an! Sie haben nun deutlich erlebt, wie in der Hypnose Lähmungen hervorgerufen und auch aufgehoben werden können. Und genauso wie Ihren rechten Arm werde ich jetzt auch Ihren linken Arm wieder leicht und beweglich werden lassen, indem ich von unten nach oben mit meiner Hand darüberstreiche. Mit jedem Strich wird Ihr Arm leichter und leichter, die Nervenversorgung normalisiert sich, und die Beweglichkeit kehrt zurück. Zuerst in die Finger, jetzt in die Hand, in den Unterarm und in den Oberarm. Ganz leicht und beweglich ist Ihr linker Arm jetzt wieder geworden, genauso wie der rechte, und Sie können ihn jetzt wieder anheben. Heben Sie ihn hoch! Sie sehen, wie gut Sie Ihren Arm jetzt wieder bewegen können. Sie sind geheilt und werden Ihren Arm auch nach der Hypnose vollkommen frei bewegen können.« Zuweilen kann es sinnvoll sein, eine Levitations- bzw. Bewegungssuggestion nicht zurückzunehmen, sondern in das Wachbewußtsein zu übernehmen, um durch die bewußte Anschauung des bewegten »gelähmten« Gliedes dem Patienten auch die Autosuggestion seiner Heilung verstärkt zu vermitteln.

E: HH ++, bei psychogener Beteiligung.

Laktationsstörung/Störung in der Milchbildung

P: Möglicherweise eine unterbewußte Ablehnung des Kindes oder der eigenen weiblichen Rolle. Auch Angst vor einer durch das Stillen verursachten Erschlaffung der Brüste.

B: Direkte heterohypnotische Suggestion mit ausführlicher Schilderung der mit der Milchbildung verbundenen Empfindungen.

S: HH: »Ihre Brüste werden jetzt immer besser durchblutet und beginnen zu spannen. Das ist das Zeichen, daß sich die Milch bildet. Die Brustwarzen richten sich auf, und Sie spüren, wie die Milch hineinfließt.«

E:HH ++.

LOGOSPASMUS/STOTTERN

P:Der psychogene Logospasmus enthält phobische und anankastische Elemente. Physiologisch kommt er dadurch zustande, daß der Sprachgestörte den ungemein komplizierten Sprechvorgang bewußt steuern will und ihn dadurch aus den eigentlich zuständigen subkortikalen Schichten herausnimmt. Der Versuch, die Bewegungen von Lippen, Kiefer, Wangen, Zunge, Kehlkopf, Stimmbändern und die Ausatmung in bewußte synchrone Übereinstimmung zu bringen und dabei außerdem noch den Sinn des Gesprochenen zu beachten, ist aber von vornherein zum Scheitern verurteilt.

Wenn laut Literatur bei einem Drittel der Sprachgestörten leichte Hirnschädigungen nachgewiesen wurden, sind dies nach meiner Meinung wahrscheinlich eher Abweichungen von der absoluten Norm, da nahezu der gleiche Teil der nicht Sprachgestörten bei entsprechender Untersuchung ebenfalls leichte Normabweichungen aufweisen würde. Allein die Tatsache, daß Stotterer in der Hypnose im allgemeinen fließend sprechen (oft auch außerhalb der Hypnose fließend singen) können, beweist, daß dem keine organischen Schädigungen entgegenstehen, die dies unmöglich machen würden.

Der Grund, warum der Stotterer den Versuch unternimmt, »bewußt« zu sprechen, liegt vor allem in seiner Umwelt. Der zeitliche Beginn der Störung reicht für gewöhnlich in das frühe Kindesalter zurück, ebenso wie die auslösende seelische Ursache. Ein stärkeres seelisches Trauma oder ein Konflikt »verschlägt« dem meist übersensiblen Kind »die Sprache« (Organsprache!) und erbringt ihm durch dieses Symptom eine starke, vorher oft zu wenig vorhanden gewesene Zuwendung, auch wenn diese negativ vor allem in Form von Ermahnungen erfolgt, doch sorgsamer zu sprechen, die dann natürlich das Gegenteil von dem erreichen, was sie bezwecken sollen, indem das Kind durch die gesteigerte Aufmerksamkeit für seinen gestörten Sprachvorgang diesen weiter kompliziert, und so der Circulus vitiosus seinen Anfang nimmt.

Das unterbewußte Festhaltenwollen am Stottern, da damit die ersehnte Zuwendung und Aufmerksamkeit eingebracht wird, die bewußte Konzentration auf den Sprechvorgang und die bewußte

Angst vor dem Stottern und dem folgenden Spott und den unvermeidlichen Ermahnungen als zusätzlicher verstärkender Faktor der Konzentration auf den Sprechvorgang zementieren das Stottern, indem es nach und nach zur Bildung des Engrammkomplexes kommen muß, daß ein normales flüssiges Sprechen nicht mehr möglich ist, und das Stottern auf diese Weise zur bedingten Reaktion wird.

Interessant ist in diesem Zusammenhang auch die etymologische Verwandtschaft der Wörter »Stimmung« und »Stimme«: jede Erregung überträgt sich beim Stotterer auf den Sprachfluß. Eine andere Entsprechung findet sich in der von Natur aus oft etwas eigenbrötlerischen Verhaltensweise vieler Sprachgestörten: die Störung der Sprache als wichtigstes Kommunikationsmittel dokumentiert ihre »Einsamkeit«.

B: Aus dem Dargelegten ergibt sich bereits recht klar, daß die übliche Monotherapie durch Sprachschulen geradezu paradox ist, da ja die Aufmerksamkeit auf die bewußte Lenkung des Sprachvorganges, die ohnehin pathologisch verstärkt ist, noch weiter gefördert wird. Damit wird genau das getan, was in der an früherer Stelle zitierten Fabel vom Tausendfüßler zum Ausdruck kommt, der nach der Frage, in welcher Reihenfolge er seine Beine bewege, nicht mehr laufen konnte. Die Behandlung muß also vor allem darauf zielen, den Sprechvorgang wieder in die subkortikalen Schichten zurückzuführen. Aus diesem Grunde richten sich die Suggestionen in erster Linie gegen die Affektbezogenheit des Sprechens und streben eine Indifferenzierung an, die hier Ausgangsbasis für eine natürliche Normalisierung sein muß. Daneben geht es darum, durch die HA (bei älteren Patienten) oder das KB (bei Kindern und Jugendlichen) eingeklemmte Affekte aufzudekken und zu verarbeiten. Da sich in der Regel eine längere Behandlung ergibt und eine seelische Festigung und Stützung des Patienten nahezu immer wünschenswert erscheinen, empfiehlt sich besonders die GAH, die mit ihrer Betonung des autogenen Anteils auch der meist etwas zwanghaften Charakterstruktur der sprachgestörten Patienten entgegenkommt. Der HH kann vor allem die Aufgabe überlassen bleiben, durch entsprechende Suggestionen den Circulus vitiosus zu durchbrechen. Dabei hat es sich bewährt, in der Hypnose Situationen zu suggerieren, die sonst mit Sprachproblemen verbunden sind, und den Patienten dabei frei sprechen zu lassen. Das Erfolgserlebnis wird dann posthypnotisch wirksam in das Wachbewußtsein übertragen. Es kann nützlich sein, die in Hypnose fließende Sprache auf Band aufzunehmen und dem Patienten zum öfteren Anhören mitzugeben, um eine autosuggestive »Untergrabung« des Engrammkomplexes »Stotternmüssen« auszulösen.

S: AT/GAH: »Sprechen gleichgültig – Inhalt wichtig.« Daneben individuelle Stützung.

HH: »Sie können sich jetzt vorstellen, daß Sie im Restaurant sitzen und beim Ober Ihre Bestellung aufgeben. Sie sind ganz ruhig, weil Sie wissen, daß das Sprechen gleichgültig ist und nur der Inhalt wichtig. Ihre Atmung geht ruhig und regelmäßig, ganz von selbst, und genauso ruhig und fließend werden Sie jetzt sprechen können, ganz von selbst. Sie denken nur an das, was Sie bestellen wollen, das Sprechen erfolgt ganz ruhig und fließend, ganz von selbst, genauso wie Ihre Atmung. Geben Sie mir jetzt Ihre Bestellung auf! [Der Therapeut spielt die Rolle des Obers. Einwürfe müssen selbstverständlich mit Wirklichkeitscharakter erfolgen.] Sie haben jetzt gesehen, wie leicht und fließend die Worte aus Ihrem Mund kommen, wenn Sie sich nur auf das konzentrieren, was Sie sagen wollen. Das Sprechen erfolgt dann ganz von selbst, ruhig und fließend, wie Ihre Atmung. Sie werden auch nach der Hypnose immer ruhiger und fließender sprechen können, genauso wie eben, weil Sie sich ganz auf das konzentrieren werden, was Sie sagen wollen und der Sprachvorgang gleichgültig bleibt. Und selbst, wenn Sie sich versprechen ist das vollkommen gleichgültig, weil nur der Inhalt wichtig ist« usf. Daneben individuelle analytisch-kathartische Bearbeitung.

E: HA (KB) und HH, in erster Linie GAH +.

Magen- und Darmerkrankungen

(Colitis ulcerosa, Diarrhö, Obstipation und Kardiospasmus siehe dort.)

P: Auch bei den Magen-Darm-Störungen bezeugt eine große Anzahl volksmundlicher Redewendungen, wie sehr seelisches Empfinden auf dieses Organsystem reflektiert wird: »Das schlägt mir auf den Magen.« – »Er ärgert sich ein Loch in den Bauch.« – »Er hat schon viel schlucken müssen.« – »Das kann ich nicht verdauen.« Diese Beispiele mögen für viele stehen. Jeder von uns kennt das Gefühl des Zusammenkrampfens in der Gegend des Sonnengeflechts bei schreckhaften Erlebnissen. Diese für sich zweckmäßige Reaktion, die über eine Verengung der Blutgefäße im Bauchraum vor allem in früheren Zeiten die Aufgabe hatte, bei Gefahrsituationen schnell mehr Blut in das Gehirn zu bringen und dessen Reaktionsbereitschaft zu erhöhen, und gleichzeitig bei einer Verwundung weniger Blutverlust mit sich brachte, hat sich heute, besonders beim streßbelasteten Zivilisationsbürger, zu dessen Nachteil umgewandelt. Die übermäßig oft aufgrund schreckhafter Reize eintretende Verkrampfung und Verengung der Blutgefäße führen zu einer Minderdurchblutung der Magen- und Darmschleimhäute, wodurch die normalerweise bei einer guten Durchblutung gegebene alkalische Reaktion des Gewebes (Blut-pH = ca. 7,4) als Schutzwirkung gegen den stark saueren Magensaft (pH = ca. 1,0) nicht mehr einwandfrei aufrechterhalten werden kann und es in der Folge zu einer Selbstandauung der Magen- und Darmschleimhäute, also einer Entzündung und später einem Ulkus kommt. Die Beschwerden resultieren dann entweder aus den psychosomatischen Verkrampfungen allein (wie auch die Nabelkoliken der Kleinkinder) oder den dadurch verursachten Schleimhautschädigungen. Eingeklemmte Affekte und ständige Versagungshaltungen können ebenso wie andauernder Dysstreß und unterdrückte Aggressionen Grund für die auslösende seelisch-körperliche Verspannung sein.

B: Neben der symptomgerichteten HH muß vor allem die analytische Bearbeitung im Vordergrund stehen. Zur Behandlung der »verkrampften« Charakterstruktur eignet sich vor allem das AT. Außerdem kann die Hypnose die Zufuhr von Gefäßgiften vermeiden helfen (siehe Suchtkrankheiten).

Die Suggestionsbehandlung ist hier die Therapie der Wahl!

S: AT: »Das Sonnengeflecht ist strömend warm.« – »Der Magen ist ganz ruhig, warm und schmerzfrei.« Individuelle Stützung.

HH: »In diesem vertieften Ruhezustand erholt sich das gesamte Nervensystem. Der Leib wird gut durchblutet und strömend warm [haptische Unterstützung]. Alle Verkrampfungen lösen sich, und die verbesserte Nervenversorgung und Durchblutung beseitigen alle Reizzustände. Magen und Darm bleiben auch nach der Hypnose strömend warm durchblutet, und alle äußeren Einflüsse werden ruhig und gelassen aufgenommen...« usw. Individuelle Bearbeitung der analytischen Ergebnisse.

E: HA mit HH und AT, auch GAH + +, bei folgenden Störungsbildern:

Colitis, Enteritis, Gastritis, Postgastrektomie-Syndrom, Ulcus ventriculi sive duodeni, Spasmen des Magen-Darm-Traktes.

Miktionsstörungen/Störungen beim Wasserlassen

P: Während die postoperative Harnverhaltung als neurovegetative Reaktion auf die vorangegangene Belastung des Organismus angesehen werden kann, spielen bei der Polyurie oft bedingte Reaktionen, bei

Dysurie und Strangurie unverarbeitete Konflikte eine auslösende Rolle.

B: Die postoperative Harnverhaltung wird mit symptomgerichteter HH behandelt, wobei die mit dem Wasserlassen verbundenen Empfindungen ausführlich suggeriert werden sollen.

Die anderen Störungen machen oft eine analytische Klärung erforderlich. Die Suggestionen haben die Indifferenz gegenüber den auslösenden Faktoren zum Ziel.

S: Bei *postoperativem Harnverhalten* HH: »Ganz deutlich können Sie sich jetzt vorstellen, wie Sie das letzte Mal Wasser gelassen haben. Immer deutlicher empfinden Sie den Druck auf der Blase und den Drang, das Wasser zu entleeren, indem Sie dabei die Blasenmuskulatur anspannen und den Blasenschließmuskel lösen. Ich lege jetzt meine Hand auf Ihre Blasengegend, und Sie spüren, wie sich unter meiner Hand eine intensive Wärme und gesteigerte Durchblutung bilden. Dadurch wird die Nervenfunktion wieder völlig normalisiert, und das Wasserlassen geht wieder ganz normal, so wie sonst immer. Wenn Sie sich nach der Hypnose ganz deutlich vorstellen, wie Sie Wasser lassen, wird es ganz von selbst einsetzen, indem sich alle Verkrampfungen lösen...« usw.

Bei *Dysurie, Polyurie* usw. HH: »In diesem vertieften Ruhezustand erholt sich das gesamte Nervensystem, und alle körperlichen Symptome werden gleichgültig. Indem ich jetzt meine Hände auf Ihre Blasengegend lege, spüren Sie, wie sich unter meiner Hand eine intensive Durchblutung entfaltet. Dadurch wird die Nervenversorgung der Blase wieder normalisiert, und das Wasserlassen findet wieder ganz natürlich und von selber statt. Immer wenn die Blase gefüllt ist, werden Sie den Drang zum Wasserlassen verspüren, das dann auch ganz gelöst erfolgen kann. Die Gedanken an das Wasserlassen werden deshalb vollkommen gleichgültig, da alles wieder ganz normal ablaufen wird.«

Daneben individuelle Suggestionen zur Verarbeitung bestehender Konflikte.

E: HH, auch GAH ++.

Minderwertigkeitsgefühle

P: Fast immer liegt die Ursache für Minderwertigkeitsgefühle in einer oft durch Generationen verankerten entsprechenden Erziehung. Der Prophet gilt nichts in seinem Vaterlande, und das Kind lernt schon im Verhalten der Familienmitglieder untereinander, meist der Ehegatten zueinander, daß man sich gegenseitig geringschätzt und Fremde sehr viel eher beachtet und respektiert werden. Alle möglichen Personen, Institutionen und Behörden werden im demütigen Untertanengeist als bewunderungswürdige und bzw. oder furchtgebietende Autoritäten dargestellt und in Glanz und Gloria verherrlicht, so daß sich das so erzogene Kind kaum vorstellen kann, solchen von der Dummheit über das »einfache Menschsein« erhobenen Götzen jemals ebenbürtig werden zu können. An den Mitgliedern der eigenen Familie wird hingegen die Negativkritik ständig geübt, die aus Angst gegenüber den eigentlich Gemeinten verschwiegen wird. Ein Kind, das einer solchen Familie angehört, deren Mitglieder sich gegenseitig ständig direkt oder indirekt Minderwertigkeit vorwerfen, wird sich schon als Mitglied dieser Familie ebenfalls minderwertig vorkommen, auch wenn es selbst als Träger unerfüllter Hoffnungen seiner Eltern nicht im gleichen Ausmaße in die Herabsetzungen miteinbezogen wird. Noch schlimmer ist es natürlich, wenn es immer wieder gesagt bekommt, wie dumm, böse und unnütz es sei – im Gegensatz zu Nachbars Fritz. Unselbständige Erziehung, die Erfolgserlebnisse verhindert, und das Leistungsbewertungssystem unserer Schulen, das mehr nach genormten Maßstäben als nach individuellen Begabungen ausgerichtet ist (mit Ausnahme der Waldorf-Schulen), spielen eine weitere wichtige Rolle. Ein so herangewachsener Mensch bringt diese schlechten Voraussetzungen in seine eigene Familie ein, so daß die Wirkung oft in Generationen potenziert wird und zur Zementierung von »Kastenzugehörigkeiten« über Generationen führt.

B: Die Behandlung muß die Richtigstellung der Selbst- und Umweltbewertung zum Ziele haben. Eine analytische Fokuserarbeitung von besonders belastenden Konflikten (Versagenserlebnisse, Negativkritik) ist sehr hilfreich. Ebenfalls empfiehlt sich die Unterstützung bei der Vornahme zunächst kleinerer Ziele, deren Erreichen dann suggestiv zum Aufbau der weiteren verwendet werden kann. Schuldgefühle werden kathartisch angegangen, Ängste durch HH und AT indifferenziert. Das AT ist zur Unterstützung der Teilschritte mit seinen formelhaften Vorsatzbildungen gut geeignet, da es durch die »autogen« erzielten Erfolge das Selbstwertgefühl steigern hilft.

S: Individuell.

E: AT, eventuell HA und HH +.

Nabelkoliken

(Siehe auch Magen- und Darmerkrankungen.)

P: Meist bei sich zu wenig beachtet fühlenden Kindern mit vegetativ-neurotischer Grundstruktur auftretende Störung.
B: AT und KB. Einbeziehung der Erziehungsperson in die Therapie.
S: Individuell. AT: Sonnengeflechtübung.
E: AT und KB +.

NÄGELKAUEN
P: Oft Protesthaltung gegen die Erziehungsperson.
B: AT und KB. Gegebenenfalls Einbeziehung der Erziehungsperson in die Therapie (AT).
S: Individuell. (Symptomgerichtete Suggestionen halte ich hier für wenig sinnvoll, da ein »Leidensdruck« meist nur bei den Eltern besteht und das Symptom als Alarmzeichen für die zugrunde liegende Beziehungsstörung gewertet und nicht einfach zugedeckt werden sollte.)
E: AT und KB +.

NAHRUNGSMITTELALLERGIEN
(Siehe auch Allergie.)
P: Siehe Allergie. Dieses Störungsbild tritt weit öfter auf, als allgemein angenommen wird, da nach neueren Forschungen auch die bisher nur als physiologische Auswirkungen des Koffeins, Teeins und anderer Stoffe angesehenen Mißempfindungen (Herzjagen, Hitzegefühle, Übelkeit usw.) als allergische Reaktionen anzusehen sind.
B: Wie bei Allergie. Möglichst Vermeidung der Allergene, AT. Falls eine Allergie gegen ernährungswichtige Stoffe besteht, auch Indifferenzierung über HH.
S: Individuell.
E: AT und HH +.

OBSTIPATION/STUHLVERSTOPFUNG
P: Tageslauf, persönliche Verfassung und natürlich die Art der Ernährung haben einen großen Einfluß auf die Beschaffenheit des Stuhles, und man sollte annehmen, daß demnach auch die Stuhlentleerungszeiten aufgrund verschiedener Verweildauer im Verdauungstrakt entsprechend variieren. Trotzdem wird der größte Teil dieser Faktoren vom Organismus aufgefangen, und im Normalfall findet eine tägliche Stuhlentleerung meist zur bestimmten Zeit statt. Stark abführende Nahrungsmittel können eine frühere Entleerung verursachen, während stark stopfende Nahrungsmittel oft dazu führen, daß die Entleerung erst am nächsten Tage wieder zur gewohnten Stunde stattfindet,

ebenso, wenn der Stuhldrang einmal »übergangen« wird. Diese Tatsache (und der Vergleich mit unzivilisierten Volksstämmen) beweist, daß der regelmäßige Stuhlgang ein Goldenes Kalb der Zivilisation ist, die aus dem ursprünglichen natürlichen Bedürfnis einen bedingten Reflex machte.

In der Erziehung zur »Stubenreinheit« werden bereits bei den Kleinkindern die Ursachen zu späterer Obstipation verankert, wenn z. B. nach jedem »Erfolg« des Kindes auf dem Töpfchen die Mutter in einen Freudentaumel ausbricht und gar nicht aufhören will, lobende Worte über dieses Produkt zu finden, um das Kind zu ähnlichen Taten anzuspornen. Es ist nicht verwunderlich, wenn sich im Unterbewußtsein des Kindes dann die Vorstellung festsetzt, daß es da etwas ganz Kostbares von sich gegeben habe, da sich die Mutter so darüber freut, was mit der Zeit auch zum Wunsch führen kann, es bei sich zu behalten. Diese unterbewußte Identifizierung von Stuhl und Besitz findet sich allerdings nicht nur bei derart Vorbelasteten, so daß die Obstipation sehr oft mit Geiz vergemeinschaftet ist; diese Menschen »geben nicht gerne etwas her«.

Auch die Introvertiertheit ist oft eine seelische Voraussetzung für die Obstipation. Der nicht Hingabewillige hält mit allem gern zurück. Viele »frigide« Frauen leiden deshalb gleichzeitig auch an Obstipation.

Konflikte mit der Erziehungsperson sind ein weiterer häufiger Grund. Die Stuhlverhaltung stellt dann, wie die Enuresis nocturna, einen Protest dar, der dem Kind offen nicht möglich ist. Ebenso durch die Erziehung und durch Umweltsuggestionen bedingt ist die übermäßige Beachtung dieser Vorgänge mit der daraus folgenden negativen Erwartungshaltung.

Ständiger Laxantiaabusus führt dazu, daß die natürliche Peristaltik »einschläft« und der Stuhlgang als bedingte Reaktion an den Reiz »Laxantia« gekoppelt wird und bald kaum noch ohne diesen ausgelöst werden kann.

Starke emotionelle Spannungen können auch zu einer Verkrampfung des Rektums führen, welche die Stuhlentleerung erschwert.

B: Da es sich in vielen Fällen bei den Obstipierten um Patienten handelt, die nur aufgrund einer in dieser Hinsicht fehlerhaften Erziehung oder vorübergehender Stuhlgangsstörungen zu Abführmitteln griffen, die dann sukzessive angewöhnt und in der Dosis erhöht wurden, ist oft keine analytische Bearbeitung erforderlich. Es reicht dann aus, in der HH direkte symptomgerichtete ephypnotische Suggestionen zu geben, zumal der Stuhlgang sehr gut durch die Hypnose beeinflußbar ist. Als Teilreiz zur Auslösung des ephypnotischen Auftrages empfiehlt sich dabei die Konditionierung an eine unverfängliche Tätigkeit, z. B. das morgendliche Zähneputzen und nicht etwa an eine bestimmte Uhrzeit, was manchmal lästig sein könnte. Zur Lösung bestehender Verspannungen und Beeinflussung charakterlicher Fehlhaltungen eignet sich am besten das AT. Besonders bei Hingabegestörten kann eine zusätzliche analytische Behandlung sinnvoll sein. Postoperative Stuhlverhaltungen können in der Regel mit einer einmaligen HH gelöst werden. In jedem Falle empfiehlt sich, die mit dem Stuhlgang verknüpften Empfindungen recht drastisch an die ephypnotische Suggestion zu knüpfen. Abführmittel können langsam reduziert oder bei hoher Suggestibilität sofort gestrichen werden.

S: AT: »Der Darm arbeitet ganz ruhig und natürlich.« – »Die Arbeit im Darm ist kräftig und warm.« – »Stuhlgang gleichgültig.« Individuelle Formeln.

HH: »Ich lege jetzt meine Hand auf Ihren Leib, und Sie werden gleich deutlich spüren, wie sich unter meiner Hand eine intensive Durchblutung entfaltet. Auf diese Weise wird jetzt die Nervenversorgung Ihres Darmes wieder normalisiert, und die Darmbewegungen finden ganz stark und regelmäßig statt, um den Speisebrei weiterzubefördern. Ganz deutlich empfinden Sie jetzt schon die Bewegungen Ihres Darmes [tatsächlich sind bei dieser Suggestion bereits Darmbewegungen mit der aufgelegten Hand fühlbar]. Diese Darmbewegungen werden sich morgen früh noch verstärken, und gleich nach dem Zähneputzen spüren Sie ganz deutlich den Stuhldrang. Sie werden dann zur Toilette gehen, und ganz von selbst wird sich der Stuhl entleeren. Auf diese Weise wird sich in Zukunft jeden Morgen, gleich nach dem Zähneputzen, ganz von selbst dieser Stuhldrang einstellen, und der Stuhl wird sich ganz natürlich entleeren...« usw.

E: AT und HH ++.

Ödem/Gewebswassersucht

P: Meist Begleiterscheinung anderer Störungen.

B: Die hypnotische Ausschwemmung von Ödemen ist angebracht, wenn Arzneimittel nicht vertragen werden. Es kann hierbei suggeriert werden, daß der Patient eine größere Flüssigkeitsmenge trinke, die dann über die Nieren wieder ausgeschieden wird. Präventiv können die betroffenen Gliedmaßen suggestiv kühl eingestellt werden.

S: HH: »Sie können sich jetzt vorstellen, daß Sie ein starkes Durstgefühl haben wie an einem heißen Tag. Um den Durst zu löschen, trinken Sie jetzt eine ganze Flasche Mineralwasser. In einer Stunde werden Sie dann einen starken Druck auf der Blase verspüren und werden Wasser lassen müssen...« usw.

E: HH w.

Parkinsonsche Krankheit/Schüttellähmung

P: Der physiologische Ursprung dieser Erkrankung liegt noch weitgehend im dunkel, ebenso kann über eine mögliche Psychogenese wenig gesagt werden. Da ein hereditär-familiäres Auftreten nicht selten ist, könnte unter Umständen die Mitbeteiligung eines »Erlernens« von der Identitätsfigur in Betracht gezogen werden. Ebenso scheinen seelische Belastungen den Zustand zu verschlimmern.

B: Wie J. H. Schultz auch in einem Fall von multipler Sklerose berichtet, kann die Symptomatik des Parkinson-Syndroms und des Parkinsonismus mit dem AT und symptomgerichteter HH in einigen Fällen merklich gelindert und für den Patienten erträglicher gemacht werden.

S: HH: »In diesem vertieften Ruhezustand erholt sich das gesamte Nervensystem. Alle Verspannungen in den Muskeln lösen sich, und mit jedem Atemzug nehmen Sie frische Kraft und Ruhe auf. Die Kraft und Ruhe verankert sich im gesamten Nervensystem, so daß Sie auch nach der Hypnose alle Glieder frei und ruhig bewegen können.« Einige Bewegungssuggestionen in Hypnose können zur Konditionierung beitragen.

E: AT und HH w.

Phantomschmerzen

P: Nach Mikorey kommt der Phantomschmerz durch eine gesteigerte isolierte Aufmerksamkeit auf das verlorene Glied zustande, durch die unterbewußt eine Regeneration forciert erzwungen werden soll. Daß die Neubildung verlorener Körperteile prinzipiell möglich ist, beweist die Tatsache, daß in jedem einzelnen Zellkern eines Mehrzellerorganismus der Bauplan der Gesamtheit enthalten ist, was ja auch die Voraussetzung z. B. für die Entstehung des Gesamtorganismus aus einer Eizelle ebenso wie für die Wundheilung darstellt. In geradezu vollkommener Weise findet sich diese Fähigkeit bei den Schwanzlurchen. So wurde an Versuchen mit Tritonen bewiesen, daß diese in der Lage sind, Schwanz, Beine und andere Körperteile (mit Wirbeln, Gelenken usw.), ja sogar ein zu drei Viertel entferntes Auge vollständig und funktionsfähig zu regenerieren, und das sogar mehrfach! Auch zeigt die KIRLIAN-Fotografie z.B. bei der Aufnahme eines Blattes, dem kurz zuvor die Spitze abgeschnitten wurde, das Abbild des gesamten Blattes, wobei der fehlende Teil lediglich schwächer erscheint. Man könnte daher meines Erachtens annehmen, daß es sich bei Phantomschmerzkranken nicht um sogenannte »Algopathen« handelt, sondern um Hypersensitive, die in der Lage sind, die Projektion des Gesamtkörperschemas aus den anderen Zellen heraus (eventuell insbesondere denjenigen an der Amputationsstelle) zu empfinden. Sicher spielt für diese Sensitivität auch die gesteigerte Aufmerksamkeitshinwendung auf den amputierten Körperteil eine Rolle, die, wie D. LANGEN sagt, einen persistierenden Protest gegen die Verstümmelung darstellt.

B: Die Behandlung muß vor allem darauf hinarbeiten, die Amputation zur Indifferenz zu bringen, um dadurch ihre seelische Annahme, das »Sichabfinden«, einzuleiten. In einem weiteren Schritt kann versucht werden, vorhandene Phantomgliedempfindungen auf die Prothese zu übertragen, um diese zu »beseelen« (MIKOREY). Eine geeignete Methode bietet sich in der GAH an. In der HH sollte ein tieferes Hypnosestadium angestrebt werden, wobei der Patient durch die Konfrontation mit seinem Spiegelbild oder einer Fotografie in der Akzeptierung dieses seines Ich-Abbildes unterstützt werden kann.

S: AT/GAH: »Rechter Arm weg« (Indifferenzierung), »Stumpf und Arm sind kühl und frei von Schmerz« (Schmerzausschaltung), »Rechter Arm erlebbar« (Beseelung der Prothese).

HH: »Ich werde Ihnen jetzt zeigen, wie die Hypnose in der Lage ist, Schmerzzustände zu beseitigen, indem ich nun zuerst Ihren linken Arm völlig gefühllos werden lasse. Ich streiche mit meiner Hand über Ihren linken Arm, und jeden Strich empfinden Sie immer weniger stark, bis Sie meine Hand gar nicht mehr spüren. Ihr linker Arm ist nun vollkommen gefühllos geworden. Jetzt streiche ich mit meiner Hand von unten nach oben über Ihren Arm, so daß das Gefühl wieder zurückkehrt. Jeden Strich meiner Hand spüren Sie wieder deutlicher, und nun ist das volle Gefühl wieder in Ihren linken Arm zurückgekehrt. Auf die gleiche Weise werde ich jetzt die Schmerzen aus Ihrem amputierten rechten Arm herausnehmen, indem ich mit meiner Hand über den Arm und den Stumpf streiche. Mit jedem Strich meiner Hand spüren Sie, wie Arm und Stumpf angenehm kühl und schmerzfrei werden... Auch nach der Hypnose wird der amputierte Arm schmerzfrei bleiben, so daß er mit der Zeit vollkommen gleichgültig

wird.« Daneben stützende und kathartische individuelle Suggestionen.
E:AT +, GAH ++, HH +.

Phobien/krankhafte Ängste

P: Die phobischen Reaktionen sind als Übersteigerungen des natürlichen Schutzmechanismus »Angst« anzusehen. Hier wird wieder recht deutlich, wie fließend die Übergänge von dem als gesund betrachteten Normalzustand zu der als krankhaft empfundenen Symptomatik sind. Während es z. B. als durchaus normal angesehen wird, wenn ein Mensch in großer Höhe nicht über ein schmales, in der Mitte freiliegendes Brett laufen kann, das er, wenn es auf dem Boden läge, ohne einen Fehltritt beschreiten würde, gilt es bereits als krankhaft, aus der gleichen Höhe nicht von einer »sicheren Brüstung« aus nach unten sehen zu können.

Der Schutzmechanismus Angst hat den Sinn, alle Körperfunktionen in höchste Alarmbereitschaft zu versetzen bzw. zu bewirken, daß angstbesetzte Situationen gemieden werden. Meist machen erst diese »Hemmungen« dem Betroffenen seine Lage bewußt, ohne daß immer der zugrunde liegende Angstfaktor erkannt wird.

In den meisten Fällen stellen die phobischen Verhaltensweisen bedingte Reaktionen dar, die oft in der Erziehung begründet liegen (so sind auch die gesondert beschriebenen Minderwertigkeitsgefühle Ängste). Ein früheres schreckhaftes Erlebnis hat sich also als Engrammkomplex engraphiert und wird jeweils durch den Teilreiz einer ähnlichen Situation, insbesondere in seinem Teilaspekt der alle anderen Empfindungen übertönenden phobischen Reaktion, neu ekphoriert. So kann z. B. das Einsperren eines Kindes zur späteren Klaustrophobie führen. Zuweilen ist der zugrunde liegende Angstgegenstand so affektbeladen, daß nicht nur die übliche Verdrängung des ersten auslösenden Angsterlebnisses selbst zustande kommt, sondern darüber hinaus eine Übertragung der phobischen Reaktion auf einen Ersatzgegenstand vorgenommen wird, um aus »Selbstschutzgründen« die eigentliche Angstsituation nicht vorstellen zu müssen. Dieses Verhalten könnte man mit dem mittelalterlichen Brauch vergleichen, den Namen des Teufels nicht auszusprechen, da diese Figur zu angstbeladen war, und statt dessen die durch den gemiedenen Namen entstandene Lücke zu füllen, indem man dann vom »Gottseibeiuns« sprach.

Eine phobische Reaktion kann selbstverständlich auch einfach erlernt sein, wenn die Identitätsfigur des Kindes diese aufwies, bzw. aus sonstigen suggestiven Umwelteinflüssen herrühren.

B: Aufgrund der Tatsache, daß in den meisten Fällen die auslösende Ursache, die einer kathartischen Behandlung zugeführt werden muß, verdrängt ist, wird man bei den schon länger bestehenden »chronischen« und insbesondere den primären Phobien immer die Analyse zu Hilfe nehmen müssen. Bei erst kurz bestehenden und vor allem bei kindlichen Phobien bietet sich als ideales Verfahren das KB an, wobei die Kinder in den Vorstellungsbildern zu ihren Angstsituationen und -figuren hingelenkt werden können. Durch die damit erzielte kathartische Wirkung (Technik des Erlebens sowie des Nährens und Versöhnens nach H. Leuner) erfolgt eine Desensibilisierung, die meist in wenigen Sitzungen zum Erfolg führt, auch ohne exakte Analyse.

Bei den Examensängsten und anderen nicht chronischen Phobien, die ein möglichst schnelles therapeutisches Eingreifen verlangen, ist die HH vorzuziehen, während die Therapie der üblichen chronischen phobischen Reaktionen wohl am besten mit der Kombination HA/GAH erfolgt.

Ängstliche sind im allgemeinen recht gut suggestibel, können allerdings auch Angstwiderstände gegen den hypnotischen Zustand entwickeln, woraus sich ein weiterer Grund ergibt, die GAH anzuwenden, da hier der autogene Charakter des Verfahrens solche Widerstände weniger aufkommen läßt.

Abgesehen von den Verfahrenstechniken sind die Grundzüge im Vorgehen bei HH und GAH ähnlich:

1. Anstreben einer allgemeinen Entspannung (AT, Leer- oder Ruhehypnose).
2. Ich-Stärkung (AT: formelhafte Vorsatzbildung, GAH: wandspruchartige Leitsätze, HH: stützende Suggestionen).
3. Hypnoanalyse (bei Konfrontation mit sehr affektbesetzten Erlebnissen mit Amnesiesuggestion).
4. Desensibilisierung in möglichst tiefer Entspannung.

Der Patient wird also, möglichst mit einem autogenen Verfahren, zunächst in die Lage versetzt, sich in eine seelische Ruhehaltung zu bringen und seine erwünschten und zu schwach entwickelten Wesenszüge zu stärken, um mit diesem »Rüstzeug« gewappnet die Konfrontation mit seinen Angstinhalten zu ertragen. Der nächste Schritt besteht in der analytischen Aufdeckung der auslösenden Ursache (beim KB meist nicht erforderlich) und, falls mehrere angstbeladene Situationen vorliegen, in der Erarbeitung eines Fokus. Der Patient kann auch aufgefordert werden, eine Liste aller für ihn angstbeladenen Situationen zu erstellen (selbstverständlich nur die als pathologisch anzusehenden), wobei die weniger angstauslösenden an den Anfang und die stark angstauslösenden an den Schluß der Liste gesetzt werden (nach WOLPE). Nun kann die Desensibilisierung, ähnlich wie beim Allergiker, erfolgen. Die Angstsituation wird in möglichst tiefer hypnotischer Entspannung wieder und wieder imaginiert, wobei unterstützende Suggestionen und Vorsatzbildungen die Entspannung möglichst weitgehend aufrechterhalten sollen und das positive Erleben der Situation suggestiv herbeigeführt wird. Die Angstreaktionen werden dann bei jedem neuen Imaginieren schwächer, bis ein Ausbleiben von Angst anzeigt, daß eine ausreichende Katharsis erfolgt ist. Beim Vorliegen einer Wertigkeitsliste wird zuerst das am wenigsten angstbeladene Geschehen imaginiert und nach und nach zum Ende der Liste fortgeschritten, wie bei einer Desensibilisierung von der hohen zur tiefen Potenz vorgegangen wird.

Bei allen Suggestionen ist unbedingt darauf zu achten, daß nur positive Inhalte verwendet werden. Unter Umständen, besonders bei isolierten phobischen Reaktionen, wie dem Erröten, kann auch die Technik der »paradoxen Intention« (siehe auch Seite 118) relativ schnell zum Erfolg führen.

Da allem Anschein nach die Schilddrüse eine wichtige Station auf dem Wege zur Physiologie der Ängste darstellt, kann zuweilen auch eine unterstützende Behandlung dieses Organs hilfreich sein.

S: Allgemein: AT/GAH: »Ich denke und handle ganz sicher und klar.« – »Ich bin und bleibe ganz ruhig und frei.«

Im einzelnen wurden folgende Phobien erfolgreich behandelt:

Agoraphobie (Platzangst).

Akrophobie (Höhenangst).

Angst vor dem Alleinsein.

Dentistophobie (Angst vor dem Zahnarzt): Hier kann der angstbeladene Ausdruck »Bohren« durch »Säubern« ersetzt werden.

Erythrophobie (Erröten): S: »Das Gesicht bleibt ruhig und kühl.« Ableitung der »Erregungsblutwelle« durch besonderes Training der Beinwärme im AT und Vorsatzbildung: »Wenn ich erröten will, geht das Blut in die Beine statt in den Kopf.«

Eßangst.

Examensangst: S: AT/GAH: »Der Prüfer ist ganz gleichgültig.« – »Sammlung durch Abstand.« HH: »In dieser Hypnose nimmt Ihr ganzes Nervensystem tiefe Ruhe auf. Die Ruhe speichert sich in Hirn und Nerven und führt zu einer gelösten Sicherheit und Gelassenheit. Auch während des Examens wirkt diese gespeicherte Ruhe aus Ihnen heraus, so daß Sie vollkommen sicher und gelassen sein können. Ganz gelöst werden Sie sich an all Ihr Wissen erinnern, wobei Prüfer und Prüfung vollkommen gleichgültig bleiben.«

Herzangst (siehe auch Herzstörungen).

Hydrophobie (Angst vor dem Wasser).

Karzinophobie (Angst vor Krebserkrankung).

Klaustrophobie (Angst vor geschlossenen Räumen).

Koprophobie (Angst vor Exkrementen).

Lampenfieber: S: AT: »Ich bleibe ganz ruhig, die Kunst nur ist wichtig.« – »Ich halte den Vortrag ganz flüssig und frei.«

Minderwertigkeitsängste (siehe auch Minderwertigkeitsgefühle).

Nyktophobie (Pavor nocturnus, Dunkelangst).

Phobophobie (Angst vor Angstanfällen, bei Zwangsneurosen, siehe dort).

Photophobie (Lichtangst).

Sprechangst (siehe auch Logospasmus).

Schneckenphobie.

Schulangst.

Todesangst

Zoophobie (Angst vor Tieren).

E: Bei kindlichen und nur seit kurzem bestehenden Phobien KB + +, bei chronischen und primären Phobien HA mit GAH, eventuell HH + +.

POLIOMYELITIS/KINDERLÄHMUNG

(Siehe auch Apoplexie und Lähmungen.)

P: Wie bei der Apoplexie (siehe dort) kann auch nach einer Polio der Krankheitsschock zu einer Übersteigerung der tatsächlich organisch begründeten Symptomatik führen, und es können einzelne Beschwerden als bedingte Reaktion weiterbestehen.

B: Die Behandlung kann die Rehabilitation unterstützen, indem eingeschränkte Bewegungen in der Hypnose geübt und posthypnotisch konditioniert werden. Die Freude am Erfolg wird suggestiv gesteigert und dadurch der Boden für weitere Erfolge bereitet. Das AT kann helfen, seelische Spannungen zu überwinden.

S: Sinngemäß, wie bei Apoplexie.

E: Innerhalb der organischen Möglichkeiten HH +.

PROSTATITIS/PROSTATAENTZÜNDUNG
P: Geschlechtliches Verhinderungsmotiv, Umweltsuggestionen (Alter).
B: AT.
S: AT allgemein und symptomgerichtet, beispielsweise: »Wasserlassen gut und frei.«
E: AT +.

PSEUDOGRAVIDITÄT/SCHEINSCHWANGERSCHAFT
P: Wunsch nach einem Kind, der z. B. auch vorhanden sein kann, um einen Mann zu binden.
B: Der Scheinschwangeren sollte nicht definitiv gesagt werden, daß keine Schwangerschaft vorliegt, bevor sie nicht seelisch so gestärkt ist, daß sie dies ertragen kann. Die HA muß also hier der eigentlichen Behandlung vorangehen und mit allgemeinen stützenden Suggestionen gekoppelt werden. Die eigentliche symptomatische Behandlung kann dann durch die Suggestion einer Menstruation erfolgen.
S: Wie bei Amenorrhö.
E: HA und HH +.

PSYCHOSEN
P: Psychotische Störungen gehen zumeist auf frühzeitige seelische Verletzungen und Fehlentwicklungen zurück, die während der fünf Phasen der psychischen Entwicklung (siehe Seite 182) stattfanden. Das Kind, welches den äußeren Rahmen zu seiner phasengemäßen, natürlich vorgegebenen Entwicklung nicht findet, läuft Gefahr, diese Entwicklung nach innen zu verlegen und auf diese Weise sehr bald eine Scheinwelt aufzubauen, in die es sich mehr und mehr flüchtet, wobei mit der Zeit das Bewußtsein der Grenzen zwischen Realität und Phantasie verlorengeht. Da wir wissen, daß bei der Störung einer dieser Phasen auch alle folgenden darunter leiden, wird die daraus erwachsende Psychose um so umfangreicher werden, je früher sie ihren Anfang nahm. Bei günstiger Konstellation können nicht oder fehlerhaft vollzogene Schritte nachgeholt und die bereits gebildeten psychotischen Tendenzen überdeckt werden. Ein entsprechendes späteres Erlebnis ist dann aber unter Umständen wieder in der Lage, als Reiz solche engraphierten Verhaltensmuster wieder zu ekphorieren.

Auch hier wird wieder deutlich, wie alles Krankhafte seine Wurzeln im Gesunden hat. Die Eingliederung in unsere soziale Umwelt bringt die Forderung mit sich, immer wieder sich Beschränkungen in seinen wirklichen (= direkt nach außen wirkenden) Aktionen und Reaktionen aufzuerlegen. Die aus Mangel an Gelegenheit oder aufgrund irgendwelcher Rücksichten oder Überlegungen nicht zur Durchführung gekommenen Aktionen und Reaktionen sind aber als Abstraktum mitentstanden und bleiben, ebenso wie die »Wirklichkeit«, als Engrammkomplex verankert, der durchaus im Bewußtsein ein gewisses legitimes Folgeleben führen kann und soll, um die »Entladung« aufgestauter Affekte sicherzustellen. Nichts anderes machen wir ja z. B. bei der Anwendung kathartischer Psychotherapie, und auch unser Traumleben dient wohl in der Hauptsache diesem Sinn.

In dieser Erkenntnis ist auch die Wahrheit des Satzes begründet, daß Genie und Wahnsinn dicht beieinander liegen: Der geniale Mensch steht einer Umwelt gegenüber, die in stumpfsinnigen und allem Überlegenen feindlichen Hierarchien, Bürokratismen und »Moralanschauungen« verfangen ist und ihm ihre mit der Macht der primitiven Mehrheit aufrechterhaltenen Zwänge auferlegt; so wird er sein Denken auf seine Vorstellungswelt ausweiten müssen, um der Enge des geistigen Massenkonfektionskäfigs wenigstens auf diese Weise entfliehen zu können. Daher spielt sich innerhalb unserer »zivilisierten«, das Besondere nicht nur verachtenden, sondern auch ächtenden, d. h. bestrafenden Gesellschaft immer wieder die Tragödie des außergewöhnlichen Menschen ab, dem keine »günstigen Sterne« es ermöglichten, wie Napoleon seine weittragenden Ideen (Psychosen) zu verwirklichen (freilich auf Kosten mancher anderer Genies) und dem deshalb nur die Wahl offen scheint, sich z. B. als »Künstler« den Zensoren der Menge so zu präsentieren, daß sie ihm günstig gestimmt sind und innerhalb eines gewissen Rahmens »Narrenfreiheit« gewähren, ihm ab und zu vielleicht auch etwas mehr Extravaganz gestatten, um dem Volk außer dem Brot auch seine Spiele zu geben; oder dieser außerordentliche Mensch versucht, den Zwängen dieser Gesellschaft vollständig zu entweichen, indem er sich in die heute nirgends mehr vollkommene Isoliertheit zurückzieht, wobei er auf dem entlegensten Atoll noch gezwungen ist, atomgeschwängerten Niederschlag und ölverseuchtes Wasser in Kauf zu nehmen, und natürlich seine menschliche Erfüllung auch auf diese Weise kaum finden kann, es sei denn, er wäre der alchimistische Androgyn. Solche gescheiterten Versuche finden sich dann recht oft, vielleicht als »Napoleon«, in den psychiatrischen Kliniken wieder, Beispiele einer gelungenen Integration sind sehr viel seltener, eines der besten ist wohl E. T. A. HOFFMANN. Irgendwo zwischen diesen Extremen sind

Menschen wie Karl MARX einzuordnen, die, selbst von einer gewissen Genialität und viel gutem Willen beseelt, zwar erkannt haben, daß ihre wohlgemeinten Pläne innerhalb dieser Gesellschaft nicht zu verwirklichen sind und deshalb die Gesellschaft ändern wollen, die aber noch nicht eingesehen haben, daß die Gesellschaft nur sich selbst spielt und jeder seines Amtes Enthobene sich von seinem Amtsnachfolger nur durch den anderen Namen seines Glaubensbekenntnisses, nicht aber durch ein wesentlich anderes Verhalten unterschieden hat und daß eine »Änderung« der Gesellschaft in Wirklichkeit daher immer nur eine mit Leiden verbundene Neubenennung ihrer Zwänge, eine Umbesetzung ihrer einträglichsten Positionen und zudem einen neuen Vergewaltigungsversuch im Sinne des Revolutionärs darstellt, der sein Ziel wie alle anderen zuvor auch nicht erreichen wird.

»Psychotische Reaktionen« sind also in ihrer Normalform, genauso wie die Suggestibilität, eine der grundlegenden Voraussetzungen für die Möglichkeit des Zusammenlebens menschlicher Wesen von unterschiedlichem psychisch-physischem Typus. Die Wurzeln für ihre genialische oder pathologische Übersteigerung werden angelegt mit der Behinderung der individuellen Entwicklungs- und Entfaltungsmöglichkeiten, insbesondere während der fünf obengenannten frühkindlichen bzw. pubertären Phasen. Da es vollkommen undenkbar ist, daß ein Elternpaar und die frühkindliche Umgebung eines jungen Menschen effektiv sämtliche Bedingungen erfüllen könnten, die eine absolut hundertprozentige Entwicklung in diesen Phasen gewährleisten würden, kann man getrost davon ausgehen, daß jeder Mensch in gewissem Maße Beschränkungen in dieser Hinsicht unterworfen war und ist. Die gravierendsten Fehler, die hier gemacht werden, sieht W. BIDDLE u. a. in folgenden Punkten:

- o Isolierung des Kindes: insbesondere von Spielkameraden;
- o Einschränkung der Erfahrungsmöglichkeit: gleichförmiges Essen, Bewegungseinschränkung, ausschließliches und ständiges Anreden in der »Babysprache«, später Füttern mit Primitivunterhaltung;
- o Strafandrohungen: Liebesentzug, veränderte Behandlung, »Du landest im Erziehungsheim« usw.;
- o Gelegenheitszärtlichkeiten: launische Behandlung, »Belohnung« des Kindes mit Zärtlichkeiten, Versprechungen, Süßigkeiten usw. bei erwünschtem Gehorsam;
- o Herauskehrung elterlichen Allwissens und elterlicher Allmacht: Versuch der absoluten Kontrolle des kindlichen Denkens, Fühlens und Handelns, Unverständnis gegenüber den kindlichen Motiven;

o Herabsetzung: unangemessene Strafen und Beschimpfungen, Beschämung vor Kameraden;
o Aufzwingen unsinniger Verhaltensmaßregeln: Anhalten zur Befolgung strikter Richtlinien auch in unbegründeten Bereichen.

Das in seiner freien Entwicklung und Entfaltung behinderte Kind vollzieht diese dann auf der illusionären Ebene. Zudem wird durch eine Erziehung mit körperlicher Züchtigung im Unterbewußtsein des Kindes die Vorstellung verankert, daß der Körper das Bußobjekt seelischer Fehlhaltungen sei und dadurch nicht nur die Grundlage psychosomatischer Prozesse im Sinne der Eigenbestrafung, Organsprache usw., sondern auch für die Somatisierung von Psychosen geschaffen.

B: Die meisten europäischen Autoren (außer u. a. F. Völgyesie) betrachten die *Psychosen als absolute Kontraindikation für die Anwendung der Hypnose.* Ihnen zufolge könnte die Manifestation einer beginnenden Schizophrenie induziert, paranoische Wahnvorstellungen könnten auf die Hypnose und den Behandler ausgedehnt sowie Depressionen und Suizidgefahr verstärkt werden.

Außerdem sind Patienten mit Psychosen sehr schwer hypnotisierbar. Weniger zurückhaltend sind angloamerikanische Hypnotherapeuten (u. a. Biddle, Bowers, Schafer, Meares), die von recht ermutigenden Erfolgen berichten. Nun bestehen die Vorbehalte der Gegner von Hypnotherapie bei Psychosen sicher mit Recht, andererseits stellt die Hypnotherapie für diese Menschen die einzige hoffnungversprechende seelische Behandlungsmethode dar, da hier nur die hypnoanalytische Regression an der Ursache angreifen kann und zudem der Vorteil der durch die Hypnotherapie verstärkten zwischenmenschlichen Beziehung (Patient–Behandler) besteht.

M. Bowers vertrat sogar die Ansicht, daß die Schizophrenie eine Art maligner, permanenter Autohypnose sei.

Die Hypnose wäre daher im Grunde genommen die Behandlungsmethode der Wahl, da die wirksamen Psychopharmaka hier nur symptomatisch arbeiten, und die Symptomunterdrückung mit erheblichen Beeinträchtigungen der Persönlichkeit und Lebensqualität erkauft werden muß. W. Biddle sagt dazu: »Ein Bakteriologe fürchtet sich nicht vor dem Umgang mit Krankheitserregern. Hypnotherapeuten sollten genauso sicher mit Halluzinationen umgehen können wie Bakteriologen mit Mikroben.«

Unter Berücksichtigung der tatsächlichen Gefahren ließe sich daher der Satz aufstellen, daß eine *Behandlung von Psychosen mit der*

Hypnose nur von analytisch voll ausgebildeten und erfahrenen Hypnotherapeuten im klinischen Rahmen durchgeführt werden sollte.

Die Behandlung muß darauf ausgerichtet sein, frühkindliche Fehlentwicklungen analytisch (durch hypnoanalytische Altersregression) aufzudecken und während der Regression erklärend-kathartisch auf diese einzugehen. Dabei muß der Patient unter anderem lernen, daß er nicht über eine Omnipotenz über seine äußere wirkliche Umgebung verfügt. Nach der Regression kann jeweils die therapeutische Konsequenz der analytisch-kathartisch behandelten Teilschritte mit dem Patienten besprochen werden. Selbstverständlich ist ein äußerst einfühlsames und behutsames Vorgehen unabdingbare Voraussetzung. Freie Assoziationen sollten während der Hypnose nicht zugelassen werden, da der Psychotiker damit schlechter umgehen kann als der Neurotiker und gewaltsame Reaktionen die Folge sein könnten. Die Zuziehung eines zweiten Therapeuten des anderen Geschlechts, wenigstens einer entsprechenden wenn auch nicht therapierenden Hilfsperson, kann förderlich sein, um als symbolhafte Vater- bzw. Mutterfigur zu dienen. Die Technik des »hypnotischen Exorzismus« (Seiten 241 f.) kann bei nicht faßbaren Angstgestalten zur Anwendung gelangen, die Altersprogression zur Aufdeckung von Zukunftsängsten und zur Kontrolle des Behandlungsverlaufs.

Die zwanghafte Strukturierung insbesondere der Vorstellungswelt der psychotischen Patienten hat ihre bereits erwähnte relativ schlechte Suggestibilität zur Folge. Ihre Abgeschlossenheit nach außen erschwert jeden Therapieansatz und bedingt deshalb ein auf diese Umstände abgestimmtes Vorgehen bei der Einleitung. Als Patienten kommen selbstverständlich auch bei den Psychotikern nur diejenigen in Frage, welche die erforderlichen Mindestvoraussetzungen an Intelligenz und Konzentrationsfähigkeit sowie ein gewisses Vertrauen zum Behandler mitbringen. Auf Suggestibilitätstests sollte verzichtet werden. Ein Mißlingen des ersten Einleitungsversuches ist noch kein Grund, den Versuch einer Hypnotherapie abzubrechen, da sich in einer der folgenden Sitzungen ein Hypnoid einstellen kann. Zur Einleitung empfiehlt sich die (auf Seite 107) beschriebene Technik der »Einleitung durch den Patienten« nach ERICKSON. Die Hypnosetiefe ist nicht maßgeblich für die therapeutische Wirksamkeit. Ein tiefes Stadium ist lediglich für die hypnoanalytische Altersregression erforderlich, sollte aber erst angestrebt werden, wenn der Patient keine Angstreaktionen und Widerstände erkennen läßt.

Vor dem Erwecken des Patienten müssen alle Suggestionen besonders sorgfältig zurückgenommen werden, insbesondere Suggestionen von Sinnesempfindungen (z. B. während der Regression). Nach dem Erwecken sollte man noch einige Minuten mit dem Patienten sprechen, um ihm das Wiederzurechtfinden in der Wirklichkeit zu erleichtern und dies zu kontrollieren.

Im besonderen Maße sind bei den Psychosen auch Übertragungsprobleme von gewichtiger Bedeutung für die Therapie. Feindseligkeit, Aggressivität, aber auch sexuelle Annäherung (»Verlieben« in den Therapeuten) sind Anzeichen, daß der Patient die Therapie behindern will und verlangen die Klarstellung des Verhältnisses Behandler–Patient.

Neuerdings wird auch das AT in der Therapie der Psychosen, insbesondere der schizophrenen Formen, in Verbindung mit Psychopharmaka empfohlen. Auch hier sollte der klinische Rahmen Vorbedingung sein.

S: Individuell.

E: AT, HA/HH ±. (Nur im klinischen Rahmen, bei Katatonie, Paranoia, Hebephrenie.)

Rentenneurose

(Siehe auch Dermatitis factitia.)

P: Der Patient will mit der mehr oder weniger bewußten Demonstration seiner krankhaften Störung die Rente erreichen.

B: Wenig aussichtsreich, solange der Patient von seinem Rentenziel nicht abgebracht werden kann. Ein Versuch mit charakterstützenden Suggestionen in AT und HH kann hin und wieder hilfreich sein. Unter Umständen auch HA.

S: Individuell.

E: HA/HH –.

Rheumatismus

Psychogenese und Behandlung sinngemäß wie bei Arthritis (siehe dort).

Rhinitis/Schnupfen

P: Organsprache: »Er ist verschnupft.«

B: Prophylaktisch AT. Therapeutisch HH und AT.

S: AT: Prophylaxe bei entsprechender Witterung: »Nasenschleimhäute angenehm warm.« Therapeutisch: »Die Nase ist trocken und frei.« HH: Wie oben; haptische Unterstützung (insbesondere bei Rhinitis vasomotirica).

E: AT und HH.

Salivationsstörungen/gestörter Speichelfluss

P: Organsprache: »Mir läuft das Wasser im Munde zusammen.« Bedingte Reaktionen, Zwangshaltungen.

B: AT und HH, wobei mit allgemeiner Ruhigstellung schon viel erreicht werden kann. Neben symptomgerichteten Suggestionen sind vor allem Indifferenzsuggestionen wichtig.

S: HH: »Sie werden jetzt den Mund öffnen, und die vorbeiströmende Atemluft trocknet die übermäßige Speichelmenge aus. Dadurch wird der Speichelfluß normalisiert und bleibt auch nach der Hypnose in normalen Grenzen. Ganz normal wird der Speichelfluß in Zukunft von Ihrem Unterbewußtsein gesteuert, so daß es völlig gleichgültig wird, daran zu denken.«

E: AT/HH +.

Schielen

P: Eventuell Organsprache: »Das kann ich nicht mitansehen.«

B: AT.

S: AT, beispielsweise: »Die Augen blicken grad und frei.«

E: AT w.

Schlafstörungen

Dem speziell auf diesem Gebiet Tätigen und auch dem extrem Schlafgestörten ist die Monographie von D. Langen zu empfehlen (siehe Literaturverzeichnis).

P: Ein von den Schlaffetischisten angestrebter (und schon deswegen nie erreichter) regelmäßig zur gleichen Stunde eintretender und immer gleichlang währender Tiefschlaf wäre genauso unnatürlich und unzweckmäßig wie ein immer zur gleichen Stunde erfolgender Stuhlgang mit jeweils übereinstimmender Menge, Farbe und Konsistenz; genauso wie ein gesunder Stuhlgang von Ernährungs-, Umwelt- und Befindensveränderungen beeinflußt wird, hängt auch der Schlaf von vielen verschiedenen Faktoren ab. Als aktive Leistung des Organismus, nicht nur als Erholungsphase, wird der Schlaf durch das Zusammenspiel u. a. folgender Vorgänge eingeleitet:

Der biologische Rhythmus des Menschen: Er läuft meist im ungefähren 25-Stunden-Zyklus ab und bedarf daher einer ständigen Angleichung an den 24stündigen Hell-Dunkel-Rhythmus, ist ihm aber doch eng verwandt. Sicher ist deshalb die Feststellung berechtigt, es sei kein Zufall, daß Glühlampe und Schlaftablette von derselben Generation erfunden wurden.

Der Schlafrhythmus: Auch der Schlaf selbst hat seine Rhythmik. Phasen des tieferen Schlafes wechseln sich mit leichteren in etwa zweistündiger Folge ab. Übergeht man eine Tiefphase oder wird man aus einer solchen erweckt, kann man meist erst in der folgenden Tiefphase wieder einschlafen.

Der Reizmangel: Ein länger anhaltender Reizmangel oder monotoner Dauerreiz führt, wie wir auch aus der Hypnoseeinleitung wissen, zur Umschaltung in einen unterwachen Zustand (Fernsehen, Lesen eines Buches, körperlich-seelische Ruhe). Wird dieser Reizmangelschlaf unterbrochen, indem man z. B. von der Fernsehcouch ins Bett umsteigt, sind die Bedingungen für das Wiedereinschlafen ungünstig, da erstens eine Erholungsphase bereits erfolgt ist, zweitens der Schlafrhythmus gestört wurde und drittens die meist folgende Erwartung des Einschlafens hinderlich wirkt.

Die Auslösung durch Teilreize: Als bedingte Reaktion ist der Schlaf mit vielen möglichen Teilreizen verknüpft. Den Schlafanstoß können geben: eine bestimmte Uhrzeit, der Anblick des Schlafzimmers, das Sich-zu-Bett-Legen, das Einnehmen der Schlaftablette, aber auch die Vorstellung, heute viel gearbeitet zu haben und daher rechtschaffen müde zu sein, oder das nach längerer und wiederholter Konditionierung durch seinen monotonen Dauerreiz als Einschlafsignal wirkende Fernsehgerät (wie bei der Ablationshypnose), welches in diesem Falle nicht nur Aussender des monotonen Dauerreizes, sondern gleichzeitig Anlaß für die Auslösung einer bedingten Reaktion ist. Ebenso kann der Schlaf durch Reize verhindert werden, die dann als bedingte Reaktion gegen das Einschlafen wirksam sind. Dazu zählt z. B. das Schnarchen des Bett- oder Zimmergenossen, das Kläffen von Hunden usw., wobei solche Verhinderungsreize meist darauf hinweisen, daß nicht nur die Geräusche usw., sondern ihre Auslöser selbst als störend empfunden werden. Auch das Bewußtsein, eine Tasse Kaffee getrunken oder die Schlaftablette nicht genommen zu haben, löst genauso wie die Erwartung, heute wieder nicht einschlafen zu können, die bedingte Reaktion »Einschlafstörung« aus.

Andere suggestive Einflüsse: Durch Erziehung und Medien wird als Idealschlafmaß für Erwachsene 8 Stunden und als Idealschlafzeit 22 bis 6 Uhr propagiert. Das allein reicht vielen aus, sich in ihrem Schlafverhalten unterbewußt an diesen Kriterien zu orientieren und jede Abweichung ängstlich als krankhaft zu bewerten, wodurch die Aufmerksamkeit auf jede Störung verstärkt und damit deren Manifestation unterstützt wird.

Die physiologischen Erfordernisse: Das Tiefschlafbedürfnis des Menschen ist im allgemeinen sehr viel weniger groß, als angenommen wird. Es kann davon ausgegangen werden, daß sich der Körper immer das nötige Mindestmaß an Schlaf holt und daß die Mißempfindungen und Zerschlagenheitsgefühle aufgrund von kurzem Schlaf größtenteils autosuggestive Folgen subjektiver Vorstellungen sind. Versuche haben ergeben, daß ein völliger Schlafentzug von acht bis vierzehn Tagen ohne Schaden überstanden wird und in einer einzigen Nacht aufgeholt werden kann. Das Beispiel von Menschen wie Th. EDISON, A. VON HUMBOLDT und NAPOLEON, die in ihrem Wachleben durchaus nicht verschlafen waren und mit einem Nachtschlaf von zwei bis vier Stunden auskamen, beweist die Bedeutung individueller physiologischer Gegebenheiten und autosuggestiver Einflüsse auf die subjektiv richtige und angemessene Schlafdauer.

Bei älteren Menschen wird durch die zerebralsklerotischen Gefäßveränderungen die Schlaffähigkeit beeinflußt. Die als Einschlafhilfe benutzten barbitursäurehaltigen Präparate haben aber außer ihrer schlafinduzierenden, ihrer toxischen und ihrer suggestiven auch eine blutdrucksenkende Wirkung, was dann durch die weitere Verschlechterung der bei diesem Patientenkreis ohnehin reduzierten zerebralen Sauerstoffversorgung bis zu deliranten Zuständen führen kann. Ein zusätzlicher schlafmindernder Faktor ist bei älteren Menschen auch die meist weniger starke körperliche Auslastung während des Tages.

Die subjektive Einschätzung der tatsächlichen Schlafdauer bzw. der Dauer des Nichteinschlafens ist, wie in vielen Versuchen nachgewiesen wurde, bei Schlafgestörten meist aufgrund ihrer gesteigerten Aufmerksamkeit für diese Zeiten falsch. Aus diesem Grunde führt oft schon die Vorstellung, zuwenig geschlafen zu haben, zu autosuggestiv erzeugten Folgeerscheinungen, die tatsächlich keine physiologische Grundlage haben.

Weitere Einflüsse: Auch Witterungseinflüsse, Gestirnsstände (insbesondere Vollmond), Ortsveränderungen, seelische Probleme, Nahrungs- und Genußmitteleinflüsse, die Beschaffenheit und Lage der Schlafstelle und seltener auch Erkrankungen wirken sich auf den Schlaf aus.

Die bei tatsächlich längerer Schlafabstinenz (wie sie experimentell erzeugt wurde und hie und da freiwillig geübt wird) auftretenden Phänomene, wie Verschiebungen von Sinneswahrnehmungen und später Halluzinationen, sind vor allem auf den Entzug der REM-

Schlafphasen, in denen die Träume stattfinden, und nicht auf das Fehlen der Tiefschlafphasen zurückzuführen.

Zusammenfassend kann gesagt werden, daß verschiedene Ursachen, von denen die wichtigsten vorstehend angeführt wurden, zu einer tatsächlichen oder überstark empfundenen Schlafstörung führen können, der dann vermehrte Aufmerksamkeit gewidmet wird, was dazu führt, daß irgendwelche Teilreize die Schlafstörung als bedingte Reaktion zementieren. Schlafmittelabusus führt in der weiteren Folge nicht nur zur autosuggestiven Vorstellung des Nichtmehreinschlafenkönnens ohne Schlafmittel, sondern, ähnlich wie der Dauergebrauch von Laxantia eine Darmermüdung hervorruft, zum »Verlernen« des Schlafes als physiologischer Fähigkeit und Leistung.

Die verstärkte Aufmerksamkeitshinwendung, das krampfhafte, bewußte Bemühen einzuschlafen mit der autosuggestiv verankerten Erwartung und Vorstellung, ja doch nicht einschlafen zu können, haben dann eine tatsächliche Schlafstörung zur Folge, die subjektiv zudem noch weit ausgeprägter und dramatischer empfunden wird, als sie objektiv ist.

In einigen Fällen bilden auch unterbewußte Assoziationen zwischen Schlaf und Tod die Ursache für eine Schlaflosigkeit. Nicht umsonst heißt der Schlaf auch »der kleine Tod«. Wenn z. B. einem Kind erklärt wird, daß ein Verstorbener schlafe, kann hiermit eine Schlafangst verwurzelt werden.

Andere Gründe sind erlernte Verhaltensweisen (Identitätsfigur), Selbstbestrafung und mit dem Schlaf verbundene Ängste (z. B. Alpträume). Auch die Organsprache bildet Anhaltspunkte: »Ein gutes Gewissen ist ein sanftes Ruhekissen.« – »Er schläft den Schlaf des Gerechten.« – »Die Sorgen bringen ihn um den Schlaf.« – »Das hat mir schon manche schlaflose Nacht bereitet.«

B: Aus dem Geschilderten geht hervor, daß die Behandlung von Schlafstörungen zumeist an mehreren Punkten ansetzen muß. Am wichtigsten ist dabei die Indifferenzierung des überstark empfundenen Problems. Der Patient muß hierfür über die physiologischen Zusammenhänge informiert werden und damit zuerst lernen, sein Schlafproblem nicht zu überbewerten. Kann er dazu gebracht werden, die schlaflose Zeit einer sinnvollen Beschäftigung zu widmen, z. B. dem Lesen eines Buches, wird er sie bald nicht mehr als qualvolles und unruhiges Warten auf den Schlaf, sondern als gewonnene Stunden des Wachseins empfinden. Gleichzeitig erreicht man damit einen wichtigen Teilerfolg auf dem Wege zur Indifferenzierung. Der Patient soll hierzu folgende Ratschläge erhalten:

- o Äußere Störfaktoren weitmöglichst beseitigen;
- o bei Müdigkeit sofort schlafengehen (auch wenn das Familienleben vorübergehend, bis das Schlafen wieder erlernt ist, etwas zu kurz kommt);
- o Schlafpausen durch Lesen usw. nutzen;
- o die Schlafdauer nicht mehr nachrechnen, da sie nicht unbedingt das Befinden des folgenden Tages beeinflußt;
- o dem Schlaf keine zu große Wichtigkeit beimessen, da sich der Körper von selbst sein Mindestschlafmaß holt;
- o nach dem Erwachen sofort aufstehen und, nicht zuletzt, Schlaftabletten weglassen!

D. Langen formuliert scharf und klar: »Eine medikamentöse Therapie gegen Schlafstörungen gibt es eigentlich gar nicht, da Schlaftabletten lediglich das Wachliegen, nicht aber die Schlafstörung als solche beseitigen. Diese kann sich sogar durch Medikamente verstärken und zu einer zusätzlichen Abhängigkeit von Schlaftabletten führen!« Über die angeführten Anregungen und Verhaltensregeln hinaus kann die Indifferenzierung durch gezielte heterohypnotische Suggestionen oder entsprechende Vorsatzbildung im AT unterstützt werden.

Als nächster Schritt empfiehlt es sich, dem Schlafgestörten das AT zu vermitteln. Oft wird allein mit der hierdurch erzielten allgemeinen Ruhigstellung und durch den monotonen Dauerreiz der allabendlich im Bett durchgeführten Übung das Hinübergleiten in den Schlaf herbeigeführt. Wie oben schon erwähnt, kann auch die Indifferenzierung des Schlafproblems damit unterstützt werden.

In einigen Fällen, insbesondere dann, wenn es deutlich wird, daß Ängste eine wesentliche Rolle bei der Schlafhinderung spielen, ist eine hypnoanalytische Klärung erforderlich.

Das Wiedererlernen des Schlafens kann durch direkte HH unterstützt werden, indem mittels ephypnotischer Suggestion das Schlafen an einen auslösenden Teilreiz gekoppelt wird, der natürlich so gewählt sein muß, daß nicht die Gefahr eines unerwünschten Spontanschlafes besteht, also keinesfalls die Uhrzeit sein darf. Es bietet sich hier z. B. das Ausschalten der Nachttischlampe, eine bestimmte Schlafstellung oder das Anziehen des Schlafanzuges an. Sehr hilfreich kann auch die Koppelung an die Einnahme eines Homöopathikums sein, da der Patient hiermit eine materielle »Krücke« erhält, die ihm das Einschlafen auf diesen Teilreiz hin logischer erscheinen läßt, womit er die Suggestion leichter annimmt. Zusätzliche heterohypnotische Suggestionen können die Indifferenzierung betreffen sowie natürlich die individuelle Behandlung von durch die Analyse festgestellten Konflikten. Nur in Sonderfällen sollte der Nachtschlaf direkt über eine HH eingeleitet werden (z. B. bei organisch schwer Kranken), damit keine Abhängigkeit vom Therapeuten geschaffen wird.

Auch die Technik der paradoxen Intention kann das Symptom bessern, wenn sich der Patient z. B. vornimmt, sich krampfhaft auf das Wachbleiben zu konzentrieren, anstatt einzuschlafen.

S: AT/GAH: »Ruhe wichtig – Schlaf gleichgültig.« – »Die Augen sind müde und schwer.«

HH: »In diesem vertieften Ruhezustand erholt sich das gesamte Nervensystem. Alle äußeren Einflüsse werden gleichgültig und rükken immer weiter weg, und nur noch Ihre Ruhe ist jetzt wichtig. Genauso, wie Sie jetzt angenehm gelöst und ruhig daliegen, werden Sie heute abend nach dem Zubettgehen ebenfalls eine angenehme Ruhe und wohltuende Müdigkeit verspüren. Und sofort, nachdem Sie das Licht ausgelöscht haben, werden Ihre Augen so müde und schwer, wie sie jetzt sind. Sie können sie dann gar nicht mehr offenhalten; die Augen fallen ganz von selbst zu, und Sie gleiten hinein in einen erholsamen und ruhigen Schlaf, ganz von selbst. Jedes meiner Worte ist jetzt tief in Ihrem Unterbewußtsein verankert, und Sie haben gesehen, daß alles genau eintrifft, was ich Ihnen in der Hypnose sage [z. B. Handschlußsuggestion vorangehen lassen]. Genauso wird es eintreffen, daß heute abend und an allen folgenden Abenden Ihre Augen, sofort nachdem Sie das Licht gelöscht haben, so müde und schwer werden, daß sich die Lider ganz von selbst schließen und Sie in einen erholsamen Schlaf hineingleiten, aus dem Sie am nächsten Morgen erfrischt erwachen werden [usf.]. Der Schlaf wird wieder völlig normal von Ihrem Unterbewußtsein gesteuert und ist Ihnen daher in Zukunft gleichgültig. Ganz von selbst läuft alles ab, ohne Ihr Zutun...« usw. Daneben gegebenenfalls individuelle Suggestionen gegen bestehende Konflikte.

E: AT/GAH und HH ++.

Schmerzzustände

(Siehe auch Anästhesiehypnose, Seiten 251 ff., und Phantomschmerz.)

P: Psychogene Schmerzzustände sind zumeist unterbewußtes Mittel des Protestes, der Aufmerksamkeitsweckung oder vor allem der Selbstbestrafung. Natürlich können sie auch erlernt sein. Ein häufiges Kennzeichen bildet das Wandern des Schmerzes nach symptomatischer Beseitigung, z. B. mit Neural- oder Suggestionstherapie, zu einer Ersatzlokalisation (Symptomverschiebung).

Organisch manifeste schmerzauslösende Zustände führen durch die schmerzbedingte Aufmerksamkeitshinlenkung auf den betroffenen Körperteil und die oft erfolgende Verkrampfung (Tonussteigerung der betroffenen Muskulatur) über diese beiden psychischen Faktoren vielfach zur Verschlimmerung des Krankheitsbildes, bei rheumatischen Erkrankungen sogar zur Auslösung neuer Schübe.

B: Während beim rein psychogenen Schmerz die Beseitigung der seelischen Ursache Therapieziel ist, kann beim somatogenen Schmerz neben der Therapie der auslösenden körperlichen Störung eine symptomorientierte Suggestion zur Lösung von Verspannungen und Erzielung einer Indifferenzhaltung lindernd und therapieförderlich eingreifen. Bei der heterohypnotischen Behandlung kommt die direkt gegen den Schmerz gerichtete Analgesiesuggestion hinzu, die vor allem dann zusammen mit der Indifferenzsuggestion angebracht ist, wenn es sich bei den Schmerzen um bedingte Reflexe, d. h. beispielsweise um weiterbestehende Empfindungen bereits abgeheilter organischer Störungen handelt. Bei schwersten somatogenen Schmerzzuständen kann bereits eine durch die HH erzielte, über mehrere Stunden andauernde Linderung für den Patienten eine große Hilfe bedeuten. Bei der HH ist besonders auf die posthypnotisch wirksame Konditionierung zu achten. Die von einigen Autoren empfohlene Technik, vorübergehende stärkere Schmerzzustände durch eine posthypnotische Amnesie nicht mehr erinnerbar zu machen, halte ich nicht nur für wenig sinnvoll, da der Schmerz dann ja körperlich ohnehin nicht mehr wehtut, sondern sogar für nicht ungefährlich, da auf diesem Wege sozusagen iatrogen ein eingeklemmter Affekt erzeugt werden könnte.

Chemoanalgetika sollen, wo möglich, langsam »ausgeschlichen« werden.

S: AT: »Der Rücken ist strömend warm und frei von Schmerz.« – »Die Knie sind warm und frei von Schmerz.« Beim Kopf empfiehlt sich statt der Wärme- eine Kühlesuggestion: »Der Kopf ist (angenehm) kühl und frei von Schmerz.«

HH: »Ganz deutlich spüren Sie jetzt meine Hand auf Ihrem Leib, und unter der Strahlung meiner Hand entwickeln sich eine intensive Wärme und gesteigerte Durchblutung. Alle Verspannungen lösen sich, und Schmerzen wandeln sich in Wärme. Ganz deutlich fühlen Sie, wie unter meiner Hand alle Schmerzen und Mißempfindungen weichen und sich in Wärme wandeln. Die bessere Durchblutung behebt die Schmerzursache, und aufgrund der tiefen Beruhigung der Nerven werden alle Verspannungen gelöst. Bald sind alle Schmerzen verschwunden, aufgelöst in Wärme, und Sie fühlen sich so wohl, daß die vergangenen Schmerzen jetzt völlig gleichgültig sind. Auch nach der Hypnose wird Ihr Wohlbefinden anhalten, und wenn ich Sie dann aus der Hypnose erwecke, werden Sie vollkommen frei von Schmerzen sein und bleiben...« usw.

E:AT +, HH ++ (bei organisch manifesten Störungen vorübergehend), GAH +.

SCHREIBKRAMPF/CHIROSPASMUS

(Siehe auch Lähmungen.)

P:Oft Verhinderungsmotiv, auch Protesthaltung. Bedingte Reaktion mit gesteigerter Aufmerksamkeit auf den Schreibvorgang.

B:Wichtig ist die Indifferenz gegenüber dem Schreiben. Aus diesem Grunde sollten Schreibübungen unterbleiben, genauso wie Sprachübungen beim Logospasmus. Es empfiehlt sich die GAH und die HH in Kombination mit der HA, falls eine analytische Klärung erforderlich scheint.

S: AT/GAH: »Die rechte Hand ist ganz gleichgültig.«

HH: »In diesem vertieften Ruhezustand erholt sich Ihr gesamtes Nervensystem, und alle äußeren Einflüsse werden gleichgültig. Insbesondere lösen sich alle Verspannungen in Ihrer rechten Hand, und alle Finger werden wieder in jeder Situation frei beweglich [eventuell haptische Unterstützung]. Ich werde Ihnen jetzt einen Kugelschreiber in die Hand geben, und Sie werden sehen, wie locker und frei Sie damit schreiben können. Ganz gelöst und frei bleibt Ihre rechte Hand, und Sie schreiben jetzt Ihren Namen auf den Karton, den ich unter Ihre Hand halte. Genauso selbstverständlich werden Sie in Zukunft immer schreiben können, weil ich die Verkrampfungen in Ihrer Hand gelöst habe...« usf.

E:GAH +, HA und HH +.

SENSIBILITÄTSSTÖRUNGEN/EMPFINDUNGSSTÖRUNGEN

P:Meist Begleitsymptom anderer hysterischer oder zwanghafter Störungen.

B:Indifferenzierung durch HH mit haptischer Unterstützung.

S: Wie bei Schmerzzuständen.
E:HH +.

SEXUALEMPFINDUNGS- UND -VERHALTENSSTÖRUNGEN BEI MÄNNERN
P:Die Ursachen für Sexualprobleme finden sich meist in der frühkindlichen Entwicklung, auch bei sekundären Störungen, die meist mehr oder weniger latent schon vorhanden waren und durch einen »Zweitschlag«, einen späteren Reiz in Form eines Negativerlebnisses, ekphoriert wurden und zum Durchbruch gelangten.

Für den Großteil dieser Störungen ist sicher in erster Linie eine puritanische oder fehlende Sexualerziehung verantwortlich. Fehlentwicklungen, die innerhalb von Imprägnationsphasen stattfanden, sind auch mit einer analytischen Psychotherapie kaum noch zu beheben.

Die Tabuisierung alles Geschlechtlichen, seine Herabwürdigung in den Bereich des Unmoralischen und Schmutzigen und die Bestrafung oder Strafandrohung für geschlechtliche Erfahrungen von Kindern und Jugendlichen bilden die Grundlage für eine überwertige Hinlenkung auf diesen natürlichen Trieb und die Verwurzelung von damit in Verbindung gebrachten Ängsten und Hemmungen. Oft wird Kindern und Jugendlichen ein Schoßhund oder ein anderes Tier geschenkt, während die Beziehung zu andersgeschlechtlichen Freunden untersagt wird. Die Übertragung der aufkeimenden Liebesgefühle auf den tierischen Fetisch bildet die Grundlage späterer Partnerprobleme. Kommt es trotz einer solchen Erziehung aufgrund der eigenen Messung an diesen falschen Normen oder aufgrund der Durchsetzung natürlicher Anlagen zunächst zu einem subjektiv befriedigenden Sexualleben, kann ein späteres Negativerlebnis oder der Kontakt mit einem normal entwickelten Partner den Ausbruch einer Störung bzw. den Leidensdruck hervorrufen.

Auslösende Ursachen solcher sekundären und sekundär scheinenden Sexualstörungen sind oft Schuldgefühle, Identifizierung, Selbstbestrafung, Verhinderungsmotive, Kastrationsängste und andere Hemmungen. Ebenso spielen zuweilen unterdrückte gleichgeschlechtliche Gefühle eine Rolle, die, wie andere verdrängte Konflikte, durch einen Teilreiz ekphoriert werden können. Ein anderer häufiger Anlaß, insbesondere bei Potenzstörungen, ist die bedingte Reaktion als Folge eines durch andere (oft natürliche) Umstände zu erklärenden erstmaligen Versagens. Die Angst vor einem neuen Versagen beim nächsten Versuch führt dann mit immer größerer Sicherheit eben zu diesem Versagen.

Selbstverständlich sind bei sekundären Störungen auch Partnerschaftskonflikte oft die Ursache von sexuellem Versagen oder Beeinträchtigungen. Läßt der Partner nach einem erstmaligen Mißerfolg durch entsprechende Äußerungen eine Negativerwartung und Unzufriedenheit erkennen, trägt diese suggestive Haltung dazu bei, die Problematik zu zementieren. Ein anderer suggestiver Einfluß kommt im höheren Lebensalter zum Tragen: Erziehung, Umwelt und Medien suggerieren die Unschicklichkeit der geschlechtlichen Liebe und das Nachlassen der männlichen Liebesfähigkeit und weiblichen Liebesempfindungsfähigkeit im höheren Alter, was in dieser Weise natürlich nicht den Tatsachen entspricht. Sicher ist es kein Zufall, daß sogenannte »Naturburschen« auch mit achtzig und neunzig Jahren noch regelmäßig Geschlechtsverkehr haben. Weniger als an ihrer meist auch nicht sehr natürlichen Lebensweise dürfte dies vor allem daran liegen, daß sie keine (auch keine negative) Sexualerziehung über sich ergehen lassen mußten und sich auch den diesbezüglichen Einflüssen der Umwelt (Medien) weitgehend entzogen, womit sie sich die Grundlage für eine natürliche Entfaltung ihrer Geschlechtsgewohnheiten bewahrten.

Die »Perversionen« nehmen insofern eine gewisse Sonderstellung ein, als sie einen suchtartigen Charakter tragen. Aber auch hier liegen Störungen und Hemmungen des Sexuallebens zugrunde, die eine Ersatzbefriedigung in der übersteigerten Auslebung von extremen Teilbereichen nach sich ziehen.

B: Alle primären Störungen müssen selbstverständlich einer analytischen Behandlung zugeführt werden. Wenn es deutlich wird, daß die ursächliche Fehlentwicklung während einer Imprägnationsphase stattgefunden hat, wie dies z. B. bei der primären Homophilie zuweilen der Fall ist, wird es Ziel der Behandlung sein müssen, die Störung auf ein erträgliches Maß zu reduzieren bzw. den Patienten in die soziale Umwelt so einzuordnen, daß der Leidensdruck gemildert wird.

Auch die sekundären Störungen verlangen im Grunde nach einer Analyse. Da aber hier oft eine bedingte Reaktion, ein Partnerschaftskonflikt usw. deutlich im Vordergrund stehen, kann hie und da auch auf eine analytische Klärung verzichtet werden und eine Fokusbehandlung erfolgen.

Die Behandlung von partnerschaftsbedingten Störungen erfordert die Einbeziehung des Sexualpartners, da meist auch dieser behandlungsbedürftig ist und der zur Behandlung Erschienene als Symptomträger einer kranken Beziehung nur deren stärker leidenden oder auch mutigeren Teil darstellt. Neben der individuellen Psychotherapie empfiehlt sich hier, den Partnern die Lektüre eines guten entsprechenden Buches vorzuschlagen, wie z. B. A. COMFORTS *Freude am Sex*. Hierbei sollte abwechselnd jeder Partner dem anderen vorlesen und die entstehenden Fragen offen miteinander und gegebenenfalls auch in der Therapie besprochen werden. Für die Zeit der Behandlung hat es sich bewährt, zunächst insoweit Enthaltsamkeit vorzuschreiben, daß es die Partner nicht zum Koitus kommen lassen, wohl aber auf jede andere Weise zärtlich miteinander verkehren dürfen.

Neben der direkten analytischen und symptomatischen Behandlung muß auch die soziale Situation des Patienten einbezogen werden, indem man erforderliche Veränderungen und hierzu erwünschte Verhaltensweisen suggestiv unterstützt.

Die sexuell Gestörten sind meist relativ suggestibel und erreichen schnell tiefere Hypnosestadien. Trotzdem nimmt die Behandlung in der Regel lange Zeit in Anspruch und erstreckt sich oft über ein volles Jahr. Das ist nicht verwunderlich, da die hohe Suggestibilität natürlich auch zur Folge hat, daß der Patient krankmachenden Suggestionen schneller wieder erliegt. Schon aus diesem Grunde, aber auch um die Eigenleistung zu verbessern, empfiehlt sich die Einbeziehung einer autogenen Methode wie der GAH. Die HH kann unterstützend verwendet werden.

S: Individuell angepaßt an das Störungsbild und den Patienten, z. B. bei:

Algolagnie: HA, Katharsis und individuelle Suggestionen.

Bisexualität: AT/GAH: »Ich bin ein ganzer Mann.« – »Ich bin ganz ruhig, gelassen und frei.« – »Männer sind gleichgültig.« – »Frauen sind reizvoll.«

Latente Homosexualität sollte nicht bewußtgemacht, sondern die Verdrängungshaltung suggestiv unterstützt werden, um beim Patienten keinen Schock zu provozieren, der in ungünstig gelagerten Fällen bis zur Suizidneigung führen kann.

Ejaculatio praecox: AT/GAH: »Die Liebe dauert lange.«

Eventuell auch die paradoxe Intention verwenden, z. B. in HH: »Die tiefe Ruhe, welche Sie in dieser Hypnose aufgenommen haben, dehnt sich auf das gesamte Nervensystem aus. Dadurch kommt es insbesondere zu einer intensiven Einwirkung auf das Geschlechtsleben, so daß es Ihnen in Zukunft immer schwerer fallen wird, überhaupt noch einen Samenerguß zu haben, da die Reizung der betreffenden Nerven immer länger dauern wird.« Selbstverständlich zusätzliche analytisch-kathartische Behandlung bei bedingten Reaktionen.

Exhibitionismus: AT/GAH: »Ich bin ein erwachsener Mann und verhalte mich auch so.«
HH: »Sie wissen nun [nach analytischer Klärung], was Sie bisher veranlaßt hat, sich öffentlich zu entblößen. Dieses Erlebnis hat jetzt seine Wirkung verloren, und aufgrund der Steigerung Ihres Selbstbewußtseins wird Ihnen dieses Bedürfnis in Zukunft gleichgültig sein.«

Fetischismus: AT/GAH: Individuelle Indifferenzformen gegen den Fetisch. Analytische Klärung und Katharsis.

Homosexualität: AT/GAH: Zunächst Herausarbeitung der spezifischen reizauslösenden Merkmale wie Haarfarbe, Figur, Alter usw. und Indifferenzierung anhand dieser Ergebnisse mit entsprechenden Leitsätzen. Allgemeine Formeln, wie bei Bisexualität angegeben.

Analytisch-kathartische Behandlung. Keine Suggestionen, daß der Patient nur noch Verkehr mit Frauen haben werde, die ohne die entsprechende analytische Behandlung erfolglos wären und nur zu Angstreaktionen führen würden. Oft wird sich die Behandlung darauf beschränken müssen, die soziale Eingliederung zu verbessern, indem der Leidensdruck aufgrund der in der Erziehung begründeteten Schuldgefühle und der meist diskriminierenden Umwelt gemildert wird.

Impotentia erigendi: AT: »Das Becken ist strömend warm.«
Analytisch-kathartische Klärung und HH: »Nachdem Sie jetzt wissen, weshalb Sie bisher Schwierigkeiten beim Geschlechtsverkehr hatten, verliert das Erlebnis endgültig seine Wirkung, und Sie werden in Zukunft völlig frei und gut mit einer Frau zusammen sein können. Durch die Hypnose steigert sich jetzt die Durchblutung Ihres Beckenraumes [eventuell haptische Unterstützung], und alle Spannungen und Verkrampfungen, die eine ausreichende Blutzufuhr verhindert haben, werden gelöst. Völlig frei und selbstverständlich wird Ihr Unterbewußtsein in Zukunft wieder die Erektion Ihres Gliedes herbeiführen, und ganz natürlich werden Sie jederzeit wieder mit einer Frau verkehren können...« usf.

Voyeurismus: AT: »Pärchen sind gleichgültig.«
Unbedingt analytische Klärung.
E:AT/GAH, gegebenenfalls HA/HA +−++.

Sexualempfindungs- und -verhaltensstörungen bei Frauen

P: Außer den unter »männlich« bereits angeführten Ursachen kann bei weiblichen Sexualproblemen recht häufig eine unterbewußte Ablehnung der weiblichen Rolle, die innerhalb unserer Gesellschaft oft als der männlichen unterlegen angesehen wird, zugrunde liegen. Die Erziehung, die bei Knaben das Geschlechtliche zwar als »unmoralisch« oder »schmutzig« einstuft, aber doch noch als biologische Notwendigkeit gelten läßt, begeht bei Mädchen den zusätzlichen Fehler, ihre geschlechtliche Rolle nur als aufgezwungene Erfüllungshilfe für die »niedrigen Begierden« des Mannes darzustellen, die allenfalls dazu nützt, sich eine Versorgung zu sichern. Mit dieser Kranzgeldmentalität wird die weibliche Geschlechtlichkeit in die Prostitution hinabgewürdigt und die Annahme der weiblichen Rolle damit noch weniger attraktiv gemacht. Indirekte Folgen einer solchen Erziehung sind Versorgungsverbindungen, die ebenfalls keine gute Voraussetzung für ein glückliches Liebesleben bieten.

Weitere zusätzliche Faktoren sind die suggestiv erzeugten Ängste vor Menstruation und Kinderkriegen als »schmerzhaftem Fluch« sowie die Angst vor der Mutterschaft. Alle diese Ursachen können selbstverständlich überdeckt und nur unterbewußt wirksam sein.

B: Die Behandlung folgt den gleichen Richtlinien wie bei den männlichen Störungen. Siehe auch bei »Amazonenkomplex«.

S: Individuell angepaßt an das Störungsbild und die Patientin, z. B. bei:

Amazonenkomplex: siehe dort.

Amenorrhö: siehe dort.

Anorgasmie: HA und symptomgerichtete HH: »Jetzt wissen Sie, daß der Grund für Ihr bisheriges unbefriedigendes Erleben des Geschlechtsverkehrs in... zu sehen ist. Weil Sie dies jetzt wissen, hat diese Begebenheit keinen Einfluß mehr auf Ihr heutiges Leben und ist nur noch blasse Erinnerung, die vollkommen gleichgültig geworden ist. In diesem tiefen hypnotischen Ruhezustand lösen sich jetzt sämtliche Verkrampfungen und Verspannungen in Ihrem Unterleib [eventuell haptische Unterstützung], die aufgrund des damaligen Erlebnisses bestanden haben. Ganz locker und gelöst wird die Muskulatur im Beckenraum und in der Scheide, und Sie können sich in Zukunft völlig frei den Lustgefühlen hingeben, die bei jedem Verkehr in Zukunft immer stärker auftreten werden. Das angenehme Gefühl, das Sie bei der Reizung des Kitzlers verspüren, wird sich auf die Scheide übertragen und mehr und mehr auf den ganzen Körper ausbreiten, bis Sie zu einem lustvollen Höhepunkt kommen...« usw. Besonders wichtig ist hier der erwähnte Ratschlag, die Lektüre eines guten Sex-Buches zu empfehlen, da teilweise sowohl bei den männlichen Geschlechtspartnern als auch bei Frauen eine erstaunliche Unkenntnis über den diesbezüglichen Bau und die Funktion des weiblichen Körpers herrscht.

Dysmenorrhö: siehe dort.
Fluor albus: siehe dort.
Frigidität: wie bei Anorgasmie.
Hyperemesis gravidarum: siehe dort.
Klimakterium: siehe dort.
Pseudogravidität: siehe dort.
Sterilität: siehe dort.

Vaginismus: HA und symptomgerichtete HH: »Sie wissen jetzt, warum sich bisher die Muskulatur Ihrer Scheide verkrampft hat, und dieses auslösende Erlebnis ist jetzt gleichgültig für Sie geworden. In dieser hypnotischen Ruhe steigert sich jetzt die Durchblutung in Ihrem Beckenraum, und alle Verspannungen und Verkrampfungen lösen sich. Insbesondere werden die Muskeln, die den Schoß umgeben, völlig frei und gelöst, und Sie werden deshalb in Zukunft Ihren Freund [Mann] ganz frei und ruhig empfangen können.«

Andere Störungen siehe bei Sexualverhaltensstörungen.

E:AT/GAH und HA/HH + bis ++.

Singultus/Schluckauf

P: Neben dem postoperativen Singultus kann der Schluckauf auch als bedingte Reaktion anhaltend auftreten.

B: Meist reicht die Ruhehypnose aus; spezifische Suggestionen gegen das Symptom sind zusätzlich hilfreich.

S: HH: »In diesem vertieften Ruhezustand erholt sich das gesamte Nervensystem. Ich lege jetzt meine Hände auf Ihr Sonnengeflecht, und Sie spüren deutlich, wie sich unter meinen Händen eine intensive Wärme und Durchblutung entfaltet. Tiefe Ruhe strömt hinein in Ihren Bauchraum, und alle Verspannungen und Verkrampfungen lösen sich. Insbesondere das Zwerchfell beruhigt sich unter der Strahlung meiner Hände...« usw. Posthypnotische Ruhekonditionierung.

E:HH +.

Sterilität

P: Offensichtlich können die unterbewußte Abneigung gegen ein Kind ebenso wie ein bewußter überstarker Wunsch nach einem Kind und die Angst vor Kinderlosigkeit eine psychogene Sterilität erzeugen.

B: Zunächst sollte analytisch geklärt werden, ob ein Verhinderungsmotiv besteht. Allgemeine Ruhehypnosen helfen, Verspannungen zu lösen und die Übersteigerung der seelischen Erwartungshaltung zu reduzieren. Das AT kann zur Entspannung beitragen.

S: AT allgemein.

HH: »In diesem vertieften Ruhezustand erholt sich das gesamte Nervensystem. Alle Verkrampfungen in Ihrem Leib lösen sich [haptische Unterstützung], auch die Eileiter werden frei, indem sich die Durchblutung verbessert und so alle Voraussetzungen für eine Empfängnis schafft. Auf diese Weise bleiben Sie auch nach der Hypnose angenehm gelöst, und es wird Ihnen gleichgültig, wann eine Schwangerschaft eintritt...« usw.

E: AT, HH +, bei psychogener Sterilität.

Stridor, inspiratorischer/pfeifendes Einatmen

P: Meist bei allgemeiner Antriebsschwäche.

B: HH und Konditionierung auf Ruhe/Atmung.

S: HH: »In diesem vertieften Ruhezustand erholt sich das gesamte Nervensystem. Sie atmen tief und gelöst ein und aus und nehmen mit jedem Atemzug Ruhe auf und geben bei jedem Ausatmen Unruhe ab. Ich lege Ihnen jetzt meine Hand auf die Brust, und die Anspannung der Stimmbänder löst sich, und das Geräusch verschwindet. Ganz gelöst bleiben Ihre Stimmbänder auch nach der Hypnose, und Sie brauchen in Zukunft nur noch tief einzuatmen und dabei das Wort Ruhe zu denken, wenn sich das Geräusch wieder einstellen will.«

E: HH +.

Suchtkrankheiten, allgemein

P: Die etymologische Verwandtschaft des Begriffes »Sucht« und des Wortes »suchen« weist bereits auf den psychischen Ursprung der suchthaften Haltung hin, die eben auch eine suchende Haltung ist und ausdrückt, daß die wirkliche persönliche Erfüllung nicht gefunden wurde.

Viele übersteigerte Verhaltensweisen tragen einen gewissen Suchtcharakter in sich, so z. B. Zwangssyndrome ebenso wie der Voyeurismus oder ständiges Kranksein. Deshalb gilt das hier für die fünf »klassischen« Suchterkrankungen Fettsucht, Alkohol-, Drogen-, Medikamenten- und Nikotinabhängigkeit Angeführte sinngemäß auch überall dort, wo ein dranghaftes Verhalten Komponente des Störungsbildes ist.

Wenn auch die Wurzeln der Suchtkrankheiten zumeist in einer persönlichen Entwicklungsstörung zu suchen sind, spielen bei der Adipositas sowie der Alkohol-, Medikamenten- und Nikotinsucht auch intensive, direkte suggestive Einflüsse eine gewichtige Rolle, so daß die Gefahr, diesen zu erliegen, auch für seelisch relativ Gesunde erheblich ist.

Mit den perfekt gehandhabten Techniken der Suggestion werden diese Suchtkrankheiten, meist aufgrund staatlicher oder privater finanzieller Interessen, als Bereicherung des menschlichen Lebens dargestellt und sind schon seit Generationen so in unserer Gesellschaft verankert, daß z. B. nicht mehr der süchtige Raucher, sondern, wie es schon in der Bezeichnung zum Ausdruck kommt, der Nichtraucher als unnormaler Außenstehender angesehen wird. Nun hat ganz gewiß jedermann für sich (mit den später angeführten Vorbehalten) das Recht, zu rauchen, Alkohol zu trinken sowie Lebensmittel und Medikamente in jeder gewünschten Menge zu vertilgen; nur die wenigsten Menschen werden aber entscheiden können, ob es wirklich sie selbst sind, die dieses Verhalten für sich ausgesucht haben, oder ob sie nicht vielmehr einem Verhaltensschema folgen, das ihnen seit frühester Jugend einsuggeriert wurde und das sie deswegen als Suggestion nicht zu erkennen vermögen.

Die Drogenabhängigkeit fällt insofern aus diesem Rahmen, als sie staatlich nicht sanktioniert ist und nicht besteuert wird, als keine öffentliche Werbung dafür betrieben werden darf und deshalb ihre gesellschaftliche Verwurzelung und suggestive Wirkung auf den einzelnen nicht so direkt und intensiv ist. Zwar macht der Drogenabhängige nichts anderes als z. B. der Schlafmittel- oder Nikotinabhängige: er schadet seinem Körper, wobei er im Gegensatz zum letzteren sogar noch die Höflichkeit besitzt, seine Umwelt nicht zwangsweise mit seinem »Genuß« zu behelligen, aber aus den genannten Gründen kann man davon ausgehen, daß er der Versuchung Droge sehr viel bewußter erlegen ist als ein anderer oder er selbst der Versuchung Nikotin und daß daher in den meisten Fällen bei einem Drogenabhängigen weitreichendere seelische Störungen vorliegen als bei einem anders Suchtkranken, selbst wenn man berücksichtigt, daß auch der Reiz des Verbotenen seine suggestive Anziehungskraft besitzt.

Wohl in allen Fällen kann die Sucht als Ersatzhandlung angesehen werden für eine Befriedigung, die auf andere Weise nicht erreicht werden kann.

Die dem zugrunde liegenden Ursachen mögen Störungen in der Persönlichkeitsentwicklung, insbesondere mangelnde erhaltene Zuwendung, Erlernen über eine Identitätsfigur (die ja in ihrer Gesamtheit, also einschließlich ihres Fehlverhaltens, als Identitätsfigur akzeptiert wird), sonstige suggestive Einflüsse, Identifizierungen und unerfüllte Sehnsüchte sowie die Initiierung durch aufgezwungene Verhaltensweisen (z. B. kindliche Adipositas durch Mästung) und iatrogene Einflüsse (Verschreibung suchtgefährdender Medikamente) sein.

B: Bei der Behandlung von Suchtkranken sollte oberster Grundsatz sein, nur dann eine Therapie einzuleiten, wenn der Kranke selbst dies wünscht, d. h. in seiner Sucht einen Leidensdruck empfindet. Denn abgesehen davon, daß jeder das Recht über seinen eigenen Körper hat, ist auch eine Behandlung z. B. von Rauchern, die von ihren Ehefrauen zur Therapie gezwungen werden sollen, weil die Vorhänge so schnell vergilben, wenig erfolgversprechend. Das heißt natürlich nicht, daß ein Suchtkranker nicht vom Behandler, den er vielleicht im Rahmen einer anderen oder damit verbundenen Störung konsultiert, nicht auf die Folgen seines Verhaltens aufmerksam gemacht und zum Nachdenken darüber angeregt werden sollte, ob er mit seiner Sucht nicht nur einem aufsuggerierten Verhaltensschema folgt, das seinem eigenen Wollen wahrscheinlich gar nicht entspricht, um ihn somit zum selbst Therapiewilligen zu machen.

Diagnostisch wird unterschieden zwischen der Gewohnheitsbildung, die eine rein psychische Abhängigkeit ohne Abstinenzsyndrom und bei relativ gleichbleibender Dosis kennzeichnet (mit »Gewöhnung« wird lediglich die Toleranzsteigerung bezeichnet) und der Sucht mit psychisch-physischer Abhängigkeit, mit Abstinenzsyndrom und allmählicher Dosissteigerung. Die erste geht oft in die zweite Form über, weshalb diese Unterscheidung vor allem ein prognostisches Kriterium für die zu erwartende Länge und Art der Therapie darstellt. Eine bloße Gewohnheitsbildung, z. B. bei rein psychischer Medikamentenabhängigkeit, kann oft mit relativ wenigen Heterohypnosen abgestellt werden, wogegen die Sucht meist eine längere Therapie unter Zuhilfenahme autogener Verfahren erfordert.

Während insbesondere bei der Nikotinabhängigkeit, z. T. auch bei der Fettsucht und der Alkohol- und Medikamentenabhängigkeit meist auf eine Analyse verzichtet werden kann, es sei denn, man würde sich das unerfüllbare Ziel setzen, die seelischen Störungen von neunzig Prozent der »zivilisierten« Menschheit zu erforschen, wird sie sich bei den meisten Drogenabhängigen aus den vorgenannten Gründen als erforderlich erweisen. Immer wenn eine Langzeitbehandlung abzusehen ist, das ist bei Drogen- und Alkoholabhängigkeit und bei den anderen Störungsbildern praktisch stets dann der Fall, wenn der

Suchtcharakter den der Gewohnheitsbildung bereits abgelöst hat, empfiehlt sich von vornherein die Miteinschaltung eines autogenen Verfahrens.

Insbesondere zur Behandlung kindlicher und jugendlicher Suchtkranker eignet sich hervorragend das KB in Verbindung mit dem AT als kathartisches Verfahren, das die Analyse praktisch beinhaltet.

Die Behandlung hat generell folgende Bestandteile in sich zu tragen, deren Priorität individuell variiert wird:

Aufklärung über die Folgen: Viele Patienten leben nach dem Grundsatz: »Alkohol und Nikotin macht die halbe Menschheit hin, aber ohne Schnaps und Rauch stirbt die andere Hälfte auch.« Und tatsächlich gibt es ja Personen, die (wie Churchill) trotz extremen Suchtmittelgebrauchs (Adipositas, Alkohol, Nikotin) bei relativ guter körperlicher Gesundheit alt werden, während andererseits manche »Gesundheitsapostel« unerwartet früh siech werden oder sterben. Abgesehen von der bekannten Weisheit, daß die Ausnahme die Regel bestätigt, dürfte der Grund hierfür vor allem darin liegen, daß eine lebensbejahende positive Grundeinstellung als psychische Voraussetzung imstande ist, selbst verhältnismäßig massive physiologisch-toxische Einflüsse relativ unbeschadet verarbeiten zu helfen, während die negative Angsthaltung, welche einem falschen Gesundheitsaposteltum zugrunde liegt, selbst nur geringfügige toxische oder suggestive Einflüsse autosuggestiv verstärkt und damit ihre Überwindung behindert. Bei aller Wichtigkeit dieser Aufklärung muß also das Ziel sein, z. B. keinen Angstnichtraucher, sondern einen Gleichgültigkeits- bzw. Verstandesnichtraucher zu erhalten, der eingesehen hat, daß übermäßiger Nikotinkonsum in der Mehrzahl der Fälle, also mit statistischer Wahrscheinlichkeit auch in seinem Fall, Erkrankungen wie Raucherbein, Lungen- und anderen Krebs, Arteriosklerose, Schlaganfall, Herz-, Magen- und Darmerkrankungen usw. Vorschub leistet und daß es also nicht nur um das So-oder-so-ohnehin-Sterben geht, sondern vor allem um den Lebenswert im etwas fortgeschrittenen Alter. Denn so schnell stirbt es sich meist nicht, und amputierte Raucherbeine, verkalkte Hirngefäße oder vom Schlaganfall gelähmte Körperseiten usf. sind keine guten Voraussetzungen für den Betroffenen und seine Umwelt, die zweite Lebenshälfte sinnvoll zu gestalten. In noch direkterem Maße als durch die Inanspruchnahme von Pflege (die ja theoretisch auch ein Heim übernehmen kann) wirkt der Suchtkranke durch die Schädigung seiner Erbmasse auf seine Umwelt ein, und insofern greift er massiv in die Rechte anderer Menschen ein. Solange hier keine staatliche Regelung besteht, wäre es eine Hauptaufgabe der Ärzte- und Heilpraktikerschaft und sämtlicher Institutionen des Gesundheits- und Rechtswesens, der Öffentlichkeit und jedem einzelnen diese Zusammenhänge in eindringlichster Form darzulegen und klarzustellen, daß ein Gewohnheitsbildungs- oder Suchtverhalten im Sinne der genannten fünf Arten immer dann, wenn die Möglichkeit einer Nachkommenschaft besteht, nicht nur eine grobe Verantwortungslosigkeit, sondern einen rechtswidrigen Eingriff in die körperliche Unversehrtheit anderer Menschen darstellt! Trotz Contergan-Katastrophe und immer fundierterer Kenntnis über diese Zusammenhänge erfolgen bisher alle diesbezüglichen Warnungen (insbesondere bei den gesellschaftlich sanktionierten Noxen Nikotin und Alkohol), wenn überhaupt, in Form von Randnotizen und demonstrieren damit die Interessenlage und Machtverteilung in unserer Gesellschaft.

Der angestrebte »Gleichgültigkeitsnichtsüchtige« soll aber vor allem auch eingesehen haben, daß er mit seiner Sucht nicht sich selbst entsprach, sondern einem fremden, einsuggerierten Verhaltensschema gefolgt war, in dem er eine ersatzweise Befriedigung eigener unerfüllter Sehnsüchte suchte.

Die Analyse ist der zweite Schritt. Wie schon erwähnt, kann insbesondere dann, wenn als Ursache für die Störung überwiegend ein äußerer suggestiver Einfluß angenommen werden kann, wie meistens bei der Nikotinabhängigkeit, darauf verzichtet werden. Eine separate Analyse erübrigt sich in der Regel auch bei der Behandlung von Kindern und Jugendlichen mit dem KB.

Die kathartische Behandlung läuft mit der analytischen parallel. Im KB ist sie wiederum bereits enthalten.

Eines der Hauptziele, die seelische Stabilisierung des Patienten und die Stärkung erwünschter Charakterinhalte, wird mit einem autogenen Verfahren angestrebt. Je nach Weltanschauung des Patienten kann das AT oder auch ein Meditationsverfahren, wie z. B. das anthroposophische, hierfür dienen. Die GAH bildet eine gerade in der Suchttherapie äußerst wirksame Verquickung des AT mit heterohypnotischen Elementen.

Direkt gegen das Suchtverhalten richten sich Indifferenzsuggestionen, die sozusagen nur noch das Tüpfelchen auf dem »i« darstellen und sich aus den vorangegangenen charakterstärkenden Inhalten logisch entwickeln sollen, wie z. B.: »Sicherheit und Selbstvertrauen machen Alkohol gleichgültig.« Die oft verwendete Technik, Negativsuggestionen zu geben (z. B.: »Alkohol schmeckt so eklig wie Abwaschwasser!«) oder suchtbezogene Stimuli mit Negativerfahrungen (wie Elektroschocks) zu besetzen, ist im Falle der Negativsuggestion schlechter durchzusetzen, geht allgemein an der Ursache vorbei und macht, wenn sie gelingt, aus der positiven Affektbesetzung eine negative, aus der »Liebe« »Haß«, womit das Problem erfahrungsgemäß nicht gelöst ist, denn beide Gefühle stehen, weil polar, in enger Beziehung zueinander, und schnell kann der Haß wieder in Liebe umschlagen.

Da die Sucht Ersatzbefriedigung ist, kann es, besonders wenn eine analytisch-kathartische Bearbeitung aufgrund mangelnder Mitarbeit des Patienten oder Zeitmangel nicht möglich ist, ratsam sein, einen »Ersatz für den Ersatz« anzubieten, der unschädlich ist, z. B. Kaugummi (zuckerfrei) bei Nikotinentwöhnung, Melissentee statt der Schlaftablette usw. oder auch eine kurze Ruhemeditation.

Insbesondere bei Suchtkrankheiten gilt, daß der Behandler auch nach einem Rückfall die Therapie wiederaufnehmen sollte, genauso wie er es nach einem Rezidiv einer anderen Erkrankung tun würde.

Es folgen Hinweise für die einzelnen Störungsbilder, wobei jeweils die zuvor allgemein behandelten Gesichtspunkte mitzubeachten sind.

Adipositas/Fettsucht

(Siehe auch die allgemeinen Hinweise unter Suchtkrankheiten.)

P: Meist wurden die Ursachen für die Fettsucht – die, um ihr eigentliches Wesen zu verdeutlichen, besser Eßsucht heißen sollte und die im Sinne der wissenschaftlichen Terminologie eine Gewohnheitsbildung ist – schon in der frühesten Kindheit gelegt. Meist handelt es sich auch nicht um eine »ererbte Drüsenschwäche«, die »in der Familie liegt«, sondern um eine frühkindliche Mästung und Erlernung des in der Familie liegenden Eßfehlverhaltens von einer Identitätsfigur. Auch die Schutzbehauptung der Dicken, daß sie so gut wie nichts äßen, stellt meist eine Verdrängung des tatsächlichen Verhaltens dar, ähnlich wie der Alkoholkranke im angetrunkenen Zustand zur Therapie erscheinen kann und in wirklicher Überzeugung behauptet, er sei vollkommen nüchtern. Sicher spielt die individuelle nervalendokrine Konstitution eine gewichtige Rolle in der Frage, wieviel der einzelne essen darf, ohne übergewichtig zu werden; von nichts kommt aber auch nichts, und ein Blick auf die tortenverzehrenden Gäste eines Cafés zeigt, daß dort nicht die Schlanksten sitzen.

Auch hormonelle Umstellungen, wie sie besonders im Leben der Frau mehrmals auftreten können, so bei der Pubertät (Verlieren des

»Babyspecks«), im Gefolge einer Schwangerschaft und nach dem Klimakterium (Ansetzen des »Matronenspecks«), sind in den beiden letztgenannten Fällen oft vordergründiger Auslöser eines zu sehr in die Breite tendierenden Körperbaus, der tatsächliche Grund liegt aber auch hier in einer Sucht oder zumindest Gewohnheitsbildung, indem nämlich die Betroffenen nicht in der Lage waren, ihre Ernährungsgewohnheiten den veränderten Bedingungen anzupassen.

Der Griff in den Kühlschrank als unterbewußte Ersatzbefriedigung für nichterfüllte Sehnsüchte schlägt sich im sogenannten »Kummerspeck« nieder.

Insbesondere bei adipösen Frauen kann die Fettleibigkeit auch ein sexuelles Verhinderungsmotiv sein, indem die Frau sich für die Männerwelt im allgemeinen oder ihren Partner im besonderen unattraktiv machen will. Eine pubertäre Dysmorphophobie (siehe dort) kann ebenfalls eine Adipositas begünstigen, wenn das junge Mädchen sich für so häßlich hält, daß es glaubt, auch die Fettleibigkeit könne nichts mehr verderben.

Am stärksten spielt bei der Fettsucht auch das Motiv der oralen Einverleibung im FREUDschen Sinne mit. Das Essen wird mit Wohlgefühl gleichgesetzt.

B: Nach neuesten Untersuchungen scheinen insbesondere die massiven chemischen »Appetitzügler« lediglich suggestiv wirksam zu sein. Der Einsatz solcher Stoffe, die selbst süchtig machen können, wie z. B. Amphetamin, ist daher in keiner Weise gerechtfertigt. Ebenso führen die sogenannten Schlankheitsdiätkuren (z. B. einseitige Eiweiß- oder Kohlenhydraternährung) manchmal infolge ihrer Einseitigkeit zu Mangelerscheinungen und Schädigungen und meist nur zu einer auf die Dauer der Diät und einer kurzen Nachholperiode begrenzten Gewichtsabnahme.

Die Behandlung der Fettsucht muß daher die Gewichtsabnahme über die Reduktion der Kalorienzufuhr zum Ziele haben und diesen Weg unterstützen. Man wird also zuerst eine Bestandsaufnahme machen und anhand des bisherigen Speiseplans (inklusive sämtlicher Getränke, Fernsehhappen usw.) feststellen, wie hoch die bisherige Kalorienzufuhr war, und dann aufgrund der individuellen Gegebenheiten (nervalendokrine Situation, Körpergröße, Arbeitsleistung) abschätzen, bei welcher Kalorienmenge eine Gewichtsabnahme erwartet werden kann. Die so erhaltene »magische Zahl« ist dann mit therapeutischer Unterstützung nach und nach anzustreben, wobei die Ausgewogenheit des Speiseplans erhalten bleiben bzw. wiederhergestellt werden sollte und besonders kalorienträchtige Nahrungsmittel weitgehend ausgeschaltet werden sollten.

Die Motivierung des Adipositaspatienten läßt sich beträchtlich erhöhen, wenn, so vorhanden, ein Bild aus früheren schlanken Tagen oder das eines schlanken Idols zur Unterstützung der Vorstellbarkeit der angestrebten Figur in die Suggestionen miteinbezogen wird. Das Bild wird hypnotisch verankert, und man läßt es daheim an den Spiegel stecken (unterbewußt verbindet sich dieses Bild nicht nur mit der erwünschten Figur, sondern auch mit der darauf abgebildeten Zeit, also meist der Jugend, und wirkt deshalb doppelt suggestiv).

Auf eine Analyse kann zumeist verzichtet werden, da sich bereits aus der Anamnese die Ursache ergibt. Lediglich beim Vorliegen sexueller Verhinderungsmotive wird die Analyse unumgänglich sein. Gleich, ob die Ursache in der frühkindlichen Entwicklung liegt, eine Ersatzbefriedigung z. B. aufgrund einer leerlaufenden Ehe ist oder nach einer endokrinen Umstellung (Pubertät, Schwangerschaft, Klimakterium, Krankheit) nicht auch die erforderliche Umstellung der Eßgewohnheiten erfolgte, muß dem Patienten gegebenenfalls mit suggestiver Unterstützung klargemacht werden, daß das Essen den Sinn hat, uns zu ernähren, und daher zweifellos wichtig ist, daß wir aber nicht leben, um zu essen. Leider bringen es die Art der Erziehung und die in unserer Gesellschaft vermittelten Werte mit sich, daß einige Menschen, besonders nach dem Nachlassen des Geschlechtstriebes, der Meinung sind, jetzt hätten sie nichts mehr vom Leben außer dem Essen.

Von Anfang an muß insbesondere denjenigen Patienten, welche betonen, daß es bei ihnen keinesfalls an zu vielem Essen läge, und dann schildern, wie sie einen ganzen Nachmittag (oder vielleicht sogar Tag) fast gar nichts außer einem Knäckebrot ihrem hungergeplagten Magen zugeführt hätten (wobei sie freilich die Zeit vor und nach dieser »Fastenkur« schamhaft verschweigen), ohne am Tag darauf wesentlich weniger zu wiegen, dargelegt werden, daß es sich nicht nur um ein Stück Torte pro Woche weniger, sondern um eine vollständige Umstellung des gesamten Ernährungsverhaltens handeln muß. Da der langzeitig eßtrainierte Körper es ganz ausgezeichnet versteht, sein Gewicht zu halten und sogar mehr und mehr aufzubauen, aufgrund des recht einseitigen Trainings es aber vollkommen verlernt hat, die angelegten Reserven in Bewegung bzw. Energie umzusetzen, kann selbstverständlich nach einem kurzen Intervall einer normalen Kalorienzufuhr keine dramatische Gewichtsreduktion erwartet werden.

Vielmehr wird es in hartnäckigen Fällen bis zu zwei Wochen dauern können, bis der Zeiger der Waage beginnt, sich nach unten in Bewegung zu setzen. Daß ein solcher zufuhrgewohnter Körper neben Hungergefühlen auch einmal Schwächegefühle entwickeln kann (die dann meist autosuggestiv übersteigert werden), bevor er den nahezu vergessenen Weg geht, die Reserven anzutasten, und daß man dann nicht sofort wieder für Nachschub sorgen muß, weil man befürchtet, ungeachtet seiner riesigen, in Form von Fett gespeicherten Energievorräte nicht mehr genug Lebenskraft zu haben, ist selbstverständlich; das muß aber trotzdem meist recht ausführlich erläutert werden, um die Geduld der Patienten und ihren Mut zum Durchhalten zu unterstützen.

Die bekannten Nachteile des Übergewichtes für die Gesundheit auseinanderzusetzen, kann die Motivierung zusätzlich verbessern.

Nur am Rande sei erwähnt, daß natürlich unterstützend zu einer diätetischen Maßnahme immer eine ausreichende Flüssigkeitszufuhr sichergestellt werden soll und insbesondere ältere Menschen über eine gewisse Zeit ein Multivitamin- und Mineralpräparat einnehmen können.

Im nächsten Schritt wird die Einhaltung der »magischen« Kalorienzahl heterohypnotisch unterstützt, und es kann mit dem AT oder einer einfachen Ruheübung (oder auch einem kalorienfreien Kaugummi) eine Ersatzhandlung angeboten werden.

S: AT unter Vorstellung des erwähnten Bildes: »Das bin ich.« – »Süßigkeiten gleichgültig.«

HH: »In diesem vertieften Ruhezustand werden alle äußeren Einflüsse gleichgültig. Indem ich jetzt meine Hand auf Ihre Magengrube lege, verspüren Sie, wie sich diese Ruhe besonders auf Ihre Verdauungsorgane ausdehnt. Alle äußeren Einflüsse bleiben in Zukunft für Ihre Verdauungsorgane gleichgültig, und Sie werden nur noch essen, wenn es erforderlich ist. Sie werden nur noch höchstens [z. B.] tausend Kalorien täglich zu sich nehmen, und Ihr gesamtes Verdauungssystem wird darauf hinarbeiten, daß Sie nach und nach wieder Ihr Idealgewicht, wie auf dem Bild ersichtlich, das wir vorhin betrachteten, erreichen werden. Dieses Bild ist jetzt fest in Ihrem Unterbewußtsein verankert und trägt dazu bei, daß Sie nur noch tausend Kalorien täglich zu sich nehmen und Ihre Verdauungsorgane darauf hinarbeiten, daß Sie wieder Ihre frühere jugendliche, schlanke Figur erreichen. Jedesmal wenn Sie zu Hause dieses Bild sehen, werden Sie denken: ›Das bin ich‹, und es wird in Ihrem Unterbewußtsein die

Wirkung dieser Hypnose immer tiefer verankert.« Eventuell zusätzlich: »Jedesmal wenn Sie in Zukunft mehr Appetit verspüren, als für Ihr Gewicht gut ist, werden Sie sich auf Ihre Atmung konzentrieren und Ruhe aufnehmen, so wie Sie es vor der Hypnose getan haben [oder: ... das AT durchführen]. Sie werden dann spüren, wie die Ruhe sich auf das Verdauungssystem überträgt und der Gedanke an Essen gleichgültig wird.«

E: AT und HH +.

ALKOHOLABHÄNGIGKEIT

(Siehe auch die allgemeinen Hinweise unter Suchtkrankheiten.)

P: Wie auch die Adipositas und die Nikotinabhängigkeit ist der Alkoholismus, zumindest bis zu einem gewissen Stadium, eine sozial tolerierte Sucht. Eine Sonderstellung kommt dem Alkohol vor allem durch seinen enthemmenden Einfluß und seine vorübergehend erleichternde Wirkung bei psychischen Konflikten zu, wodurch er ein beliebtes Mittel zum »Mutantrinken« bzw. »Stimmungheben« oder »Sorgenertränken« wurde. Im Gegensatz zum Abhängigkeitsobjekt Nahrung handelt es sich aber beim Alkohol um eine toxische Substanz, die sowohl zur Gewohnheitsbildung als auch zur Sucht oder zu einer Mischform aus beiden führen kann.

Man unterscheidet den Gewohnheitstrinker, der bei gleichbleibender Dosis psychisch vom Alkohol abhängig ist (ohne Entzugserscheinungen im Falle der Abstinenz) und den Alkoholkranken, der bei steigender Dosis psychisch und physisch abhängig ist (mit Entzugserscheinungen). Daneben gibt es noch den »Quartalsäufer«, der meist aufgrund zyklischer Stimmungstiefs »zur Flasche« greift.

Neben der Initiierung des Alkoholkonsums aufgrund der erwähnten Eigenschaften dieses Genußgiftes liegen die Ursachen in den für alle Suchtkrankheiten gültigen Bereichen Erziehung, Identifizierung, Werbung, Ersatzhandlung usw. Insbesondere der männliche Alkoholiker sucht in seinen Schicksalsgenossen einen Ersatz für fernwehträchtige, abenteuerliche Vorstellungen von Männerbünden, und sein Problem ist oft eine Frage der seelischen Seßhaftmachung, während bei Frauen häufig familiäre Situationen auslösend wirken.

B: Das Ziel der Behandlung muß beim Alkoholkranken die völlige Abstinenz sein, da jeder Schluck eines alkoholischen Getränkes mit relativ großer Sicherheit zum Rückfall führt. Berichte, nach denen – auch durch die Hypnotherapie – ein mäßiges Trinken erzielt wurde, beruhen wahrscheinlich darauf, daß keine genügend scharfe Unterscheidung zwischen Süchtigen und Gewohnheitstrinkern, bei welchen letzteren in einigen Fällen auch eine Dosisreduktion therapeutisch möglich ist, durchgeführt wurde. Da diese Unterscheidung aufgrund der fließenden Übergänge und des möglichen Nebeneinanders beider Stadien oft nur im Sinne des Vorliegens einer Sucht sicher getroffen werden kann, empfiehlt sich, von vornherein die völlige Abstinenz anzustreben.

Die Behandlung beider Störungsarten unterscheidet sich insofern, als beim behandlungswilligen »Nur«-Gewohnheitstrinker oft mit wenigen, seinen Entschluß unterstützenden Heterohypnosen Abstinenz erzielt werden kann, während die Behandlung des Alkoholsuchtkranken meist nicht ohne analytische Bearbeitung auskommt und sich wegen der voraussichtlichen Behandlungsdauer und der erwünschten Festigung angestrebter Charaktereigenschaften die Zuhilfenahme einer autosuggestiven Methode empfiehlt. Wenn sich die Behandlung nicht, was sicher vorteilhaft ist, im klinischen Rahmen vollzieht, kann es sinnvoll sein, die ersten Heterohypnosen schwerpunktmäßig darauf auszurichten, daß der Patient regelmäßig zur Therapie erscheint. Nur für den klinischen Rahmen, wenn überhaupt, empfiehlt sich die Bisulfiranmedikation, um den Teufel nicht mit dem Beelzebub auszutreiben und aus dem Alkoholkranken einen Antabussüchtigen zu machen.

Gewohnheitstrinker und Quartaltrinker werden also mit HH in ihrem Entschluß unterstützt. Selbstverständlich kann auch hier das AT nicht schaden.

Alkoholsuchtkranke werden ebenfalls in HH sofort in ihrem Entschluß unterstützt. Zusätzlich wird ihnen aber das AT gelehrt und eine analytische Bearbeitung eingeleitet. Die erhaltenen Erlebnisinhalte werden dann kathartisch behandelt und die angestrebten Charakterinhalte hetero- und autosuggestiv unterstützt, damit die Basis für die späteren Indifferenzsuggestionen geschaffen wird. Sobald die Grundübungen des AT erlernt sind, kann die Behandlung mit der GAH fortgeführt werden, mit deren wandspruchartigen Leitsätzen vor allem die ungenügend ausgebildeten Charaktereigenschaften gestärkt werden, um aus ihnen heraus die Indifferenzhaltung gegenüber dem Alkohol logisch zu entwickeln. Als Ersatz kann der Patient bei Alkoholverlangen an das Trinken einer bestimmten alkoholfreien Flüssigkeit posthypnotisch konditioniert werden.

Vorteilhaft wirkt sich für die Suggestionstherapie aus, daß Alkoholkranke meist überdurchschnittlich suggestibel sind.

S: AT/GAH: »Sicherheit und Selbstvertrauen machen Alkohol gleichgültig.« – »Alkohol ist ganz gleichgültig.« – »Alkohol in jeder Situation gleichgültig bei Selbstvertrauen.«
HH: »Nachdem Sie jetzt wissen, daß der Alkohol keine Lösung Ihrer Probleme bringt, sondern nur Sicherheit und Selbstvertrauen weiterhelfen, wird Ihnen der Alkohol vollkommen gleichgültig, und Sie werden in Zukunft vom Alkohol Abstand nehmen, da er ein schädliches Gift ist und Ihre Probleme nicht löst. Sie werden aber Ihre Sicherheit und Ihr Selbstvertrauen stärken, indem Sie mit jedem Atemzug tiefe Ruhe und frische Energie aufnehmen. Ganz tief in Ihr Unterbewußtsein schreibt sich jetzt diese Vorstellung ein: Mit jedem Atemzug nehmen Sie Kraft und Ruhe auf, Sicherheit und Selbstvertrauen, und der schädliche Alkohol wird vollkommen gleichgültig...« usw.

Aversionssuggestionen sowie ephypnotische Suggestionen z. B. der Armkatalepsie beim Anhebenwollen eines Glases mit einem alkoholischen Getränk sind schwer durchzusetzen und aus den angeführten Gründen wenig ratsam. Dagegen können folgende zusätzliche Suggestionen nützlich sein: »Jedesmal wenn Sie in Zukunft in eine Situation kommen, in der Sie sonst Alkohol getrunken hätten, werden Sie ein unbändiges Verlangen nach Apfelsaft verspüren, und Sie werden dann Apfelsaft trinken, da Ihnen Alkohol gleichgültig geworden ist.« – »Ich lege jetzt meine Hände auf Ihre Magengrube, und die Strahlung meiner Hände, die Sie deutlich empfinden, bewirkt jetzt, daß Ihre Magenschleimhäute in Zukunft allergisch gegen Alkohol sind und sofort einen Würgereflex auslösen, sobald sie mit Alkohol in Kontakt kommen. Jeder Schluck Alkohol würde also in Zukunft dazu führen, daß Sie sich sofort übergeben müssen. Ihre Magenschleimhäute werden von Ihrem Unterbewußtsein gesteuert, und im Unterbewußtsein ist fest verankert, daß die Magenschleimhäute in Zukunft beim Kontakt mit Alkohol...« usw. Diese Suggestion ist leichter durchzusetzen, als die ephypnotische Katalepsiesuggestion, da sie mit dem Brechreiz einen außerhalb der bewußten willentlichen Beeinflussung stehenden Vorgang anspricht.

E: Gewohnheitstrinker und Quartaltrinker HH +, Alkoholkranke HA mit HH und GAH +.

Drogenabhängigkeit

(Siehe auch die allgemeinen Hinweise unter Suchtkrankheiten.)

P: Da die Drogen sozial nicht tolerierte Noxen sind, stehen Drogenabhängige, im Gegensatz zu den anderen Suchtkranken, außerhalb der Gesellschaft. Diese Tatsache, meist in Verbindung mit einer Entwicklungsstörung, mag für viele, die sich mit dieser Gesellschaft nicht identifizieren wollen, eher anziehend als abschreckend wirken. Da für Drogen nicht geworben werden darf und auch ihr Handel verboten ist, werden sie innerhalb des üblichen Rahmens nicht so selbstverständlich angeboten wie eine Zigarette, Praline, Schmerztablette oder ein Glas Alkohol und ist deshalb die suggestive Konsumaufforderung nicht so eindringlich wie bei diesen anderen Suchtmitteln.

Meist wenden sich daher relativ haltlose Menschen den Drogen zu. Sie haben zwar die Schwachstellen der Gesellschaft erkannt, außerhalb der sie sich mit dem Drogenkonsum stellen, konnten aber (noch) keine eigenen ethischen Wertvorstellungen entwickeln, um ihr Ziel in sich selbst zu suchen, und ordnen sich auf diese Weise der Uniformität einer Antigesellschaft unter. Eine führende Figur der Drogenszene wird zu der bis dahin vermißten Identitätsperson, und der einmal begonnene Kreislauf kann noch schlechter durchbrochen werden als bei den anderen Noxen, weil zur Abhängigkeit der soziale Abstieg infolge Straffälligkeit kommt, wodurch die Angst oder die Gleichgültigkeit oft über einen vielleicht aufkeimenden Therapiewunsch siegt.

Eine weitere Sonderstellung kommt den Drogen wegen ihrer halluzinogenen Wirkung zu. Anders als die übrigen Suchtmittel bieten sie nicht nur eine Ersatzhandlung oder eine vorübergehende Erleichterung von seelischem Druck, sondern allgemein einen den meisten anders nicht zugänglichen besonderen Erlebniszustand, der die ziellose Langeweile eines Lebens ohne Selbsterkenntnis und persönliche Erfüllung zu durchbrechen vermag und Inhalte aus dem Bereich des individuellen und kollektiven Unbewußten phantasmagorisch empfinden läßt. So glauben viele, daß sie sich über den Drogenkonsum einen sonst nicht zugänglichen Erlebnisbereich verschaffen, und viele Eltern oder Erzieher wissen ihren Kindern auf diesbezügliche Fragen keine Antwort.

B: Gerade die Besonderheiten des Drogenproblems machen die Suggestionstherapie, insbesondere die autogenen Techniken, zum prädestinierten Behandlungs- und Vorbeugungsverfahren, ermöglicht doch z. B. die Oberstufe des AT ähnliche Empfindungsinhalte mit der zusätzlichen Möglichkeit, das Unterbewußte gezielt zu befragen und zu erleben. Die saloppe Formel »Autogenes Training hält, was Hasch verspricht!« enthält viel Wahrheit. Vor allem aber bieten die autogenen Suggestions- bzw. Meditationsverfahren über diesen »Halluzinationsersatz« hinaus Wege zur Selbsterkenntnis an und damit zur Begründung eigener ethischer Wertvorstellungen und zu deren persönlichkeitsbezogener Verwirklichung.

Selbstverständlich ist auch bei der Drogenabhängigkeit eine Behandlung nur dann sinnvoll und erfolgversprechend, wenn der Suchtkranke darin einen Leidensdruck empfindet. Während Heroin, Morphium, Opium u. a. Drogen gewöhnlich zur Suchtbildung führen, kommt es bei Drogen wie Haschisch, LSD und Marihuana meist »nur« zur Gewohnheitsbildung, weshalb die letztgenannten Abhängigen meist ambulant behandelt werden können, wogegen sich bei den erstgenannten immer die Therapie im klinischen Rahmen empfiehlt. Neben der sofortigen Unterstützung des gefaßten Abstinenzentschlusses durch HH soll das AT vermittelt werden, um die Eigenleistung zu fördern und die Behandlung später eventuell mit der GAH fortzuführen. Die meist erforderliche analytisch-kathartische Arbeit kann bei Jugendlichen mit dem KB erfolgen, bei älteren Patienten mit HA und Hypnokatharsis. In einigen Fällen, besonders dann, wenn die halluzinogene Wirkung der Droge als Konsumbegründung im Vordergrund steht, kann es nützlich sein, in der HH einen Drogenrausch wiedererleben zu lassen und ihn möglichst angenehm zu suggerieren, um dem Patienten zu zeigen, daß die von ihm angestrebten Erlebniszustände auch ohne Drogen zugänglich sind. Durch die Vermittlung der Oberstufe des AT und der GAH wird der Patient dann selbst Versenkungszustände erreichen können, die mit Vorsatzbildungen und Leitsätzen zur Stärkung und Festigung der erwünschten Charakterinhalte gekoppelt werden. Dabei sind die Ungefährlichkeit der hypnotischen Versenkung gegenüber dem Drogentrip und das Wegfallen der körperlichen Abhängigkeit, der Illegalität sowie des Drogenkaters und der Abstinenzerscheinungen Argumente, die nicht nur den Drogenkranken überzeugen sollten, sondern auch den Therapeuten, der sich vor einer derartigen Behandlung scheut, weil er befürchtet, aus der Drogenabhängigkeit eine Hypnoseabhängigkeit zu machen. Ziel der Behandlung ist auch hier die Befreiung durch Indifferenz, wobei von Anfang an völlige Abstinenz angestrebt werden soll.

S: Allgemeine Vermittlung des AT und individuelle Vorsatzbildungen.
HH: Man läßt sich einen angenehmen Drogentrip ausführlich schildern, bringt den Patienten in ein möglichst tiefes Hypnosestadium und suggeriert die Wiederholung dieses Trips unter Verwendung der

zuvor erhaltenen Angaben. Auch während der Hypnose kann man den Patienten seine Erlebnisse schildern lassen, um sie für die nächsten Sitzungen gegebenenfalls auch analytisch zu verwerten. Daran kann sich z. B. folgende Suggestion anschließen: »... Sie konzentrieren sich jetzt wieder mehr und mehr auf Ihre Atmung, atmen tief und regelmäßig ein und aus, und die Bilder weichen wieder zurück. Mit jedem Atemzug und mit jedem Wort von mir nehmen Sie tiefe Ruhe auf, und Sie haben jetzt gesehen, wie Sie in der Hypnose die gleichen Erlebnisse haben können wie nach einer Drogeneinnahme [Haschischeinnahme etc.]. Sie wissen auch, daß der Hypnosezustand im Gegensatz zum Drogenrausch [Haschischrausch usw.] Ihre Gesundheit fördert, und Sie werden sehen, daß die Mißgefühle, wie sie nach dem Drogenkonsum auftreten, nach der hypnotischen Versenkung ausbleiben. Außerdem machen Sie sich mit der Hypnose nicht strafbar, und Sie ersparen sich viel Geld. Dies alles sind Gründe, warum Sie in Zukunft mit allem Eifer das autogene Training erlernen wollen, und Sie werden nach und nach im autogenen Training zu sehr viel angenehmeren Versenkungszuständen gelangen als durch die Drogeneinnahme. Drogen werden Ihnen daher vollkommen gleichgültig.« Wie erwähnt, liegen die Schwerpunkte der Behandlung bei der individuellen analytisch-kathartischen und der charakterstützenden Therapie.

E: KB bei Jugendlichen mit Unterstützung durch HH und AT +, sonst HA mit Hypnokatharsis, AT und HH +.

Medikamentenabhängigkeit

(Siehe auch die allgemeinen Hinweise unter Suchtkrankheiten.)

P: Meist iatrogen oder durch Arzneimittelwerbung initiiert. Als Medikamentenabhängigkeit wird dabei nur die seelische oder seelisch-körperliche Abhängigkeit von einem Medikament bezeichnet, die keinen physiologischen Zusammenhang mit einem Störungsbild, gegen das die Arznei ursprünglich eingenommen wurde, mehr aufweist. Hierzu gehören aber auch viele, wenn nicht die meisten Dauerkonsumenten von Schlafmitteln, Schmerzmitteln, Laxantia, Antiadiposita, Psychopharmaka usw., wenn die Betreffenden auch glauben, ihre Mittel gegen die entsprechende Störung einzunehmen, da die Medikamente ihre physiologische Wirkung infolge der Gewöhnung längst verloren haben (falls sie eine solche überhaupt besaßen) und nur noch als auslösender Teilreiz für den erwünschten Zustand bzw. Vorgang im Sinne eines bedingten Reflexes psychisch wirksam sind.

Voraussetzung dafür, daß eine Medikamenteneinnahme zur Abhängigkeit führt, ist allerdings, wie auch bei den anderen Noxen, das Vorhandensein einer seelischen Störung bzw. Belastung, die zumeist schon bei einer psychologischen Durchleuchtung des der Medikamenteneinnahme zugrunde liegenden Störungsbildes deutlich wird. Als auslösende Ursachen und Risikosituationen können im wesentlichen die schon bei den anderen Noxen angeführten sinngemäß angenommen werden.

B: Auch hier sollte wieder zwischen Sucht und Gewohnheitsbildung mit der Konsequenz unterschieden werden, daß der Süchtige möglichst im klinischen Rahmen zu behandeln ist, wogegen der seelisch Abhängige ambulant therapiert werden kann. Da der Patient meist die vordergründige Medikamentenwirkung als Ursache seiner Abhängigkeit ansieht, richtet sich die Therapie vor allem auch gegen das mit dem Medikament ursprünglich behandelte Störungsbild (siehe z. B. Schlafstörungen usw.), wobei natürlich die eigentliche seelische Ursache analytisch ermittelt und der Patient über die Psychogenese seiner Störung aufgeklärt werden muß. Je nachdem, welche Wirkung des betreffenden Medikamentes die Einnahme veranlaßt (z. B. eine betäubende, beruhigende, enthemmende, halluzinogene usw.), kann sich die Therapie neben der Behandlung der Grundstörung an dem bei den anderen Noxen Beschriebenen orientieren. So wird z. B. eine Arzneimittelabhängigkeit, bei der die halluzinogene Wirkung im Vordergrund steht, wie unter »Drogenabhängigkeit« behandelt, steht die euphorisierende Wirkung eines Medikamentes im Vordergrund, kann im wesentlichen wie bei »Alkoholabhängigkeit« vorgegangen werden usw.

Besonders bei der Medikamentenabhängigkeit kann es im Anfangsstadium der Behandlung wichtig und nützlich sein, dem Patienten neben der Psychotherapie, ja sogar als Teil der Psychotherapie, ein unschädliches Ersatzpräparat (z. B. Homöopathikum) zu verordnen, um ihm ein materielles Medium als auslösenden Teilreiz für die beabsichtigte Medikamentenwirkung in die Hand zu geben und dies im obigen Sinn in die Suggestionen einzubauen (wie auch unter Schlafstörungen beschrieben). Im fortgeschrittenen Behandlungsstadium sollte aber darauf abgezielt werden – und das gilt nicht nur für die Medikamentenabhängigkeit, sondern generell für die Behandlung sämtlicher krankhafter Störungen –, auch diesen Ersatz zu streichen, sofern die organischen Gegebenheiten und der Behandlungsfortschritt dies ermöglichen, damit nicht durch die ständige Medikamenteneinnahme ein Teilreiz belassen wird, der immer wieder an das ehemalige

Störungsbild erinnert und dies unter Umständen in seiner Gesamtheit wieder ekphorieren kann.

Das Behandlungsziel ist wiederum die Abstinenz durch Indifferenz. Wie auch bei der Behandlung der anderen Abhängigkeiten empfiehlt sich die Einbeziehung eines autogenen Verfahrens.

S: Individuell und sinngemäß, wie bei den mit den entsprechenden Medikamenten behandelten Störungsbildern und bei den wirkungsähnlichen Suchtmitteln beschrieben.

E: AT, HH und GAH +, eventuell HA.

Nikotinabhängigkeit

(Siehe auch die allgemeinen Hinweise unter Suchtkrankheiten.)

P: Die Nikotinabhängigkeit nimmt insofern eine Sonderstellung ein, als erstens die schweren Gesundheitsschädigungen, die dieses starke Gefäßgift und die mitzugeführten anderen Schadstoffe hervorrufen können, immer noch weitgehend totgeschwiegen werden und zweitens die Werbung für das Rauchen und seine Eingliederung in unsere Gesellschaft derart gründlich sind, daß eher der Nichtraucher denn der Raucher als Außenstehender betrachtet wird. Schon dem Kleinkind wird durch seine Identitätsfigur blauer Dunst vorgemacht, und kindlich Gebliebene wollen später durch die Inhalation dieses Dunstes den »Duft der großen weiten Welt« mitgenießen oder an sonstigen Abenteuern ihrer Reklameidole teilhaben. Auf diese Weise sind sich nur relativ wenige Raucher darüber im klaren, daß sie Nikotinabhängige bzw. -kranke sind. Eine Nikotinabhängigkeit setzt also keine abnormale Persönlichkeitsentwicklung oder Charakterstruktur und auch keine seelische Konfliktsituation voraus. Das heißt natürlich nicht, daß eine solche nicht auch vorliegen kann.

Kommt im Behandlungsverlauf ein solcher Verdacht auf, wird man die gleichen Auslösungsmechanismen, wie sie unter Suchtkrankheiten angeführt wurden, zugrunde legen können. In vielen Fällen stellt der Glimmstengel jedoch nur den symbolischen Strohhalm dar, an dem der Betroffene sich festhält, um innere Unsicherheiten besser bewältigen zu können. Bedauerlicherweise sind auch viele führende Persönlichkeiten des öffentlichen Lebens auf solche schwachen Stützen angewiesen und werden in ihrem zur Schau gestellten Verhalten von manchen Menschen als Vorbild betrachtet.

B: Die Unterscheidung zwischen Gewohnheitsbildung und Sucht kann verhältnismäßig leicht getroffen werden, indem der psychisch Abhängige gleichbleibend viel zu bestimmten, ihn stimulierenden Situationen raucht, während der Süchtige meist schon dem Maximum, das zeitmäßig überhaupt möglich ist, zustrebt und auch dann dem Zwang zum Rauchen unterliegt, wenn die Situation dafür ungünstig ist (wenn er z. B. andere damit belästigt) oder er sich z. B. bei einer Colitis ulcerosa, nach einem Herzinfarkt, mit Raucherbein, Kehlkopfkrebs usw., also trotz offensichtlicher Selbstschädigung nicht vom Nikotin trennen kann. Auch der süchtige Raucher sollte möglichst stationär behandelt werden, da ein Rückfall meist zur Erhöhung des Nikotinkonsums führt, soweit das noch möglich ist.

Eine Behandlung ist selbstverständlich nur dann einzuleiten und erfolgversprechend, wenn der Betroffene dies selbst wünscht. Bei einem seelisch Abhängigen kann dieser Entschluß sofort mit der HH unterstützt und mit einer oder wenigen Sitzungen die Abstinenz erreicht werden.

In resistenten Fällen und beim süchtigen Raucher sollte immer das AT vermittelt werden, um die Behandlung mit der GAH durchführen und mit den entsprechenden Leitsätzen auf die Stärkung der erwünschten Charakterzüge hinarbeiten zu können. Es empfiehlt sich dann auch, die kultusartige Handlung des Rauchens in ihre Einzelbestandteile zu zerlegen und festzustellen, wo die individuell stimulierenden Reize liegen. Während sich der eine freut, beim Anzünden jeder Zigarette sein kostbares Feuerzeug vorzeigen zu dürfen, dünkt sich ein anderer mit der Zigarette im Mund je nach Marke und Werbung männlicher, eine Frau damenhafter oder auch ganz einfach schöner und anziehender; sie alle zeigen damit eine narzißtisch-exhibitionistische Verhaltenskomponente, oft, um diesbezüglich vorhandene Unsicherheiten zu überdecken. Wieder ein anderer ist glücklich, eine zwanglose Beschäftigung für seine unsicheren Hände gefunden zu haben, oder überbrückt Kontaktschwierigkeiten mit dem Anbieten einer Zigarette. Meist reicht diese Art der »Kurzanalyse« aus, um die individuell im Vordergrund stehenden Stimuli in die Behandlung miteinbeziehen zu können und damit die Voraussetzung für die angestrebte Indifferenz zu schaffen. Aversionssuggestionen sind schlecht durchzusetzen und daher wenig empfehlenswert. Notfalls kann neben den Indifferenzsuggestionen, die ähnlich wie bei der Alkoholabhängigkeit mit der angestrebten Charaktereigenschaft logisch begründet werden, eine ephypnotische Reflexauslösung, wie z. B. ein Hustenanfall, an das Rauchen gekoppelt werden, da dies leichter zu realisieren ist als z. B. die Suggestion, daß die Zigaretten aus den Händen fallen.

Natürlich ist es auch Aufgabe des Arztes oder Heilpraktikers, auf die physiologischen Folgen des Nikotinkonsums hinzuweisen, vor allem wenn ein Patient durch seine konstitutionellen Anlagen oder bereits vorhandenen Störungen besonders gefährdet erscheint. Auf diese Weise kann eine Motivation begründet oder bestärkt werden, namentlich wenn die Aufklärung nicht mit der Zigarette im Munde erfolgt.

S: AT/GAH: »Zigaretten in jeder Situation gleichgültig.« – »Sicherheit macht Rauchen gleichgültig.«

HH: »Sie haben erkannt, wie schädlich das Rauchen für Ihren Körper ist, und Ihr Wunsch, das Rauchen einzustellen, wird jetzt tief in Ihrem Unterbewußtsein verankert. Sie nehmen mit jedem Atemzug Ruhe und Sicherheit auf, und das Rauchen wird in jeder Situation völlig gleichgültig, da Sie jetzt auch wissen, daß Sie bisher vor allem geraucht haben, um Ihre Hände zu beruhigen. In Zukunft werden Sie diese Ruhe über Ihre Atmung aufnehmen, und das Rauchen bleibt in jeder Situation völlig gleichgültig. Sie können sich jetzt vorstellen, daß Ihnen eine Zigarette angeboten wird, und bleiben dabei völlig gleichgültig. Was andere tun, ist Ihnen gleichgültig, und Ihre Hände bleiben ruhig aufgrund Ihrer Atmung. Jedesmal wenn Sie sonst geraucht hätten, denken Sie an den Satz: ›Rauchen ist gleichgültig‹ und atmen tief und ruhig ein und aus, und Sie werden sehen, wie alle Unruhe schwindet und die Hände angenehm frei bleiben...« usw. Gegebenenfalls kann zusätzlich suggeriert werden: »Jedesmal wenn Sie sonst eine Zigarette geraucht hätten, werden Sie in Zukunft mit großem Genuß einen Kaugummi [zuckerfrei] in den Mund stecken...« usw. Wenn es erforderlich scheint, auch: »Ich streiche jetzt mit meiner Hand über Ihren Hals und mache damit Ihre Luftröhre allergisch gegen das Nikotin. Die Schleimhaut in Ihrer Luftröhre ist jetzt allergisch gegen Nikotin, und jedesmal wenn Sie in Zukunft versuchen, eine Zigarette zu rauchen, führt dies zu einem starken Hustenanfall, der jeden Zug an der Zigarette sofort verhindert. Dieser allergische Hustenanfall ist über Ihr Unterbewußtsein gesteuert und wird ganz von selbst ausgelöst, so daß Ihr eigenes Unterbewußtsein das Rauchen in Zukunft unterbindet...« usw.

E: HH, erforderlichenfalls in Verbindung mit AT und GAH ++.

Sudeck-Syndrom/vegetative Dystrophie/Schmerzhafte Gewebsrückbildung

P: Zufuhr exogener Noxen, endogene Noxen, eventuell Störung des

Autoimmunsystems. Neurovegetative Einflüsse, Verstärkung der Symptomatik durch Aufmerksamkeitshinlenkung.

B: Palliative Suggestionen in HH zur Lösung der Muskelspannungen, die für die Schmerzen verantwortlich sind; suggestive Verbesserung der Beweglichkeit der erkrankten Extremität, auch AT.

S: Siehe »Schmerzzustände« und »Lähmungen«.

E: HH w.

TETANIE/MUSKELKRÄMPFE BEI KALZIUMMANGEL

P: Seelische Verspannungen können Anfälle auslösen.

B: AT, im Anfall auch HH.

S: AT allgemein und symptomgerichtet, z. B.: »Der Oberbauch ist warm und frei.« – »Das Herz schlägt ruhig und regelmäßig.« – »Kalziumspiegel normal.«

E: AT +.

TICS/UNWILLKÜRLICHE MUSKELZUCKUNGEN

P: Oft Abwehr- oder Protesthaltung, insbesondere bei Kindern und Jugendlichen gegen die Erziehungsperson, zum Teil auch von dieser erlernt. Organsprache: »Das kann ich nicht mitansehen« usw. Immer psychogen bedingt.

B: Symptomgerichtete HH, gegebenenfalls nach vorangegangener Analyse. Bei Kindern und Jugendlichen auch KB, allerdings empfiehlt sich hier insbesondere die Einbeziehung der Erziehungsperson in die Therapie. Das AT kann unterstützend wirken und erforderlichenfalls mit der GAH weitergeführt werden.

S: HH: z. B. bei Zwinkertic: »Indem ich jetzt meine Hände über Ihre Augen halte, lösen sich alle Verkrampfungen der Gesichtsmuskulatur. Unter meinen Händen entwickelt sich eine intensive Durchblutung, und dadurch wird die Tätigkeit aller Nerven normalisiert. Insbesondere werden die Augenlider beruhigt, und alle Zuckungen verlieren sich. Immer ruhiger werden die Augenlider bleiben, so daß es vollkommen gleichgültig ist, an die Augen zu denken. Ihr Unterbewußtsein wird ganz von selbst dafür sorgen, daß die Augenlider angenehm ruhig bleiben...« usw.

E: HH, gegebenenfalls mit HA +, AT und GAH +, KB +.

TINNITUS AURIUM/OHRENKLINGEN

P: Oft eigenständiges psychogenes Symptom, aber auch Folge anderer, meist durch Fehlhaltungen hervorgerufener Störungen (Otosklerose).

B: AT, vor allem symptomgerichtete HH. Erforderlichenfalls auch Analyse. Ein Behandlungsversuch ist auch bei otosklerotischen, traumatischen oder sonstigen organisch manifesten Prozessen sinnvoll.
S: AT: »Die Ohren sind ganz ruhig und frei.«
HH: »Indem ich jetzt meine Hände über Ihre Ohren halte, spüren Sie deutlich, wie sich unter der Strahlung meiner Hände eine intensive Durchblutung entwickelt. Hierdurch wird der Sauerstoffmangel, der zu den Ohrgeräuschen geführt hat, beseitigt, und die Geräusche lassen nach. Ganz angenehm ruhig und frei werden Ihre Ohren, und die verbesserte Durchblutung wird auch nach der Hypnose anhalten, so daß die Ohren von Hypnose zu Hypnose immer länger ruhig und frei bleiben werden.«
E: HH +, AT +.

Torticollis spasticus/Schiefhals
P: Organsprache: »Sie hat ihm den Kopf verdreht.« – »Das kann ich nicht mitansehen.« – »Er kann einem nicht in die Augen sehen.«
Oft Ausdruck von Schuldgefühlen, Verhinderungsmotiv.
B: Meist genügt die symptomgerichtete HH nicht, sondern muß die auslösende Ursache analytisch-kathartisch bearbeitet werden. Bei extrapyramidalen Störungen kann die GAH Erleichterung bringen.
S: HH nach vorangegangener Armkatalepsie und -levitation: »Sie haben nun gesehen, wie in der Hypnose Lähmungen erzeugt und auch gelöst werden können. Genauso werde ich die Verspannung Ihrer Halsmuskulatur jetzt wieder lösen, indem ich mit meiner Hand über Ihren Hals streiche und damit die Nervenversorgung wieder normalisiere. Die Halsmuskulatur beginnt sich zu lösen, wird angenehm frei und gelöst, mit jedem Strich meiner Hand immer lockerer und beweglicher. Ihr Kopf richtet sich gerade. [Sie wissen jetzt auch die Ursache des ehemaligen schiefen Halses, und diese Ursache hat jeden Einfluß verloren und bleibt Ihnen vollkommen gleichgültig.] Auch nach der Hypnose...« usw.
E: HA und HH +, GAH +.

Toxische Reaktionen
P: Z. B. nach Alkohol-, Nikotin-, Lebensmittelabusus usw.
B: Vorbeugend und lindernd kann das AT eingesetzt werden, um z. B. Gefäßspasmen im Kopf oder im Magen zu beeinflussen.
S: AT z. B.: »Der Kopf bleibt kühl und frei.«
E: AT w.

Transplantatabstossung

B: Durch die Suggestion kann offensichtlich die Immuntoleranz gegenüber einem Organtransplantat erheblich gesteigert werden. Suggestionen in AT und HH richten sich auf eine Indifferenz dem Transplantat gegenüber sowie auf dessen Integrierung und gute Arbeit.

Auch durch eine posthypnotisch wirksame Ruhigstellung (Katalepsie) betroffener Körperteile kann die Heilung beschleunigt und bei Extremitäten unter günstigen Voraussetzungen sogar auf einen Gipsverband verzichtet werden.

S: AT z. B.: »Meine Niere arbeitet ruhig und gut.«

HH z. B.: »Ihre neue Niere ist jetzt zu einem völlig normalen Bestandteil Ihres Körpers geworden und arbeitet ganz ruhig und zuverlässig. Auf diese Weise wird es vollkommen gleichgültig, über Ihre Niere nachzudenken. Ihr Unterbewußtsein sorgt jetzt ganz von selbst dafür, daß Ihre Niere ein natürlicher Bestandteil des Körpers bleibt und ruhig und zuverlässig arbeitet.«

E: AT und HH w.

Tremor/Zittern

P: Bedingte Reaktion nach Schock, Verhinderungsmotiv.

B: Neben der symptomgerichteten Suggestion ist meist die analytisch-kathartische Bearbeitung erforderlich. Der Tremor als Begleiterscheinung anderer Störungen (siehe z. B. Parkinson) kann durch AT zumindest gemildert werden. Auch die GAH kann weiterhelfen.

S: AT: »Die Finger bleiben ruhig.«

HH: »Nachdem Sie jetzt wissen, daß das Zittern Ihrer Hände durch die Angst vor ... begründet war und diese Angst heute völlig gegenstandslos ist, wird auch das Zittern wieder aufhören. Ich werde Ihnen jetzt die Nerven Ihrer Hände beruhigen, indem ich mit meiner Hand darüberstreiche. Sie spüren die Striche meiner Hände, und die Nerven werden wieder völlig normalisiert, so daß Sie Ihre Hände in Zukunft ruhig und sicher halten können. Strecken Sie jetzt die Hände aus, und die Hände bleiben völlig ruhig und sicher.«

E: HA und HH, auch GAH +.

Trigeminusneuralgie/Gesichtsschmerz

(Siehe auch Schmerzzustände.)

P: Verstärkung durch Hinlenkung des Bewußtseins auf die erkrankte Gesichtshälfte.

B: Symptomgerichtete HH und unterstützend AT. Besonders wenn andere Therapiemethoden versagen, bietet die Hypnose noch gute Aussichten auf Linderung und Heilung. Suggestionen vor allem auch gegen die Schmerzangst und gegebenenfalls zur Unterstützung der Haltungskorrektur nach ALEXANDER.

S: AT: »Das Gesicht bleibt ruhig und frei.«

HH: »Ich lasse jetzt meine Hände auf Ihre linke Gesichtshälfte einwirken, und Sie spüren ganz deutlich, wie sich unter der Strahlung meiner Hände eine angenehme Durchblutung entwickelt. Auf diese Weise werden die Nerven der linken Gesichtshälfte wieder normal versorgt, und die Schmerzen lassen nach. Das gesamte Gesicht wird wieder völlig normal mit Blut versorgt, und alle Verspannungen lösen sich, so daß Sie in Zukunft Schmerzgefühle, die vielleicht noch ab und zu auftauchen, viel besser ertragen können. Ganz frei und ruhig wird das Gesicht, und Ihr Unterbewußtsein sorgt dafür, daß es so bleibt, und es ist daher völlig gleichgültig, darüber nachzudenken. Ganz gelöst können Sie in Zukunft essen und sprechen, und das Gesicht bleibt ruhig und frei, völlig normal und gleichgültig...« usw.

E: HH +.

TUBERKULOSE

P: Oft Vorbereitung des Körpers durch seelisch-körperliche Fehlhaltungen, welche das Angehen und die Ausbreitung der Tuberkelbakterien erleichtern.

B: Die Suggestionsbehandlung kann hier vor allem den Lebensmut und den Appetit der Patienten stützen sowie die erforderlichen langen Schlafphasen herbeiführen oder unterstützen. Auch Suggestionen zur Erhöhung der Widerstandskraft und Abwehr sind sinnvoll. Zusätzlich zur HH kann das regelmäßig durchgeführte AT sich günstig auswirken, indem die psychisch-physischen Ruhephasen die Heilung fördern.

Der Suggestionsbehandlung kommt erfahrungsgemäß die Tatsache entgegen, daß Tuberkulosekranke im allgemeinen leicht hypnotisierbar sind.

S: HH: »In diesem vertieften Ruhezustand erholt sich das gesamte Nervensystem und sammelt frische Kräfte zur Bekämpfung der Erkrankung. Mit jedem Atemzug nehmen Sie Ruhe und frische Kraft auf und neuen Lebensmut. Sie werden sich daher nach der Hypnose bereits viel kräftiger fühlen und einen gesunden Appetit auf alle nahrhaften Speisen empfinden...« usw.

E: HH und AT palliativ +.

VERBRENNUNGEN

P: Die an früherer Stelle bereits erfolgten Hinweise, daß z. B. in großen Betrieben achtzig Prozent der Unfälle von zwanzig Prozent der Belegschaft verursacht werden, weisen darauf hin, daß oft auch scheinbar zufällige traumatische Ereignisse einen seelischen Ursprung haben und in Wirklichkeit, z. B. als Selbstbestrafung, unbewußt herbeigeführt wurden.

B: Eine psychische Krankenbehandlung ist über die Behandlung der Verbrennung hinaus vor allem dann angezeigt, wenn sich in der Anamnese eine Häufung von Unfällen und Operationen findet.

Bei der Therapie der Verbrennung selbst kommt der Hypnose eine wichtige Aufgabe hauptsächlich in der Linderung der Schmerzen zu, da hier Narkotika eine zusätzliche starke toxische Belastung darstellen würden, so z. B. beim Verbandwechsel sowie bei plastischen Operationen. Auch Heilsuggestionen können hilfreich sein (siehe auch unter »Transplantatabstoßung« bei Hauttransplantationen).

Bei einer Hauttransplantation wurde die einem jungen Mann erteilte Suggestion, seinen Unterarm in einer bestimmten Stellung an die Transplantationsstelle zu halten, ohne jeden unterstützenden Verband und ohne jede Anstrengung über 28 Tage beibehalten.

S: Siehe Schmerzzustände und Transplantatabstoßung.

E: HH + für die Schmerzlinderung.

VERRUCAE/WARZEN

(Siehe auch Dermatosen)

P: Durch Viren hervorgerufene Hautneubildungen, die wahrscheinlich psychogenetisch begünstigt werden. Bei Pubertierenden zuweilen als unterbewußtes Verhinderungsmotiv zu werten (Verunstaltung zur Verweigerung der Geschlechtsrolle).

B: Schon seit alters her werden Warzen mit Erfolg »besprochen«, und auch heute noch stellt die Suggestion mit Abstand die wirksamste Behandlungsmethode dar, und es kann angenommen werden, daß die Erfolge anderer Methoden auf Placebo-Wirkungen beruhen! Dies ist insofern besonders interessant, als damit die Wirksamkeit der Suggestion gegen Viren bewiesen ist, gegen die bislang keine sehr befriedigenden medikamentösen Behandlungsmethoden existieren. Diese Tatsache sollte dazu ermutigen, auch bei anderen Störungsbildern mit einer Virusbeteiligung (die ja auch beim Krebs im Gespräch ist) zumindest eine unterstützende Suggestionsbehandlung zu erwägen.

Die Therapie erfolgt über die symptomgerichtete HH. Zur Unterstützung bzw. «Plausibelmachung« der Wirkung empfiehlt sich der Einsatz irgendeines zusätzlichen Mittels wie einer Salbe, Injektion, Tropfen usw. Es reicht dann meist, als Wachsuggestion die Versicherung zu geben, daß diese Injektion (z. B. Prokain unter die Warze) den Warzenboden austrocknen werde, wodurch die Warze innerhalb weniger Tage abfalle, oder daß die mit diesem Öl zweimal täglich betupfte Warze spätestens nach einer Woche austrocken und abfallen werde. Falls der Patient das AT beherrscht, kann er sich durch entsprechende Vorsatzbildung meist selbst befreien.

Grundsätzlich kann man daher sagen, daß bei der Behandlung von Warzen alles hilft, wenn es nur überzeugend angewendet wird, die komplizierteste medikamentöse Therapie genauso wie der Gang auf den Friedhof um Mitternacht bei Neumond oder ähnliche »magische« Praktiken.

S: HH: »Ich streiche jetzt über die Warze [oder: Ich mache jetzt eine kleine Injektion in den Warzenboden usw.], und dadurch wird die Blutzufuhr zur Warze mehr und mehr unterbunden, so daß sie austrocknen muß und innerhalb der nächsten Tage immer kleiner und kleiner wird, bis sie ganz abfällt.«

E: HH ++.

VERTIGO/SCHWINDELZUSTÄNDE

P: Bedingte Reaktion. Organsprache: »Das ist ja schwindelerregend.« – »Mir wird ganz schwindlig, wenn ich daran denke.«

B: Symptomgerichtete Suggestion, erforderlichenfalls HA. Somnambulismus.

S: »Sie haben nun gesehen, daß alles ganz genau eintrifft, was ich Ihnen in Hypnose sage. Genauso werden Sie jetzt gleich spüren, wie sich eine Wärme und intensive Durchblutung unter der Strahlung meiner Hand von Ihrer Stirn aus in Ihrem Kopf ausbreiten. Aufgrund dieser verbesserten Durchblutung werden alle Ursachen für die Schwindelgefühle beseitigt, und Sie können wieder ganz sicher stehen und gehen. Sie werden jetzt in der Hypnose die Augen öffnen können, Sie stehen auf und gehen – vollkommen sicher! Sie sehen, wie sicher Sie jetzt wieder gehen können und daß die Ursache für Ihr Schwindelgefühl beseitigt ist. Genauso sicher wie jetzt werden Sie auch nach der Hypnose wieder stehen und sich frei und sicher bewegen können...« usw.

E: Bei funktionellem Vertigo HH +. Palliativ bei organisch manifesten Zuständen.

Zähneknirschen, nächtliches

P: Organsprache: »Die Zähne zusammenbeißen.« – »Wuterfüllt mit den Zähnen knirschen.« Das Zähneknirschen tritt meist als Protest und Ersatzreaktion gegen autoritative Bezugspersonen auf.

B: Während insbesondere bei Kindern und Ehepartnern eine Beziehungsbehandlung im Vordergrund stehen sollte, kann das AT als allgemein beruhigende und die Toleranzbreite erweiternde Methode immer dann eingesetzt werden, wenn die Miteinbeziehung des »Konfliktpartners« in die Therapie schlecht durchführbar ist (z.B. Chef). Auch das KB kann, insbesondere bei Kindern und Jugendlichen, erfolgreich eingesetzt werden. Das nächtliche Zähneknirschen sollte nicht verharmlost werden; es stellt als Ausdruck einer seelischen Konfliktsituation eine behandlungswürdige Störung dar und kann zudem zu erheblichen Schädigungen der Zähne führen.

S: Keine symptomgerichtete, sondern allgemein beruhigende Suggestionen und analytisch-kathartische individuelle Behandlung.

E: KB +, AT, erforderlichenfalls HA und Beziehungsbehandlung +.

Zwangssyndrome

P: Anankastische Persönlichkeitsstörungen haben ihre Ursachen meist in der frühkindlichen Entwicklung. Häufig lassen sich in der Anamnese Symptomverschiebungen nachweisen, wenn z.B. ein Zählzwang zum Waschzwang wurde und dieser zum Putzzwang usw. Bei genauerer Betrachtung läßt sich dann oft aufzeigen, daß der Patient sein zwanghaftes Verhalten nicht als aus sich heraus entstanden ansieht, sondern damit eine Forderung seiner Umwelt zu erfüllen glaubt, so daß also Schuld- und Minderwertigkeitsideen, die zumeist sehr früh begründet wurden, maßgeblich beteiligt sind. So kommt z.B. bei der Analyse eines Waschzwanges oft zutage, daß der Patient sich nicht aufgrund seiner eigenen Angst vor Schmutz oder Ansteckung ständig wäscht, sondern daß er Angst hat, andere zu beschmutzen oder anzustecken. Im Gegensatz dazu steht oft das von Überwertigkeitsideen geprägte äußere charakterliche Erscheinungsbild.

B: Wie auch bei den psychotischen Patienten (siehe dort) ist jede Suggestionsbehandlung mit besonderer Einfühlung und Vorsicht einzuleiten. Der Schwerpunkt sollte auf die autogenen Verfahren AT und vor allem GAH gelegt werden, deren Erlernung wegen der allgemein schlechten Hypnotisierbarkeit dieser Patientengruppe aber meist mit HH gestützt werden muß. Bei der Anwendung der HH und vor allem der HA – ohne analytische Behandlung wird man fast nie auskommen

– achtet man auf eine langsame und allmähliche Vertiefung der Hypnose, um keine Gegenreaktionen auszulösen. Die unterstützende symptomgerichtete Behandlung hat wiederum die Indifferenz gegenüber den Zwangshandlungen zum Ziel, wobei es sich empfiehlt, zur Vermeidung einer Symptomverschiebung von vornherein Indifferenz gegenüber allen Zwangshandlungen anzustreben. Manchmal empfinden die Patienten im AT bzw. der GAH einen Ersatzzwang ihrer bisherigen störenden Gewohnheiten.

S: AT/GAH: »Alle Zwangshandlungen in jeder Situation gleichgültig [aufgrund von Sicherheit und Ruhe].«
HH vor allem zur Unterstützung der autogenen Übungen. Individuelle stärkende und kathartische Suggestionen aufgrund der analytischen Ergebnisse.

E: HA mit HH und GAH +.

Suggestionsbehandlung als Therapie der Wahl

Obwohl mit der Hypnose grundsätzlich alle Bereiche des funktionellen Geschehens im menschlichen Organismus beeinflußbar sind, ist es, wie bereits an anderer Stelle ausgeführt, aufgrund der Bedingungen, die die Praxis stellt, eine Frage des Verhältnisses von Aufwand und erwartetem Ergebnis, ob man von vornherein die Suggestionstherapie einsetzt, diese mit einer anderen Therapieform verbindet oder als Ultima ratio erst dann anwendet, wenn andere Therapieformen nicht das erwünschte Ergebnis erbrachten.

Um neben den vorstehend gegebenen Hinweisen den Überblick zu erleichtern, folgt hier eine Aufstellung derjenigen Störungen, bei denen aufgrund der heutigen Erfahrungen die unverzügliche Anwendung oder Mitanwendung der Suggestionstherapie gerechtfertigt erscheint. Diese Aufstellung soll natürlich dem Behandler nicht seine individuelle therapeutische Entscheidung abnehmen, sondern nur als Richtlinie dienen.

- Allergischer Formenkreis (z. B. Asthma bronchiale),
- Anorexia nervosa,
- Bewegungsstörungen, funktionelle (z. B. Tics, Schreibkrampf, Singultus),
- Colitis ulcerosa,
- Dermatosen (z. B. Ekzeme),
- Enuresis,
- Empfindungs- und Sinnesstörungen (z. B. psychogene Blindheit),

- o Herzstörungen, funktionelle (z. B. Phrenokardie),
- o Konzentrationsstörungen,
- o Lähmungen, psychogene (z. B. Facialislähmung, auch zur Unterstützung der Rehabilitation nach Apoplexie, Poliomyelitis usw.),
- o Logospasmus,
- o Magen-Darm-Erkrankungen (z. B. Ulcus ventriculi),
- o Migräne,
- o Nabelkoliken,
- o Obstipation,
- o Phobien,
- o Schlafstörungen,
- o Schmerzzustände (z. B. Phantomschmerz, Trigeminusneuralgie),
- o Seelische Störungen (z. B. exogene Depressionen),
- o Sexualempfindungs- und -verhaltensstörungen,
- o Suchtkrankheiten,
- o Verbrennungen,
- o Verrucae,
- o Zwangshandlungen.

Autohypnose für den Therapeuten

Jeder Hypnosetherapeut sollte den Hypnosezustand an sich selbst erfahren haben, bevor er ihn bei anderen hervorruft, um aus der Kenntnis dieses Zustandes heraus dessen Inhalte besser vermitteln zu können. Daneben empfiehlt sich die Beherrschung und ständige Übung eines autogenen Verfahrens für den Behandler, damit er die Vorteile der Meditation und Suggestionsbehandlung für seine eigene Person nutzen kann.

Nach der Unter- und Oberstufe des autogenen Trainings bietet sich als therapeutische Fortführung besonders die gestufte Aktivhypnose an.

Die Leistungen dieser Verfahren wurden bereits besprochen (Seiten 197ff.). Neben ihrer Anwendung zu Heilzwecken an sich selbst kann der Behandler diese Verfahren für sich vor allem nutzen, um durch eine Förderung der Innenschau zu einer vertieften Selbsterkenntnis zu gelangen und dadurch die Basis für seine Selbstverwirklichung zu verbessern. Innere Ruhe und Ausgeglichenheit, Selbstsicherheit und geistige Kraft sind wesentliche Voraussetzungen für die Tätigkeit in einem Heilberuf, und die Förderung und Unterstützung dieser Charaktereigenschaften durch meditative und autosuggestive Verfahren wirken sich nicht nur günstig aus, um die seelischen Belastungen dieses Berufes verkraften zu helfen; auch die Patienten nehmen teil an diesen Wesenszügen ihres Behandlers und deren reflektorische Übertragung kommt auf manche Weise ihrer Heilung zugute.

9. Die Kontraindikationen und Gefahren

Die Kenntnis der Kontraindikationen und Gefahren ist unerläßlich für eine verantwortungsvolle Ausübung der Suggestionstherapie, wenn auch durch tendenziöse Darstellungen in der Öffentlichkeit oft völlig falsche Vorstellungen herrschen, die mit den tatsächlichen Gegebenheiten der medizinischen Hypnose nichts zu tun haben.

Gegenanzeigen

Man unterscheidet zwischen absoluten Gegenanzeigen, bei denen die Suggestionstherapie keinesfalls, und relativen Gegenanzeigen, bei denen sie nur unter gewissenhafter Abwägung der Umstände des Einzelfalles zur Anwendung gelangen sollte.

Absolute Gegenanzeigen

Fehlende Voraussetzungen, wie bei Oligophrenie und, bedingt auch, bei massiven Psychosen.

Fehlende Bereitschaft, wie z. B. Ablehnung aus Glaubens- oder ähnlichen Bedenken, die nicht ausgeräumt werden können.

Mißbräuchliche Verwendung (siehe auch Seiten 65f.), hier vor allem die sogenannte Hypnopädie (Erziehung durch Hypnose), da jeder Mensch das Recht auf freie Entfaltung seiner Persönlichkeit hat.

Gesundheitliche Risiken. Bei Patienten mit dekompensierter Herzinsuffizienz sollte wegen der möglichen Kohlendioxyd- und Acidoseerhöhung weder Hypnose noch autogenes Training durchgeführt werden. Die meisten Autoren rechnen auch die Psychosen zu den absoluten Kontraindikationen. Dies gilt auf jeden Fall für den nicht psychoanalytisch und psychotherapeutisch voll ausgebildeten und erfahrenen

Behandler und in der Regel für die ambulante Praxis. Siehe hierzu auch »Psychosen« (Seiten 340ff.).

Kontraindiziert ist die Hypnose natürlich auch als Alleinbehandlung bei Krankheitszuständen, die nach einem schnellen Eingreifen mit medikamentösen, chirurgischen oder anderen Methoden verlangen, wie bei den meisten akuten somatischen Zuständen (z. B. Magendurchbruch, akute Appendizitis, Herzinfarkt, Frakturen).

Relative Gegenanzeigen

Mangelnde Voraussetzungen, wie z. B. schlechte Suggestibilität infolge momentaner starker seelischer Erregung (eventuell medikamentöse Sedierung), querulatorische Patienten. Manchmal auch persönliche Bindungen zwischen Behandler und Patient, obwohl dieser Faktor keine so große Bedeutung hat, wie sie ihm oft zugemessen wird (siehe auch Seiten 76f.).

Mangelnde Bereitschaft, wenn der Patient trotz entsprechender Aufklärung wiederholte Zweifel daran erkennen läßt, daß die Suggestionstherapie für ihn geeignet ist, oder ihr aus anderen Gründen skeptisch gegenübersteht.

Gesundheitliche Risiken: Bei ausgeprägter Hypotonie mit einem systolischen Blutdruck unter 100 mm/Hg sollte die Hypnose entsprechend vorsichtig eingesetzt werden und eher das autogene Training zur Anwendung gelangen. Dekompensierte Herzinsuffizienz und Psychosen siehe unter »absoluten Gegenanzeigen«.

Seelische Belastung: Wenn durch die Hypnose starke seelische Traumen, wie z. B. eine Vergewaltigung, reaktiviert werden können, sollte sie nur bei strenger Indikationsstellung und seitens erfahrener Therapeuten unter Berücksichtigung der erforderlichen Vorsichtsmaßnahmen und stützenden Ruhesuggestionen zur Anwendung gelangen.

Unangenehme Nebenerscheinungen, die nicht ausgeschaltet werden können, sind ein Grund, die Therapie abzubrechen.

Unannehmlichkeiten für den Therapeuten. Jüngere, hysterisch strukturierte Patientinnen sollte man, um sich vor Nachreden zu schützen, nur im Beisein von Zeugen hypnotisieren. Bei »Hypnosesüchtigen«, die wegen der Abhängigkeit vom Therapeuten ein Lustgefühl empfinden, ist die Hypnose nur bei strenger Indikationsstellung anzuwenden.

Gefahren bei fehlerhafter Durchführung

Eine richtig durchgeführte medizinische Hypnose birgt zwar keine ernsten Gefahren in sich, bei fehlerhafter Anwendung kann es aber zu Komplikationen kommen, die immerhin unannehmlich sein können. Dazu gehören:

Sauerstoffmangel

Ein solcher tritt bei Anwendung der Hypoventilation zur Einleitung ein, wie sie z. B. bei der transzendentalen Meditation und bestimmten Yogatechniken (Seiten 43ff.) vorgeschrieben wird. Diese Technik sollte daher in der medizinischen Hypnose nicht zur Anwendung gelangen.

Rapportverlust

Der Rapport kann während der Hypnose verlorengehen und mit einer autogenen Ausweitung des Hypnosezustandes, besonders durch Hysterische, einhergehen. Die Vorbeugungs- und Gegenmaßnahmen wurden auf den Seiten 139f. bereits beschrieben.

Unzureichende Desuggestion

Sie kann zu länger anhaltender Müdigkeit und Unpäßlichkeiten sowie unbeabsichtigtem Andauern von Suggestionswirkungen führen. Auch dieser Fehler wird einem medizinischen Hypnotisator kaum unterlaufen.

Verschlimmerung bestehender Gesundheitsschäden

Solche können aufgrund unsachgemäßer Anwendung bei absolut oder relativ kontraindizierten Krankheitsbildern eintreten (siehe S. 389f.).

Erleichterung der Hypnotisierbarkeit gegen den eigenen Willen

Aufgrund der Konditionierung an den Hypnosezustand kommt es zu einer Erleichterung der Hypnotisierbarkeit, da die Hypnoseeinleitung ähnlich einer bedingten Reaktion abläuft. Hierdurch wird es zumindest dem vertrauten Hypnotisator möglich, den Patienten auch gegen dessen Willen in Hypnose zu versetzen. Wenn auch diese Gefahr in der medizinischen Hypnose praktisch ohne Bedeutung und im normalen täglichen Leben kaum relevant ist, besteht sie immerhin, und bei gefährdeten Patienten kann mit der prophylaktischen Suggestion, daß sie nicht gegen ihren Willen hypnotisiert werden können, eine gewisse Vorbeugung getroffen werden (siehe auch Seite 128).

Vorbehalte und Ängste

Das Mysteriöse und Unerklärliche, das der Hypnose noch immer anhaftet, hat zu einem Wust von falschen Vorstellungen und Vorurteilen geführt, der immer wieder durch tendenziöse Darstellungen in den Medien genährt wird.

Im einführenden Gespräch wird der Therapeut bei der Frage nach den bisherigen Erfahrungen und Vorstellungen des Patienten über die Hypnose (Seiten 85f.) oft mit solchen Vorbehalten und Ängsten konfrontiert, die zuweilen auch nur indirekt geäußert werden oder in den entsprechenden Reaktionen zum Vorschein kommen. Darüber hinaus steht der Patient, der sich einer Hypnosebehandlung unterzieht, häufig noch unverständigen Urteilen aus seinem Verwandten- und Bekanntenkreis gegenüber, die als Negativsuggestionen Therapie und Therapieerfolg behindern können. Aus diesem Grunde empfiehlt sich von vornherein eine gründliche Aufklärung über die wichtigsten Punkte, die dem Patienten mittels meiner Broschüre *Hypnosetherapie – eine Informationsschrift für den Patienten* zuteil werden kann. Wenn auch leicht zu ersehen ist, daß sich die üblichen Einwände und Ängste nur aus der Unkenntnis der medizinischen Hypnose herleiten, stellen doch solche Vorbehalte, wenn sie nicht ausgeräumt werden können, eine Kontraindikation für die Hypnosetherapie dar. Bedauerlicherweise sind die meisten dieser unbegründbaren Vorurteile auch in weiten Therapeutenkreisen anzutreffen.

Bevor ich auf die Einzeleinwände eingehe, soll ein Hauptmißverständnis, das Ursache nahezu aller Bedenken ist, nochmals angesprochen werden. Es ist dies die falsche Annahme, daß eine suggestive Beeinflussung nur durch die Hypnose stattfinden würde! Wie ich besonders in Kapitel 2 aufgezeigt habe, sind wir häufig, ja fast ständig, meist unerkannten und oft negativen Einflüssen (Suggestionen) und hypnoiden Zuständen unbewußt und ungewollt im täglichen Leben ausgesetzt. Solche Einflüsse wirken unerkannt als indirekte Suggestionen zuweilen sehr tiefgreifend und gegen unsere Persönlichkeit und Interessen. Wenn sie aufgrund ihrer dauernden Störwirkung (z. B. als eingeklemmte Affekte) uns sogar erkranken lassen und wir dann die Hypnosetherapie einsetzen, um die seelisch-körperliche Gesundheit wiederzuerlangen, kann man eigentlich gar nicht von Suggestionstherapie sprechen, sondern müßte die Hypnose als Desuggestionstherapie bezeichnen, d. h. als Zurücknahme bzw. Neutralisierung krankmachender Einflüsse.

Damit ist nahezu alles gesagt, und die Praxis bestätigt auch immer wieder, daß insbesondere diejenigen, welche die Hypnose aus wie auch immer begründeter Angst vor Beeinflussung ablehnen, gewissermaßen zu Recht eine solche Angst hegen, weil sie nämlich selbst dem Gegenstand ihrer Angst längst erlegen sind: sie stehen unter dem tiefgreifenden Fremdeinfluß einer fehlorientierten Umwelt oder, im schlimmsten Falle, blinden Sektierertums.

Einwände aus Glaubens- und weltanschaulichen Gründen

Diese Einwände sind meist recht komplex und wenig präzise, zielen jedoch in der Hauptsache auf die Angst vor einer Wesensveränderung und die Befürchtung einer Einflußnahme über das Körperliche und Seelische hinaus auf das Geistige. Zuweilen wenden sich sogenannte »geistige Führer«, wie z. B. »Abd-ru-shin« in ihren Schriften wegen den von ihnen gesehenen »Gefahren« direkt gegen die Hypnose. Abgesehen davon, daß schon deren angebliches genauestes Informiertsein über die Vorgänge in jenseitigen Welten Anlaß zu tiefstem Mißtrauen auch gegenüber allen anderen Ansichten dieser Leute sein muß, beweisen sie damit nur, daß ihnen die elementarsten Kenntnisse sowohl über die Vorgänge bei der Hypnose als auch über das Wesen des Lebens überhaupt, als Zustand des ständigen gegenseitigen Beeinflussens und Beeinflußtwerdens, in dem die verschiedenen Erlebenssituationen unaufhörlich ein graduelles Fließen zwischen Wachbewußtsein und Hypnoid bedingen, vollkommen abgehen. Neben den im Folgenden beschriebenen Argumenten können diese Patienten vor allem darauf hingewiesen werden, daß von praktisch allen Religionsgründern bekannt ist, welch unverzichtbare Bedeutung die Meditation (als hypnoider Zustand) für deren Leben hatte.

Ebenso ist von jenen, insbesondere von JESUS, bekannt, daß sie die Kraft des Wortes zu Heilzwecken anwandten und ihre Jünger beauftragten, es ihnen gleichzutun (LUKAS 9,2: »Und er sandte sie aus, das Reich Gottes zu verkünden und die Kranken zu heilen...« und LUKAS 10,1–9: »Darauf bestimmte der Herr noch weitere zweiundsiebzig..., und er sprach zu ihnen: ... ›Heilt die Kranken...‹«). Mit der Erklärung des hypnotischen Zustandes und der verwendeten Suggestionen lassen sich solche Bedenken dann oft entkräften.

Bei Personen, deren weltanschauliche Einwände nicht ausgeräumt werden können, ist selbstverständlich eine Kontraindikation zur Anwendung der Hypnose gegeben.

Angst vor Beeinflussung des Charakters

Wer in der Angst vor Suggestionen lebt, dürfte nicht mehr essen, trinken, atmen, sehen, hören, fühlen, kurz: er müßte sich vollständig von der Umwelt zurückziehen, da er sonst ständig ihren Einflüssen (= Suggestionen) ausgesetzt ist.

Die Suggestionstherapie könnte als ehrlichste Therapieform bezeichnet werden, da sie bereits im Namen zugibt, eine Beeinflussung auszuüben. Weniger bewußt ist diese Tatsache den meisten Heilung Suchenden und leider auch Behandlern bei den anderen Therapieformen, obwohl sie die Natur jeder Behandlung ist: ohne Beeinflussung des Krankheitsprozesses kann keine Heilung stattfinden! Eine Binsenweisheit ist es, daß nicht nur seelische Vorgänge körperliche Veränderungen nach sich ziehen können, sondern daß auch körperliche Prozesse unser seelisches Befinden nachhaltig beeinflussen (z. B. hormonelle Vorgänge). Auf diese Weise führen insbesondere die massiven Chemotherapeutika über einen Einfluß auf die physiologischen Abläufe zu einer unkontrollierbaren Veränderung des seelischen Befindens. Jede derartige therapeutische Maßnahme löst ein Wirkungsspektrum aus, das dem verabreichten Medikament, dem chirurgischen Eingriff usw. spezifisch entspricht und in allen seinen Bereichen untrennbar anhängt! Innerhalb dieses Spektrums liegt dann irgendwo auch die Indikation, die zur Anwendung dieser Maßnahme veranlaßte; aber nicht nur diese, sondern auch alle anderen Bereiche entfalten als »Nebenwirkungen« zwangsläufig ihren Einfluß. Eben diese Nebenwirkungen, die noch dazu aufgrund der Verschiedenheit der Reaktionen der verschiedenen menschlichen Organismen von kaum einem Medikament je vollständig erfaßt werden können, werden als unerwünschte Suggestionen oft bedenkenlos in Kauf genommen oder totgeschwiegen. Erfreulicherweise läßt das neue deutsche Arzneimittelgesetz hier gute Ansätze erkennen, indem die Verpflichtung der Arzneimittelindustrie zur Kenntlichmachung der bekannten Nebenwirkungen auf dem sogenannten »Waschzettel« festgelegt wurde und damit zumindest dem kleinen Patientenkreis, der diese

Hinweise richtig zu deuten vermag, die Wahl freisteht, ob er sich den unerwünschten Suggestionen eines solchen verordneten Medikamentes aussetzen will. Zwar löst bei vielen Behandlern der Wunsch eines Patienten nach Verordnung eines anderen, mit weniger Begleiterscheinungen behafteten Mittels noch anmaßende Zurechtweisungen aus, glücklicherweise läßt aber unser Gesundheitswesen bis jetzt die Wahl des Behandlers weitgehend offen, wenn es auch an einer vorurteilsfreien und ehrlichen Aufklärung über die verschiedenen Möglichkeiten mangelt – und damit die Wahl schon wieder nicht mehr so frei ist, wie es den Anschein hat! (Siehe hierzu auch die Ausführungen auf den Seiten 83ff. und das Schaubild auf den Seiten 258f.).

Die Ablehnung der Hypnose aus Angst vor Beeinflussung ist also geradezu absurd und hätte in ihrer Konsequenz den therapeutischen Nihilismus zur Folge.

Im Gegensatz zu den oft mit unerwünschten Suggestionen in Form von Nebenwirkungen behafteten Therapieformen kann in der Suggestionstherapie im allgemeinen und in der Hypnosetherapie im besonderen die Suggestion ausschließlich auf die zu behandelnde Störung abgestimmt und sogar den individuellen Wünschen des Patienten angepaßt werden, indem sie der Behandler mit ihm bespricht und vereinbart! Die Angst vor einer eventuellen unerwünschten Charakterveränderung in der medizinischen Hypnose ist also schon deshalb unbegründet, weil keine Suggestionen gegen den Willen des Patienten und über die Behandlung der Störung hinaus, unter der er leidet, gegeben werden.

Aus den theoretischen Grundlagen wissen wir zudem, daß auch eine heterohypnotische Suggestion immer über eine autohypnotische Umschaltung verwirklicht wird und »wie ein Schlüssel zum Schloß der Psyche des Patienten passen muß«, um angenommen zu werden (Seiten 22f.). Im Gegensatz dazu wird mit dem »Hammer« vieler Chemotherapeutika das Schloß des Organismus zurechtgeklopft und an den Schlüssel angepaßt.

Angst vor Mißbrauch

Ein Patient, der befürchtet, daß sein Behandler den Hypnosezustand nutzen könnte, um ihn für seine Zwecke zu mißbrauchen, hat sicherlich nicht den zu ihm passenden Behandler gefunden, und der Behandler, dem solche Bedenken vorgetragen werden, lehnt am besten jede Therapie an diesem Patienten ab, weil ein derartiger Vertrauensmangel sogar beim gerechtfertigten Einsatz eines Antibiotikums den Erfolg fragwürdig machen würde.

Allerdings sollte sich der Behandler, besonders bei jüngeren hysterisch strukturierten Patientinnen, vor nachträglichen Verdächtigungen schützen (Seite 390) und gegebenenfalls der Mißbrauchsmöglichkeit durch andere vorbeugen (Seiten 391 f.).

Besonders ängstlichen Patienten kann auch der Vorschlag gemacht werden, die gesamte Hypnose auf eine Tonbandkassette aufzunehmen, die sie dann mitnehmen können.

Angst vor Gesundheitsschäden

Bei Berücksichtigung der wirklich leicht erkennbaren und wenigen Kontraindikationen (Seiten 389 f.) und bei Anwendung der medizinischen Hypnosetechniken sind Gesundheitsschäden sicher auszuschließen.

Angst vor Verlust der Selbstkontrolle und des Ich-Bewußtseins

Falsche Vorstellungen von der Hypnose als tiefschlafähnlichem, bewußtlosem Zustand rufen naturgemäß diese Bedenken hervor. Wie bereits ausgeführt wurde, führen die Ähnlichkeiten im äußeren Erscheinungsbild von Schlaf, Bewußtlosigkeit und Tod oft zu deren unterbewußten Gleichsetzung. Besonders ausgeprägt findet sich diese Assoziation häufig bei Herzkranken und zuweilen auch bei Schlafgestörten (die manchmal aus diesem Grunde schlafgestört sind). Um die Hypnose nicht in diesen Kreis mit einzubeziehen, muß grundsätzlich von Anfang an ihr Wesen nicht als Schlafzustand, sondern als vertiefter Ruhezustand hervorgehoben werden, dem der Patient nicht bewußtlos ausgeliefert ist, sondern in dem er mit erhöhter Konzentration den hypnotischen Zustand bewußt erlebt. Der betreffende Patientenkreis wird über die Anwendung autohypnoider Verfahren und sanfter Heterohypnosen mit dem hypnotischen Ruhezustand allmählich vertraut gemacht.

Angst vor ungewollten »Beichten«

Von den Erfahrungen mit Jahrmarkthypnosen irregeleitet, glauben viele Patienten, daß in der Hypnose der Zwang zur Beichte aller geheimen Sünden über sie käme. Diese Angst ist schnell genommen, wenn der Patient erfährt, daß er die normale Heterohypnose verbal-passiv erlebt und seine Äußerungen nur bei den analytischen Hypnosetechniken erwünscht sind, wozu sein Einverständnis eingeholt wird, falls diese erforderlich scheinen. Das besondere Vertrauensverhältnis zwischen Patient und Behandler sollte dann in diesen Fällen jene Angst gegenstandslos machen.

Angst, nicht wieder aufzuwachen

Diese Angst ist mit der vor Gesundheitsschäden verwandt, richtet sich aber weniger auf den Hypnosezustand als auf das befürchtete »ewige« Andauern desselben. Wie wir wissen, geht jede Hypnose nach längerem Rapportverlust von selbst in den natürlichen Schlaf über, aus dem der Hypnotisierte dann ebenso natürlich von selbst erwacht. Auch wenn der Hypnotisator die Desuggerierung vergessen sollte oder aus sonstigen Gründen daran gehindert ist, besteht also keine Gefahr des Dahinvegetierens in einer unbeabsichtigten Dauerhypnose.

Angst vor unangenehmen Nachwirkungen

Diese können bei unkorrekter Durchführung und insbesondere mangelhafter Desuggerierung nach Schaubudenhypnosen auftreten und Stunden bis Tage anhalten. Bei richtig durchgeführten medizinischen Hypnosen sind sie ausgeschlossen.

Bedenken, seelisch vom Therapeuten abhängig zu werden

Bis zu einem gewissen Grad entwickelt sich bei einer längeren Hypnosetherapie tatsächlich eine starke seelische Bindung zwischen Therapeut und Patient, die sich aber im Dienste des Behandlungsziels positiv auswirkt und oft eine Voraussetzung für den Therapieerfolg darstellt.

Aus diesem Grunde wird nach einer längeren Hypnosetherapie die Ablösung schrittweise vorgenommen, die Abstände zwischen den Sitzungsterminen nach und nach verlängert, bis der Patient selbst die Ablösung vollzogen hat. Da zwischen Patient und Behandler ein besonderes Vertrauensverhältnis bestehen sollte, ist eine solche seelische Bindung wie eine Freundschaft zu betrachten, die man ja auch nicht aus Angst vor einer gefühlsmäßigen Beteiligung scheut.

Vorwurf des »zudeckenden Verfahrens«

Dieser meist aus den Reihen der Freudianer stammende Vorwurf einer bloßen Symptomkaschierung beweist nur die mangelnde Sachkenntnis der Kritiker. Wie wir gesehen haben, bietet die Hypnose mit einer Vielzahl technischer Möglichkeiten kaum zu übertreffende analytische Verfahrenspraktiken an, die gegenüber der »klassischen Analyse« nicht nur den erheblichen Zeitvorteil (und damit auch eine Verkürzung der Leidenszeit) bieten (siehe auch Seiten 221ff.).

Daß die Hypnosetherapie darüber hinaus auch als zudeckendes Verfahren angewendet werden kann, ist ein weiterer Vorteil z. B. da, wo die analytische Reaktivierung nicht erforderlich, nicht mehr möglich oder mit zu großen Belastungen und Gefahren für den Patienten verbunden ist. Eine Parallele im somatischen Krankheitsgeschehen findet sich z. B. in der Abkapselung der Herde bei der Tuberkulose.

Vollkommen unzutreffend ist dieser Vorwurf auch für die Leerhypnose, den hypnotischen Heilschlaf und autogene Entspannungsmethoden. Wie wir bei der physiologischen Erklärung der Hypnose bereits gesehen haben, kommt es hier zu einer Ausschaltung derjenigen entwicklungsgeschichtlich neueren Hirnabschnitte, welche die Träger psychischer Konflikte sind, und zu einer Rückführung auf die unbeeinflußten Funktionen älterer Hirnabschnitte (Zwischenhirn, Rautenhirn). Es erfolgt also keine Zudeckung, sondern vielmehr eine Befreiung von den Wirkungen eingeklemmter Affekte und Hemmungen und ein Anstoß zur Auslösung der archaischen Selbstheilungsmechanismen.

10. Die Liquidationsrichtlinien für die Suggestionstherapie nach den Gebührenordnungen

Ärztliche Gebührenordnungen

Abrechnung über RVO- und Ersatzkassen

Der ab 1.7.1978 aufgrund des Krankenversicherungs-Kostendämpfungsgesetzes in Kraft getretene neue *Bewertungsmaßstab-Ärzte (BMÄ)* sieht die Vereinheitlichung der Abrechnung für die RVO- und Ersatzkassen vor, indem weitgehend die bisherige E-Adgo (Ersatzkassen-Allgemeine Deutsche Gebührenordnung für Ärzte) zugrunde gelegt wurde.*

Die Leistungsziffern 846 bis 849 bezeichnen darin die sogenannte »Kleine Psychotherapie« oder »Kurzzeit-Psychotherapie«, und enthalten die übenden Verfahren (z. B. autogenes Training) sowie die anderen psychotherapeutischen Kurzverfahren. Ebenso wie die unter der Leistungsziffer 845 separat angeführte Hypnose können diese Leistungen von jedem Kassenarzt bzw. Vertragsarzt, der sich dazu befähigt fühlt, ohne besondere Vereinbarung im Rahmen der kassenärztlichen Leistung erbracht werden, soweit sie für die Behandlung von Krankheiten im Sinne der Rechtsprechung von ihm für notwendig und wirtschaftlich erachtet werden.

Leistungen dieser Kurzzeit-Psychotherapie kann der Kassenarzt oder Vertragsarzt nur selbst erbringen und nicht an nichtärztliche Psychotherapeuten delegieren.

Im einzelnen bezeichnen die Ziffern:

801: Eingehende psychiatrische Untersuchung, gegebenenfalls unter Einschaltung der Bezugs- und/oder Kontaktperson.

* Eine ähnliche Regelung wie in der Bundesrepublik Deutschland gibt es in Österreich und der Schweiz (zur Zeit des Erscheinens dieses Buches) leider nicht.

804: Psychiatrische Behandlung durch eingehendes therapeutisches Gespräch, auch mit gezielter Exploration.

806: Psychiatrische Behandlung durch gezielte Exploration und eingehendes therapeutisches Gespräch, auch in akuter Konfliktsituation, gegebenenfalls unter Einschluß eines eingehenden situationsregulierenden Kontaktgespräches mit Dritten, Mindestdauer 20 Minuten.

845: Behandlung einer Einzelperson mit Hypnose (Massenhypnosen sind nicht berechnungsfähig).

846: Übende Verfahren (wie autogenes Training) in Einzelbehandlung, Mindestdauer 20 Minuten.

847: Übende Verfahren in Gruppenbehandlung (Höchstteilnehmerzahl 12), Mindestdauer 20 Minuten.

849: Psychotherapeutische Behandlungen bei psychoreaktiven, psychosomatischen oder neurotischen Störungen, Dauer mindestens 20 Minuten.

Eine Beratung kann neben einer Sonderleistung im Quartal nur einmal abgerechnet werden, ist also neben einer zweiten oder weiteren Sonderleistung (also auch neben den Ziffern 801 bis 806 und 845 bis 849) im laufenden Quartal nicht abrechnungsfähig.

Einzelheiten sind dem *Handkommentar BMÄ und E-GO* zu entnehmen.

Ärztliche Privatabrechnung

Die *Privat-Adgo* (Allgemeine Deutsche Gebührenordnung für Ärzte) nennt die Hypnose zusammen mit den psychotherapeutischen Übungsverfahren und der Psychoanalyse unter der Leistungsziffer 333. Im Gegensatz zur RVO- und Ersatzkassenabrechnung wird hier aber die Beratungsgebühr (Ziffer 1) jedesmal mitberechnet.

Einzelheiten sind der *Privat-Adgo* zu entnehmen.

Abrechnung der Heilpraktiker

Das *Gebührenverzeichnis für Heilpraktiker (GebüH)* nennt unter Ziffer 22.1: Psychotherapie von halbstündiger Dauer (Suggestiv- und Hypnosetherapie, autogenes Training).

Ziffer 22.3: Aufstellung eines psychodiagnostischen Befundes. Dazu kommt die Ziffer 1 für die allgemeine Erstberatung bzw. die Ziffer 5.1 für jede weitere Beratung aufgrund der diagnostischen Gegebenheiten.

Einzelheiten sind dem *GebüH* zu entnehmen.

11. Kasuistik

Wie wir gesehen haben, sind günstige Beeinflussungen von Krankheitsbildern durch die Suggestionstherapie schon seit dem Altertum bekannt. Die Wiederentdeckung in der Neuzeit leitete F. A. MESMER ein, der die seit frühester Kindheit wahrscheinlich hysterisch blinde Pianistin und Sängerin Maria Theresia von Paradis mit seiner Behandlung zu ersten Gesichtseindrücken brachte, die dann wieder verschwanden, als die Behandlung abgebrochen wurde. Bekannt wurde unter vielen anderen auch seine erfolgreiche Behandlung des ungarischen Barons Horeczki de HORKA, der an einem Globus hystericus litt. In der Folge erregte Justinus KERNER durch die magnetisch-hypnotische Behandlung der »Somnambulen« Friederike Hauffe, der »Seherin von Prevorst«, Aufsehen. Auch er selbst war als Kind von dem Heilbronner Arzt GMELIN durch eine »magnetische Einschläferung« von seinen Magenbeschwerden befreit worden.

Zu Beginn des zwanzigsten Jahrhunderts berichtet vor allem August FOREL mit wissenschaftlicher Akribie über seine erstaunlichen Erfolge mit der Hypnosetherapie. Der schwedische Arzt Otto WETTERSTRAND erreichte mit seinen Gruppenhypnosen bereits damals bei 3148 Patienten in 97 Prozent der Fälle eine hypnotische Beeinflussung.

Ihre nachhaltigsten Erfolge mit der Suggestionstherapie erzielten die »Hypnosepioniere« H. BERNHEIM, A. FOREL, A. A. LIÉBEAULT, N. RINGIER, O. WETTERSTRAND u. a. bei:

Alkoholismus, Anästhesieerzeugung, Appetitlosigkeit, Arthritis (palliativ), Blepharospasmus, Blutungen (gelegentliche Erfolge), Chlorose, Chorea, Diarrhö, Enuresis diurna et nocturna, Epilepsie (gelegentliche Erfolge), Hustenanfällen, Hyperemesis gravidarum, hysterischen Störungen, Impotenz, funktionellen Lähmungen, organischen Lähmungen (palliativ), Magen-Darm-Störungen, Menstruationsstörungen, Morphinismus, Nausea, Neurasthenie, Obstipation, Pavor nocturnus, Phobien,

Rheumatismus, Schmerzzuständen, Schlaflosigkeit, Sehstörungen, Sexualstörungen, Stottern, Verdauungsstörungen, Warzen und Zwangsvorstellungen.

Wie wir sehen, hat sich an den schwerpunktmäßigen Einsatzgebieten seit jener Zeit nicht viel geändert, und auch schon damals galt der Grundsatz, daß keine allgemeingültige Indikationsliste erstellt werden kann, sondern die individuellen Gegebenheiten des Einzelfalles die therapeutische Entscheidung, ob Suggestionstherapie oder nicht, bedingen sollen.

Einen recht spektakulären Fall schildert A. Forel, der einen siebzigjährigen Insassen einer psychiatrischen Anstalt mit folgendem Krankheitsbild erfolgreich mit Hypnose behandelte: Der Patient, ein oft deliranter Alkoholkranker, stiftete die anderen Alkoholkranken gegen die Abstinenzbestrebungen in der Anstalt an. Er litt zudem an starkem Gelenkrheumatismus. Nachdem er nach achtjährigen Versuchen mit anderen Therapiemethoden praktisch schon aufgegeben war, wurde als Ultima ratio die Hypnose eingesetzt. Bereits nach wenigen Sitzungen wurde er zum konsequenten und eifrigen Abstinenzler, und auch sein Rheumatismus wurde durch entsprechende Suggestionen beseitigt. Der Patient blieb bis an sein Lebensende nach über zehn Jahren abstinent und nahezu frei von seinen rheumatischen Beschwerden (zwei Rezidive nach einem und sechs Jahren wurden in drei bzw. zwei Sitzungen wieder behoben). Außerdem wurden an ihm zwei Staroperationen ohne Schmerzempfindung und nachträgliche Erinnerung in Narkoidhypnose durchgeführt, ebenso eine Operation an Rektumkrebs.

Ebenfalls von A. Forel stammt der Fall einer Frau, die schon lange Zeit an häufigen, alle zwei bis zweieinhalb Wochen wiederkehrenden Menstruationen litt. Durch hypnotische Suggestion wurde in wenigen Sitzungen die Menstruationsdauer auf drei Tage eingestellt und der Beginn für jeweils den Ersten oder Zweiten jedes Monats (unabhängig von der Zahl der Kalendertage) festgelegt. Hier bildete also das Monatsdatum den Teilreiz zur Ekphorie des Menstruationsengrammes. Ohne Erneuerung der Suggestionen blieb deren Wirkung während einer sechsjährigen Nachkontrolle voll erhalten, und es stellte sich die Menstruation sogar nach einer dieser Zeit folgenden Schwangerschaft in der gewohnten Dauer und zum üblichen Zeitpunkt wieder ein.

Aus meiner Praxis möchte ich folgende Beispiele herausgreifen:

Damals 72jähriger Patient mit seit fünfzehn Jahren bestehenden Trigeminusneuralgien (Gesichtsschmerzen). Trotz eines chirurgischen Eingriffs und Carbamazepineinnahme starke, meist witterungsbeeinflußte

Schmerzanfälle. Die zunächst mit Neuraltherapie und homöopathischen Zellpräparaten vorgenommene Behandlung erbrachte Erleichterung, jedoch traten die Anfälle, wenn auch seltener und schwächer, weiterhin auf. Mit der dann zu Hilfe genommenen Hypnose, auf die der Patient trotz seines fortgeschrittenen Alters von Anfang an gut ansprach, konnte sofort eine weitere wesentliche Erleichterung und nach der dritten Sitzung eine seitdem andauernde Anfallsfreiheit erzielt werden. Der Patient nimmt keine Schmerzpräparate mehr ein und gibt an, lediglich ab und zu noch ein leichtes Zucken zu verspüren und ein Gefühl, das den früheren Schmerzanfällen manchmal voranging, das aber »nicht mehr durchkomme«. In Abständen von drei bis sechs Monaten kommt er aus eigenem Wunsch, um eine »vorbeugende Auffrischung« der Hypnose zu erhalten. Gleichzeitig mit der Behandlung der Trigeminusneuralgie wurde durch die Hypnose auch seine durch Gelenkrheumatismus eingeschränkte Beweglichkeit erheblich verbessert. Die Nachbeobachtungszeit beträgt vier Jahre.

Damals 63jährige Patientin mit Hypercholesterinämie und seit acht Jahren bestehendem Tinnitus aurium (Ohrenklingen). Zunächst Neural- und Enzymtherapie und dann Trockenzellbehandlung mit erheblicher Besserung des Allgemeinzustandes, aber ohne wesentliche Beeinflussung der Ohrgeräusche. Bereits eine erste, wegen eines Kopfschmerzanfalles durchgeführte Hypnose erbrachte als »Nebenwirkung« eine fast einwöchige Befreiung von den Ohrgeräuschen. Mit der daraufhin gezielt eingesetzten Hypnosetherapie konnte in Kombination mit dem autogenen Training die Störung beseitigt werden.

Damals 36jährige Patientin mit Eßphobie, die besonders in Gesellschaft verstärkt auftrat und dann bis zum Ösophagospasmus (Speiseröhrenkrampf) führte. Die Anamnese ergab u. a. eine schon seit jeher bestehende Abneigung gegen Fleisch, ja eine Angst davor, die sich allmählich auf andere Speisen ausgeweitet hatte. Die zwanghaft strukturierte Patientin erreichte zu Beginn der von Anfang an angewandten Hypnosetherapie mit Mühe ein somnolentes Stadium, und die zunächst symptomgerichteten Suggestionen erbrachten nur vorübergehende, leichte Linderung des Beschwerdebildes. Erst nach mehreren Hypnosen konnte Hypotaxie (mittleres Hypnosestadium) erzielt und eine hypnoanalytische Bearbeitung eingeleitet werden. Diese ergab, daß die Patientin als dreieinhalbjähriges Kind, nachdem sie zuerst die Schlachtung eines Schweines miterlebt hatte, in den damaligen Kriegswirren auf einem Feld erschossene Menschen neben erschossenen Kühen liegen gesehen hatte. Hieraus entwickelte sich eine assoziative Verbindung zwischen der Schlachtung von Mensch und Tier, die zur Folge hatte, daß das Fleisch als Nahrung seitdem abgelehnt wurde. Infolge eines ebenfalls im frühen Kindesalter miterlebten Bombenangriffs stand die Patientin zudem unter einer außergewöhnlich starken unterbewußten Todesangst, und der Fleischgenuß war bei ihr wegen der vorangegangenen Begebenheit eng mit dem Todesbilde verknüpft. Unter dem Eindruck einer ihr aufgezwungenen, vorübergehenden Verbindung mit einem Mann, der hauptsächlich den kulinarischen Freuden zugetan war, hatte sich dann die ursprüngliche Angst vor dem Fleisch allmählich auch auf andere Speisen ausgeweitet und sukzessive verstärkt. Durch die analytisch-kathartische Hypnosebehandlung konnte die Patientin in 22 Sitzungen wieder zu befriedigenden Eßgewohnheiten gelangen, wenn auch eine Abneigung gegen Fleisch bestehen blieb.

Damals 16jähriger, sensibler und leicht zwanghafter Patient mit seit früher Kindheit bestehendem Logospasmus (Stottern). Verschiedene Sprachschulungen waren ohne wesentlichen Erfolg geblieben. Bereits die Anamnese ergab ein stark gestörtes Vaterverhältnis, in dem der Vater als überstrenge, autoritative Figur ohne Gefühlsbeziehungen und dennoch auch als Identitätsfigur gesehen wurde. Während der Hypnose gelang von Anfang an das Sprechen völlig fließend, konnte aber durch posthypnotische Suggestionen nicht aufrechterhalten und z. B. nicht an eine fließende Atmung gekoppelt werden. Zur analytisch-kathartischen Bearbeitung wurde daraufhin die Technik des katathymen Bilderlebens herangezogen. Neben vielen anderen symbolträchtigen, auf den Vater hinweisenden Bildern erbrachte schließlich die achte Sitzung des katathymen Bilderlebens die Imagination eines einsamen Riesen, der sich nur durch Brummen verständigen konnte und »keine Sprache hatte, weil er so einsam war«. Mit der Technik des »Nährens und Anreicherns« konnte erst nach mehreren KB-Sitzungen, die romanfolgenmäßig aneinander anknüpften, die Voraussetzungen für das »zärtliche Umfangen« geschaffen werden, welches dann schließlich auch stattfand. Parallel dazu wurde das autogene Training zur Stärkung der erwünschten Charakterinhalte und zur Indifferenzierung der übersteigerten Aufmerksamkeit auf den Sprachvorgang eingesetzt. So erreichte der Patient über eine weitgehende Besserung seines inneren Verhältnisses zum Vater und einer Phase der relativen Gleichgültigkeit gegenüber seiner Sprachstörung wieder ein nahezu völlig normales Sprechverhalten.

Damals 29jähriger Patient mit Morbus Crohn. Nach drei Operationen war der junge Mann, der immerhin eine Körpergröße von 176 Zentimetern hatte, stark abgemagert und wies nur noch ein Körpergewicht von 49

Kilopond* auf. Schlechte Heilungstendenz und andauernde Schmerzzustände, Appetitlosigkeit und Stuhlbeschwerden. Die sofort eingesetzte Hypnosetherapie erbrachte in wenigen Sitzungen eine tiefgreifende Besserung. Mit zunächst nur symptomgerichteten »Notfallhypnosen« wurde der Appetit gesteigert, wurden die Stuhlbeschwerden und Schmerzen beseitigt und sogar die Heilungstendenz wesentlich gehoben. Außerdem konnte der nikotinsuchtkranke Patient trotz schlechter Voraussetzungen, d.h. mangelndem eigenen Antrieb, für die Dauer der Behandlung von seiner Abhängigkeit befreit werden (nach der Besserung lehnte er eine weitere Behandlung seiner Nikotinabhängigkeit ab, da er nicht aufhören wollte zu rauchen). In Verbindung mit den Grundübungen des autogenen Trainigs wurde mit der Hypnosebehandlung innerhalb von vier Wochen eine weitgehende Wiederherstellung mit 11 Kilopond Gewichtszunahme erreicht. Der Patient blieb ohne weitere Behandlung bis heute (40 Monate danach) beschwerdefrei.

Diese wenigen Beispiele mögen genügen, um dem Leser nach den ausführlichen theoretischen Erörterungen auch einen kleinen Einblick in die Vielgestaltigkeit der Hypnosebehandlung in der Praxis zu vermitteln. Bewußt wurde auf eine Falldarstellung zu jedem einzelnen Krankheitsbild verzichtet, weil nicht zu einer schematischen Betrachtungsweise angeregt werden sollte, die nirgends weniger angebracht wäre als in der Psychotherapie.

* Maßeinheit für Kraft und Gewicht.

12. Schlußwort

Wir haben erkannt, welch tiefgreifende Rolle die Suggestion in unserem Leben spielt, und manchem Leser ist es vielleicht klargeworden, daß viele seiner Handlungen, die er aus eigenem freiem Entschluß durchgeführt zu haben glaubte, die direkte oder indirekte Folge von unbewußt angenommenen Fremdsuggestionen waren und sind.

Wir haben auch gesehen, wie die Macht der Suggestion von vielerlei Interessengruppen mißbraucht wird und wie es praktisch unmöglich ist, sich dem Einflußbereich jedes Suggestionsmißbrauches zu entziehen. Gerade deshalb hoffe ich, dem Leser durch die Entschleierung des suggestiven Hintergrunds mancher tradierter Gebräuche, Moralvorstellungen, Vorurteile und Verhaltensweisen den Blick geschärft zu haben, so daß die Ursachen und Techniken solcher Beeinflussungen besser erkannt werden können. Damit hat er die beste Voraussetzung in der Hand, nur das auf sich einwirken zu lassen, was er für sich als gut und richtig erachtet.

Im medizinischen Bereich sollte deutlich gemacht werden, wie auto- und heterosuggestive Einflüsse als auslösende seelische Ursache krankhafter Störungen, auch im Somatischen, zu betrachten sind und wie eine verantwortungsvolle seelische Behandlung Grundvoraussetzung für eine wahre Heilung sein muß. Übergeordnet steht an erster Stelle die persönliche Selbsterkenntnis, die als Voraussetzung einer gesunden Selbstverwirklichung auch die Voraussetzung seelisch-körperlicher Gesundheit darstellt. Und gerade hierfür eröffnet die hypnoide Umschaltung meditativer Versenkungstechniken die zielsichersten Wege.

Noch übersteigt es bei weitem die Möglichkeiten einer heutigen therapeutischen Praxis, jede Krankenbehandlung von vornherein zum Ausgangspunkt einer grundlegenden seelischen Erneuerung werden zu lassen; oft genug muß deshalb die symptomatische körperliche oder psychische »Notfalltherapie« einen Ersatz bilden. Es liegt aber in der

Hand jedes einzelnen, sich selbst den aufgezeigten Mitteln zuzuwenden und damit eigenverantwortlich an seiner individuellen Verwirklichung und Entwicklung zu arbeiten. Wenn trotz ihrer vielfältigen Vorteile die Suggestionstherapie noch nicht den ihr gebührenden Platz in der Krankenbehandlung einnimmt, liegt auch dies im Wesen der Suggestion begründet, zeigt sich doch in dieser Tatsache, wie lange und nachhaltig Vorurteile suggestiv aufrechterhalten werden und unser aller Leben einschneidend beeinflussen können. Möge dies Buch dazu beitragen, solche Vorurteile abbauen zu helfen.

Lesern dieses Buches, welche die Hypnose im Rahmen ihrer ärztlichen, psychologischen oder Heilpraxis in Zukunft einsetzen wollen, um künftig auch vielen jener unglücklichen Patienten helfen zu können, deren Leiden bisher wenig beeinflußbar schienen, empfehle ich neben der gründlichen Lektüre dieses Lehrbuches die Teilnahme an einem meiner Hypnoseseminare. Der Besuch eines solchen Seminares mit der Möglichkeit, dort eine erste Hypnose durchzuführen, vermittelt (aufgrund der entsprechenden Engrammbildung) die erforderliche Sicherheit, um in der Praxis von Anfang an erfolgreich wirken zu können.

Unterlagen über die verschiedenen Seminare werden auf Anfrage gerne übersandt. Meine Anschrift können Sie über den Ariston Verlag, dessen Adresse Sie den letzten Buchseiten entnehmen wollen, erhalten.

Werner J. Meinhold

Literaturverzeichnis

(Das Literaturverzeichnis ist alphabetisch geordnet nach den Autoren bzw. Herausgebern, bei Sammelwerken ohne Autorenangabe nach dem Titel.)

ADLER, A.: Studie über Minderwertigkeit von Organen. Wien 1907.
–: Menschenkenntnis. Leipzig 1928.
Apage Satana – Rituale Romanum. Genf 1975.
ATKINSON-SCARTER, H.: Sympathie-Magie und Zaubermedizin. Berlin 1960.
BALINT, M. und E.: Psychotherapeutische Techniken in der Medizin. Bern.
BARDON, F.: Der Weg zum wahren Adepten. Freiburg 1956.
BAROJA, J. C.: Die Hexen und ihre Welt. Stuttgart 1967.
BAUDOUIN, CH.: Das Wesen der Suggestion. Dresden 1926.
BAUMANN, F.: Hypnosis and the Adolescent Drug Abuser. American Journal of Clinical Hypnosis 13, 1970.
BENDER, H.: Parapsychologie. Darmstadt 1966.
BERNUS, A. v.: Alchymie und Heilkunst. Nürnberg 1969.
Bhagavadgita. Freiburg 1954.
BICK, H.: Hypnose in der Medizin und ihre Wellentheorie. München 1967.
BIDDLE, W. EARL: Hypnosis in the Psychoses. Springfield/USA 1967.
BLOOMFIELD, H.: Transzendentale Meditation. Düsseldorf 1976.
BÖHME, J.: Sämtliche Schriften. 1961.
BOIE, D.: Mistel und Krebs. Stuttgart 1970.
BRANDENBURG, D.: Medizin und Magie. Berlin.
BUTLER, W.: Die hohe Schule der Magie. Freiburg 1976.
CHERTOK, L.: Hypnose. Genf 1977.
CLAUSER, G.: Psychotherapie-Fibel. Stuttgart 1972.

Comfort, A.: Freude am Sex. Frankfurt 1977.
Devi, I.: Ein neues Leben durch Yoga. Genf 1975.
Ditfurth, H. v.: Der Geist fiel nicht vom Himmel. Hamburg 1976.
–: Physik. Hamburg 1976.
Dorsch, F.: Psychologisches Wörterbuch. Hamburg 1970.
Enzyklopädie anthropologischer Wissenschaften, okkulter Lehren und magischer Künste. Innsbruck 1953.
Forel, A.: Der Hypnotismus oder die Suggestion und die Psychotherapie. Stuttgart 1919.
Franzke, E.: Der Mensch und sein Gestaltungserleben. Bern 1977.
Freud, S.: Studienausgabe. Frankfurt 1975.
Friede, P.: Hypnose und Verbrechen. Kempten 1924.
Gebührenverzeichnis für Heilpraktiker (GebüH). München 1977.
Gessmann, G. W.: Die Geheimsymbole der Alchymie, Arzneikunde und Astrologie des Mittelalters. Ulm 1964.
Gheorghiu, V. A.: Hypnose und Gedächtnis. München 1973.
Giese, H.: Die Sexualität des Menschen. Stuttgart 1955.
Goethe, J.-W. v.: Sämtliche Werke. München.
Gordon, E.: Die geheimen Mächte der Hypnose und der Suggestion. Dresden 1919.
Graben von Stein: Die monathlichen Unterredungen.
Gross, H.: Biorhythmik. Freiburg 1966.
Gross, R., und Schölmerich, P.: Lehrbuch der Inneren Medizin. Stuttgart 1973.
Häberlin, P.: Die Suggestion. Basel 1927.
Handkommentar BMÄ und E-GO I. Sankt Augustin (Wezel/Liebold).
Heisenberg, W.: Die physikalischen Prinzipien der Quantentheorie. Leipzig 1930.
Hollander-Lossow, E. v.: Der Magier von Weinsberg. Reutlingen 1950.
Jacobi, J.: Die Psychologie von C. G. Jung. Zürich 1959.
Jung, C. G.: Gesammelte Werke. Zürich 1957.
–: Der Mensch und seine Symbole. Olten 1979.
Kaelin, W.: Krebsfrühdiagnose–Krebsvorbeugung. Frankfurt 1966.
Kardec, A.: Das Buch der Geister. Wien 1962.
–: Das Buch der Medien. Freiburg 1964.
Kindborg, E.: Suggestion, Hypnose und Telepathie. München 1920.
Kirchner, G.: Pendel und Wünschelrute. Genf 1975.
Kleinsorge, H., und Klumbies, G.: Technik der Hypnose für Ärzte. Jena 1962.

Körfgen, G., und Zimmermann, W.: Hautkrankheiten und ihre biologische Behandlung. Heidelberg 1967.
Kühn, A.: Grundriß der Vererbungslehre. Heidelberg 1950.
Langen, D.: Die gestufte Aktivhypnose. Stuttgart 1972.
–: Kompendium der medizinischen Hypnose. Basel 1972.
–: Psychotherapie. Stuttgart 1971.
–: Sprechstunde: Schlafstörungen. München 1978.
Laplanche, J., und Pontalis, J.-B.: Das Vokabular der Psychoanalyse. Frankfurt 1972.
LeCron, L. M.: Fremdhypnose, Selbsthypnose. Genf 1973.
–: Selbsthypnose. Genf 1964.
Leuner, H.: Katathymes Bilderleben. Stuttgart 1970.
–, u. a.: Katathymes Bilderleben mit Kindern und Jugendlichen. München 1977.
–, und Schroeter, E.: Indikationen und spezifische Applikationen der Hypnosebehandlung. Bern 1975.
Lexikothek. Gütersloh 1975.
Lipschütz, A.: Allgemeine Physiologie des Todes. Braunschweig 1915.
Lombroso, C.: Genio e follia. 1864.
Lukas, K. H.: Hypnose, Autogenes Training und Relaxation in der Geburtshilfe. Therapiewoche 18, 1968.
Lullies, H., und Trincker, D.: Taschenbuch der Physiologie. Stuttgart 1974.
Maple, L.: Hexensabbat. Eltville.
Masters, W. H. und Johnson, V. E.: Die sexuelle Reaktion. Frankfurt 1967.
Mayer, L.: Die Technik der Hypnose. München 1976.
Meinhold, W.: Die Bernsteinhexe. Schwerin 1953.
Meng, H.: Psyche und Hormon. Grundfragen der Psychotherapie. Bern 1944.
Menninger, K.: Man Against Himself. New York.
Mermet, Abbé A.: Der Pendel. Freiburg 1935.
Mesmer, F. A.: Mesmerismus. Berlin 1814.
Moll, A.: Der Hypnotismus. Berlin 1895.
Moreno, J. L.: Psychodrama. New York 1946.
Müller-Eckhard, H.: Die Krankheit, nicht krank sein zu können. Stuttgart 1954.
Paracelsus, Th.: Sämtliche Werke. Jena 1932.
Peuckert, W.-E.: Pansophie. Berlin 1956.
Popitz, F.: Geist, Leben und Arzttum. Heidelberg 1967.

Post, E.: Communicating With the Beyond. New York.
Privat-Adgo, Allgemeine Deutsche Gebührenordnung für Ärzte. Köln 1970.
Pschyrembel, W.: Klinisches Wörterbuch. Berlin 1972.
Ramacharaka, Yogi: Yogi Philosophy and Oriental Occultism. Oak Park, Illinois 1904.
Raupert, J. G.: Die Geister des Spiritismus. Wien 1926.
Rechenberger, H.-G.: Konfliktlösung auf zwei Ebenen. Sexualmedizin 7/1978.
–: Was ist Kurzpsychotherapie? Monatskurse für die ärztliche Fortbildung 6/1978.
–: Kurzpsychotherapie in der Praxis. Monatskurse für die ärztliche Fortbildung 7/1978.
Reckeweg, H. H.: Homotoxikologie. Baden-Baden 1975.
Rhine, L.: Psychokinese. Genf 1976.
Ring, Th.: Das Lebewesen im Rhythmus des Weltraums. Stuttgart 1939.
Ringger, P.: Das Problem der Besessenheit. Zürich 1953.
Roback, A. A.: Weltgeschichte der Psychologie und Psychiatrie. Olten 1970.
Rosa, K.-R., und Rosa-Wolff, L.: Psychosomatische Selbstregulation. Stuttgart 1976.
Rýzl, M.: ASW-Experimente, die erfolgreich verlaufen. Genf 1979.
–: ASW-Training. Genf 1978.
–: Hellsehen in Hypnose. Genf 1973.
–: Parapsychologie. Genf 1971.
Salter, A.: Fremdhypnose, Selbsthypnose. München 1954.
Scharl, H.: Moderne Hypnose-Techniken für Mediziner. Puchheim 1974.
Schilder, P., und Kauders, O.: Lehrbuch der Hypnose. Wien 1926.
Schmitz, K.: Was ist – was kann – was nützt Hypnose? München 1951.
Schopenhauer, A.: Über das Geistersehen. Stuttgart 1922.
Schrenck-Notzing, A. Frhr. v.: Materialisationsphänomene. München 1923.
Schultz, J. H.: Das autogene Training. Stuttgart 1952.
–: Hypnose-Technik. Stuttgart 1965.
Semon, R.: Die Mneme. Leipzig 1911.
Sorge, J. M.: Reise gegen die Zeit. Genf 1980.
Stadler, C. F.: Hypnosetherapie, Genf 1980.

Steiner, R.: Entsprechungen zwischen Mikrokosmos und Makrokosmos. Dornach 1958.
–: Wie erlangt man Erkenntnisse der höheren Welten? Dornach 1961.
–: Die Geheimwissenschaft im Umriß. Dornach 1968.
–: Über Gesundheit und Krankheit. Dornach 1976.
–: Die Verbindung zwischen Lebenden und Toten. Dornach 1976.
Stöcker, L.: Narkose. Stuttgart 1967.
Stokvis, B.: Hypnose in der ärztlichen Praxis. Basel 1955.
Sturm, D. und Völker, K.: Von denen Vampiren oder Menschensaugern. München 1968.
Surya, G. W.: Geistiger Monismus. München 1920.
Tenhaeff, W.: Außergewöhnliche Heilkräfte. Freiburg 1957.
Tepperwein, K.: Die hohe Schule der Hypnose. Genf 1978.
–: Geistheilung durch sich selbst. Genf 1973.
Trömner, E.: Hypnotismus und Suggestion. Leipzig 1913.
Uccusic, P.: Psi-Resümee – Eine Bestandsaufnahme der neuesten Forschungen jenseits von Materie, Raum und Zeit. Genf 1976.
–: Naturheiler – Probleme und Erfolge am Rande der Schulmedizin. Genf 1978.
Uexküll, Th. v.: Lehrbuch der psychosomatischen Medizin. München 1979.
– und Grassi, E.: Wirklichkeit als Geheimnis und Auftrag. Freiburg 1945.
Völgyesie, F.: Hypnosetherapie und psychosomatische Probleme. Stuttgart 1950.
–: Menschen- und Tierhypnose. Zürich 1938.
–: Schizophrenie, schizoide Psychopathien und deren Hypnosetherapie. Acta psychoth. 7, 1959.
Vogel, H. H.: Die Allergie. Eckwälden 1968.
–: Das rheumatische Fieber und seine Therapie mit Wala-Heilmitteln. Eckwälden 1966.
Vogel, L.: Der dreigliedrige Mensch. Dornach 1979.
Wallnöfer, H.: Autogenes Training, Wien 1979.
Wassiliew, L.: Experimentelle Untersuchungen der Mentalsuggestion. Bern 1965.
Wundt, W.: Vorlesungen über die Menschen- und Tierseele. Leipzig 1910.

Personen- und Sachverzeichnis mit Begriffserklärungen

Das Verzeichnis ist alphabetisch geordnet (Umlaute wie nicht umgelautete Doppelvokale). Bei Begriffen, die aus mehr als einem Wort bestehen, steht das Hauptstichwort zuerst, bei feststehenden, eng zusammengehörenden Begriffen das jeweilige erste Wort (auch Eigenschaftswort). In den Klammern ist eine kurze Erläuterung von Fachausdrücken gegeben, soweit diese an den betreffenden Textstellen nicht – oder, sofern sie wiederholt vorkommen, nicht an jeder Textstelle – näher erklärt sind. Die Zahlen bezeichnen die Seiten, in denen ein Begriff zu finden ist; bei Angabe von mehr als einer Seite verweisen *kursiv gedruckte Zahlen* auf die Seiten, in denen der Begriff ausführlich behandelt ist. Für öfter verwendete Ausdrücke, wie z. B. »Hypnose«, »Suggestion«, »Behandler« usf. sind nur die Seiten angeführt, in denen solche Ausdrücke in grundlegenden Zusammenhängen verwendet sind. Bei seltener gebrauchten voneinander abgeleiteten Haupt- und Eigenschaftswörtern ist im Register nur das Hauptwort angeführt, und es beziehen sich die Seitenverweise auch auf das zugehörige Eigenschaftswort.

ARISTON VERLAG · GENF

CH-1225 GENF · RUE PEILLONNEX 39 · TEL. 022/481262